Carl Huter • Die kallisophische Heilwissenschaft

«Die moralische Energie, Leiden zu verhindern, ist wohl der göttlichste Zug, der im Menschen wohnt.»

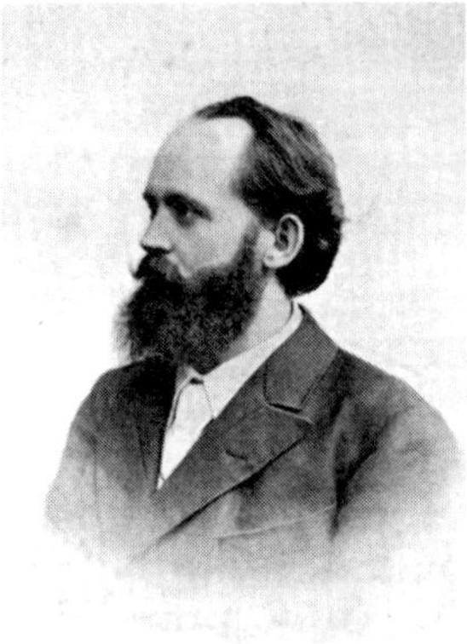

Carl Huter, 1898, zur Zeit der Abfassung der «Heilwissenschaft».

Das vorliegende Werk wird ergänzt durch Schriften wie:

Carl Huter:	Menschenkenntnis
Carl Huter:	Grundlegende Entdeckungen
G. Brandt:	Carl Huters Helioda
B. Corvey:	Die Lösung der Lebensrätsel
Carl Huter:	Die innere Erschließung einer höheren, geistigen Welt
F. Aerni:	Lehrbuch der Menschenkenntnis

Diese Werke sind ebenfalls im Carl-Huter-Verlag erschienen.

WWW.CARL-HUTER.CH

Carl Huter

Die kallisophische Heilwissenschaft

bearbeitet, illustriert und herausgegeben
von Fritz Aerni

Carl-Huter-Verlag
2008

ISBN 978-3-03741-107-0

Carl-Huter-Verlag GmbH, Ohm-Str. 14, CH 8050 Zürich

Inhaltsverzeichnis

Vorwort des Herausgebers

Die erste Auflage des vorliegenden Werkes erschien im Jahre 1898. Es trug die folgende Überschrift:

Die neueste Heilwissenschaft oder die psychophysiologische Naturheilkunde

Die Entdeckung der Helioda und der magnetischen Energie als polare Lebenskräfte und eine hierauf gegründete neue Heilwissenschaft in Verbindung mit der gesamten kombinierten Naturheilmethode, Biochemie und Chirurgie nebst ausführlichen Berichten über längst aufgegebene Kranke, die durch diese Methode in kurzer Zeit gebessert oder geheilt wurden

Auf Seite 204 dieses Werkes schreibt Carl Huter: «Ich nenne diese meine vervollkommnete kombinierte Methode die kallisophische Heilwissenschaft.» Unter dem Titel «Die kallisophische Heilwissenschaft» beabsichtigte er, eine zweite, erweiterte Auflage dieses Werkes herauszugeben. Es ist daher gerechtfertigt, dieses Werk unter dem Titel «Die kallisophische Heilwissenschaft» zur deutlichen Unterscheidung von ähnlich betitelten Werken zeitgenössischer Autoren neu aufzulegen. Es war Carl Huter nicht vergönnt, die beabsichtigte Überarbeitung und Erweiterung noch herausgeben zu können. Bei seinem Tod im Dezember 1912 soll ein Manuskript im Umfang von etwa 700 bis 800 Druckseiten vorgelegen haben. Wo dieses Manuskript hingekommen ist, ob es noch existiert oder ob es der Vernichtung anheim fiel, entzieht sich meiner Kenntnis.

Die vorliegende Ausgabe folgt, sorgfältig redaktionell bearbeitet, dem Text der ersten Auflage. Die meisten Abbildungen sind zusammen mit der zugehörigen Bildlegende von mir eingefügt. Erläuterungen und Kommentierungen sind, wo nötig, ebenfalls von mir als Fußnoten eingefügt.

Das vorliegende Werk war ursprünglich als kleine, volkstümliche Broschüre geplant. Die zum Teil noch während des Drucks vorgenommenen Erweiterungen und die Reformabsichten bestimmten ganz wesentlich seine Charakteristik. Huter schreibt im Rückblick: «Mancher mag den Stil bald zu scharf, bald zu

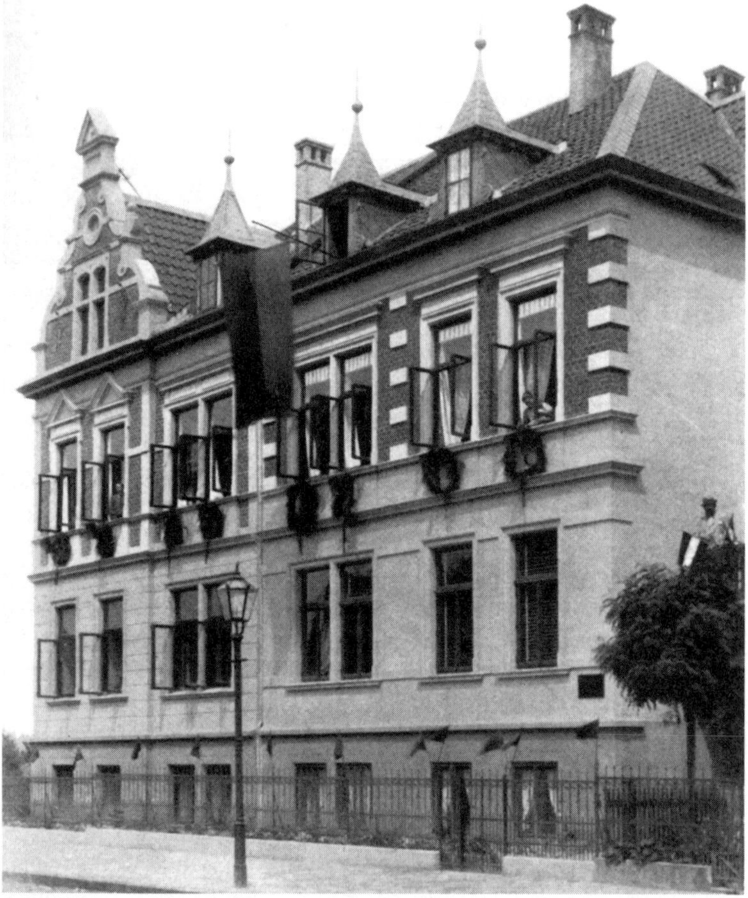

1 Carl Huter auf dem Balkon seines Sanatoriums an der Elisabethstraße 37/39 in Detmold am Tag der Eröffnung am 17. Juli 1897. Das Haus ist festlich geschmückt, weil am gleichen Tag der Fürst Ernst zu Lippe-Biesterfeld als neuer Regent nach einem lange dauernden Erbfolgestreit in Detmold einzog.

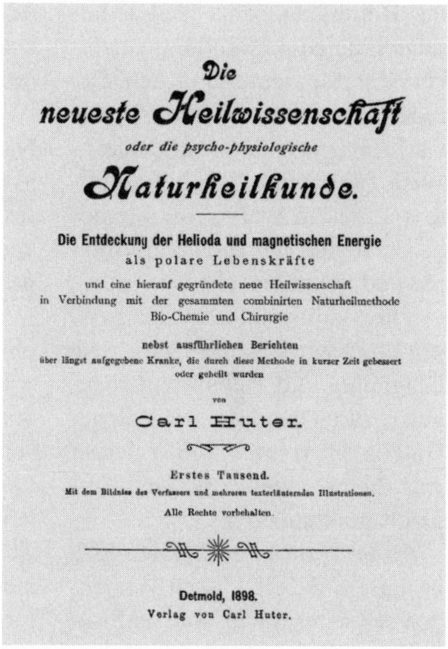
Die
neueste Heilwissenschaft
oder die psycho-physiologische
Naturheilkunde.

Die Entdeckung der Helioda und magnetischen Energie
als polare Lebenskräfte
und eine hierauf gegründete neue Heilwissenschaft
in Verbindung mit der gesammten combinirten Naturheilmethode
Bio-Chemie und Chirurgie
nebst ausführlichen Berichten
über längst aufgegebene Kranke, die durch diese Methode in kurzer Zeit gebessert
oder geheilt wurden
von
Carl Huter.

Erstes Tausend.
Mit dem Bildniss des Verfassers und mehreren texterläuternden Illustrationen.
Alle Rechte vorbehalten.

Detmold, 1898.
Verlag von Carl Huter.

2 «Die neueste Heilwissenschaft» erschien im Sommer des Jahres 1898 im Selbstverlag in Detmold.

hausbacken finden; aber auch hier muss ich bitten zu berücksichtigen, dass ohne eine gewisse Schneidigkeit keine Reformarbeit vollzogen werden kann. Will man neu aufbauen, so muss man das Alte, wenigstens so weit es faul geworden ist, mit voller Konsequenz beseitigen, – daher die Kritik an den verdorbenen Systemen der Heilkunde.»

Die Huter'sche Heilwissenschaft verfolgt eine völlig neue Linie, die in keiner bekannten Heilmethode in dieser Art vertreten wird.

Die Tatsache, dass das 1898 erschienene Werk erst 1988 von mir in einer zweiten, schnell vergriffenen Auflage herausgegeben werden konnte, lässt den Schluss nicht zu, dass es von geringer Bedeutung sei. Bei ruhiger Prüfung des Inhalts wird man mit mir zum Ergebnis kommen, dass hier ein großes geistiges Gut brach liegen geblieben ist. Verschiedene kleinere und umfangreichere Ausschnitte aus diesem Werk wurden im Laufe der Jahrzehnte zwar drei- oder viermal veröffentlicht. Diese waren aber nicht geeignet, das Schaffen Huters in seiner Heilpraxis, seine Heilmethode und deren Anwendung ausreichend transparent zu machen. Gerade das aber war die Absicht, die Carl Huter veranlasst hatte, dieses Werk zu veröffentlichen. Er wollte mit diesem Werk seine Methode darstellen, anregen, reformieren und Schule machen.

Die kallisophische Heilwissenschaft wird, da das Huter'sche Diagnose- und Heilsystem mangels zureichender schriftlicher Unterlagen kaum rekonstruierbar war, heute meines Wissens nirgends praktiziert.

Huter hatte zwar Schüler auch in diesem Bereich, doch verstanden diese es nicht, die kallisophische Heilwissenschaft selbstständig zu praktizieren, zu lehren, weiterzutragen und zur Entfaltung zu bringen.

Manches Teilgebiet der heutigen Naturheilkunde scheint entweder von Huter begründet oder angeregt zu sein. So ist etwa die Krankenphysiognomik und Irisdiagnose ein wichtiges Gebiet, das von Huter zu großer Vollkommenheit entwickelt und wissenschaftlich begründet wurde. Aber sowohl in der so genannten Naturheilkunde wie auch in der akademischen Medizin wird dieses Fach gar nicht oder nur sehr vereinfacht und daher unbefriedigend unterrichtet.

Die Literatur, die der kallisophischen Heilwissenschaft verwandte Themen aufgreift, lässt durchgehend die von Huter geschaffenen wissenschaftlichen Grundlagen vermissen. Das ist bei gewissen Publikationen im Zusammenhang mit Krankenphysiognomik und Irisdiagnose ganz besonders der Fall.

Obwohl nun gerade 110 Jahre verstrichen sind seit dem ersten Erscheinen dieses Werkes, ist das darin enthaltene Gedankengut also noch immer zu erschließen und nutzbar zu machen.

Zürich, November 2007

Fritz Aerni

Vorwort des Verfassers

Motto:

Gründlichkeit und vertieftes Wissen sei Ehre unserer Wissenschaft.

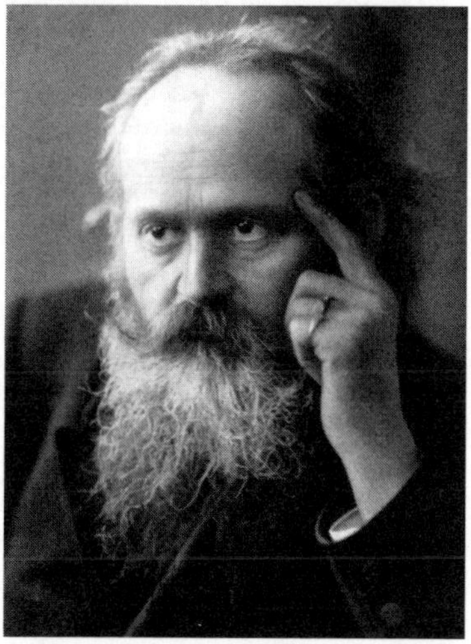

3 Carl Huter (1861-1912) im Jahre 1907, nach Fertigstellung seines Hauptwerkes «Menschenkenntnis» und der Schriften «Die Neue Ethik» und «Die Naturelllehre».

Der Zweck dieser Schrift ist, denjenigen, der mit der psychophysiologischen Naturheilkunde noch nicht vertraut ist, in diese Wissenschaft einzuführen, um Herz und Auge empfänglich zu machen für die einfachen Mittel, welche die Natur allerorten und überall zum Heilen von Krankheiten bietet.

Der Zweck dieser Schrift ist ferner, die Irrtümer und Wahrheiten, welche die medizinische Wissenschaft aufweist wie auch die überlebte Schule der extremen Richtungen der Diät- und Wasserheilkunde ins rechte Licht zu setzen; aber auch die Schule der Magnetopathen wird einer Kritik unterzogen, und so wird es anhand dieses Werkes jedem Laien möglich werden, aus dem Wirrwarr der sich widersprechenden Parteien in der Heilkunst den rechten und besten Weg zu finden. Manche neuen Entdeckungen und Erfahrungen, welche ich sowohl durch meine eigenartige Vorbildung wie auch durch eine günstige ausgiebige Heilpraxis machen konnte, gaben mir die Mittel in die Hand, nicht nur die Reform der alten Medizinschule, sondern auch die Reform der vielfach in den letzten Jahren populär gewordenen Richtungen der Naturheilkunde vorzunehmen. Durch die oft vertretene Einseitigkeit und Prinzipienreiterei scheint letztere auf dieselbe schiefe Bahn zu kommen, auf der die alte Medizinschule in den Sumpf gefahren ist.

Dieses Werk möge daher der Naturheilbewegung ein Steuer und Rettungsanker werden, den Anhängern der medizinischen Wissenschaft eine Erziehungsschule, die sie von den Autoritäten weg und zu den Autodidakten hinführt.

Den magnetopathischen und psychischen Richtungen sei das Buch ein kräftiger Stützpunkt und allen eine gemeinsame Grundlage, von der aus sich eine segenbringende Heilwissenschaft der Zukunft entwickeln kann. Mein System nenne ich die psychophysiologische Naturheilkunde. Sie ist wegen der neuen, grundlegenden Ideen in der Kraft-, Stoff- und Lebenslehre in der Tat die neueste Heilwissenschaft.

Auf die Krankheitsdiagnose sowie umfassende Kenntnis und Beurteilung der menschlichen Individualität wird vom praktischen und wissenschaftlich physiognomischen Standpunkte aus das größte Gewicht gelegt.

Der Gesunde findet Belehrung, der Kranke die Auswahl und richtige Anwendung der Heilmittel und der Fachmann und Arzt selbst den goldenen Mittelweg, der ihn zum rechten Ziel führt.

Detmold, im Mai 1898

Carl Huter

Harte Worte, gute Taten

Harte Worte, gute Taten,
Sind des edlen Menschen Brauch,
Wer will Freund und Feind beraten,
Dem sei Wahrheit Lebenshauch.

Liebe nicht der Täuschung Schwelle,
Die vor feigen Wichten ruht,
Lieb die lichte Tageshelle
Und die warme Sonnenglut –

Und die Nacht, den Winter eisig,
Den Kontrast in allem Sein;
Farbig, kraftvoll Leben heiß' ich,
Und was wohl mir, werde mein.

Kampf den Heuchlern, Kampf den Wichten,
Kampf dem, der uns das Glück zerstört,
Nur die harte Kraft kann schlichten
Und entkräften, was betört.

Allen Kranken ein Berater,
Allem Guten ein Gedeih'n,
Dem verwaisten Recht ein Vater,
Führ', was edel, zum Verein.

Nur Natur und Geist soll finden,
Was gesund uns macht und wert,
Und der Weise soll ergründen
Und reformen, was verkehrt.

Bring' den Leidenden Genesung,
Dem nie Rastenden die Ruh',
Lehr', dass nirgends ist Verwesung,
Alles ringt dem Höchsten zu.

Auch dies Werk bringt manches Neue,
Manche Wahrheit, manchem Pein, –
Manchem Pillenschlucker Reue,
Und wäscht manchen Schädel rein.

1. Teil

Die Grundlagen der kallisophischen Heilwissenschaft

Geschichtliche Lehren, Stoffaufbau, Formkunde, Lebenskraft und Diagnose

1. Einleitung

Was ihr euch, Gelehrte, für Geld nicht erwerbt,
Das hab' ich von meiner Frau Mutter geerbt.
Bürger

Der Glaube, dass giftige Medikamente Krankheiten heilen, ist ein Aberglaube, denn heilen kann nur die Naturkraft des Lebens in jeglichem Individuum in Verbindung mit den richtigen Lebensmitteln, die das Individuum zur Erhaltung des Lebens braucht.

Jede Krankheit setzt stofflich zwei Ursachen voraus, entweder Mangel an den notwendigen Lebenserhaltungsmitteln oder Überschuss von eingeführten Stoffen und Kräften, die sich im Körper zu Fremd- und Krankheitsstoffen umgewandelt haben und diesen durch plötzlich auftretende oder langsam sich entwickelnde schleichende Krankheiten zerstören. Diese letzte Krankheitsart kommt mehr bei den Wohlhabenden vor, die erstere mehr bei den ärmeren Volksklassen.

Die Heilmethode, welche besondere Erfolge in der richtigen Ausscheidung der Krankheitsstoffe hat, sind die verschiedenen Systeme der bekannten Naturheilmethode, die nach ihren Begründern etwa als Kneipp-Kur, Kuhne-Kur, Schroth'sche Kur, Prießnitz'scher Umschlag, Schweninger-Kur benannt sind.

Diejenige Heilmethode, welche auf richtige Zufuhr entsprechender Nahrungsmittel und Lebenskräfte ausgeht, um dem Körper zu geben, was er zur Heilung von Krankheiten unbedingt braucht, ist weniger von den verschiedenen Vertretern der Naturheilkunde begründet worden. In den meisten Fällen wird von der Naturheilkunde Enthaltung von allen Reiz- und Genussmitteln bei streng vegetarischer Diät empfohlen. Dass aber die Mehrzahl der wohl bekömmlichen Reiz- und Genussmittel oft die besten Heilmittel zur Vertreibung von Krankheiten und zur Erhöhung der Lebenskräfte und der Lebensfreude sind, wird von vielen modernen Gesundheitsaposteln übersehen, ja sogar bekämpft.

Der größte Forscher und Entdecker auf dem Gebiet der naturgemäßen Diätkunde ist der physiologische Chemiker Julius Hensel. Julius Hensel (1833-1903) ist der Begründer der Biochemie, seine beiden Schüler sind die Doktoren Wilhelm Schüssler (1821-1898) und Heinrich Lahmann (1860-1905). Die meisten Richtungen der bisher bekannten Naturheilmethoden sind zum größeren Teil Krankheitsstoffausscheidungsmethoden und eigentlich erst das erste Viertel der Heilwissenschaft.

Das zweite Viertel, nämlich die richtige Nährmittelzufuhr in den Körper, – nicht allein durch ausgewählte vegetarische Diät, sondern auch durch Milch, Eier und Fleischkost einerseits sowie durch mineralische Hilfsnährsubstanzen andererseits, hat uns Julius Hensel gelehrt. Damit ist aber noch nicht die gesamte Heilwissenschaft dargestellt.

Als das dritte Viertel der Heilkunst der Zukunft werden die Operations-, die Schmerzstillungs- und die antiseptischen Nothilfemethoden (nicht Heilmethoden) der heutigen medizinischen Wissenschaft betrachtet werden müssen, weil es Krankheitsfälle gibt, die ohne Schmerzbetäubung zu Herzlähmung und totaler Erschöpfung der Lebenskraft führen, und weil es Fälle gibt, bei denen operative Eingriffe nicht zu umgehen sind. Auf beiden Gebieten hat sich die medizinische Wissenschaft Verdienste erworben, allerdings nicht im gleichen Maß mit den gebräuchlichen antiseptischen Mitteln wie mit der Operationskunst. Das Lehrprinzip der Antiseptik ist gut, aber die verkehrte Praxis derselben ist verwerflich. So hat Sublimat (Quecksilber(II)-chlorid $HgCl_2$), bei Wöchnerinnen angewandt, unendlich oft den Tod herbeigeführt. Es gibt unschädliche Mittel; warum verwendet man sie nicht?

Das vierte Viertel der Heilwissenschaft, das der alte Volksglaube Sympathiemittel und Wunderkuren nennt, ist das große, unbekannte Gebiet von Heilkräften und Wundermitteln, die noch wenig oder gar nicht erforscht sind, die sich aber in der Praxis seit Tausenden von Jahren vorzüglich bewährt haben. Wenn der Aberglaube hier viel Unfug getrieben hat, so ist das kein Grund, die sich täglich wiederholenden Tatsachen wegzuleugnen, etwa die wunderbaren Heilwirkungen des Lebensmagnetismus und der Helioda, der sympathischen und elektrischen Schwingungen und ihre Reflexpole verwandter oder gegensätzlicher Stoffelemente, der physikalischen Kräfte und physiologischen Lebenserscheinungen bei Pflanzen, Tieren und Menschen bis zu den psychischen Wirkungen der menschlichen Seele.

Es ist nicht Zweck dieser Schrift, auf alle Einzelheiten einzugehen, wohl aber soll in diesem Buch auf die zwei merklichsten Lebenskräfte hingewiesen werden, die bisher fälschlicherweise mit gleichlautenden Begriffen bezeichnet wurden, sie wurden entweder als Suggestion, Hypnose oder Magnetismus benannt, ich meine auf die Helioda und die magnetische Energie.

Die Verschiedenheit des Wesens dieser beiden größten Welt- und Lebenskräfte und als solche auch als Heilkräfte entdeckt und klargelegt zu haben, darf ich als mein bescheidenes Verdienst anrechnen. Die Sache als solche und die Wirkung dieser Kräfte wurde

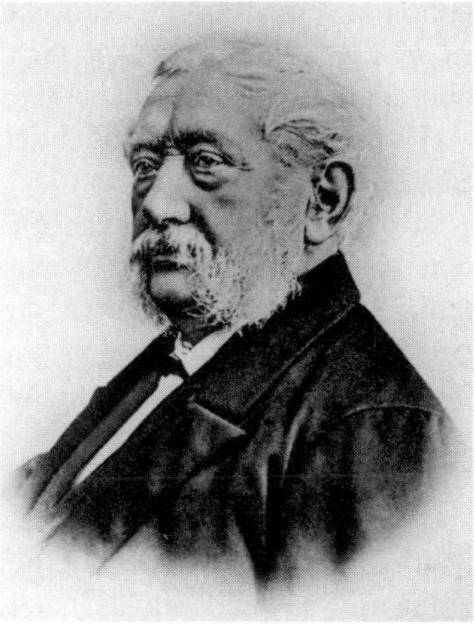

4 Dr. med. Wilhelm Heinrich Schüssler (1821-1898), Begründer der Biochemie. Ohne Abitur studierte Schüssler Medizin zuerst in Paris, dann in Berlin. In Gießen wurde er approbiert. Anschließend studierte er weitere Semester in Prag. Erst nach Erlangung der Doktorwürde holte er das Abitur nach. 1858 ließ er sich als homöopathischer Arzt in Oldenburg nieder. Er verfasste Schriften über die Homöopathie und die elf von ihm und Prof. Gustav von Bunge näher erforschten Nährsalze. Er diagnostizierte den Mangel an bestimmten Nährsalzen aus dem Gesicht (‹Antlitzdiagnostik›), ohne die entsprechenden Charakteristika näher zu bezeichnen. Carl Huter und Wilhelm Schüssler begegneten sich im Jahre 1897 in Bad Pyrmont; s. Bericht Seite 360f.

zum Teil schon vor mir entdeckt, es wurde aber ihr Wesen nicht oder nicht richtig erkannt.

Diese Schrift ist eine flüchtige Skizze meines Systems.

Möge sie Geist und Auge öffnen bei den praktischen Vertretern, Ärzten und Gelehrten der verschiedenen Heilkünste für die Heilwissenschaft der Zukunft, die im Grunde genommen nur eine Einheitliche sein kann.

Möge sie ferner jedem Leidenden, in dessen Hände sie gelangt, die unerschöpfliche Quelle bekannter und unbekannter Heilkräfte der Natur offenbaren und zu den neuen Hilfsquellen der Heilkunst hinführen, die ihm vielleicht noch Hilfe bringen, wo die vielen Mittel, die bei ihm angewandt wurden, versagt haben, weil das Richtige noch nicht – oder doch nicht die richtige Anwendungsform desselben – gefunden worden war.

Der Theorie und den Anwendungsformen meiner eigenen Methode schicke ich im Nachstehenden eine kurz gefasste Geschichte der Wasserbehandlung, dann eine solche des Lebensmagnetismus und der Reichenbach'schen Od-Lehre und schließlich eine kurze Selbstbiografie voraus.

2. Geschichte der Wasserbehandlung

Die Geschichte der Wasserbehandlung lässt sich in drei Perioden einteilen.

Die erste Periode ist die, welche vom Altertum bis zum genialen Christoph Wilhelm Hufeland (1762-1836) zu Anfang des 19. Jahrhunderts reicht. Sie kennzeichnet sich dadurch, dass man das Wasser teils aus hygienischen Rücksichten, teils auch als Heilmittel bei Krankheiten aus mehr instinktivem Drang zur Anwendung brachte, ohne sich recht klar zu werden, ob das Wasser auch wirklich das Vertrauen als Heilmittel in dem Maße verdient und wie durch dasselbe Erfolge erzielt wurden. Auch konnte man sich die chemisch-physiologischen Vorgänge, welche dasselbe besonders im kranken Körper hervorruft, nicht erklären.

Es war die Zeit der Unsicherheit und des Zweifels. Hufeland suchte diesem Zustand dadurch ein Ende zu machen, dass er einen Preis ausschrieb für die beste wissenschaftliche Abhandlung über das Wasser als Heilmittel.

Die neuere Periode der Wasserheilkunde beginnt gleich nach Hufeland mit dem kühnen Wasserpraktiker Vincenz Prießnitz (1799-1851) und fand in neuerer

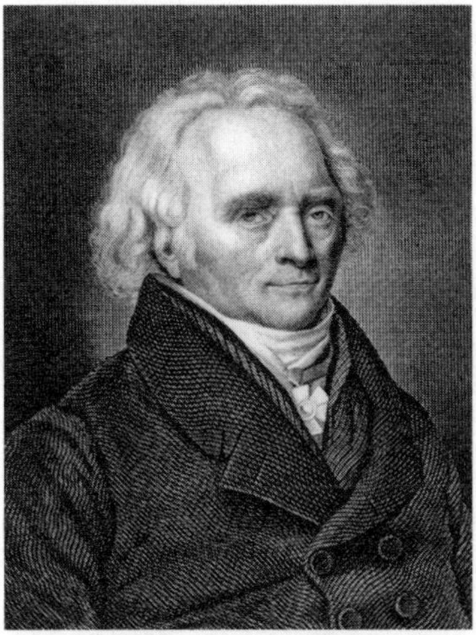

5 Dr. med. Christoph Wilhelm Hufeland (1762-1836) studierte in Jena und Göttingen, promovierte 1783 und wurde Freimaurer. Ab 1783 praktizierte er in Weimar und wurde Hofmedikus. Zu seinen Patienten zählten auch Goethe, Schiller, Herder und Wieland. Von 1793 bis 1801 war er zudem Professor in Jena. 1801 wurde er königlicher Leibarzt und Professor in Berlin. Er betreute ärztlich König Friedrich Wilhelm III. und Königin Luise. In seinen Schriften vertrat er eine sanfte Medizin, die Nutzung der Selbstheilkraft, der Diät und der physikalischen Therapie. 1785 veröffentlichte er «Mesmer und sein Magnetismus» und 1796 «Die Kunst, das menschliche Leben zu verlängern» (3. Auflage 1805 unter dem Titel «Makrobiotik»).

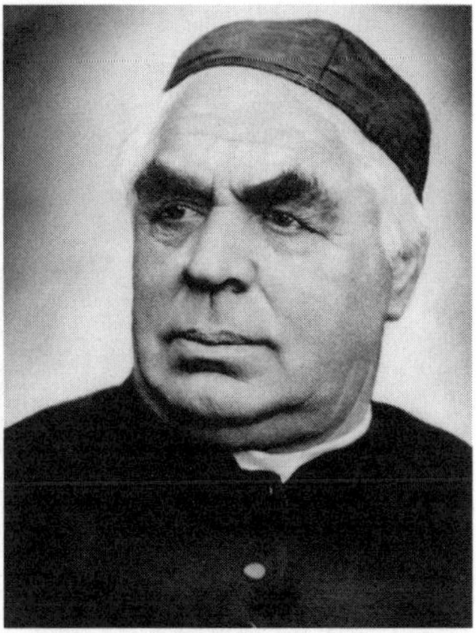

6 Pfarrer Sebastian Kneipp (1821-1897), Pfarrer und Wasserheiler, Begründer der so genannten Kneipp-Kur. Foto um 1895.

Zeit durch Pfarrer Sebastian Kneipp (1821-1897) ihren Höhepunkt.

Es war die Zeit der Wasserpraktik, in der nicht nur die feste Überzeugung Platz gegriffen hatte, dass das Wasser eines der besten Heilmittel sei, sondern es wurden auch, im Glauben an das Allheilmittel Wasser, die kühnsten Versuche gemacht, alle denkbaren Krankheiten damit zu heilen, ohne sich theoretisch darüber klar zu werden, wie die Wirkungen des Wassers denn eigentlich solche Heilerfolge, wie sie die Erfahrung tausendfach bestätigte, hervorzurufen imstande ist, man blieb über die chemisch-physiologischen Vorgänge noch im Unklaren. So erzählt Kneipp stets nur von der Art seiner Anwendung des Wassers und

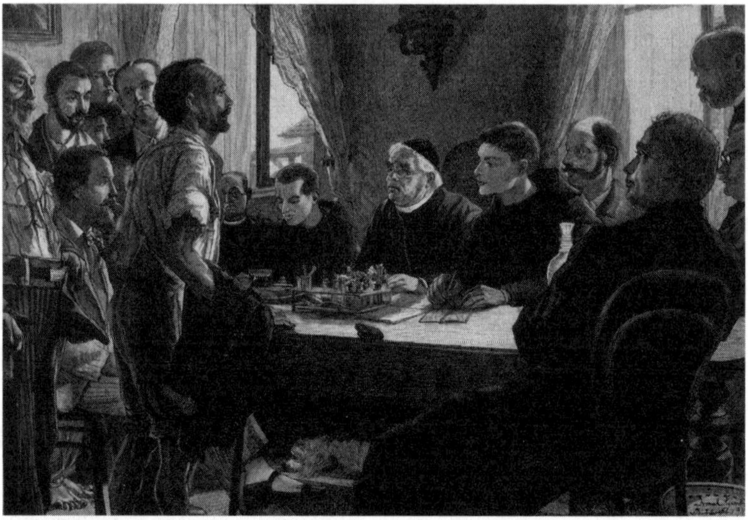

7 Sprechstunde im Sebastianeum in Wörishofen. Holzstich, koloriert, 1894, nach Zeichnung von Ismael Gentz (1862-1914).

seinen guten Erfolgen; er bleibt aber eine wissenschaftliche Erklärung schuldig, er erzählt auch nichts von den Misserfolgen, die doch gewiss, besonders in seiner Anfangszeit als Wasserpraktiker, auch vorgekommen sind, denn bekanntlich wird kein Meister als solcher geboren.

Die dritte und neueste Periode der Wasserbehandlung fällt in die jüngste Zeit. Sie beginnt mit den ersten schwachen Versuchen eines Louis Kuhne (1835-1901) in Leipzig, die Wirkung des Wassers theoretisch zu erklären. Die Theorie von Kuhne über sein Wassersystem ist einfach kühn, etwa in demselben Maße, wie die seinerzeitige Praktik von Prießnitz kühn zu nennen ist.

Als bahnbrechender Wasserheilgelehrter darf jedoch Kuhne nicht betrachtet werden, denn dazu sind seine Anschauungen zum Teil zu naiv und einseitig, und vor allem entbehren sie der strengen Grundlagen, die man an das, was man Wissenschaft nennt, zu stellen gewöhnt ist.

Immerhin darf man Kuhne als einen schwachen Vorläufer der sich in Entwicklung befindenden Wasserheilwissenschaft ansehen.

Die eigentliche, neueste Wasserheilperiode befindet sich in

ihrem Anfangsstadium und kennzeichnet sich dadurch, dass man dem Wasserheilfanatismus der Kneipp-Jünger, ja selbst der Kuhne-Jünger kritisch gegenüber tritt und das Wasserheilverfahren als Teil der großen gesamten Naturheilkunde betrachtet, das Wasser nicht als ausschließliches, sondern als gleichwertiges Mittel neben sehr vielen anderen wichtigen, ja oft wichtigeren naturgemäßen Heilmitteln ansieht und die Wirkungen des Wassers und seiner Temperaturen auf den lebenden Organismus wissenschaftlich zu begründen und zu erklären versucht.

Die richtige Bedeutung des Wassers als Heilmittel, das nicht über, sondern neben vielen anderen steht, habe ich in der Reihenfolge der bedeutendsten naturgemäßen Mittel in diesem Werk in das rechte Licht gestellt.

1. Ältere Geschichte der Wasserbehandlung

Über Wasseranwendungen im Altertum berichtet unter anderem auch die Bibel.

Fußwaschungen wurden bei der alten, einigermaßen zivilisierten morgenländischen Bevölkerung zwecks Beseitigung der Benommenheit, Abgespanntheit, Nervenschwäche und zur Erhöhung der Verdauungskraft und guter Gemütsstimmung angewandt.

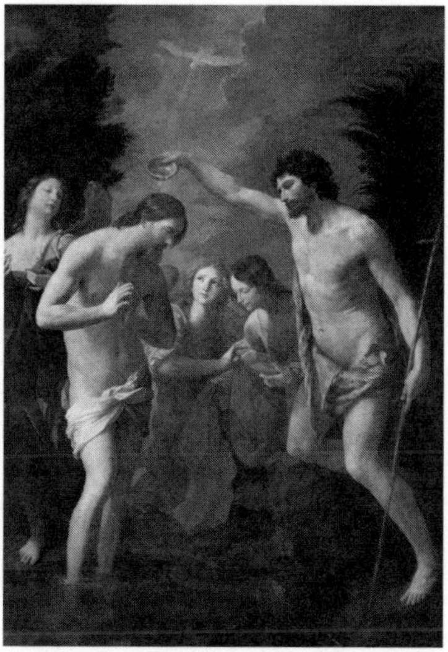

8 «Die Taufe Christi» (1621/23) von Guido Reni (1575-1642). Öl auf Leinwand, 263,5 x 186,5 cm.

«Gehe hin und wasche dich siebenmal im Jordan», sagte Elija zu dem an Aussatz erkrankten Syrer Naemann. Johannes taufte im heiligen Wassereifer seinen Freund Jesus (s. Abb. 8).

Später wurde das Wasserbad mit einigem Zeremoniell gar zum christlichen Sakrament erhoben.

Aussatz und viele andere Übel heilte man durch Bäder im freien Fluss.

Massage und Waschungen wurden bei den alten Ägyptern

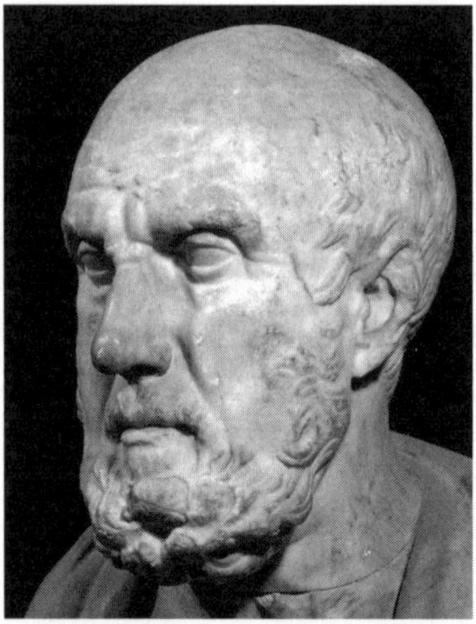
9 Hippokrates, um 460-370 v. Chr. griechischer Arzt, Begründer der wissenschaftlichen Heilkunde.

und Griechen nicht minder gepflegt, und die großartigen Luxusbäder der alten Römer sind hinreichend bekannt.

Bei fieberhaften Krankheiten wurde schon von Hippokrates von Kos (460-370 v. Chr.; s. Abb. 9) das kalte Bad als Heilmittel empfohlen.[1]

Galen (129-199 n. Chr.; s. Abb. 10) ließ Phthisiker baden und rühmte seine Erfolge.[2]

Aetius von Amida (502-575 n. Chr.) hat bei fieberhaften Krankheiten die kalte Begießung versucht.[3]

Dr. Günther wendete Mitte des 16. Jahrhunderts gegen üppige Lebensweise kaltes Wasser an und erzielte dadurch leichte Abszessbildungen und Reinigung des Körpers von Wucherungen, Fremdstoffen, Verfettungen und Geschwüren.

Günstige Erfolge bei Hektikern sind beobachtet von Daniel Sennert (1572-1637) durch Einhüllen derselben in milchgetränkte Tücher. Wenn alle Weisheit zu Ende war, etwa bei Hundswut oder delirierenden Fieberkranken, so wurden sie unter kaltes Wasser getaucht.[4]

Im Jahre 1702 hat Sir John Floyer (1649-1714) in seiner Schrift ‹Psycholusia› die Heilkraft des Wassers nachgewiesen und durch die Errichtung eigenartiger Bäder erprobt. Er bestimmte Differenzen zwischen Luft- und Wasserwärme mittels des Thermometers und gab dem kalten Brunnenquellwasser den Vorzug. Dieser Versuch ist wohl der erste methodische, der gemacht worden ist.[5]

1 De ratione victus in morbis actus, edit. Kühn II. pag. 72. seq.
2 De methodo menendi, edit. Kühn II, pag. 706, seq.
De martcove, edit cad. VII, p. 696: Omnibus febribus hecticiss, balneum auxiliatur.
3 Mauthner: Die Heilkräfte des kalten Wasserstrahls, Wien 1837.
4 Daniel Sennert (1572-1637 wurde 1601 Doktor der Medizin in Wittenberg, ab 1628 Leibarzt des Kurfürsten Johann Georg I. von Sachsen.

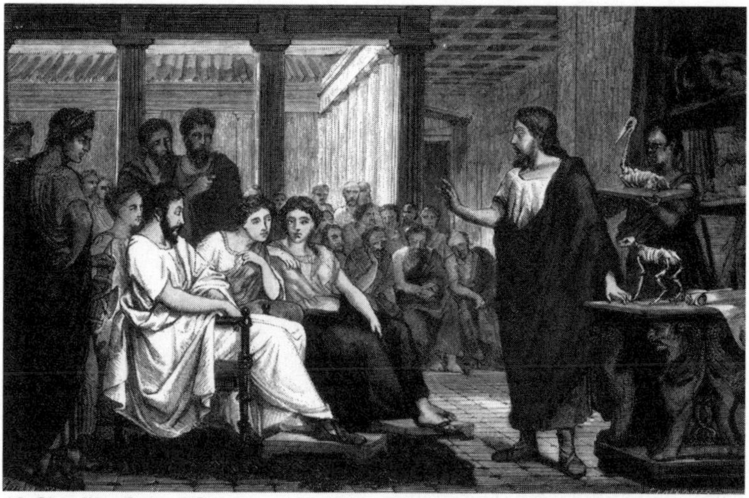

10 Claudius Galen (Galenus, 129-199 n. Chr.), griech.-röm. Arzt. Hier ist «Galenus als Lehrer der Anatomie zu Rom» dargestellt. Holzstich, spätere Kolorierung. Aus: Hermann Göll, Die Weisen und Gelehrten des Alterthums, 2.Aufl. Leipzig (Otto Spamer) 1876, S. 332.

Floyer erklärt den Widerwillen des Publikums gegen Arzneien, die nichts kosten, gerade so wie denjenigen gegen das kostenlose Heilmittel Wasser.

Dr. Baynard[6] geißelt im Stil des Abraham a Sancta Clara (1644-1709) das Gebaren der Rezepthändler seiner Zeit. In einem Brief schrieb er: «Ich habe viele gekennet, welche durch gar zu fleißige Kur ihrer Gesundheitsräte rasend gemacht worden und in ihrer Raserei in einen Teich gesprungen, von denen kein einziger, soviel ich erfahren, Schaden daran gehabt, sondern vielmehr alsbald kuriert worden.»

Im Jahre 1721 machte ein Dr. Daniel Fischer die Beobachtung, dass in Ungarn und einzelnen Teilen Schlesiens die Variolae durch laue Bäder geheilt wurden und dass dies ein uraltes Volksmittel in jenen Gegenden sei. Während des Maturationsstadiums vertauschte man das Wasser mit dem Serum der Milch.

5 Sir John Floyer (1649-1714), englischer Arzt. Sein Wirken hatte um 1750 die Errichtung von englischen Seebädern zur Folge, 1793 folgte das deutsche Ostseebad Heiligendamm und 1797 das Nordseebad auf Norderney.

6 Dr. Baynard war Schüler von Sir John Floyer.

Etwas später, gegen die Mitte des 18. Jahrhunderts, finden sich in Deutschland eine Menge von Ärzten, welche das kalte Wasser anwenden. Hier ist nun der immense Fortschritt zu konstatieren, dass in fieberhaften Krankheiten eine kühlende Behandlung systematisch durchgeführt wurde. Besonders wurde in Schlesien durch die Schriften von Johann Siegmund Hahn (1696-1773) die Wasserheilkunde populär gemacht; 1742 führte dessen Vater Siegmund (1664-1742) dieselbe in die Praxis ein. Durch dieses Verfahren angeregt, gab ein Dr. Schwertner ein Buch über die besten Autoren der Wassertherapie heraus.

Johann Siegmund Hahn ist kein Wasserdoktor in der heutigen Bedeutung, wie z. B. Paul Schmidt, er verteufelte insbesondere nicht den vernünftigen Gebrauch anderer Heilmittel.

Johann Siegmund Hahn und sein Bruder Johann Gottfried waren gelehrte Ärzte, dabei klare, vorurteilsfreie Köpfe. Lassen wir einige Auszüge aus Johann Siegmund Hahns Schrift «Unterricht von Kraft und Würkung des kalten Wassers in die Leiber der Menschen, besonders der Kranken bei deren innerlichen und äußerlichen Gebrauch, welche

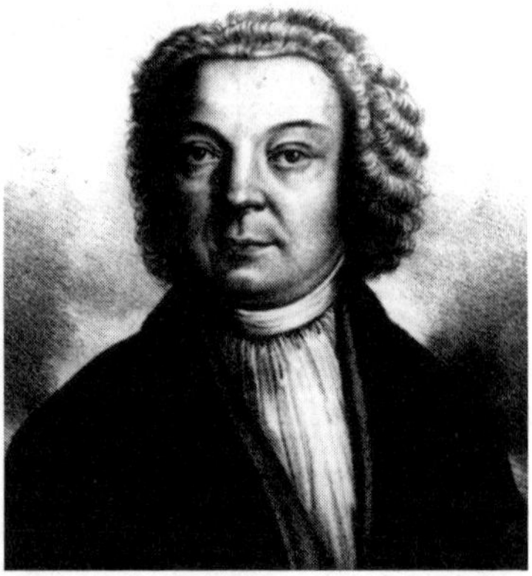

11 Johann Siegmund Hahn (1696-1773), Arzt in Schweidnitz, Vertreter der von seinem Vater Siegmund Hahn wiederentdeckten Kaltwassertherapie. Kreidelithographie, um 1830, von K. Poenicke nach zeitgenössischem Bildnis.

(man) aus deutlichen durch die Erfahrung bestätigten Vernunftgründen ersiehet» (1754, Breslau-Leipzig) für sich sprechen:

«Denn ob wir zwar das Wasser bei allen Unpässlichkeiten anpreisen, so gebrauchen wir doch dabei mancherlei durch die Erfahrung bewährte Mittel, ohne welche uns die Lust zu praktizieren beinahe vergangen wäre.»

«Wo es nun brennt, da muss man löschen.»

«Das Baden der Kranken geschieht entweder in langwierigen oder in hitzigen Krankheiten. In hitzigen zwar lässt es sich, wenn die Patienten allzu schwach werden, nicht allemal tun und man muss dabei schon mit dem bloßen Abwaschen zurecht kommen.»

«Aus Puls und Empfinden wird man das Geeignetste gewahr.»

«Aber was tun, wenn sich Blattern, Masern, Friesel oder gar Petetchen wittern lassen? Wir wollen sie samt ihrem Quartier (Haut) unter Wasser setzen, sie damit ersäufen, den verursachten Unrat rein ausschweifen und den etwa erregten Brand wieder löschen.»

«Niemand wundere sich, wenn wir auch den allerhitzigsten Fiebernden, ob sie auch mit Friesel (Fieberflecken), Petetchen (kleine rote Hautflecken, auch Pestflecken) oder anderen Ausschlägen überschüttet wären und vom Schweiße gleichsam zerfließen möchten, erlauben, ohne Kleider, im bloßen Hemde im Bett zu liegen, sich nach Gutbefinden auf- oder wieder zuzudecken, die Überzüge und Leinengeräte oft frisch zu wechseln oder Fenster und Türen öffnen zu lassen, denn bei solchem Verhalten haben wir angemerkt, dass die Patienten daran eine große Erleichterung und Erquickung überkommen. So wird es denn wohl höchst nötig sein, durch geöffnete Fenster eine frische, reine Luft in die Stube herein und durch die aufgemachten Türen die stockende, stinkende und ansteckende Luft hinaus zu lassen.»

Im Jahre 1764, während der Typhusepidemie in Neapel, wandte Sareole kalte Bäder an.

Dr. Ullrich in Hildesheim schreibt im Horn'schen Archiv für medizinische Erfahrung 1759 sehr prüde: «Ich mochte nicht nachahmen, wie ein gewisser Professor seinen an Friesel bereits für ganz verloren geachteten Sohn durch Einwickeln in kalte und nasse Tücher gerettet habe.

Noch weniger möchte ich imitieren, was mir von Empiricis, die durch Begießen mit kaltem Wasser kuriert haben, bekannt ist.

Ich habe nunmehr bei vier Frieselpatienten, bei denen ich nicht mehr ein noch aus wusste, jedoch nicht anders als die inwendigen Hände damit zu bestreichen und mit vierfachem Linnen vor den Kopf zu schlagen (also Handwaschungen und Stirnkompressen) mit sichtbarer und stündlicher Erleichterung gebraucht.»

Trotz der günstigen Erfolge bildete Dr. Ullrich sein Verfahren nicht aus, sondern schreibt ganz naiv: «Doch war ich so verwegen, nicht hierinnen weiter zu experimentieren, 1. weil ich keinen Patienten darnach hatte und mit ordinären Mitteln ziemlich fertig werden konnte; 2. weil ich meinem Renommée nicht gerne schaden, noch mich exponieren wollte; 3. weil ich besorgt war, dass unsere altmodigen Herren Mediziner hierüber ins Horn blasen möchten.»

«Hätte man sich auch wohl gescheut, eine Erfahrung zu verwerten, wenn es sich um ein schulgerechtes pharmazeutisches Remedium gehandelt hätte?» schreibt später ein Dr. med. Jürgensen hierauf mit Recht.

Erst gegen Ende des 18. Jahrhunderts schreibt Brandis von seinem Freunde Dr. Müller in Preußisch-Minden, dass derselbe 1778 sich dieses Verfahrens bei einer Masernepidemie mit dem glücklichsten Erfolg bedient habe. Brandis selbst gebrauchte Begießungen bei der Behandlung des Typhus, des Scharlach, sogar der Febris hectica schon lange vor James Currie (1756-1805). Brandis schrieb: «Es ist mir nicht erinnerlich, wann mir Wrights und Curries Erfahrungen zuerst bekannt wurden. Ich freute mich, dass sie mit den meinigen übereinstimmten und musste lächeln, als Josef Frank, der Sohn meines Lehrers Frank, aus England zurückkehrend, ein wichtiges Geheimnis, böse Fieber zu behandeln, das er neu aus England mitbrachte, mir mitzuteilen nicht für unwürdig fand.» Brandis hat seine Erfahrungen, gesammelt in einer Typhusepidemie von 1786-1789, bereits in «Heckers Magazin» publiziert.

James Currie (1756-1805) veröffentlichte seine Erfahrungen in der Wasserbehandlung 1798, ins Deutsche übersetzt 1801-1803, von Hegewisch redigiert 1807.

Currie ist nicht selbstständig auf die Wasserbehandlung gekommen, sondern wurde von Dr. Wright erst darauf aufmerksam gemacht. Currie ist aber der erste Arzt, welcher tiefer in das Geheimnis der Wasseranwendung eindrang. Er warnt z. B. davor bei Kollapszuständen, namentlich auch im Froststadium des Intermittens (Wechselfiebers). In diesem Fall muss man den Kranken Glühwein geben, sagt er mit Recht.

Den Verlauf des Fiebers im Fleckfieber kennend, rät er, zur Zeit des Fieberhöhepunkts zu begießen. Kontraindikation ist starker Schweiß.

Weil durch die Bettdecken die Wärmeabgabe künstlich gehemmt ist, der Patient selber dem Thermometer also wärmer erscheint, als er in der Tat ist, sieht Currie das Schwitzen selbst als einen kühlenden Prozess an. Er unterscheidet also schon richtig zwischen der Wärmebildung im Organismus und der Wärmeabfuhr nach außen. Ist die Wärmebildung vermindert oder normal, während die Ausfuhr derselben künstlich verhindert wird, soll man nicht übermäßig Wärme entziehen.

Currie glaubt, dass ein Sturzbad zu Anfang des Typhus angewandt, denselben kupiere.

Das kalte Wasser wurde von Currie und seinen Schülern mit Erfolg angewandt bei Typhus, Scharlach, Blattern, Intermittens, beim gelben Fieber, bei Masern, Influenza und bei Febris hectica. Auch bei örtlichen Erkrankungen wurde das kalte Wasser angewandt, bei Masern war man vorsichtiger, desgleichen bei Lungenkrankheiten.

Die günstigen Erfolge der Hydrotherapie erregten seiner Zeit in England allgemeines Aufsehen und mehr allgemeine Nacheiferung als in Deutschland. In klinischen Instituten in London und Edinburg wurde diese Behandlung eingeführt, desgleichen auf den Schiffen der englischen und portugiesischen Flotte und in den Kolonien.

Currie schreibt am Schluss seines zwei Bände umfassenden Werkes über Wasserbehandlung: «Man wird es mir vielleicht gönnen, dass ich mir mit der angegebenen Idee schmeichele, du hast nicht umsonst gelebt.»

Er war ein denkender Kopf und ein wirklicher Arzt. Ehre seinem Andenken.

Am Anfang des 19. Jahrhunderts sind es die Ärzte Horn, Fröhlich, Reuß und Hufeland, welche die günstigsten Erfolge der Wasserkuren erzielten. Dr. Hufeland, der berühmteste Arzt seiner Zeit, setzte im Jahre 1821 einen Preis für die beste einschlägige Arbeit zur neuen Wasserheilmethode aus. Im Horn'schen Archiv, welches die Jahre 1808-1816 umfasst, finden sich viele bemerkenswerte Aufsätze.

Hier folgt ein Auszug: «Mehrere Nachahmer dieser Methode haben bei hitzigem Fieber nicht immer die große Wirkung, selbst bei gehöriger Indikation, gefunden, was sich leicht erklären ließ. Sie gaben nebenbei reizende Mittel aller Art, ließen Blasenpflaster auflegen oder mit flüchtigen Salben einreiben, das Krankenzimmer warm halten, die Kranken sorgsam bedecken und so erfolgte nach einer so unsinnigen Behandlungsart nicht, was ich und andere erfahren haben.» So schreibt Dr. Fröhlich in Hufelands Journal.

2. Neuere Geschichte der Wasserbehandlung

In den dreißiger Jahren des 19. Jahrhunderts trat der Bauer Vincenz Prießnitz (1799-1851) von Gräfenberg in Schlesien mit praktischen Wasseranwendungen hervor, mit denen er alles bisher Dagewesene meisterte durch Kühnheit und Planmäßigkeit der Methode wie auch durch die vorzüglichen Erfolge, welche er fast ausschließlich damit erzielte. Prießnitz darf daher als der Begründer der neueren Wasserheilpraxis gelten.

Einen ganz besonderen Ruf als Naturarzt genoss auch der Ökonom Johann Schroth (1798-1856) in Niederlindewiese bei Freiwaldau in Österreich-Schlesien dadurch, dass er Herzog Paul Wilhelm von Württemberg (1797-1860), der in österreichischen Diensten stand und von allen medizinischen Autoritäten dahin beraten wurde, dass er ohne Amputation seines verwundeten Beines nicht am Leben erhalten werden könne, in kurzer Zeit mit Wasser und strengster Diät heilte.

Aus Dankbarkeit erließ der Herzog in Nr. 43 des in Wien erscheinenden Journals «Österreichischer Soldatenfreund» vom 23. April 1850 folgenden Aufruf: «An die Herren Kameraden in der Armee! Der Unterzeichnete hält es für seine Pflicht, durch diese Zeilen seine verwundeten Kameraden auf eine Heilungsmethode aufmerksam zu machen, welche sicherer zur Genesung führt, als alle bisher bekannten und von den Ärzten angewandten Mittel.

Der Ökonom Johann Schroth zu Niederlindewiese bei Freiwaldau in Österreich-Schlesien behandelte frische und alte Wunden schon seit vielen Jahren auf eine ganz besondere Weise und hat dadurch die glänzendsten Resultate erzielt, die aber zu wenig bekannt sind.

Seine Kur ward von vielen Semmelkur genannt und verspottet, weil man meinte, er heile Wunden mit trockener Semmel. Doch ist dies keineswegs der Fall. Schroths Prinzip ist, den verwundeten Teilen möglichst wenig schlechte Säfte zuzuführen, und er erreicht dies, indem er seine Patienten zur strengsten Diät anhält. So verbietet er ihnen das Wasser ganz und gar und sucht die Nahrung der Kranken auf Wein und Semmel, um zu nähren und dabei zu stärken, zurückzuführen. Gleichzeitig wendet er lokale und feuchte Umschläge an, die nach Art der Verwundung längere oder kürzere Zeit liegen bleiben. Die Kur kann nicht leicht ge-

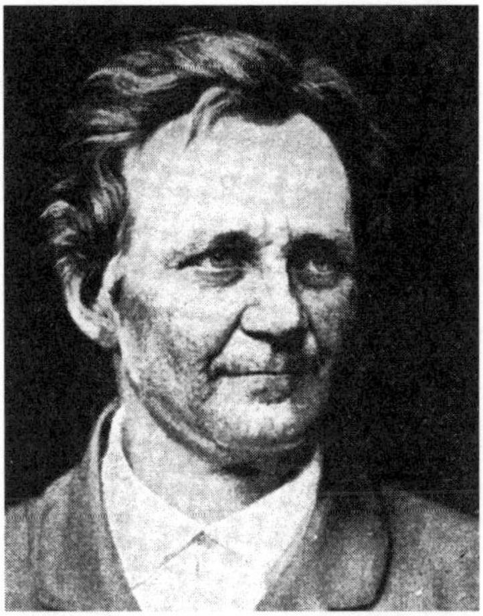

12 Vincenz Prießnitz (1799-1851) von Gräfenberg in Schlesien, analphabetischer Bauer und genialer Naturheiler.

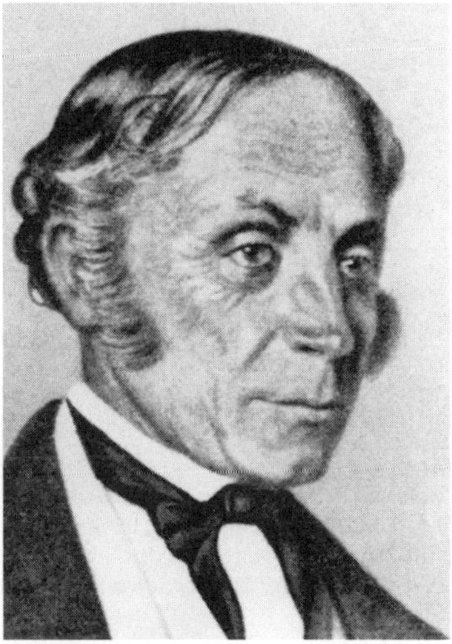

13 Johann Schroth (1798-1856), Bauer von Niederlindewiese bei Freiwaldau in Österreich-Schlesien, Schöpfer der Schroth-Kur.

nannt werden, sie ist aber auch nicht übermäßig anstrengend und gewiss kein zu schweres Opfer für die sichere Wiederherstellung der Gesundheit.

Um einige Beispiele anzuführen, fange ich mit dem meinigen an. Eine Spitzkugel hatte mir das Schienbein dicht unter dem Knie durchbohrt; ich lag bereits neun Monate und es war keine Hoffnung, dass mein Bein erhalten werden könnte. Da wandte ich mich an Schroth, und er stellte mich in vier Monaten vollkommen her.

Der pensionierte Oberst von Tschebuly litt bereits seit dem Jahre 1809 an den Folgen mehrerer Wunden. Im Laufe des Jahres 1849 brauchte er die Kur 19 Wochen lang und ward von allen verjährten Übeln befreit.

Eine alte Wunde braucht freilich längere Zeit, um sich zu reinigen und zu heilen, als eine frische. Bei Letzteren aber ist Erfolg ein erstaunlich rascher und glänzender. Ich führe nur zwei Beispiele an, die ich selbst in Lindewiese miterlebt habe. Ein Bauernmädchen brach sich den Arm und zersplitterte das Gelenk. Bloß durch kalte feuchte Umschläge und angemessene Diät brachte sie Schroth in ganz kurzer Zeit so

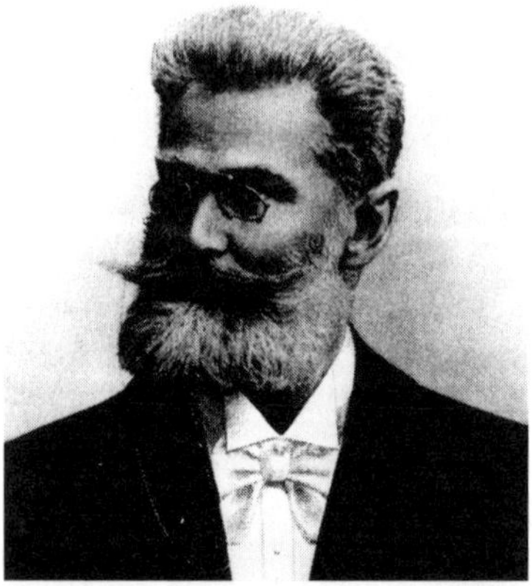

14 Friedrich Eduard Bilz (1842-1922), Naturheilkundiger, Arnsdorf bei Penig (Sachsen). Porträtaufnahme um 1900.

weit, dass sie den Arm ganz wie einen gesunden biegen und gebrauchen konnte.

Ein älterer kräftiger Bauer zerschlug sich mit der Axt das Schienbein so, dass dasselbe fast ganz durchhauen und mehrere Flechsen durchschnitten waren. In drei Wochen war alle Gefahr soweit beseitigt, dass er wieder anfing, das Bein zu gebrauchen.

Es wird mir jederzeit eine Freude sein, meinen verwundeten Kameraden nähere Auskunft über die Kur zu geben, der ich meine Genesung verdanke und die hoffentlich noch manchen andern heilen wird.

Wilhelm, Herzog von Württemberg, Hauptmann beim Erzherzog Sigmund Inf.-Reg. Nr. 45.»

Schroth und Prießnitz waren Genies in dem von ihnen ergriffenen Fach der Heilkunde und wahre Ärzte von Gottesgnaden, bei denen viele Tausende von Kranken die Gesundheit wieder holten. Die Ärzte Hallmann, Scharlan, Diener und mehrere andere traten in ihren Schriften für diese Männer und ihre Methoden ein.

Die so genannten Prießnitzschen Umschläge wurden eine Zeit lang sogar von den Medizinern, vielleicht mehr unter dem Druck der Mode, man höre und staune, als den abtötenden Medikamenten gleichwertig betrachtet. Wer lacht da?!

Das wirkliche Eintreten für die Wasserheilkunde im Allgemeinen von einigen wenigen Medizinern aus der damaligen Zeit verdient umso mehr Anerkennung, als diese einsichtsvollen Herren unter ihren naseweisen Kollegen manchen Kampf deswegen auszufechten hatten. Wie muss der Kampf wohl gewesen sein, den solche Helden gegen menschliche Einfaltspinsel zu kämpfen hatten, deren Dummheit staatlich privilegiert war, wenn schon gegen die gewöhnliche Dummheit selbst die Götter vergebens kämpfen?

Die vorzüglichen Ärzte Brand in Stettin, Dr. Jürgensen in Kiel und viele andere kämpften in ihren Schriften mutig weiter für die Wasserheilmethode.

In neuerer Zeit erregte der kürzlich (1897) verstorbene Pfarrer Kneipp mit seinen Wasserkuren Aufsehen. Der günstige Umstand, dass Kneipp ein katholischer Priester, dabei aber auch ein biederer deutscher Mann mit volksverständlicher Schreibweise war, trug zu seinem Ruf als gutem Heilpraktiker sehr viel bei.

Da ferner kurz nach dem Kulturkampf, woraus die katholische Kirche als besondere Macht im Staate hervorgegangen war, die katholischen Geistlichen recht schonend behandelt wurden, so machte man auch dem biederen Pfarrer Kneipp, der es so herzlich gut meinte mit seinen Mitmenschen, keine Schwierigkeiten in der Praxis als Wasserdoktor. Dadurch konnte sich Kneipp als Naturarzt ungehindert weiterentwickeln und mit ihm die Wasserheilkunde, die durch die Kneipp'schen Schriften, seine Schüler und geheilten Patienten immer populärer wurde.

Die Popularität der Kneippschen Wasserkuren und die blinde Nachahmung derselben sind zum Teil ins Unglaubliche gestiegen, so dass es viele Leute gibt, die ins eiskalte Bad steigen, im Glauben an die Kneipp'schen Schriften, um sich Gesundheit zu holen, die besser mit Dampf, Massage, Licht oder Wärme behandelt würden. Vereine gibt es, die mit einem wahren Fanatismus Kneipp predigen und nichts weiter als kaltes Wasser zum Heilen von Krankheiten gelten lassen wollen. Diesen blinden Kneipp-Nachahmern möchte ich doch zurufen: *«Wasser tut viel, aber Luft, Licht und Diät tun mehr – und das meiste tut der Heilkraft ausstrahlende Mensch, den die gütige Mutter Natur mit starker Helioda ausgestattet hat.»*

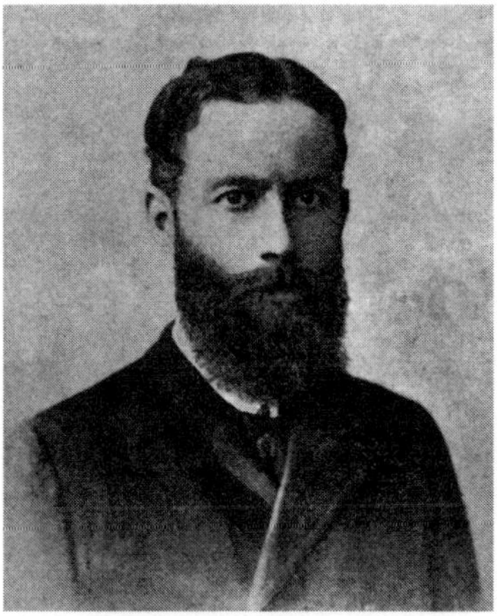

15 M. Platen gab 1894 das Werk «Die neue Heilmethode. Lehrbuch der naturgemäßen Lebensweise und der Gesundheitspflege» heraus.

3. Neueste Geschichte der Wasserbehandlung

Der Naturarzt Kuhne, der nicht nur kaltes Wasser, sondern auch warme Dampfbäder befürwortet, ist der Wahrheit, die in der Naturheilkunde steckt, um einen gewaltigen Schritt näher gerückt.

Die Kuhne'sche Methode scheitert jedoch unter anderem an dem Mangel an individueller Behandlung, an der Beschränktheit der Mittel und an der naiven Idee, dass alle Krankheiten aus dem Bauch kämen.

Wenn Professor Winternitz in Wien (s. Abb. 75, S. 402) mit seiner Klinik für Wasserheilkunde eine Schule verbunden hat, so ist das mit Freuden zu begrüßen.

In Amerika florieren staatliche Hochschulen für Wasser – und da Leute wie Sanitätsrat Bilfinger, Sanitätsrat Meynert, Dr. Schulz, Dr. Träger, Prof. Vogel, Prof. Förster, Dr. Böhm, Dr. Dahms, Dr. Dünges, Sanitätsrat Franke, Dr. Wichmann, Dr. Kühner, Dr. Gebhardt, Dr. Kaiser, Dr. Disque, Dr. Winkler, Dr. Zenker, Dr. Ottmer, Dr. Hufschmid, Dr. Walser, Dr. Martin, Dr. Kircheisen, Dr. Lahmann und viele andere Mediziner in Deutschland zur Praxis der Wasserheilkunde übergegangen sind, die Erforschung der noch unaufgeklärten Wirkungen der Wassermethode sowie die Ausübung der Naturheilmethode sich als ihren Lebensberuf gewählt haben, so darf man hoffen, dass die Wasserheilkunde gar bald zur Wasserheilwissenschaft im Rahmen der Naturheilkunde aufblühen wird. So wird die Naturheilkunde in nicht allzu ferner Zeit auf den Hochschulen nicht nur gelehrt werden, sondern auch den Medizinaberglauben aus den Köpfen der Professoren verdrängen und dort im gleichen Maß Wurzel fassen wie in den über 600 Vereinen mit zirka 60'000 Mitgliedern, die sich (um 1898) zur Naturheilkunde im Deutschen Reich bekennen.

Die Naturheilkunde wissenschaftlich zu begründen, muss für alle Naturärzte der Gegenwart die Hauptaufgabe sein, denn nur exaktes Wissen führt sie zur Herrschaft.

Treten wir mit der Praxis in die Fußstapfen des Herrn Canitz, einem der genialsten unter den Naturärzten, die je gelebt haben.

‹Kombinierte Naturheilmethode und individuelle Behandlung›, das sei die Parole. Unser Ideal sei die Schönheit, denn ohne Ideale kein Fortschritt und ohne das Studium von Gesundheit und Schönheit, also der Lebensnormen und

Lebensideale, keine Heilwissenschaft.

Die Erfolge der Wasser- respektive Naturheilkunde und ihre Anwendungsformen sind durch die Schriften von Rauße, Kneipp, Kuhne, Bilz, Dr. Böhm, Dr. Emmel, Schröder, M. Platen und vieler anderer gut populär gemacht worden; jetzt heißt es in die Tiefe eindringen, um die Natur in ihrem geheimnisvollen Wirken zu enträtseln, um dadurch die Naturheilmittel als die einzig richtigen auch theoretisch lehren zu können. Hierzu möchte ich aus dem Schatz meiner Forschungen und Erfahrungen meinen Teil beitragen.

3. Die Entdeckung der Helioda und der magnetischen Energie

1. Die neu entdeckte Strahlkraft «Helioda»[7]

Der Geist der Liebe wirkt und webt
In allem, was sich regt und lebt,
Im Meer, wo Wog in Woge fließt,
Im Wald, wo Blatt an Blatt sich schließt.

Die eine alldurchstrahlende Kraft, die alles in Harmonie bringt und durch die in allen Dingen der Weltschöpfung gleiche Kräfte walten, nennt der Dichter Liebe.

Liebe ist also der Name, mit dem der Dichter jenen großen Weltgeist der ausgleichenden und sympathisch verbindenden Kräfte bezeichnen will. Weil ein Dichter vorherrschend aus feinfühli-

7 Im Jahr 1898 waren Carl Huter die Unterschiede zwischen Od und Helioda wie auch zwischen Magnetismus und Helioda noch nicht in vollem Umfang klar. Als Jahr der Entdeckung (und experimentell wissenschaftlichen Beweisführung) der Helioda bezeichnet Carl Huter das Jahr 1899. Hier und in der gesamten vorliegenden Abhandlung können wir sehen, wie er in die Welt der kleinen Teilchen, von denen einige die Atome, die Bausteine der Materie aufbauen, vorstieß. Die wissenschaftliche Entdeckung der Helioda hat eine Entdeckungsgeschichte, die fast zwanzig Jahre umfasste. Näheres hierzu findet sich in Carl Huters Werk «Menschenkenntnis» (1904-1906), Neuauflage 1992 im Carl-Huter-Verlag Zürich, sowie in weiteren Schriften von Carl Huter, siehe Anhang «Die Werke von Carl Huter». Eine Gleichung im Sinne Helioda sei gleich Od, sei lediglich eine andere Bezeichnung für die gleiche Sache, entspricht nicht der tatsächlichen Gegebenheit. Od, feinstoffliche Materie, deren einzelne Teilchen hinsichtlich Größe und Charakteristik mit den Elektronen und Protonen verwandt sind, ist passiv und begleitet, umgibt und durchdringt einen materiellen Körper. Zur Abgrenzung der Helioda vom Od braucht Carl Huter hier die Formulierung ‹odische Expansion› und ‹ausstrahlende Kraft›. Über das Wesen derselben hatte er aber 1898 noch nicht voll Klarheit erlangt. Es dokumentiert die vorliegende Abhandlung sein forschendes Voranschreiten.

ger Phantasie dichtet, die begeisterte Phantasie aber ein Ausfluss des Gemütslebens ist, so ist Liebe ein Name, der aus dem Gefühl entsprungen ist. Der Willensmensch würde statt des Namens Liebe, den Namen Weltmacht oder Schöpfergeist wählen und der Verstandesmensch würde, um noch mehr Klarheit in dieses Geheimnis der Natur zu bringen, die Namen Astralkraft, Ausstrahlungskraft oder Ätherschwingung als geeignete Namen für jenen Weltgeist setzen.

Weil bei einer belehrenden Schrift das Verständliche wichtiger ist als das Gemütliche, so soll das, was der Verstand sagt, uns hier als oberste Richtschnur gelten.

Also, es gibt eine ausstrahlende Kraft, genauer odische Expansion, kurzweg die Helioda.[7]

Wir sehen, wir haben immer ein und dasselbe große Unbekannte vor uns, dem man, je nachdem wie der Mensch zufällig oder prinzipiell gesonnen ist, einen andern Namen beilegt. Der Willensmensch sagt Schöpfung, der Gemütsmensch Liebe, der Verstandesmensch Strahlung.

Diese Differenz der Anschauungen über einen Gegenstand beruht in der individuellen Eigenart jedes Einzelnen. So erklärt es sich auch, dass die Menschen um eine Idee oft Jahrhunderte lang stritten, obwohl alle dasselbe meinten und nur wegen der verschiedenen Anschauungen verschiedene Namen brauchten und sich dann oft nicht mehr um den eigentlichen Gegenstand, sondern nur noch um Namen und leere Worte kümmerten oder, kurz, um die jeweilige eigene individuelle Vorstellungs- und Anschauungsweise.

Diese nun erforschte Kraft habe ich mit einem Namen belegt, welchem nicht nur die deutsche Sprache, sondern der allgemeine Sprachursprung zugrunde liegt, nämlich die physiologische Silben-, Laut- und Wortbildung für die wiederzugebenden Dinge und Begriffe in der Sprache.

Odin galt den alten Germanen als Weltschöpfer. Der Ausruf «O» gilt etwas außer uns Liegendem, etwas Fernliegendem, das uns aber angenehm nahen könnte oder das uns wunderbar verbindet.

Ota, war nach den Urbegriffen ein Mächtiger, der zugleich adda (Allah sagt der Morgenländer) oder heilig und edel war. Er war ein Ideal der Männlichkeit, ähnlich dem Ideal der Weiblichkeit Jad (die Liebende, Herrlichkeit). Der Name Otto ist jenen Begriffen entsprungen und bedeutet der sittlich mächtige Schöne; er meint einen Geist, der durch Sittlichkeit die Liebe, durch Macht die Tatkraft, durch Schönheit die mitteilende Strahlung verkörpert.

Ich prädiziere diese Kraft als weiblich, weil das Weibliche mehr der Liebe und mitteilenden Güte gleichen soll, analog der Natur der Frau. Die Helioda ist also die expansiv ausstrahlende Kraft, die das All durchdringt und jedes Einzelleben belebt, die nach dem Raum unendlich ist, die nach der Zeit die Vergangenheit und Zukunft mit der Gegenwart verbindet, die also auch die historische Entwicklung der Vergangenheit mit umfasst und auf die fernste Zukunft fortwirkt. Wo nun etwas durchdrungen wird, da muss vorher schon etwas vorhanden gewesen sein. Die durchdringende Kraft kann daher nicht die positive und erste sein, sondern sie ist das negative Sein, das das All durchflutet.

2. Die magnetische Energie und der Lebensmagnetismus des Individuums

Die positive Kraft, welche die eigentliche Kraft der Schöpfung ist, ist die magnetische Energie, denn sie ruft erst das Individuum ins Leben durch Konzentration der verschiedensten Elemente zur Einheit und Kraft.

Diese entspricht mehr der männlichen Natur, und ich nenne daher diese Energie einfach Lebensmagnetismus oder magnetische Energie. Die magnetische Energie ist das spezifische Element, das Eigenartige, das Originale in jedem Individuum, wodurch sich das eine vom andern streng unterscheidet.

Lebensoriginalität und damit auch der Egoismus ist das Urrecht des Individuums. Erfassung, Besitztum, Vervollkommnung und unaufhörliche Fortexistenz der Persönlichkeit sind rechtmäßige Lebensfunktionen der Individualität. Daher erklärt es sich auch, dass Männer weniger um die objektive Wahrheit als um die subjektive Anschauung streiten, weniger um opferfreudige Hingabe als um konzentrierten Besitz der Güter ringen. Es ist dies ein dem männlichen Individuum angeborenes Etwas, was durchaus naturgemäß ist. Es kommt nur darauf an, dass diese individuelle Naturkraft, genannt Egoismus, dem Individuum nicht durch ein Übermaß zum Schaden wird, denn Übermaß ruft Selbstvernichtung und Indifferenz hervor.

In der menschlichen Gesellschaft ist es ferner Sache des

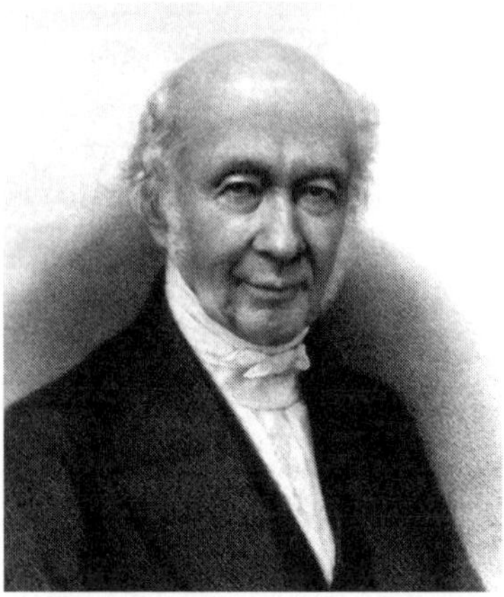

16 Dr. phil. Carl Ludwig Freiherr von Reichenbach (1788-1869), studierte Naturwissenschaften in Tübingen, war in der Folge vor allem als Chemiker, Naturforscher und Industrieller tätig. Er entdeckte das Paraffin (1830) und das Kreosot (1832). 1836 wurde er Ehrenbürger von Stuttgart, 1839 wurde er geadelt. 1841 entdeckte er das Od als etwas Feinstoffliches, das gewisse Körper umgibt.

Staates, dafür zu sorgen, dass der individuelle Egoismus sich in solchen Bahnen bewegt, in denen die freie Entwicklung anderer Individuen nicht erdrückt und die verbindende Liebe nicht vernachlässigt wird.

Die Waage als Symbol der Gerechtigkeit, ein Begriff, in dem opferfreudige Liebe und Besitz erstrebender Egoismus sich die Waage halten, ist ganz richtig gedacht. Schwierig vorstellbar ist Gerechtigkeit und daher auch schwierig ausführbar, weil in jeder Waagschale nicht Gleichheiten, sondern Gegensätze zum Ausgleich gewogen werden; der eine oder andere Teil kommt dann gewöhnlich zu kurz. Hieraus ergibt sich, wie wertvoll es für die sittliche Entwicklung der Menschheit sein würde, wenn auch das weibliche Element mehr mit Recht und Macht im Staat und Leben an der Seite der Männer wirken könnte.

Liebe und Egoismus, Opfer und Besitztum, objektive und subjektive Anschauung, Auflösung und unsterbliche Lebensenergie, kurz Ausgabe und Einnahme der Kräfte, das sind die sich widerstrebenden und zugleich sich ergänzenden Gegensätze im Leben, die beide berechtigt, beide natürlich sind. Es kommt nur darauf an, wie diese beiden Faktoren richtig zusammenzuwirken haben, es kommt also auch auf die selbsterzieherische sittliche Kraft jedes Einzelnen an, um der Gesamtheit, also dem Staat, der Familie und sich selbst die Möglichkeit einer segensreichen Entwicklung zu geben.

Religion und Wissenschaft, Staat und Individuum, Arbeit und Besitztum – sie sind ebenso sich polar liegende Dinge und gleich so wie jene beiden Grundkräfte des Lebens im Individuum selbst sich gegenseitig ergänzend. Gesundheit und Krankheit des Einzelnen wie ganzer Gesellschaften hängen daher erstens von der Führung des Individuums und zweitens von den vorhergehenden Wirkungen und umgebenden Einflüssen von Eltern, Klima, Land, Wirtschafts- sowie Gesellschafts- und Staatsbedingungen ab.

Wollte man also ausführlich über Heilkräfte lehren, so müsste man auch die allgemeinen Lebensbeziehungen heranziehen. Das soll jedoch hier nicht der Zweck sein. Hier soll hingewiesen werden auf die Mittel, die dem Einzelnen zur Heilung von Krankheiten mehr oder weniger praktisch zur Hand liegen.

3. Die Od-Strahlen[7] und der Heilmagnetismus

Bekanntlich hat Dr. phil. Carl Ludwig Freiherr von Reichenbach (1788-1869) eine geheimnisvolle Kraft schon vor 50 Jahren (1841) entdeckt. Er kam hierauf durch die vielen wissenschaftlichen mechanisch-physikalischen Experimente, die er als Großindustrieller anstellte, um sich in seinem Beruf möglichst zu vervollkommnen. Er entdeckte hierbei etwas Neues, nach dem er ursprünglich gar nicht gesucht

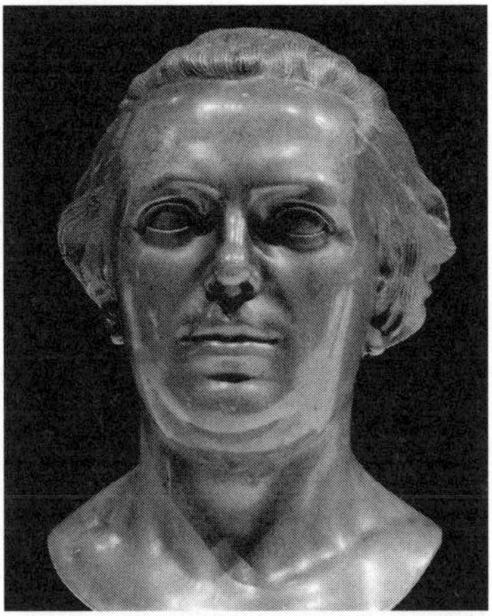

17 Franz Anton Mesmer (1734-1815), Begründer der Lehre vom animalen Magnetismus. Porträtbüste, 1770, von Franz Xaver Messerschmidt (1736-1783). Blei, Höhe 48 cm. Wien, Privatbesitz.

hatte, etwa so, wie ein Alchemist das Schießpulver erfand, während er Gold herzustellen versuchte, oder wie Kolumbus Amerika fand auf der Suche nach Westindien.

Reichenbach experimentierte in einer Dunkelkammer mit allerlei physikalischen Apparaten über Wärme, Magnetismus, Mechanik und Optik mit mehreren, oft bis zu zwanzig Personen und machte schließlich die Beobachtung, dass der eine und der andere Anwesende bei totaler Dunkelheit einen leichten Dämmerschein um sich her entwickelte, ohne dass irgendeine physikalische Ursache dafür vorlag. Er stellte ferner fest,

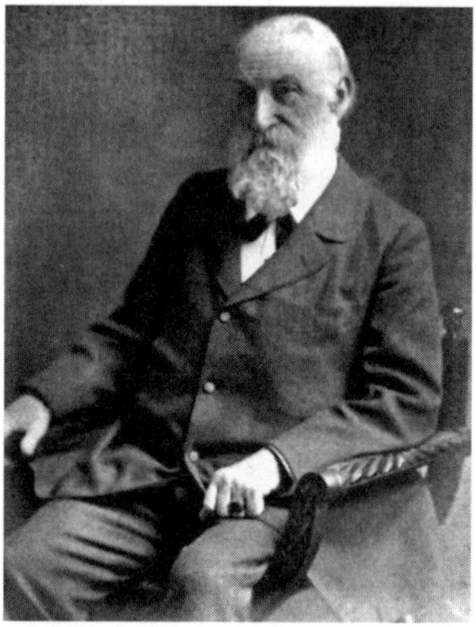

18 Prof. Dr. med. Georg Freiherr von Langsdorff (1822-1921).

dass diese zarte Lichtstrahlung an der linken Seite der strahlenden Person blau, an der rechten Seite rot und über dem Kopf weißgelb erschien.

Es wurde ferner festgestellt, dass für sehr empfindsame Personen das blaue Licht kühl, das rote Licht warm fühlbar war. Er nannte diese ausstrahlende, Licht erzeugende Materie Od. Er fand also gleich den ziemlich rechten Namen für das Wunderkind.

Schon 50 Jahre, bevor Reichenbach seine Od-Entdeckungen machte, war in Wien ein Arzt namens Franz Anton Mesmer (1734-1815) aufgetreten, welcher durch Handauflegen und Bestreichen viele Krankheiten heilte.

Mesmer fand Schüler und Anhänger, die später die neue Kraft, da sie auch manchen anderen Personen eigen war, als animalischen Magnetismus bezeichneten.

1779 wurde von der französischen Regierung eine wissenschaftliche Kommission eingesetzt, welche den Mesmerismus untersuchte und das Resultat in elf Erklärungsartikeln niederlegte. Sie drang jedoch zu keiner positiven Anerkennung durch, obwohl die Erklärung sich für den Heilmagnetismus aussprach. Der Hof und der Adel hielten am Heilmagnetismus fest wegen der ausgezeichneten Erfolge. Der König bot Mesmer 20’000 Lire Jahresrente, wenn er seine Lehre dem Hof verkaufen würde, was Mesmer abschlug, da er 30’000 Lire gefordert hatte.

Bald darauf bildete sich eine Aktiengesellschaft in Paris, welche eine magnetische Heil- und Lehranstalt begründete und Mesmer die gestellte Forderung bezahlte.

Jetzt wurde die Mesmerische Wissenschaft publik und gab zugleich Anregung zu weiteren Forschungen, so wurde besonders der Somnambulismus näher untersucht.

Im Jahre 1842 machte James Braid (1795-1860) die Entdeckung über den Hypnotismus fast zur gleichen Zeit als Reichenbach seine Od-Lehre begründete.

Der Hypnotismus ist in allen Ländern als wissenschaftlich anerkannt. Die Reichenbach'sche Od-Lehre wurde verworfen, der Mesmer'sche Lebensmagnetismus desgleichen. Und warum? Weil die letzten beiden Naturkräfte etwas mehr Nachdenken und feinere Beobachtung erfordern als der Hypnotismus. Zur Ehre der französischen Wissenschaft muss dieser nachgerühmt werden, dass vor kaum zwei Jahren, also 1895, die französische Akademie der Wissenschaften den Heilmagnetismus anerkannt und damit in staatliche Obhut genommen hat. Aber auch in England, Deutschland, Österreich und Russland gibt es neuerdings hervorragende Gelehrte, welche Denkernaturen sind und darum den Heilmagnetismus anerkannt haben. Ich erwähne hier nur den ausgezeichneten Arzt Dr. med. Georg von Langsdorff (1822-1921) in Freiburg im Breisgau.

Man mache nur noch erst mehr Erfahrungen in hohen und höchsten Kreisen, wie sie der Graf von der Lippe, Flügeladjutant des Kaisers, machte, welcher an einer hochgradigen Rückenmarklähmung erkrankte und medizinisch lange vergeblich behandelt, aber vom Heilmagnetiseur Gössel erheblich gebessert wurde. Solche Tatsachen sprechen eben eine laute Sprache und der Heilmagnetismus wird und muss zur staatlichen Anerkennung gelangen.

Mittlerweile tut es Not, dass im eigenen Lager, d. h. unter den Anhängern und Vertretern des Heilmagnetismus, Licht und Klarheit werde darüber, was denn eigentlich Od-Kraft und Magnet-Kraft ist. Bisher glaubte man, es sei dasselbe, wenigstens nach den Lehren eines Paul Schröder, langjähriger Heilmagnetiseur in Leipzig. Ja, der größte Teil der Gelehrten und weite Volksschichten werfen sogar Magnetismus und Hypnotismus in einen Topf. Wenn das am grünen Holz geschieht, was soll dann erst am dürren werden? Was soll man da von der Regierung erwarten oder gar von den

8 Es ist hier zu bemerken, dass Carl Huter im Mai 1898 noch im (irrigen) Glauben war, dass Od und Helioda zwei Seiten oder Aspekte einer einzigen Sache seien. Klarheit erlangte er in dieser Frage im Jahre 1899. Er bezeichnete denn auch als das Jahr der Entdeckung und wissenschaftlichen Durchdringung der Helioda das Jahr 1899. Man beachte auch die Fußnote 7, Seite 37.

ausgesprochenen Feinden dieser Naturheilkräfte, von den Schulmedizinern?

Zunächst sei festgestellt, dass Magnetismus und Od-Strahlung grundverschiedene Dinge sind.

Die Helioda oder die Oda-Strahlmaterie ist die aus dem Körper eigentümlich ausfließende Kraft, welche andere Körper belebt, also im Grunde genommen das, was die Magnetopathen bis jetzt unter Heilmagnetismus auffassten. Die magnetische Energie oder der Magnetismus ist aber das, was die Oda-Kräfte anzieht und in sich konzentriert zur Erhöhung der eigenen Lebenskraft des Individuums, in dem er wirkt.

Das Od ist also etwas Ausstrahlendes, der Lebensmagnetismus etwas Aufsaugendes; jenes bewirkt die Ausgabe, dieser die Einnahme der Lebenskräfte. Das Charakteristische der Oda-Strahlung oder Helioda ist das Licht, das Hellwerden, und das Charakteristische des Lichts ist die Strahlung oder Materielösung, Kraftbewegung und Übertragung.[8]

Je stärker der Magnetismus des einen Körpers auf den andern einwirkt, desto stärker tritt die Helioda oder das Licht an der Peripherie des Körpers in Erscheinung wie z. B. der Sonnenmagnetismus das Licht an unserer Erdoberfläche hervorruft, wobei uns die Sonne selbst als Quelle des Lichts erscheint, und zwar durch das Aufsaugen der Sonnen-Helioda durch den Erdmagnetismus.

Jeder Körper wird, weil andere Körper magnetisch auf ihn einwirken mehr oder weniger von einem Dunstkreis umgeben, den man auch Lichtaura nennen kann. Diese Lichtaura ist aber nicht sinnlich wahrnehmbar, besonders da nicht, wo sie schwächer ist als die magnetische Energie der Körper. Die Anschauung der Alten von den Elementen war daher ebenso richtig wie die der modernen Wissenschaft über die Elemente der Chemie.

Licht, Luft, Wasser und Erde sind die vier Aggregatzustände der Materie, wie sie uns sinnlich wahrnehmbar in die Augen springen, allerdings ist das absolut Individuelle mehr im chemischen Element ausgesprochen, man kann daher die chemischen Elemente mehr als Individualelemente, die Aggregratzustände der Stoffe als die universalen oder elektromagnetischen Weltelemente bezeichnen.

Je fester die Substanz wird, desto magnetischer wird sie und je loser sie wird, desto odischer wird sie der Regel nach. Den Beweis liefern die Röntgenstrahlen.

Daher kann auch nur in einem weiblichen Körper, in dem die ganzen Stoffmassen lockerer und weicher aufgebaut liegen, allein die Möglichkeit gegeben sein, dass sich Stoff abspalten kann zur Entwicklung eines neuen Lebens. Das Kind wird durch die odischen Kräfte der Mutter ernährt und durch die Kräfteabgabe der Mutter an das Kind entwickelt und zwar um so schöner, je mehr die Mutter dazu befähigt ist.

Der Körper des Mannes, der fester gebaut ist, ist weniger odisch als magnetisch veranlagt, er enthält mehr festere Substanzen als der Körper der Frau.

Ein Mann, der sehr fest und zäh gebaut ist, ist daher zur Heliodatherapie ungeeignet, dahingegen ist er zum Hypnotiseur sehr geeignet, wie Carl Hansen (1833-1897) und alle großen Hypnotiseure beweisen. Die Heliodatherapeuten, die fälschlich Heilmagnetiseure genannt werden, sind daher Männer, welche eine gute, kernige Knochen- und Nervensubstanz besitzen, dabei aber eine mehr weiche, weibliche, aber doch schöne Formbildung haben, wie dies an den Magnetiseuren Schröder, Kramer und anderen wahrzunehmen ist. Frauen sind als Hypnotiseure weniger geeignet als Männer, als Heilheliodat-

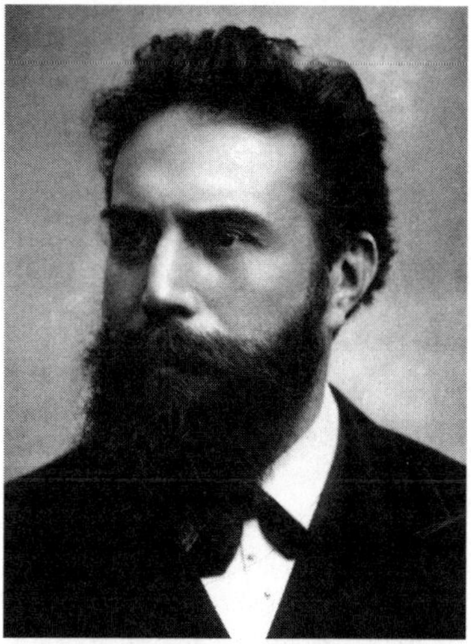

19 Wilhelm Conrad Röntgen (1845-1923) erhielt 1901 als erster den Nobelpreis für Physik. Er entdeckte die X-Strahlen, nach ihm meist Röntgen-Strahlen genannt. Er wurde ohne Abitur von der Schule verwiesen. Trotzdem konnte er, eine seltene Ausnahme, ohne Aufnahmeprüfung an der Eidgenössischen Technischen Hochschule (ETH) in Zürich studieren. Im Juni 1869 promovierte er an der Universität Zürich. 1872 heiratete er die Tochter eines Zürcher Gastwirts. Wegen des fehlenden Abiturs verweigerte ihm die Universität Würzburg die Habilitation. So habilitierte er in Straßburg. 1888 ernannte ihn Prinz Luitpold zum Professor der Experimentalphysik in Würzburg. Am 8. November 1895 entdeckte er ‹zufällig› die Röntgenstrahlen. Röntgen starb im Alter von 77 Jahren an Darmkrebs. Die Entdeckung der Röntgenstrahlen regte die Entdeckung der Radioaktivität an durch Henri Becquerel sowie Marie und Pierre Curie, die 1903 zusammen den Nobelpreis für Physik erhielten.

herapeuten aber oft weit vortrefflicher, doch nicht in allen Lebensaltern und körperlichen Umständen. Der wunderbar heilende Einfluss der Schwestern und anderer liebevoller Mädchen- und Frauengestalten am Krankenbett ist bekannt.

Der Heilmagnetismus kann als solcher nur in Betracht kommen, als er geeignet ist, den andern Körper zu festigen oder Krankheitsstoffe herauszuziehen vermöge der Anziehungs- und Festigungskraft der magnetischen Energie. Da nun magnetische Energie nicht allein in der festen Substanz, sondern auch in der weichen Nervensubstanz, selbst im Wollen und Denken aufgespeichert liegt, so gibt es auch einen geistigen Willensmagnetismus. Es kann nun ein Heliodatherapeut zugleich ein Magnetopath sein und ein Magnetopath daneben auch ein Heliodatherapeut in einer Person, je nachdem, wie die Befähigung hierfür vorhanden ist.

Jedenfalls sind diese beiden großen Heilkräfte, die in einigen begabten Menschen hervorragend vorhanden sind, die wichtigsten Heilmittel, welche wir besitzen, die da noch Hilfe brachten, wo jede andere Methode versagte. Zu dieser Überzeugung bin ich aus langjähriger Erfahrung und Beobachtung gekommen, die ich zuerst an meinen eigenen Krankheitsgeschichten erlebte und die ich später als Psychophysiologe, Lehrer der Naturheilkunde und praktischer Kurleiter in verschiedenen Anstalten sammelte. Die theoretische Begründung meiner Forschungen ist in nachfolgender Abhandlung kurz zusammengefasst.

4. Philosophie und Heilwissenschaft

Wie kam ich zu meiner Philosophie und von dieser zur praktischen Ausübung meiner neuen Heilwissenschaft?

Ein wunderbares Geschick meines Lebens hat es gefügt, dass ich mich außer der lehrenden und schriftstellerischen Tätigkeit eine Reihe von Jahren der Ausübung der Heilkunde gewidmet habe.

Die Verkettung der Umstände, die mich hierzu drängten, will ich kurz wiedergeben.

Als Lebensberuf hatte ich mir ursprünglich die bildende Kunst auserkoren und in dieser die Kunstmalerei. Hier hatte ich verschiedene Wandlungen durchgemacht; ich ging vom Dekorations- zum Porträtfach über und von der Porträt- zur Allegorien-

und Historienmalerei; jedoch nicht etwa aus Mangel an Tüchtigkeit in den vorhergehenden Fächern, sondern aus Strebsamkeit, indem ich immer vom Leichteren zum Schwierigeren überging. Ich hatte sowohl im Dekorationsfach Prämien erworben wie auch im Porträtfach zahlreiche Anerkennungen. Ich war mit Aufträgen überhäuft, ganze Kirchen hatte ich ausgemalt, hohe Staatsbeamte porträtiert. Es ergab sich auch die Gelegenheit, von einer höheren Schule als Zeichenlehrer angestellt zu werden.

Bei meinen anthropologischen Studien und besonders beim Studium der Anatomie, Physiologie und Physiognomik entdeckte ich, dass alle Lebensvorgänge im Innern des Körpers sich am vollendesten in der äußeren Peripherie und zugleich in ihrer Zweckbestimmung wiedergeben.

Die alte Lehre vom Verborgenen im Herzen und dergleichen Dinge waren damit widerlegt, denn alle Regungen im Herzen geben sich nach unveränderlichen Gesetzen äußerlich in der Körperkonstitution und besonders in den Gesichtszügen, im Augenausdruck, im Tonfall der Sprache, in der Mimik, Haltung und Gebärde usw. zum Ausdruck. Geist und Körper stehen beim gesunden, normalen Menschen in vollständiger Gleiche, das heißt, wie der Körper, so der Geist, und wie der Geist, so der Körper.

Der Geist ist die Blüte aller der vielen Hundert, Tausend, ja Millionen Einzelvorgängen im Körper. Damit ist auch das Äußere als Einheit, als Charakter des Individuums auch der Generalorganismus aller Hundert und Millionen Einzelorgane des Körpers, deren Lebensfäden, Wirkungen und Zwecksbestimmungen in der Physiognomie eines Menschen in Erscheinung treten.

Näheres habe ich ausführlicher als in diesem Werk in meinen Unterrichtsbriefen «Die neue Welt und der neue Mensch» für Künstler, Ärzte, Juristen, Lehrer, Eltern und Erzieher, mit vielen Illustrationen erläutert, niedergeschrieben.[9]

Diese neue Entdeckung, welche ich gemacht hatte beim vielen Kopieren menschlicher Gesichter und Körper, wurde durch tausendfache Erfahrungen bei den Studien anhand der Geschichte im Verein mit historischen Kunst-

9 Dieses Werk erschien von 1904 bis 1906 in fünf Lehrbriefen mit je 10 bzw. 12 Lektionen unter dem Titel «Menschenkenntnis». Neuauflage 1992 im Carl-Huter-Verlag Zürich.

werken und durch die Studien an lebenden Menschen immer aufs Neue bestätigt.

Jetzt hieß es, den Schlüssel zu finden zu diesem gewaltigen Schatz menschlicher Erkenntnis, der sich mir darbot und der, wie er mir alle meine Geisteskräfte zu neuem Suchen, neuem Glauben, neuem Wissen und Erkennen in Erregung setzte, auch die ganze gebildete Welt in Bewegung setzen wird.

Dieser Schlüssel ist erstens die Theorie, erwiesen durch Experimentalbeweise, dass diese neue Lebenslehre auch richtig ist, und zweitens, dass der innere Zusammenhang zwischen der Vielheit der anatomischen Einzelorgane mit der Einheit des Gesamtorganismus, wie er äußerlich in Erscheinung tritt, gefunden wird.

Mit ganzer Energie widmete ich mich von jetzt ab diesen Studien, alle meine Mittel, meine Jugend, meine Genüsse opferte ich dieser heiligen Sache. Mit dämonischer Leidenschaft suchte ich das ungeheure Material, das zu bewältigen war, meist durch Selbststudium in Museen, Kunstsammlungen, Bibliotheken und durch Hören wissenschaftlicher Vorträge zu verarbeiten. Instinktiv suchte und fand ich immer das Wichtigste in der Anatomie, Physiologie, Chemie, Physik, Psychologie usw., denn alle nebensächlichen Dinge mitzustudieren, dazu hätte ein Menschenalter gehört.

In wenigen Jahren hatte ich aus mir nicht nur einen Künstler, sondern auch einen Philosophen, einen Gelehrten herausgeschult, der in allen wichtigsten Fragen der Geschichte und der Natur- und Menschenkenntnis beschlagen war, so dass ich mich später oft wundern musste, wie manche Freunde, die Jahre lang die Hochschule besucht hatten, in oft wichtigen Fragen zurückgeblieben waren, und noch mehr stieg mein Verwundern, wenn ich Professoren der verschiedenen Wissenszweige, mit welchen ich häufig zu verkehren pflegte, so oft gegenteilige Ansichten vertreten sah. Sie waren, wenn auch in ihren Einzelfächern achtbare Gelehrte, doch im Gesamtwissen zurückgeblieben. Es ging ihnen die Fähigkeit ab, den Zusammenhang der einzelnen Gebiete menschlichen Erkennens, die naturgemäß so eng miteinander verkettet sind, dass man das eine oder andere gar nicht ausschließen kann, zu übersehen.

So behauptete z. B. der Anatomieprofessor, die Erklärung der Funktionen der Organe sei Sache der Physiologen. Der Physiologe meinte, die Rätsel des Seelenlebens, wie sie die Theologen vertreten, zu erforschen, sei das Fach der Psychologen.

Der Mathematiker verhielt sich reserviert von der Physik, der Historiker sah nichts von der Gegenwart und meinte, die Gegenwart gehöre den Politikern und Diplomaten.

Der Jurist wusste nichts von den Rechtsbegriffen des Volkes, sondern lehrte nach doktrinären Schemata und abstrakten Begriffen.

Der Chemiker wiederum hatte keine Ahnung vom Entstehen der Organe, von Anatomie, von Formbildung der Lebensorganismen, die doch alle mehr oder weniger aus bekannten chemischen Substanzen aufgebaut sind.

Alles dieses lehrte mich, dass unter dieser Methode der Hochschule und des Unterrichts viel Irrtum, viel Wahrheit, viel Wissenschaft, viel Torheit, viel Hochmut neben verdienter Würde meist nebeneinander liegen und dass diese Art Schulung den Menschen unfähig macht zum Erwerben einer gründlichen harmonischen Bildung, die zur klaren Erkenntnis der höchsten Wissenschaft führt.

Ich bereute seitdem nicht mehr, dass ich keine Universität besucht hatte, und war froh, dass mich das Schicksal in die Bahn des Selbststudiums gedrängt hatte.[10]

Durch Bescheidenheit lernte ich von manchen Fachgelehrten und durch Stolz bewahrte ich meine Originalität und den Schatz meines eigenen Wissens.

Meine Kunst liebte ich über alles und mochte sie um keinen Preis aufgeben, darum entschloss ich mich, das allegorische und historische Fach zu ergreifen, um durch Bildwerke meine Wissenschaft zu lehren und die Wahrheit derselben durch die Kunst zu verkünden.

Viele Jahre Studien und Entbehrungen hatten dabei meinen Körper erschöpft. Wegen meines Idealismus hatte ich manche Kränkungen seitens meiner Verwandten zu erleben. Frühere Bekannte saßen in Lehr- oder Pfarrämtern in festen Stellungen oder hatten einen praktischen Beruf ergriffen und blickten auf mich scheel herab. Doch die glühende Begeisterung für mein neues Evangelium, wodurch die Kunst

10 Die wichtigen biografischen Angaben über Carl Huter finden sich, tabellarisch aufgestellt, auf S. 429ff. Es ist empfehlenswert, sich an dieser Stelle über die Einzelheiten des Entwicklungsgangs Carl Huters zu informieren.

und die Schönheit erst zur wahren Würde, zur neuen Religion, zum Ideal alles menschlichen Strebens erhoben wurde, ließ mich im höheren Bewusstsein alles tapfer ertragen.

Eine Liebe hatte ich gefunden, die alle Hoffnung meines Herzens erfüllt hatte; sie war eine Schönheit, wie ich sie mir aus der idealen Welt erträumt hatte; ich war stolz darauf, dass ich solche Schönheit in meiner eigenen Heimat fand. Eigenartige Familienverhältnisse, während ich ohne feste Stellung und ohne bestimmten Verdienst war, hielten mich vorläufig ab, ein enges Verhältnis zu schließen. Doch all dies wäre überwunden worden; sie war reich und mir ergeben. Trotzdem trieb es mich dazu, noch Kunststudien in Rom und Paris zu machen. Zugleich hielt ich mich für moralisch verpflichtet, vor der Eingehung einer Ehe, meine Gesundheit zu stählen.

Erst hatte ich das Jahr 1888, dann 1889 und schließlich 1890 zu einer Südreise ausersehen, doch immer und immer traten unvorhergesehene Hindernisse ein, dazu wurde ich von der Influenza ergriffen, die einen chronischen Lungenkatarrh zur Folge hatte. Die Frühlingswärme heilte jedoch alles wieder aus.

Da kam ein Schicksalsschlag, unter dem ich zusammenbrach. Meine Jugendliebe wurde von einem Landpfarrer heimgeführt, vielleicht ohne ihr, ohne sein, ohne mein Verschulden, oder war es doch mein Verschulden? Ja! und immer Ja! musste ich mir sagen! Weshalb hatte ich mich nicht gleich mit ihr verlobt? warum nicht klar und bestimmt meinen Plan ausgesprochen? Also durch eigene Schuld, wenn auch unter dem Druck der Verhältnisse, musste ich jetzt alle Seelenschmerzen auskämpfen.

Wer je in seinem Leben wahr geliebt hat, so unergründlich tief, so ideal, so wahr mit allen Fasern seines Herzens, der weiß, was es heißt, solche tief erschütternde Seelenschmerzen zu ertragen.

Viel hatte ich in meinem Leben erfahren, sehr früh meinen Vater verloren, eine harte Jugend durchlebt, Armut, Hunger und Durst, Kränkungen und Bitterkeiten überwunden, aus eigener Kraft mich durch alle Daseinskämpfe zum Künstler und Gelehrten emporgearbeitet, aber diesen Schlag ertrug ich nicht. Alle Widerstandskraft des Körpers war gebrochen.

Ein schweres Nervenleiden machte mich siech. Im Herbst darauf trat eine heftige Lungenentzündung hinzu, dann aufs Neue die Influenza, und als diese körperlichen Leiden durch ärztliche Fehlgriffe ein schweres Halsleiden zurückließen, da war an eine Studienreise nicht mehr zu denken. Ich war chronisch krank geworden und suchte Hilfe, die ich nicht fand, bei den Medizinern. Endlich stellte ein Braunschweiger Spezialist ein Krebsgeschwür im Hals fest.

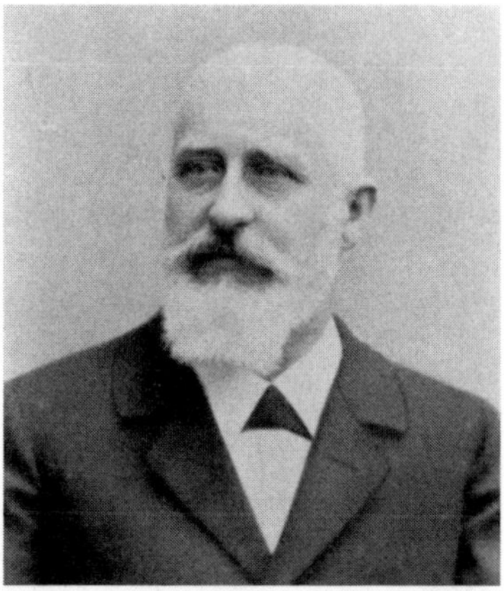

20 Dr. med. Max Schäffer, Bremen. Carl Huter wurde wegen seines Halsleidens 1893 in Bremen von diesem bekannten Spezialisten behandelt.

Durch ein eigentümliches Geschick kam ich nach Bremen in die Behandlung des Dr. Max Schäffer (s. Abb. 20), der als Spezialist für Halsleiden weithin berühmt war, und ich muss bekennen, dass mir dieser Mann Achtung einflößte sowohl durch seine menschenfreundliche Weise als auch durch die geschickten operativen Eingriffe.

Durch ausgezeichnete Pflege bei dortigen Verwandten und bei einer erfahrenen Dame, Tochter eines Arztes, die alles daran setzte, mich wieder gesund zu machen, teils auch durch operative Eingriffe wurde ich zunächst am Leben erhalten.[11]

Doch von einer Heilung war keine Spur. Nach fünfmonatiger Behandlung wandte ich mich der Naturheilmethode zu und ich gestehe, dass mir die Behandlung nach Kuhne'scher Methode zunächst die größte Dienstleistung tat, wodurch sich besonders das Allgemeinbefinden hob, auch blieb die örtliche Krankheit nicht ganz ohne heilsamen Einfluss.

Hierdurch ermutigt, wanderte ich von einer Naturheilanstalt in die andere und lernte alle Systeme kennen.

Da es mir bei meiner wissenschaftlichen Vorbildung leicht war, in meinen vielen freien Stunden naturheilkundliche Studien zu betreiben, ist selbstverständlich.

Die Naturheilmethode lernte ich mit allen Fehlern und Irrtü-

11 Carl Huter fand in Bremen Aufnahme bei einem Bruder seines Vaters sowie bei Auguste Neander.

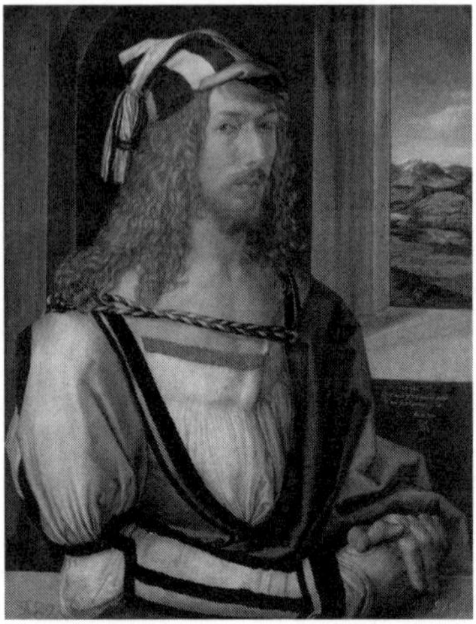

21 Albrecht Dürer (1471-1528), deutscher Maler und Graphiker; «Selbstbildnis», 1498. (Mit Aufschrift: «Das malt Ich nach meiner gestalt Ich war sex und zwanzig jor alt»). Öl auf Holz, 52 x 41 cm. Dürer war ursprünglich Goldschmied.

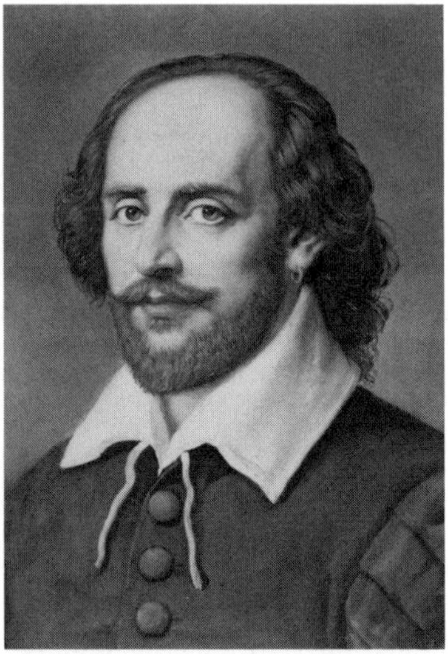

22 William Shakespeare (1564-1616), engl. Dramatiker und Dichter. Porträt-Gemälde, um 1880, von Ernst Hader. (Freie Verarbeitung des sog. Chandos-Porträts, Richard Burbage, ca.1567-1619, zugeschrieben, heute London, National Porrait.Gallery.)

mern kennen, aber auch mit dem Vorzug, dass sie mich besserte und besser war als die medizinische Wissenschaft.

Eine völlige Ausheilung wurde aber mit keinem der damals bekannten Systeme der Natur- und Wasserheilkunde erzielt.

Bist du Gottes Sohn, so hilf dir selber! Das war der Schlussvers des traurigen Liedes. Ich forschte, probierte, studierte und experimentierte daraufhin, bis ich mich nach meiner eigenen Methode wieder gesund gemacht hatte, und heute stehe ich gesund da.

Das Nervenleiden und der jahrelange Lungenkatarrh haben allerdings ihre Spuren hinterlassen, so dass ich hygienisch zu leben und jede körperliche Überanstrengung zu meiden habe, doch hoffe ich bei dieser Lebensweise ein mäßiges, ja vielleicht ein hohes Alter zu erreichen; ich fürchte keine Krankheit mehr, denn ich besitze die Mittel, sie zu beseitigen.

Meine Wissenschaft aber habe ich seitdem in den Dienst der lei-

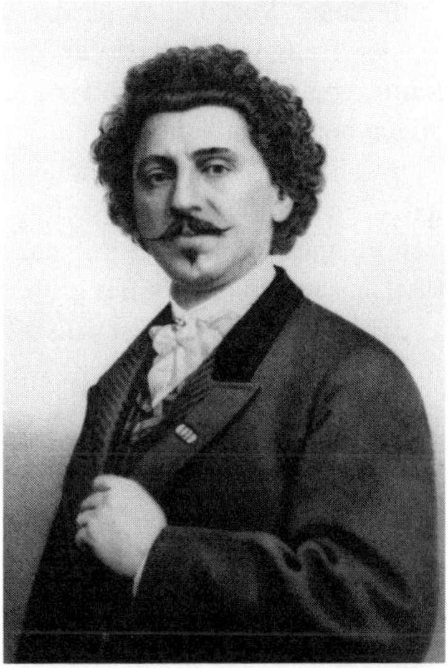

23 Theodor Wachtel (1823-1893), Sänger (Tenor). Porträt-Lithographie, um 1855, von Jäger nach einer Fotografie. Wachtel war ursprünglich Droschkenkutscher.

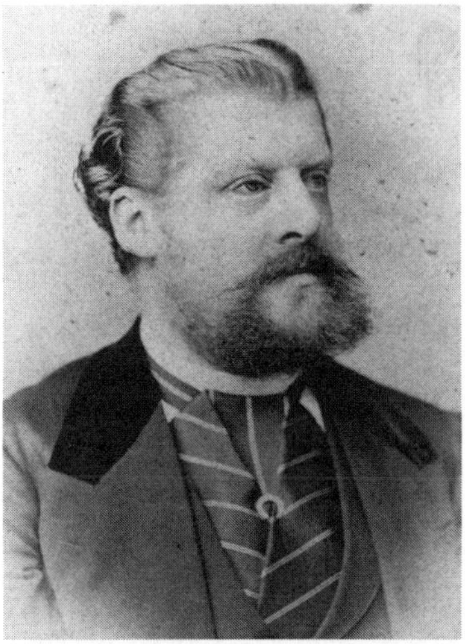

24 Albert Niemann (1831-1917), Sänger (Tenor) (1866-88 Königliche Oper Berlin; sang den Tannhäuser Wagners in der Erstaufführung Paris 1861 und den Siegfried in Bayreuth 1876). Porträtaufnahme, um 1870 von Szekely, Wien. Niemann war ursprünglich Schlossergeselle.

denden Menschheit gestellt und die bildende Kunst mit der Heilkunst vertauscht.

Wunderbarerweise ist die heilende Helioda-Kraft während der Zeit meiner Krankheit nicht nur ungeschwächt geblieben, sondern sie war durch die Reihe der Jahre stärker geworden, wovon die vielen Berichte am Schluss dieses ersten Teiles erzählen. Es ist dies ein Beweis dafür, dass die Helioda durch geistige Energie erhöht wurde.

Dass ich nach solchen Studien und Vorschulen noch etwas anderes aus der Naturheilkunde zu machen verstehe als viele andere Fach- oder Laienärzte, versteht sich von selbst.

Vom Dekorations-, Porträt- und Historienmaler zum Naturheilarzt?

Der Naturarzt Prießnitz war Landwirt, Schroth Fuhrmann, Rikli Hotelbesitzer, Kuhne Tischler, Kneipp zuerst Weber und dann

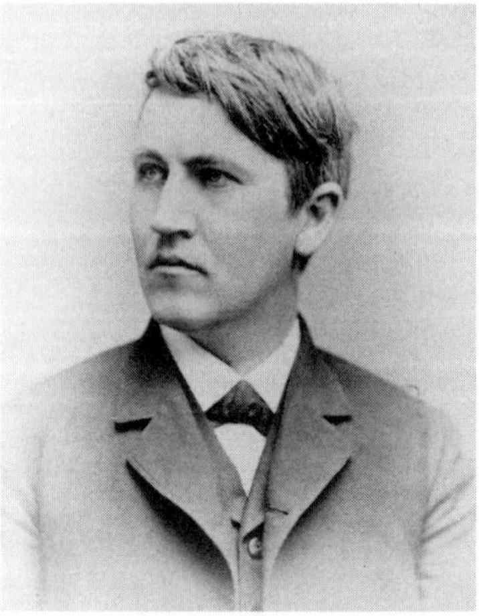

25 Thomas Alva Edison (1847-1931), amerik. Elektrochemiker, Techniker und Erfinder, Porträtaufnahme, um 1890. Edison war ursprünglich Zeitungsverkäufer.

Landpfarrer, Bilz Drechsler, Thure Brand Stabsoffizier, Glunnecker Rechtsanwalt, Platen Kaufmann, Spohr Oberst, Butterbrod Gärtner, Guttzeit Leutnant. Sie alle sind oder waren ehrenhafte, achtbare Leute, die von ihren ursprünglichen Berufen zur Heilmethode umsattelten, und jeder hat in seiner Art der Naturheilkunde und dadurch der Menschheit genützt. Teils Talente, teils Genies und teils strebsame Männer sind sie, die einen ganz besonderen Ehrenplatz in der Geschichte der Heilkunde der Zukunft einnehmen werden, sie haben das Material herangeschafft, sie sind zum Teil meine Vorarbeiter gewesen zu der Heilwissenschaft der Zukunft, wie ich sie in ihren Hauptzügen begründet habe.

Auch auf anderen Gebieten gab es große Leute, die ursprünglich in einem anderen Beruf standen, ja, sie waren nicht nur größer in dem neu erwählten Fach als alle Zunftgenossen, sondern sie waren himmelweit erhaben über jenen. Es nimmt sich daher höchst lächerlich aus, wenn alle die, welche zu einem anderen Beruf übergegangen sind, ohne vorher darin eine gleiche Schule durchgemacht zu haben wie die Zunftgenossen, als Pfuscher bezeichnet werden. Aus den folgenden Beispielen mag dies hervorgehen.

Die beiden größten deutschen Dichter hatten keine Dichterschule besucht, auch keine Approbationen darin durchgemacht, denn Schiller (1759-1805) war Mediziner und Goethe (1749-1832) ursprünglich Jurist, dann Kunstmaler und schließlich Staatsmann. Der große Dichter Hans Sachs (1494-1576) war Schuhmachermeister; der große Historienmaler Carl Oesterley (1839-1930) war Jurist; Deutschlands unübertroffener Allegorienmaler Peter von Cornelius (1783-1867) war Schriftenzeichner und Anstreicher; der Erfinder des Schieß-

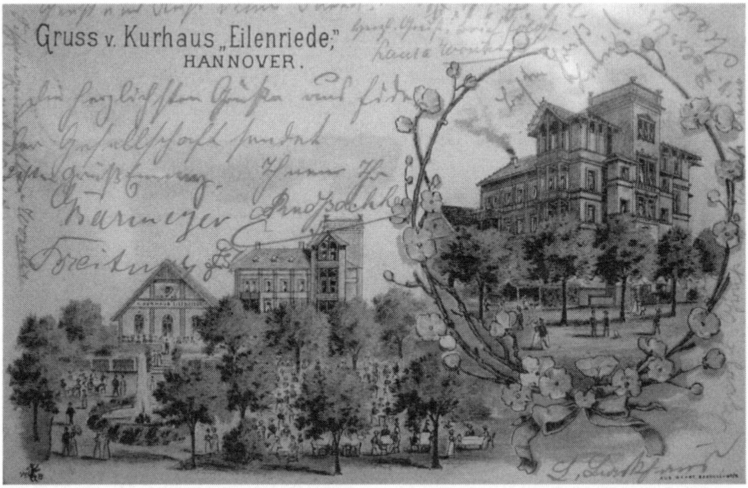

26 Das Kurhaus Eilenriede bei Hannover wurde in einem mit Wasserfontänen geschmückten Kaffeegarten im Mai 1877 eröffnet. Es hatte 22 Pensionszimmer, ein Restaurant und einen großen Saal, sodann eine Glasveranda und Badeeinrichtungen. 1937 wurde das Haus abgerissen und die nach ihm benannte Kurhausstraße erhielt 1938 den Namen Linzerstraße. Auf dem Gartengelände entstand bereits 1902 die Waldhausenstraße. Carl Huter wurde 1894 zuerst Leiter der Krankenbehandlung der Kuranstalt «Äskulap» (Hildesheimerstr. 34, Hannover), dann in gleicher Funktion im Kurhaus Eilenriede, Döhren bei Hannover. Abbildung nach einer beschriebenen Postkarte: Stadtarchiv Hannover.

pulvers, Berthold Schwarz (erste Hälfte 14. Jh.), war Mönch; der genialste jüdische König, David (um 1000 v. Chr.), war Schäfer; der größte griechische Philosoph, Sokrates (469-399 v. Chr.), war Bildhauer. Von den fünf größten Religionsstiftern war nur einer Theologe. Buddha war ein Prinz, Christus ein armer Knabe, von dem die Geschichte den Beruf vom 12. bis zum 30. Lebensjahr verschweigt, Theologie konnte er aber wegen seiner Armut nicht studieren und doch war er so genial, so geistlicher Natur aus sich selbst, dass er die schönste Religion erfand. Seine Jünger waren arme Fischer und Arbeiter. Mohammed war Kaufmann, Zoroaster Landwirt und Staatsmann und nur Moses war aus der ägyptischen Priesterkaste hervorgegangen.

Eine der bedeutendsten deutschen Fürstenfamilien, die Hohenzollern, entstammen einer bürgerlichen Zöllnerfamilie aus der Schweiz.

Der große deutsche Kaiser Heinrich I. (Kaiser von 919-936), der Städteerbauer, war Bauer und Vogelfänger; der große Physiognom Johann Caspar Lavater (1741-1801) war Prediger und der unübertroffene Wetterforscher Rudolf Falb (1838-1903) ein Priester.

Welcher moderne Architekt könnte sich mit König Ludwig II. von Bayern messen und welcher Schauspielregisseur mit dem genialen Herzog von Meinigen. Der vorzügliche Wagnersänger Albert Niemann (1831-1917) war Schlossergeselle und der Reichshauptstadt größter Tenor Theodor Wachtel (1823-1893) Droschkenkutscher.

Die Gründer der größten industriellen Werke in England und Deutschland waren Weber, Schlosser und andere Handwerker, ich erinnere nur an Krupp in Essen, Senking in Hildesheim und von Siemens in Berlin. Die größten Millionäre in Amerika sind meist Handwerksgesellen gewesen; Thomas A. Edison (1847-1931), der große Erfinder, war anfangs Zeitungsverkäufer.

Der Altmeister der deutschen Malerei, Albrecht Dürer (1471-1528), war Goldschmied.

Der größte englische Dramatiker, William Shakespeare (1564-1616), soll von so wenig Schulbildung und geringem Herkommen gewesen sein, dass kurzsichtige Leute daraus den Schluss ziehen wollen, die Werke des unsterblichen Meisters seien gar nicht von ihm.

Wie wenige Schulen hatten Leonardo da Vinci (1452-1519), Michelangelo (1475-1564), Raffael (1483-1520), Rembrandt (1606-1669), Peter Paul Rubens (1577-1640), Holbein d. J. (1498-1543), Anthonis van Dyck (1599-1641), Hans Markart (1840-1884) und Arnold Böcklin (1827-1901) genossen?

Die Geschichte Preußens ist darum so ruhmreich, weil die Hohenzollernfürsten nicht nach Examina, sondern nach Leistungsfähigkeit tüchtige Leute, die nach dem Vorurteil beschränkter Köpfe Laien waren, auf hohe Posten beriefen. Ich erinnere hier nur an die Laufbahn eines Georg Freiherr von Derfflinger (1606-1695), Gebhard Leberecht v. Blücher (1742-1819), Otto v. Bismarck (1815-1898) und Heinrich v. Stephan (1831-1897), der ‹Post-Bismarck›.

Der bedeutendste französische Kaiser, Napoleon Bonaparte (1769-1821), war bürgerlicher

Herkunft und, wie der Volksmund sagt, ursprünglich zum Schustern bestimmt; er wurde dann Offizier und schließlich ein Kaiser und Welteroberer, der an Genialität in seinem Fach in der Geschichte der letzten tausend Jahre unerreicht dasteht. Er hat viele deutsche Fürsten zu Herzögen, Herzöge zu Großherzögen und Kurfürsten zu Königen gemacht.

Die Reihe großer Männer, die von einem Beruf zum andern übergingen und in diesem mehr leisteten als die zunftgemäßen Vorgänger, ist endlos. Wo sind nun aber die Quacksalber, die Kurpfuscher, die Scharlatane? Unzweifelhaft nicht im Lager der Naturheilkunde, denn da schützt das Gesetz vor Scharlatanismus!

Die gefährlichen Bönhasen[12] und Pfuscher sind die Geheimmittelfabrikanten, deren Werke großindustriell blühen und den Apothekern ihre Giftpillen, Tröpfchen oder Tränklein en gros verkaufen. Es sind Mediziner, teils mit, teils ohne Agentur solcher Art Großindustrie, die mit Lateinrezepten diese Dinge unter die leidende Menschheit verschachern helfen, Dr. Paracelsus, Dr. Eisenbarth, Dr. Volbeding und Konsorten, es sind die immer wiederkehrenden Typen unter den privilegierten Ärzten, bei deren Praxis mehr ihr verderbliches System der Medizinwirtschaft geschützt wird als das leidende Volk.

Ich unterscheide drei Arten Krankenheiler:

1. die gewissenlosen Mediziner und solche, die mit Giftmedikamenten arbeiten, das sind die Kurpfuscher und Scharlatane.
2. die gewissenhaften Medizinärzte, die aufgrund ihrer Hochschulbildung und der bestandenen Staatsexamen mit gutem Wissen und Gewissen glauben, durch ihre Methode recht zu handeln. Diese sind die gewöhnlichen Durchschnittsärzte, von denen meist nicht viel Neues und Geniales zu erwarten ist, weil sie im Vorurteil befangen bleiben, und
3. die tüchtigen Natur- und Volksärzte, die in Technik oder Wissenschaft der Heilkunde bahnbrechend vorangehen und die das Naturstudium höher halten als das Schulstudium, die Naturheilkraft höher als die Medi-

12 Bönhase = Person, die eine Sache betreibt, die sie nicht versteht, hier so viel wie Person, die sich mit allerlei listigen Machenschaften und Produkten am Leid der Menschen bereichert..

zinheilkraft, die natürlichen Mittel geeigneter als die widernatürlichen.

Die privilegierten Scharlatane kämpfen mit Schwindel und Lügen gegen die Natur und Wahrheit und darum gegen die Naturärzte, die Naturärzte kämpfen gegen jene Elemente und ihre schmutzigen Waffen durch Aufklärung in Wort und Tat und Schrift.

In der Mitte dieses Kampfes steht die große Masse der anständigen Medizinärzte, die nicht weiß woher und wohin, ob sie dieser oder jener Partei beispringen soll.

Vereinzelt wechseln sie ins Naturheillager, vereinzelt verhelfen sie den Kurpfuschern zum Sieg.

Noch ist der Kampf aber nicht beendet, ich selbst habe diesen Kampf verschiedene Male kennen gelernt und werde darüber ein besonderes Werk verfassen, um die staatsrechtliche Seite dieser drei modernen Gruppen der Heilkunde zu formulieren.

Gewiss ist es aber, dass aus diesem Kampf eine geklärte Heilwissenschaft der Zukunft aufblühen wird und dass daraus die großen Naturheilkundigen als Sieger hervorgehen werden.

Hintendrein kommt das zum Besseren belehrte und bekehrte Gefolge der Vertreter ehrsamer medizinischer Wissenschaft.

Es geht um die Gesundheit des Volkes und des Einzelnen, um die gerungen wird, darum wird die Menschheit, wird der Einzelne der Naturheilkunde folgen, die die meisten Erfolge aufweist.

Die Machtfaktoren müssen mit den Waffen des Geistes bekämpft werden.

Diesen Kampf nehme ich mit ihnen auf als Führer der gesamten kombinierten Naturheilkunde.

Ich bekämpfe alle privilegierten und nicht privilegierten Quacksalber und Kurpfuscher und ihre Helfershelfer, die heute noch das große Wort führen.

5. Meine neue Lebenslehre. Die treibenden Kräfte in der organischen Welt von der Zelle bis zum Menschen

Der Anfang des organischen Lebens beginnt mit der Zelle. Wollen wir das Leben verstehen lernen, so müssen wir das erste Stadium des Lebens, woraus alles pflanzliche, tierische und menschliche Leben hervorgegangen ist, zu erklären suchen. Die Zelle soll darum im Folgenden der Gegenstand unserer Betrachtung sein.

1. Die äußere Form der Zelle

Die lebende Zelle hat eine mehr oder weniger rundliche Form, diese kann auch linsen-, ei- oder zylinderförmig sein. Mögen aus diesen rundlichen Formen, welche jede Zelle ursprünglich hat, später sternförmige, dreieckige, wurmartige oder klettenartige Gebilde entstehen, so bleibt doch bei näherer Betrachtung der eigentliche Zellleib in kernartigen Rundungen. Das Kernige, das Runde bleibt ein charakteristisches Merkmal des ersten Lebensorganismus, den wir Zelle nennen.

2. Die innere Struktur und der Stoffaufbau der Zelle

Aus dem charakteristischen, kernigen Formbau der Zelle ergibt sich, dass darin eine Kraft walten muss, welche diese kernige Form hervorruft, und zwar eine Art individueller Konzentrationskraft. Wir wollen diese Kraft zunächst als eine an den Stoff gebundene betrachten und daraufhin die Art der Stoffbeschaffenheit näher ins Auge fassen.

Die Stoffbeschaffenheit erscheint nach der inneren Zellzentrale verdichtet, nach der Peripherie lockerer aufgebaut, nimmt jedoch an der äußersten Peripheriegrenze wieder eine etwas festere Verdichtung an. Es unterscheiden sich also weichere und festere Stoffmassen. Dass die festeren Stoffmassen mehr oder weniger in der Mitte der Zelle liegen, ist so naturgesetzlich, dass es anders gar nicht sein kann, denn wenn die Konzentrationskraft, die in diesem organischen Lebensgebilde waltet, die ganze organische Masse kernig rundet, so ist anzunehmen, dass in der Mitte des Organs die größere Energie, welche das ballenförmige Gebilde hervorruft, vorhanden ist.

Diese größere Energie muss aber, da sie sich durch das Verdichtungsprinzip der Stoffmassen kennzeichnet, auch in der innersten Zentrale stärkere Verdichtungsgrade der Stoffe zeigen als in den weiter von der Zentrale weg liegenden Teilen. Da durch die Konzentration des Stoffes derselbe dichter und daher an sich auch schwerer wird, d. h. ein beliebiger Stoff in einem bestimmten Raum ist leichter als derselbe gleichartige Stoff in gleicher Quantität in einem kleineren Raum, so ergibt sich hieraus weiter, dass die schweren mineralischen Stoffe, die einen charakteristischen chemischen Charakter tragen, wie z. B. Eisen und Mangan, auch Kalk und schwere Gase, wie z. B. Stickstoff und Sauerstoff, sich von vornherein in der

Zentrale der Zelle befinden oder doch dahin drängen, eine Zentrale zu bilden.

Alle leichteren Stoffe hingegen werden sich um die schweren gruppieren bis zu der Grenze, wo die inneren schwereren Stoffmassen die Wirkungen auf die umgebenden leichten Massen in der Sichähnlichmachung oder Verdichtung verloren haben, hier bildet sich dann die Grenze zwischen dem Individualleben, der Zelle, und der umgebenden Welt. Diese Grenze nimmt dann bald eine härtere Festigung an als die naheliegenden Stoffmassen, die sie umschließt, doch eine geringere Härte als der Zellkern.

Die Stoffmasse der Zelle, welche aus harter und weicher Masse besteht, vereinigt beide Massen an der individuellen Grenze, an ihrer Peripherie.

Ob nun die schweren chemischen Grundelemente, wie Eisen und Mangan, aus einer ursprünglich gleichen, uns noch unbekannten Masse, aus einem so genannten Urstoff auf diesem physikalischen Weg der Konzentration des Stoffes erst neu gebildet werden oder ob die verschiedenen chemischen Grundelemente von ewig her waren, ist heute noch ein Streitpunkt.

Viele Anzeichen aber sprechen dafür, dass die chemischen Grundelemente auf physikalischem Weg erst gebildet werden und dass sie nicht von ewig her an sich so waren, wie sie in Erscheinung treten.[13]

Die verschiedenen chemischen Elemente sind nach meinem Dafürhalten nur verschiedene Erscheinungsformen des alles erfüllenden Welturstoffes und werden erst hervorgerufen durch eine gewisse mathematische Gesetzmäßigkeit, welche die verschiedenen Stadien der Verdichtungsenergie einer gewissen Stoffmasse kennzeichnet.

3. Der organische Aufbau der Zelle

Aus dreierlei verschiedenen Verdichtungsgraden des Zellstoffes ergibt sich der innere, organische Aufbau der Zelle von selbst, nämlich:

1. Der Zellkern,
2. die mittlere, räumlich größere, weiche Zellmasse und
3. die Zellhülle, das Abgrenzungsorgan des Zellindividuums von der äußeren Welt.

Alle drei Zellorgane stehen miteinander im innigsten Zusammenhang, durch alle drei Organe geht das einheitliche individuelle Leben.

Keines kann ohne das andere sein, wird das eine zerstört, so hören die beiden andern Organe auf, sie fallen energielos auseinander, und damit hört das Leben auf.

Das Leben der Zelle ist daher ein dreieiniges. Diese dreiteilige Bauart ist naturwissenschaftlich erwiesen, doch bildet sich für kurzsichtige Leute hier ein Streitpunkt in Bezug auf Zellen niederster Entwicklung, die keine besonders ausgeprägte Zellhülle sichtlich erkennen lassen.

Wenn nun hier scheinbar das äußere Organ fehlt, so ist doch in der Peripherie der Zellmasse das Prinzip dafür in der Grundanlage vorhanden und die Entwicklung der Zellhülle beginnt, sobald die Zelle ein dauerndes Leben beginnt. Zellen ohne Schutzhüllen lösen sich bald auf, da sie allen zerstörenden Einflüssen von außen her ausgesetzt sind. Zellen, bei denen das dritte Organ, die Haut oder die Schutzhülle mehr oder weniger fehlt, sind nicht ent-

13 Zwischen der ‹Urenergie› und den chemischen Elementen bzw. den allgemein bekannten physikalischen Krafterscheinungen fand Carl Huter verschiedene Differenzierungen und Entwicklungsstufen.
Carl Huter dürfte der Erste gewesen sein, der den Gedanken der Evolution ausdehnte auf die Vorlebensstufen und von einer Kraft- und Stoffentwicklung sowie von einer Kraft- und Stoffentwicklungslehre geschrieben hat. Diese Thematik ist ausführlich behandelt in seinem Werk «Menschenkenntnis» (1904-1906), Neuauflage im Carl-Huter-Verlag Zürich.
Im vorliegenden, im Sommer 1898 erschienen Werk wollte er auf diese Thematik nicht näher eintreten. Wo aber stand die zuständige Wissenschaft damals?
1895 Conrad Wilhelm Röntgen entdeckt die Röntgenstrahlen.
1896 Antoine Henri Becquerel experimentiert mit Uran und seiner Strahlung.
1897 J. J. Thomson entdeckt das Elektron. Die Existenz von Atomen war noch immer umstritten.
1898 entdecken Marie und Pierre Curie die strahlenden Elemente Thorium, Radium und Polonium. Sie finden auch, dass Uran-Atome unter Abgabe von Wärme und Strahlung zerfallen.
1899 unterscheidet Ernest Rutherford zwei Strahlungskomponenten.
1900 wird durch Paul Ulrich Villard die dritte Strahlungskomponente gefunden.
1903 stellen Rutherford und Frederick Soddy die Hypothese auf, dass Radioaktivität obligatorisch mit der Umwandlung von Elementen verbunden sei, – sechs Jahre bevor man etwas von Atomkernen wusste.
1906-1911 entdeckt Rutherford, dass Atome nicht massiv sind, sondern aus einem Kern und einer Hülle bestehen. Er entdeckt das elektropositive Proton im Kern während das Elektron als elektronegatives ‹Hüllenteilchen› erkannt wird.
Die Physik trat damit erst nach und nach in die von Carl Huter bereits vorgezeichneten Bahnen.

wicklungsfähig, sie sind sozusagen die Übergangsstufen von der anorganischen Welt zu den organischen Lebensgebilden.[14]

Erst Zellen mit entwickelter Zellhülle sind dauernd lebens- und fortbildungsfähig und nur aus solchen Organismen hat sich alles höhere vegetative und tierische Leben entwickelt.

Jeder Fruchtkern, jedes Fischei, jedes Hühnerei zählt zu der höheren Zellart.

Die Eier in den Eierstöcken der weiblichen Säugetiere und der normalen Frau gehören ganz besonders zu den höheren oder eigentlichen Zellen. Alle diese zeigen aber eine ganz vorzügliche Ausbildung der Rinde oder Haut. Damit wäre der Streitpunkt bezüglich des dritten Organs der Zelle, also der Haut, bei allen höheren Arten dieser Lebensgebilde aufgehoben.

4. Mensch und Zelle

Der Mensch nahm seinen Anfang aus der Mutterzelle, welche im Mutterleib normal gebildet wurde und, durch die geheimnisvollen Vorgänge der Liebe erregt, für die Aufnahme des väterlichen Samens empfänglich gemacht, diesen in sich aufnahm, – so der Anfang.

Der väterliche Samen durchbohrt die Zellhülle der Mutterzelle und verbindet sich aufs Innigste mit derselben. Diesen Akt nennt man die Befruchtung. Mit der Befruchtung der Mutterzelle beginnt unzweifelhaft das menschliche Leben, die erste Entwicklung des menschlichen Individuums im Mutterleib.

Der väterliche Samen ruft in der Mutterzelle eine ganz besondere Lebensenergie hervor, was darauf schließen lässt, dass er festere mineralische Substanzen in die Mutterzelle einführt, die ganz besonders die erhöhte Lebensenergie veranlassen.

Es wäre aber töricht, wollte man nur lediglich den rein materialistischen Standpunkt vertreten und diese ganz wunderbare Kraft des männlichen Samens, welche aus der latent liegenden Mutterzelle ein Kind hervorzaubert, nur den festeren Substanzen

14 Carl Huter lässt hier erkennen, dass er Übergangsstufen zwischen der anorganischen und der organischen Welt annimmt, die dem evolutionären Geschehen unterliegen. Näher ist er hierauf eingetreten im Werk «Menschenkenntnis» (1904-1906), Neuauflage im Carl-Huter-Verlag Zürich. Der Gedanke, dass es eine protobiontische Evolution gibt, war den beteiligten Wissenschaften, etwa der Biologie, der Biochemie, Chemie und Physik, um 1898 noch vollständig fremd. Auch in dieser Hinsicht war Carl Huter bahnbrechend.

des männlichen Samens zuschreiben, etwa dem Eisen, dem Kalk oder dem Eiweiß.

Ohne Frage geht neben diesen chemisch-physikalischen Vorgängen noch etwas anderes vor, welches diese wunderbare gewaltige Energie entwickelt, ich nenne sie den Lebensmagnetismus des Individuums.

Ich nehme an, dass der Lebensmagnetismus nicht ausschließlich an chemische Substanzen gebunden ist, sondern mit diesen Substanzen nur sympathisiert und mit ihnen parallel läuft.[15]

Bekanntlich werden Tiere, die wenig Eisen und Kalk im Körper haben, wie z. B. Eintagsfliegen, Seidenraupen, Schmetterlinge oder Würmer, nicht alt.

Tiere von starkem Knochenbau, eisenhaltigem Blut oder mit mineralisch harten Schutzfellen werden sehr alt, z. B. Krokodile werden bis hundert Jahre alt und Schildkröten bis hundertfünfzig Jahre alt, Elefanten achtzig Jahre und darüber.

Menschen mit festem (nicht dickem) Knochenbau und eisenhaltigem Blut erreichen ein höheres Alter als kalk- und eisenarme Individuen.

Aber es gibt auch Ausnahmen und diese Ausnahmen erhärten meine Lehre von der physischen Lebensenergie, ohne hervorragende Beihilfe fester chemischer Substanzen. So wird z. B. der Papagei, der keineswegs starke Knochen hat, über siebzig Jahre alt, desgleichen werden der Adler, der Habicht, die Fledermaus, die Eule und manches andere zartknochige Geschöpf sehr alt.

Es kommt jedenfalls bei der Lebensenergie viel darauf an, wie sich die Stoffe verketten bei ihrer Verbindung und wie sie mechanisch ineinander greifen bei der ersten Vermischung mechanischer Bewegung, und da scheint auch die sich später bildende Nervensubstanz eine große Rolle zu spielen. Es muss wohl die individuelle Energie weit feinere Substanzen in Bewegung setzen als Kalk und Eisen, und hierbei scheint mir der Urstoff, den man Weltäther nennt, eine wichtige Rolle zu spielen.[16]

Jedenfalls nimmt der Äther eine spiralförmig kreisende Bewe-

15 Hier wird deutlich, dass Carl Huter 1898 über die Unterschiede zwischen Magnetismus, den subatomaren odischen Teilchen und der Helioda noch nicht Klarheit erlangt hatte. Im Verlauf der Publikationen ab 1898 ist der geistige Entwicklungsgang, der Gang seiner Forschungen deutlich zu erkennen. Die Lehre vom Empfindungsvermögen der Materie und der Helioda beispielsweise war kein frühes Postulat, sondern das Endergebnis einer langen, rund 20-jährigen Forschungsarbeit.

gung an, die sich auf einen Mittelpunkt zu konzentrieren sucht und alles, was in den Bereich dieses Spiralstrudels kommt, wird erregt und gebunden, nach der Zentrale geschleift und dem Strudelkern einverleibt. Auf dem Weg dorthin wird die Bahn immer enger, die Kernenergie immer größer, und so ist eine Verreibung und Auflösung nicht ganz feiner Substanzen denkbar. Assimilation, Verdauung, Ernährung, Wachstum wären somit auf mechanischem Wege erklärt. Eine derartige Erscheinung zeigen uns auch die sich in der Entwicklung befindlichen Weltkörper, und so scheint im ganzen Weltall, im Großen so wie auch im Kleinen, das gleiche Lebensentwicklungsgesetz zu herrschen.[16]

Damit wäre die Lebensenergie des Individuums im Allgemeinen und der Lebensanfang des Menschen im Besonderen klargestellt.

5. Der Lebensmagnetismus

Wenn nun eine solche Lebensenergie in der Zelle waltet, die ich als mechanische Bewegungsenergie oder Lebensmagnetismus bezeichnen will, so ist damit erwiesen, dass diese Art Energie eine andere ist als die ruhende Energie der chemisch festen Substanz, wie sie Eisen und Kalk äußern.

16 Diese und die nachfolgende Darstellung macht anschaulich, auf der Grundlage welcher Überlegungen Carl Huter zu der Auffassung kam, dass sich Leben mit einem chemischen Körper aus Vorlebensstufen feinerer Art entwickelt hatte, dass es einen Entwicklungsweg von ‹Urenergien› zu unterschiedlich geladenen und unterschiedlich schweren Teilchen, zu unterschiedlichen Teilchen (er nannte sie beispielsweise magnetische Mediomen, die positiv elektrisch geladen und schwer sind, und Idionen, die elektrisch neutral sind usw.), dass es eine Entwicklung zu den physikalischen Krafterscheinungen gab und dass sich die verschiedenen feinen und feinsten Stoffe und Kräfte zueinander ordnungsmäßig, im Sinne seiner universell gültigen ‹Kraftrichtungsordnung›, einer alles umspannenden natürlichen Ordnung verhielten. Dass hierbei auch eine Empfindungsenergie mitwirkte und besonders leichte, aber empfindungsreiche Teilchen erzeugte, die Helionen, hebt das Huter'sche Denken und Forschen sowohl von kirchlichen wie auch von materialistischen Lehren ab. Ausführlich dargelegt ist die Evolution von den ‹Urenergien› zu den Atomen, Molekülen und Vorlebensstufen bis hin zu den einfachsten Lebewesen im Werk «Menschenkenntnis» (1904-1906), Neuauflage 1992 im Carl-Huter-Verlag Zürich. Es ist sehr bemerkenswert, dass Carl Huter die Lösung der Fragen um Empfinden, Leben, Seele, Geist, Formbildung und Formentwicklung in der Welt des Kleinen und Feinen suchte. Er erforschte diese Welt des Kleinen, lange bevor die Physik mit ersten Anfängen ebenfalls in diese Welt des Kleinen vorstieß. Man vergleiche hiermit die Fußnote 13, Seite 61.

Beide Arten Energie, die ruhende und die bewegende, unterstützen und fördern sich gegenseitig, sind aber nicht miteinander identisch.

Die anziehende Kraft des Eisens oder des stofflich physikalischen Magnetismus ist daher etwas anderes als die anziehende Kraft des lebenden Individuums, weshalb ich die letztere auch als den physiologischen oder, in Verbindung mit den hochentwickelten Wesen, etwa dem Menschen, auch als psychophysiologischen, oder, summa summarum, einfach als den Lebensmagnetismus des Individuums bezeichne.

Der Lebensmagnetismus ist bei jedem Individuum verschieden, gerade so, wie jedes Individuum verschieden von jedem anderen ist. Er ist der Kern, die Eigenart des Individuums selbst; an ihn ist das Leben gebunden.

6. Die Wirkung des Lebensmagnetismus im Individuum selbst

Der Lebensmagnetismus hält den Lebensprozess der Zelle in Bewegung und treibt sie zur höchstmöglichen Entwicklung. Durch ihn werden die Stoffmassen energisch zusammengehalten und das Ablebende wird neu ersetzt. Ohne den Lebensmagnetismus wäre der Stoffwechsel gar nicht denkbar, es wäre nicht denkbar, dass sich der Mensch alle sieben Jahre vollständig regeneriert, d. h. Knochen, Muskeln, Nerven, Haut, Gefäßsubstanzen werden innerhalb dieser Zeit total neu aufgebaut, ohne dass irgendwelche Störungen im Leben des Individuums auftreten. Daher ist anzunehmen, dass das Leben nicht an den Stoffwechsel als solchen gebunden ist, sondern an eine höhere Kraft, die über dem chemischen Stoffwechsel steht, und das ist der Lebensmagnetismus. Der Lebensmagnetismus ist nicht nur die ursprüngliche Schöpferkraft des Individuums, sondern auch der stetige Verjünger und Erhalter derselben.

Die zu erwartende Lebensdauer, Unglücksfälle ausgenommen, ist daher nicht nur an die großen, festgebauten, zähen Körper gebunden, sondern in erster Linie an die eigenartige Energie des Lebensmagnetismus.

Bei Erkrankungen des Individuums ist und bleibt die innere Heilkraft desselben, welche den Lebensmagnetismus zur Grundlage hat, zunächst die höchste. Daher erklärt es sich, dass es Menschen gibt, welche ohne jede ärztliche Hilfe die schwersten Krankheiten überstehen, während andere ohne äußere Hilfsmittel dahinsterben.

Es gibt Menschen, welche bei starkem Alkoholgenuss oder Tabakrauchen, bei Sumpfklima oder mit Staub, Ruß oder Rauch geschwängerter Luft sich wohl fühlen und steinalt werden, während der Durchschnittsmensch unter solchen Verhältnissen erkrankt und in kurzer Zeit zugrunde geht.

Auch Kraft und Ernährung, wie man oft glaubt, ist es nicht, was widerstandsfähig macht, denn es gibt gut genährte Personen, die weit weniger ertragen als solche, die an Entbehrungen gewöhnt sind.

Herkulanische Athletengestalten mit Pferdeknochen und Pferdekräften, denen man Gesundheit und hohes Alter zuschreiben müsste, wären diese an Stoffmaterial und Kraft allein gebunden, sterben leichter bei Krankheiten und werden selten so alt, wie kleinere, zarte und schwächlich erscheinende Menschen.

Alles dies beweist die hohe Bedeutung des Lebensmagnetismus im lebenden Körper.

7. Die Wirkung des Lebensmagnetismus außerhalb der eigenen Körperperipherie

Wenn der Magnetismus an sich schon zusammenhaltend auf die eigene Materie einwirkt, so überträgt sich diese Wirkung zum Teil auch auf die Umgebung, d. h. die Umgebung eines lebenden Organismus wird von der magnetischen Kraft des letzteren anregend beeinflusst, eventuell angezogen.

Es ist an sich ohne weiteres anzunehmen, dass, wo sich etwas bewegt, spannt, fühlt und lebt, die Reflexwirkungen dieser Vorgänge sich auch in der Nähe bemerkbar machen, ja sie übertragen sich zum Teil selbst andern Gegenständen und Personen in ganz merklicher Weise.

Eine Stimmgabel klingt mit, wird in der Nähe eine Glocke geläutet, die mit der Stimmgabel einen Ton hält, selbst die Saiten einer Gitarre oder Violine klingen mit.

Kranke Menschen werden in der Umgebung von gesunden schneller gesund als in der Umge-

17 Carl Huter schreibt hier von einem ‹Gesetz der Beeinflussung›, das mehr als ‹Wechselwirkung› meint. Die Umwelt wirkt verändernd auf ein Individuum, während ein Individuum auf die Umwelt verändernd einwirkt. Dies hat zur Folge, dass sich lebende Individuen an ihre natürliche Umwelt hinsichtlich ihres gesamten Wesens angleichen und somit auch diese Umwelt spiegeln. Eines der ersten von Carl Huter verfassten Werke, ‹Individuum und Universum› (1896; Neuauflage 2003 im Carl-Huter-Verlag Zürich) behandelt diese Thematik.

bung kranker. Gesunde erkranken durch vielen Umgang mit Kranken, wenn ihr eigener Lebensmagnetismus nicht stark ist.

Die so genannten Warzen haben darum den volkstümlichen Namen Leichdorne, weil nach tausendfachen Erfahrungen die Warzen verschwinden respektive absterben, wenn der damit Behaftete mit denselben über eine Leiche streicht.

Diese wenigen Beispiele lehren, dass es ein Gesetz der Beeinflussung[17] gibt und dass jedes charakteristische Etwas, sei es Leben oder Tod, Gesundheit oder Krankheit, bewegende Kraft oder ruhende Materie die Umgebung sich gleich oder ähnlich zu machen bestrebt ist, sei es in Stimmung, Kraft, Form, Erscheinung oder auf eine andere Weise. Es gibt daher eine magnetische Energie des Lebens und des Todes, des Gesunden und des Kranken, der Ruhe und der Bewegung. Diejenige Energie, die das Leben im Menschen herrvorruft und diese belebende Kraft selbst nach außen hin wirken lässt, ist der Lebensmagnetismus, der auch als Heilmagnetismus zwecks Heilung von Krankheiten zur Anwendung kommt.

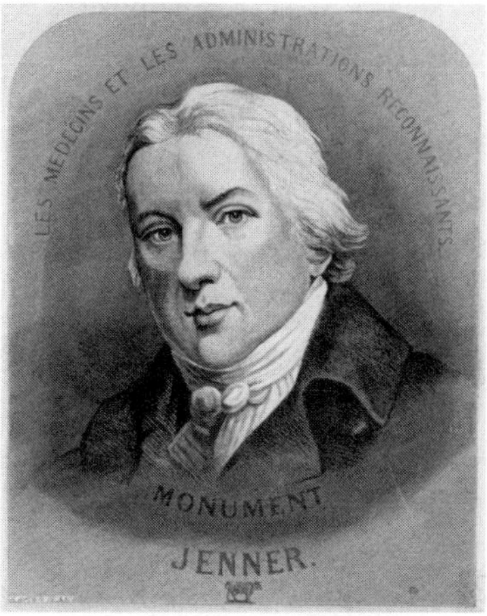

27 Edward Jenner (1749-1823), englischer Wundarzt, später Kurbadearzt. Holzstich von William Brown (1814-1877) nach einem zeitgenössischen, verherrlichenden Bildnis.

Jenner griff die bereits früher in der Türkei und in anderen Ländern praktizierte Sitte auf, Menschen mit Pockenviren zu impfen. Man praktizierte dies, ohne von Viren etwas zu wissen noch vom menschlichen Immunsystem. Die Beobachtung, die zum Impfen führte, war zudem falsch bzw. wurde falsch interpretiert.

Von England her breitete sich das Impfen rasch auf dem Kontinent und in Amerika aus.

Nicht nur um die Pockenimpfung, sondern um alle Impfungen entzünden sich bis heute heftige Gegnerschaften. Der sichere Nachweis, dass Impfen dem Geimpften mehr nützt als schadet, ist bis heute nicht erbracht, aber oft behauptet worden. Es ist auch der sichere Nachweis bis heute nicht erbracht, dass der Rückgang von Infektionskrankheiten auf das Impfen zurückzuführen ist.

8. Die Verwandlung des überschüssigen Lebensmagnetismus in ausstrahlende Heil- und Lebenskraft oder Helioda

Zu allen Zeiten hat es Menschen gegeben, die durch Handauflegen, Segnen und Massieren Kranke oder Verletzte in überraschend kurzer Zeit gesund gemacht haben. Die Bibel erzählt eine ganze Reihe solcher Wundertaten von Elias, Elisa und anderen Propheten sowie von Jesus, seinen Jüngern, dem Apostel Paulus und anderen. Solche Männer waren wahre Volksärzte.

Unter allen Völkern hat es aber auch stets Medizinmänner und Kurpfuscher gegeben, die sich in Gunst und Ansehen zu setzen wussten und noch von den Mächtigen dieser Erde Vorrechte und Privilegien erschmeichelten, um dem törichten Volk Sand in die Augen zu streuen und ihm das Geld abzuschwindeln. Diese gefährlichen Kurpfuscher taten sich später zu einer Sippe zusammen und lehrten gegen schwere Moneten auch andern die Medizinpfuscherei.

Nicht wenige fanden sich, angelockt durch die später winkenden hohen Einkünfte und durch den Schein des Bevorzugtseins und Gelehrtseins, und machten diese Geheimniskrämerei mit durch die hieroglyphische Keilschrift lateinischer Rezepte und allerlei Gifttopfkünste. Es bildete sich eine besondere Scheingelehrtenkaste im Staat, welche sich zu einer Art Zunft zusammenschloss. Diese Zunft hat dann alle wahren Volks- und wirklichen Naturärzte zu schmähen und zu unterdrücken versucht; denn nur wer schweres Lehrgeld zahlte für das Erlernen der sauberen Zunftkünste, der wurde als gleichwertig erachtet.

Erwachten später bei dem einen oder andern ihrer Spießgesellen Gewissen und Vernunft und ging dieser auch zur wahren Natur- und Volksheilkunde über, so wurde solch ein bekehrter Saulus als Paulus sofort gebrandmarkt in jenem Zunftkreis. Als dann der Wucher dieser Leute, die Unverschämtheit, der Dünkel verbunden mit bodenloser Dummheit und Frechheit selbst den Mächtigen dieser Erde zu arg wurde, da gab man die Heilkunde, die die schreckenswütende Sippe der Kurpfuscher in Erbpacht genommen hatte, wieder frei.

Als dann unter der freien Konkurrenz der Heilpraxis die Menschen die guten Erfolge der Naturärzte immer mehr kennen lernten, wandten sie sich diesen zu. Darob erzürnt, riefen jene Schein-

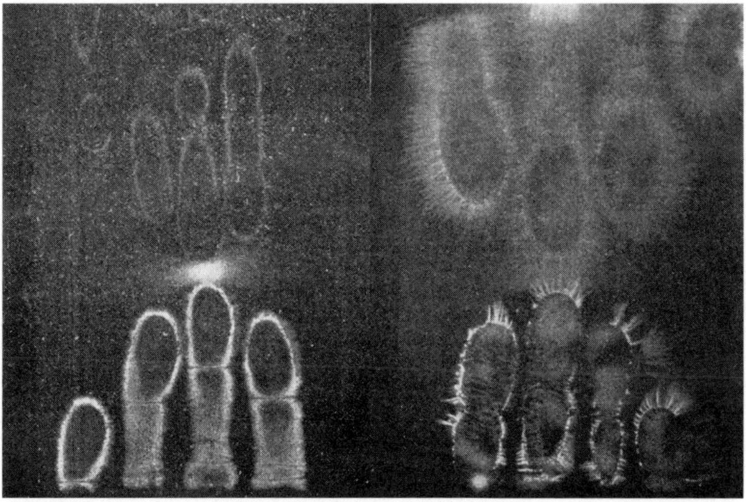

28 Strahlende Hände. Links sind die Finger zweier Personen, die einander nicht sympathisch sind, rechts sind die Hände eines sich liebenden Brautpaares dargestellt.

ärzte nach Staatshilfe und wollten die guten Volksärzte, die so viele Menschen dauernd gesund machten, unter Strafe gestellt wissen, denn sonst hätten sich auch die Zunftärzte dazu bequemen müssen, die wirkliche Heilkunst von der gütigen Mutter Natur zu erlernen, wodurch auch sie den Kopf ein wenig mehr anzustrengen gehabt hätten. Der alte Schlendrian war ja für diese Männchen zur süßen Gewohnheit geworden, und, was das Schlimmste war, wenn die Naturärzte so weiter die Menschen gesund gemacht hätten, dann wären ja die Einkünfte für jene ausgeblieben, die nur von Kranken zu leben gewohnt waren. Die Staaten, in denen die Vernunft siegte, hörten nicht auf den Schrei der privilegierten Kurpfuscher. Als darauf mit Gewaltmitteln nichts auszurichten war, da griff man zur List und erfand das Impfen. Man lehrte in langen und breiten Phrasen, dass das Einspritzen von Eiterjauche in das Blut blühender Kinder gegen gewisse Krankheiten gefeit mache. Man höre und staune: man glaubte diese Torheit.

Man machte in heiliger Einfalt, im Glauben, die Menschen durch Impfen vor Krankheiten zu schützen, ein Impfgesetz.

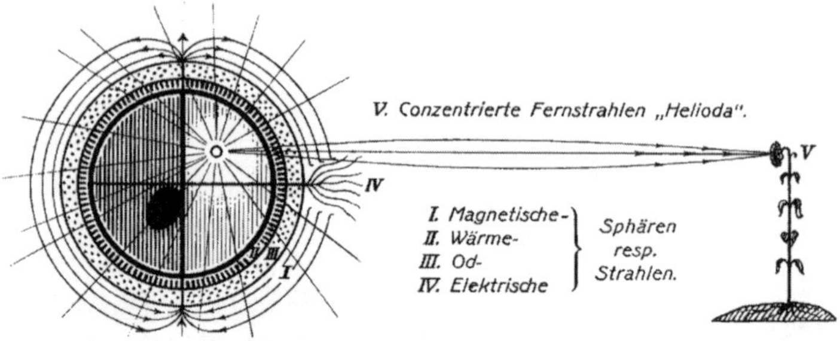

29 Die Zentrosoma- oder Helioda-Strahlen wirken nicht nur innerhalb einer Zelle und eines Organismus, sie werden auch fernwirkend. Sie können u. a. in einem zweiten Organismus die Selbstheilkräfte anregen. Dies ist hier schematisch dargestellt Carl Huter, entnommen aus seinem Werk «Menschenkenntnis» (1904-1906), Neuauflage 1992 im Carl-Huter-Verlag Zürich.

Da nun nachweislich durch Impfen die Menschen allesamt chronisch und mit der Zeit konstitutionell verseucht werden, so schreien alle Kurpfuscher nach mehr Impfen, denn nur auf die Erhaltung von Siechtum und Krankheit stützen sie ihre Macht, ihren Glanz und ihr Einkommen.[18]

Ganz anders handeln die Natur- und Volksärzte. Sie kämpfen nicht nur gegen äußere Unreinlichkeiten durch Waschen und Taufen des Körpers, sondern auch gegen eine Verseuchung des Blutes, indem sie dasselbe neu beleben. Sie nennen ein einfaches, natürliches und mäßiges Essen, besonders am Abend, ein heiligeres Abendmahl als die Schweinewurstfresserei, die eine tierische Süffelei begleitet. Sie halten

18 Carl Huter war gegen den staatlich verordneten Impfzwang. Er ließ es jedoch jedermann frei, sich impfen zu lassen. Er propagierte bessere Schutzmittel als das Impfen, das vor allem zu seiner Zeit ja auch eine erhebliche Gesundheitsgefahr darstellte. Carl Huter kritisierte vor allem sodann die kartellmäßige Verflechtung der wirtschaftlichen Interessen der impfenden Ärzte mit denjenigen der Impfstoffe produzierenden Industrie, die bis heute eine einwandfreie Klärung von Wirkungen und Nebenwirkungen von Impfungen verhinderte. Die Abhängigkeit der Ärzte von der Impfstoffe erzeugenden und pharmazeutischen Industrie ist sehr weitgehend. Universitätsinstitute werden durch die Pharmaindustrie ebenso finanziert wie Lehrstühle. Professoren, Dozenten und ausgebildete Ärzte werden zudem durch Industrievertreter geschult und fortgebildet. Die Medizinstudenten und Assistenten wiederum werden durch diese eingewiesen; sie werden bereits durch Abhängige im Studium unterrichtet. Carl Huter forderte die Abschaffung von Privilegien und eine freie Wahl von Arzt und Therapie durch die Patienten, also auch die freie Konkurrenz unter den Heilmitteln, Ärzten und Naturheilern.

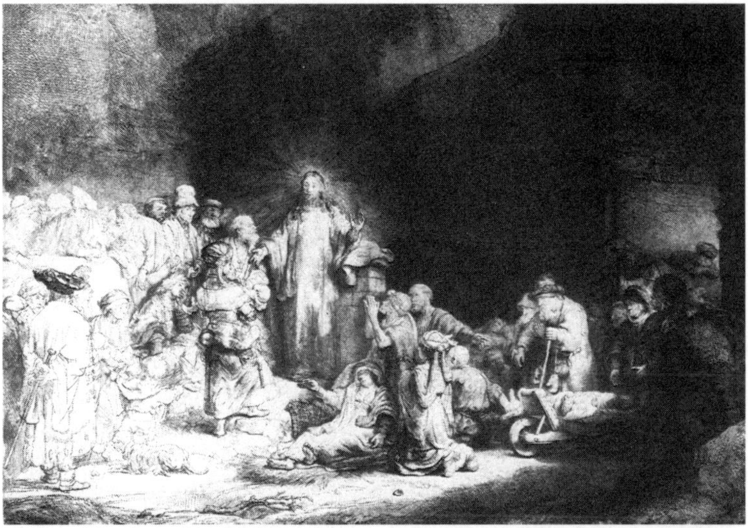

30 Das ‹Hundertguldenblatt› von Rembrandt zeigt den segnenden und heilenden Jesus, wie er in der Bergpredigt dargestellt ist. Die Helioda aller Zellen des menschlichen Organismus gelangen besonders am Kopf und an den Händen zur Ausstrahlung, was von den Künstlern meist richtig dargestellt wird.

zeitweiliges Fasten für gesünder als regelrechte Schlemmerei nach Schnur und Uhr. Sie verschmähen nicht die Heilschule, aber sie stellen sie nicht über, sondern unter die Natur. Sie erforschen die Natur mit ihren gesunden Sinnen und glauben, dass so wie jede Kunst das Beste immer wieder einzig von der Natur zu erlernen hat, dies auch die Heilkunst tun muss. Sie wenden alle naturgemäßen Mittel an und keine widernatürlichen Gifte.

Sie schreiben keine lateinischen Rezepte aus Furcht, man könnte sie entlarven, und sie reden die Muttersprache, weil sie Gutes und Wahres verordnen und stets ein gutes Gewissen bewahren.

Sie schreien nicht nach Staatshilfe und Vorrechten, sondern sie wissen, dass sie von selbst das Vertrauen genießen, haben zu tun und damit ihr Brot, wenn sie Kranke gesund machen. Sie wenden neben den leicht erklärbaren Heilmitteln der Natur auch solche an, von denen sie die Wirkung erfahren haben und wissen, dass mit ihnen Krankheiten geheilt wurden. Was heilt, ist ein Heilmittel, lautet ihr Grundsatz, und erscheint es uns wundersam, so haben wir der Ursache der guten Wirkung nachzuforschen. Sie brüsten sich nicht mit Titeln, Schulen, Examina, sondern lernen immer bescheiden weiter und glauben, die guten Geistes- oder andere Gaben seien ihnen von der Natur oder von Gott beschieden, um damit so viel wie möglich Gutes zu wirken. Sie lassen nicht ab, den Kranken zu helfen, auch wenn man sie deswegen verlästert oder ihnen zu schaden sucht, denn sie fassen ihre Sache als eine heilige auf und kümmern sich nicht um Äußerlichkeiten. Im Dienst und zum Wohl der Menschheit ist ihnen jedes Opfer recht.

Sie helfen auch jenen Kranken noch, die durch Medizinpfuscherei dem Ende nahe gebracht wurden und helfen sogar Pfuschern und Feinden, weil sie glauben, Gesundheit mache vernünftig und Vernunft mache gut.

Was nun von Männern wie Elias, Elisa, Jesus und Paulus über Krankenheilungen erzählt wird, konnte nur geschehen, weil dieselben mit überschüssigem Lebensmagnetismus, d. i. ausstrahlende Lebenskraft oder Helioda, ausgestattet waren, infolgedessen auch diese Krankenheilungen vorgekommen sein mögen.

Aus welcher Kraft aber solche Heilungen erzielt wurden, wussten diese Männer selbst nicht; von ihnen selbst und von andern wurde geglaubt, dass dies durch die in ihnen vorhandene Kraft Gottes oder des heiligen Geistes geschehe.

Jahrtausende lang schwebte über dieser Heilkraft ein geheimnisvolles Dunkel, bis endlich im Jahre 1895 die französische Akademie der Wissenschaft den Heilmagnetismus wissenschaftlich als Heilmittel anerkannte. Der Heilmagnetismus ist jedoch nicht zu verwechseln mit Suggestion, Somnambulismus oder Hypnose, ja selbst nicht einmal mit Lebensmagnetismus als solchem, denn der jetzt wissenschaftlich anerkannte Heilmagnetismus ist in

19 Carl Huter gibt das Jahr 1899 als das Jahr der Entdeckung der Helioda an. An dieser Stelle ist zu ersehen, wie er Schritt für Schritt dem Wesen derselben näher kam. Es war nicht eine von Anfang an behauptete Theorie vorhanden, vielmehr untersuchte und experimentierte er, um Klarheit zu erlangen, um schließlich auch die Unterschiede zwischen Elektrizität und Helioda oder Magnetismus und Helioda sowie zwischen den verschiedensten Teilchen und den Helioda-Quanten, den Helionen, zu erlangen. Die Helioda steht zwar in Beziehung zu den elektromagnetischen Strahlen, etwa dem Licht (Photonen). Von lebenden Organismen abgestrahlte Photonen (Biophotonen) sind nicht zu verwechseln mit der Helioda.

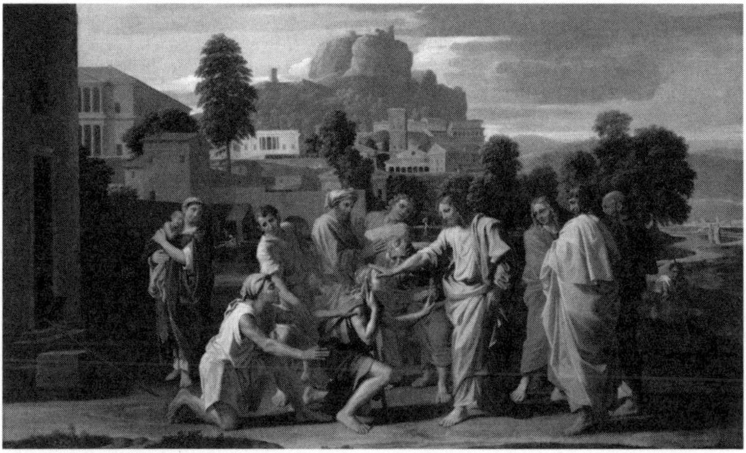

31 Jesus heilt die Blinden von Jericho nach Nicolas Poussin (1594-1665), um 1650, Öl auf Leinwand, 119x176 cm.

Wirklichkeit die Helioda, die allerdings im Lebensmagnetismus wurzelt.[19]

Dies erklärt sich auf folgende Weise: Wenn die Lebensenergie in der Zelle oder in einem aus der Zelle entstandenen höheren Individuum den höchstmöglichen Grad erreicht hat, wandelt sich die überschüssige Lebenskraft um in eine ausstrahlende Kraft. Die magnetische Kraft wandelt sich um in eine andere Kraft, gerade so, wie sich Licht in Wärme, Wärme in mechanische Bewegung umwandeln lässt. Durch die ganz charakteristisch veränderte Erscheinungsform, durch die sich z. B. Licht von Wärme unterscheidet, unterscheidet sich auch die Helioda vom Magnetismus.[19]

Der Magnetismus ist die zusammenhaltende Energie, das aufsaugende Element im lebenden Körper; er wirkt entgegen der Helioda, die Kraft ausstrahlt und anderen umgebenden Körpern mitteilt.

Der Lebensmagnetismus ist die eigene Heilkraft im Körper zur Heilung eigener Wunden und Krankheiten, die Helioda ist die überschüssige Kraft, die schöpferisch auftreten kann durch Neubildung, Verfeinerungen und Vervollkommnungen am eigenen Körper; sie ist mehr die Entwicklungskraft.

Der Lebensmagnetismus hat sein Zentrum bevorzugt in den

Lebenszentralen, etwa Herz, Hirn und Magen, die Helioda hat ihren Sitz vorzugsweisen in den Peripherieorganen, Hände, Finger, Füße, Haut, Haare und ganz besonders auch in den äußeren Geschlechtsteilen. Der Lebensmagnetismus absorbiert das Licht, das von außen den Körper beleuchtet, und wandelt es im Körper in Wärme und mechanische Energie um.

Die Helioda ist selbst ein ausstrahlendes Licht aus dem lebenden Körper und wandelt überschüssige Wärme und mechanische Kraft im Körper unter gewissen Umständen in ausstrahlendes Licht um.

Der Lebensmagnetismus stärkt mehr oder weniger den inneren Organismus, die Helioda bildet mehr die äußere Schönheit.

Wie sich überschüssiger Lebensmagnetismus in Helioda umwandeln kann, so kann sich die Helioda auch wieder, sowohl beim eigenen wie beim fremden Organismus, in Lebensmagnetismus umwandeln.

Aus diesem Grunde ist die Helioda diejenige ausstrahlende Heilkraft, welche sich einem anderen, einem schwachen oder kranken Körper übertragen lässt und sich in jenem zur inneren Lebensenergie umwandelt.

Die Helioda wird in ihrer Ausstrahlung und Übertragung auf einen anderen Körper unterstützt durch Sympathie, Liebe, Wohlwollen, Güte, Barmherzigkeit und alle tugendhaften Eigenschaften.[20]

Der Lebensmagnetismus unterstützt mehr die Selbsterhaltungstriebe und wird von diesen wiederum gefördert. Tatkraft im eigenen Interesse, Selbstbewusstsein, Egoismus fördern die eigene Lebensenergie, dagegen werden Genialität, Generosität, Teilnahme, schöpferische Gestaltungskraft zu allgemeineren, höheren Interessen von der Helioda gefördert.

Aus diesem Grunde erklärt sich die merkwürdige Tatsache, dass robuste egoistische Personen wenig oder gar keine Helioda auf einen anderen Körper auszustrahlen imstande sind und dass diejenigen seltenen Menschen, die eine hervorragende Heliodakraft besitzen und zu Heilzwecken abgeben können, meist mittelstarke, mittelgroße Personen sind mit guten Gemütseigenschaften, hohen

20 Als tugendhafte Eigenschaften sind diejenigen zu verstehen, die die Helioda stärken. Nicht alles, was gemeinhin oder in formalistischer Sicht oder aus der Sicht einer Religion als Tugend gilt, stärkt die Helioda.

Geistesgaben und angenehmem Äußeren. Besonders ist der Ausdruck oder die Form der Haut, der Haare, der Finger und besonders der Augen eigenartig schön und interessant.

Die Helioda ist mit bloßem Auge nicht zu sehen. Wir fühlen diese Kraft aber durch das angenehme Etwas, das uns berührt in Gegenwart solcher Personen, die Helioda ausstrahlen.

Derjenige, welcher eine starke Helioda besitzt, fühlt in der Nähe kranker Personen mehr oder weniger deren Schmerzen mit und fühlt, wenn er mit den ausgestreckten Fingerspitzen über die Körperperipherie des Kranken fährt, mit oder ohne Berührung, oft selbst noch in einigen Metern Entfernung, den Ort oder die Art des Schmerzes, der Schwäche, einer Lähmung, Frost und Hitze des Patienten.

Der Kranke selbst fühlt die Kraft der Helioda nach einigem Bestreichen bei den Sitzungen, ohne jedes Berühren seitens des Heliodatherapeuten , durch ein eigenartig spannendes, ziehendes, wärmendes, kältendes, zuckendes oder drückendes Gefühl, nachher durch erhöhte Eigenwärme, Behagen, Beruhigtsein, tieferes Atmen, besseren Appetit usw. Er verliert bei wiederholten Sitzungen Schmerzen, Kreislaufstörungen, Fieber und Frostgefühle.

Überraschend waren die Beobachtungen, welche ich anstellte bei durch Schlaganfall Gelähmten oder bei Krampfleiden: nach wenigem Bestreichen, Handauflegen und Massieren wurden solche Leiden beseitigt.

Nun könnte man einwenden, diese Kraft, welche ich hier erkläre, sei nur Wärme oder Elektrizität, oder sie sei Lebensmagnetismus, Glaube, Einbildung des Kranken selbst, oder sie existiere überhaupt gar nicht, sondern sei vielleicht nur eine leere Hypothese. Alle diese Einwände seitens etwaiger Gegner sind widerlegt

1. durch die Geschichte der Heilkunst. Man studiere die Bibel und andere Geschichtsquellen.
2. durch meine Beobachtungen bei solchen Personen, welche Heilkräfte besitzen. Näheres berichten die Schriften der Heilmagnetiseure.
3. durch eigene, vielseitige Forschungen, Erfahrungen und Erfolge am Krankenbett. Man lese meine Berichte. Schließlich werden diese Theorien täglich durch Experimentalbeweise bestätigt.
4. durch sichtbares Heilen schwerer, oft unheilbarer

Krankheiten in verhältnismäßig kurzer Zeit.
5. durch kritisch-wissenschaftliche Untersuchungen.
6. durch die Fotografie.

Die Heliodastrahlen, die wir nicht mit dem Auge sehen können, werden fotografiert, gerade so wie die feine, lichtempfindliche Platte diejenigen leuchtenden Himmelskörper aufnimmt und wiedergibt, die für unser Auge unsichtbar sind.

Die hier (Abb. 28) gebrachten Fotografien stammen aus «Für alle Welt – Illustrierte Familienzeitschrift» (mit jährlich 28 Heften, Verlag des deutschen Verlagshauses Bong & Co., Berlin). Der verehrte Herausgeber obiger Zeitschrift, Herr Bong, überließ mir auf mein Ersuchen in dankenswerter Weise die Clichés zum Abdruck.

Hat sich diese Firma dadurch schon ein Verdienst erworben, dass sie rückhaltlos diese neueste Entdeckung in den Bereich ihrer Besprechung zog, so ist das wissenschaftliche Interesse, das mir diese Firma durch die gütige Überlassung dieser Bildwerke zeigt, ganz besonders anzuerkennen.

Die Fotografien der Heliodastrahlen geben uns den unbe-

21 Die Röntgenstrahlen, in Kathodenröhren erzeugt, durchdringen das lebende Gewebe nur teilweise, die dichten Teile werfen gewissermaßen einen Schatten. Sie können direkt fotografisch nachgewiesen werden. Die Heliodastrahlen sind Zell-Zentrosoma-Strahlen. Sie können nicht technisch erzeugt werden und auch nicht direkt fotografisch nachgewiesen werden. Sie gehen von lebenden Zellen, von lebenden Organismen aus, sind also von solchen lebenden Organismen abhängig. Sie konzentrieren die Empfindungsenergie, beleben und leiten den Organismus. Ohne oder mit zu geringem Mitwirken der Zentrosoma-Strahlkraft Helioda tritt der Tod einer Zelle ein. Sind die Röntgenstrahlen rein physikalisch zu verstehen, so sind die Heliodastrahlen mit den Phänomenen wie Empfinden, Leben, Liebe und Geist in Verbindung.

22 Max Planck (1858-1947) stellte 1900 die Hypothese auf, dass elektromagnetische Strahlungen nur in bestimmten Quanten abgestrahlt oder aufgenommen werden können. 1905 wandte Albert Einstein (1879-1955) diese Hypothese auf das Licht an. Die Lichtquanten erhielten den Namen Photonen erst 1926 durch Gilbert N. Lewis (1875-1946), einem amerikanischen Chemiker. Die Quantenphysik und die Relativitätstheorie haben in der Folge das alte Weltbild in einer bestimmten Richtung verändert. Mit seinen weiteren Untersuchungen zum Empfindungsvermögen der Materie, der Helioda, den Zentrosomastrahlen sowie der Kraftrichtungsordnung und weiteren wesentlichen Entdeckungen hat Carl Huter selbst das alte und das materialistische Weltbild vollkommen reformiert. Er hat seine Sicht der Dinge dargelegt in seinem Werk «Menschenkenntnis» (1904-1906, Neuauflage 1992 im Carl-Huter-Verlag Zürich).

streitbaren Beweis der Existenz derselben.

Mag man diese rätselhaft erscheinenden Strahlen bis dato von anderer Seite als Elektrizität bezeichnet haben, die Hauptsache bleibt der Beweis einer neuen Kraft. Elektrizität oder doch Beziehungen zur Elektrizität hat mehr oder weniger jede Naturkraft, möge sie Licht, Bewegung oder Wärme heißen.

Außer den Röntgenstrahlen existiert gewiss keine zweite Entdeckung neuerer Zeit, die sich mit der Auffindung der Heliodastrahlen und ihrer fotografischen Beweisführung vergleichen könnte.[21]

Beide Entdeckungen werden über kurz oder lang zu einer ganz neuen Licht- und Krafttheorie und dadurch zu einer ganz neuen Weltanschauung, auch von anderer Seite, führen.[22]

Die Figur links zeigt die Finger zweier Personen, die einander nicht sympathisch sind.

Man sieht die Finger der einen Hand stärker leuchten als die Finger der gegenüberliegenden, ein Beweis, dass die Heliodastrahlen bei verschiedenen Menschen ganz verschieden sind an Leuchtkraft, materieller Masse und Intensität.

Dass die Strahlen nicht ineinander überfließen, sondern zwischen den Fingern ein Strahlenbündel bilden, beweist die gegenseitige Einflusslosigkeit. Ein Einfluss findet ohne Frage dennoch statt, aber ein unangenehmer.

Dies beweist uns zugleich wie das, was man seelische Konstitution, Stimmung, Geneigtheit, Charakter nennt, auf alle unsere grobmateriellen Körperfunktionen übergreift.

Hieraus wird man aber die physikalisch-materielle Bedeutung jener hohen Lehre eines Jesus von Nazareth würdigen lernen, die in der wohltätigen Liebe, im festen Glauben an das Gute, Ideale und Schöne nicht nur glücklichere Menschen in sozialer, sondern auch in gesundheitlicher Hinsicht zu erziehen bestrebt ist. Was Suggestion, Glaube, Liebe und noch mehr der wohlmeinende Wille zu leisten vermögen, hier wird es klargelegt.

Wunderbare Veränderungen im Organismus, Heilungen, die ans Wunderbare grenzen, können durch Liebe, guten Willen und günstige physikalische Vorbedingungen durch die Helioda bis zu einem Grad erzielt werden, der alle andern Heilfaktoren in den Schatten stellt.

Die Figur rechts zeigt uns die Hände eines Brautpaares und damit zugleich, was seelisch in Liebe verbunden ist. Da die Heliodastrahlen wohltätig ineinander fließen, üben sie auf den Gesamtorganismus des Körpers einen belebenden, stärkenden und höchst wohltätigen Einfluss aus.

Wie zwei Menschen, die sich lieben, auch körperlich miteinander verkettet sind, davon bekommt man hierdurch erst einen annähernden Begriff. Man wird aber auch von der Heiligkeit dessen, was sich liebend anzieht und zu nähern sucht, ganz anders denken lernen, als bisher.

Wenn Ehegatten durchschnittlich älter werden als Einzelpersonen ohne liebende Verbindung, so erklärt sich das zum Teil aus der gegenseitigen Übertragung der Heliodastrahlen, die so heilend und kräftigend den Körper beleben und die Lebenskräfte verlängern.

Der Tod eines Menschen oder, vielleicht noch mehr, die Trennung von denen, die man sehr lieb hatte, bedeutet den Verfall der eigenen Lebenskraft, das Zusammenbrechen des eigenen Organismus und der Keim zu den schwersten seelischen Leiden, auch den Keim zu oft unheilbaren körperlichen Krankheiten, zu Schwäche und Siechtum.

Wenn die Religion die Hauptaufgabe darin suchen wollte, die Menschen glücklicher zu machen, so muss sie denen den Weg bahnen, die sich liebend anziehen und Liebe verbreiten und zu vermehren suchen.

Einen Anlauf hat die christliche Religion hierzu gemacht, vielleicht mehr als jede andere, schade nur, dass viele ihrer Vertreter nur das Gegenteil von dem tun und erstreben, was wahre Religion will, wenigstens die natürliche Religion.

Die Natur auf den Kopf stellen, die freie Wissenschaft bekämpfen, den Fortschritt hindern, Klassen, Rassen und Völker verhetzen[23], Kriege stiften statt zu versöhnen, die Führer der Massenmorde und des Großwuchers ungerechter Besitzvermehrung segnen, ist sicher allemal areligiös.

Das schöne Etwas, das man Religion nennt, wird deshalb in weiten Volksschichten so missverstanden, weil mit dem Namen Religion Jahrhunderte und Jahrtausende lang so arger Missbrauch getrieben worden ist durch

23 Carl Huter hat in vielen seiner Schriften wie hier das Hetzen gegen Rassen und Klassen gegeißelt. So auch hier.

eine große Anzahl von Religionsvertretern und -führern. Es sagte doch Christus selbst schon über den Religionsschwindel der beamteten Pfaffen einer gewissen Richtung seiner Zeit: «In Schafskleidern kommen sie zu euch, aber inwendig sind sie reißende Wölfe.» Mögen diese Zeilen mit dazu beitragen, wahre Religion bei den Theologen aller Richtungen zu mehren, dann wird auch das Volk wieder Vertrauen dazu gewinnen und das Heil da suchen, wo es so schön zu finden ist, nämlich in der naturgemäßen Religion der Liebe, die allem Leben Kraft gibt.

Das letzte Bild zeigt uns ferner, dass die Finger der kleinen, weiblichen Hand die Helioda heller ausstrahlen als die Finger der männlichen Hand. Dies ist Beweis für meine Lehre, dass der weibliche Organismus durchschnittlich befähigter in der Heliodaentwicklung ist als der männliche Körper, in dem mehr die magnetische Kraft wohnt. Die Helioda der männlichen Finger ist weniger stark, dafür aber anhaltender.

Verbindet sich beim Mann die Helioda mit hoher Kraft mit dem Magnetismus, so ist ein solcher Mensch zum Heilen von Krankheiten in hohem Maße befähigt.

Die Helioda ist diejenige Lebenskraft, welche sich schon in der Zelle in minimaler Weise in ihren ersten Anfängen vorfindet, die aber im tierischen und ganz besonders im menschlichen Organismus ihren Höhepunkt erreicht, nämlich wenn der Mensch selbst geistig und körperlich auf einer möglichst hohen Entwicklungsstufe angelangt ist.

9. Die wechselwirkenden Lebensfunktionen der Zelle und aller höheren Organismen, die aus der Zelle entstanden sind

Das individuelle Leben im engern Sinn nimmt mit dem organischen Leben der Zelle seinen Anfang.

Die Zelle und alle ihre nachfolgenden Gebilde wurden vermöge ihrer höheren Lebensform eine höhere Lebenswesenheit.

Auf die Entwicklung der Form und Wesenheit dieser Organismen hatte aber stets auch die Umgebung einen maßgebenden Einfluss. Wenn nun die Substanzen und Gebilde der anorganischen Welt total das Produkt physikalischer Ursachen sind, so tragen sie auch den Stempel dieser Ursachen. Sie zeigen die Physiognomie ihrer Entstehung und tragen diesen stabilen Charakter so lange, bis sie in eine andere Substanz umgewandelt werden. Jede chemische Grundsubstanz bleibt von der äußeren Umgebung in ihren Grundfesten unbeeinflusst, wird dieser Grundcharakter erschüttert, z. B. beim Eisen, so bildet er sich in eine andere chemische Form um. Eine Anpassung an die Umgebung bei Bewahrung der Ursprünglichkeit gibt es bei diesen anorganischen Dingen ebenso wenig wie eine selbstständige höhere Fortentwicklung. Auflösung oder starre Beharrlichkeit, Verwandlung oder in sich gleich bleiben ist das Los dieser Dinge.

Anders geht das Leben der Zelle vor sich. Sie passt sich an und steht mit der Außenwelt in innigster Wechselbeziehung.

Sie trägt einmal den Grundcharakter ihrer Entstehung und trägt auch den Charakter ihrer Entwicklung in sich, an ihr und durch sie spiegelt sich die Außenwelt mit allen Reizen wieder.

Die Art dieser Reize der Außenwelt bedingt auch die Art der Formbildung und das Wesen aller derjenigen Geschöpfe, die aus einer Zelle hervorgegangen sind. Licht, Wärme, Temperaturwechsel, mechanischer Druck, atmosphärische Spannung, Elektrizität, chemische Reize und Verbindungen, welche auf die Zelle einwirken, berühren zuerst immer die Außenseite, die Peripherie derselben und prägen dort ihre Merkmale ein.

In kälteren Zonen wird eine ganz andere Pflanzenbildung hervorgerufen als in warmen. Pflanzen, Tiere und Menschen tragen den Stempel ihrer engeren Heimat und sind in Form und Wesen jener angepasst und unter sich immer verschieden.

Das ist bei der chemischen Grundsubstanz anders, diese trägt überall ohne jede Anpassung die ganz gleichen Merkmale, das Eisen des Südens ist dasselbe wie das des Nordens, das Eisen in der Pflanze oder im Blut des Menschen ist dasselbe wie das, welches der Bergmann aus dem Erdinnern holt oder welches durch die Spektralanalyse der Lichtstrahlen auf den andern Himmelskörpern nachgewiesen wird. Alles Eisen der Welt ist dasselbe, aber keine zwei Zellen sind sich genau gleich – und darum sind sie individuell im strengsten Sinn des Wortes. Die Zelle und ihr Gefolge trägt den Stempel der Örtlichkeit. Da niemals zwei Zellen genau denselben Ort einnehmen, sind sie schon aus diesem Grund verschieden.

Jeder Reiz, der die Zellperipherie trifft, wird zur Lebenszentrale der Zelle, also bis in ihr Innerstes, übertragen. Die Lebenszentrale wird von diesen Reizen aber nicht gemeinhin zerstört, sondern sie sucht sich in ihrem Grundcharakter gleich zu bleiben und die eingeführte Substanz oder die zugeführte Kraft, etwa Licht oder Wärme, sich einzuverleiben. Sie schlägt Kapital für ihre eigene Lebensenergie daraus, sie verdaut sozusagen diese Reize so gut sie kann und teilt, nachdem sie das Neuempfangene präpariert, assimiliert und gebunden hat, diese neue Kraft oder den Materialzuschuss dem ganzen Zellkörper, also auch der Zellmasse und der Zellperipherie, mit.

Im Lebenshaushalt der Zelle spielt sich also ein dreifacher Vorgang ab:

1. Die Einwirkung der Fremdkörper, Stoffe und Kräfte geht von außen her auf die Peripherie und von da durch besondere Organe bis zum Zellkern des Individuums.
2. Das Fremde wird in den Zentralorganen für das eigene Leben nutzbar gemacht, und die Verteilung dieser nützlich gemachten Kräfte und Stoffe geht in den ganzen Zellorganismus und bis zur Peripherie zurück. Durch diesen Vorgang wird nach geraumer Zeit die Zelle verändert, sie wächst, bildet Organe und pflanzt sich fort, aber sie bewahrt daneben auch
3. ihren angeborenen oder angewirkten Grundtypus und prägt auch diesen neben jenen beiden Lebensvorgängen an der äußeren Peripherie aus.

Was aber die erste Zelle tat, das tun alle nachfolgenden Zellen, die den pflanzlichen, tierischen und menschlichen Organismus aufbauen.

Und da durch die Vermehrung der Zelle, die zuerst durch die Spaltung der Mutterzelle vor sich geht, die Tochterzellen jedes körperliche und seelische Substrat von der Mutterzelle empfangen, so geht durch den ganzen großen Organismus eines Lebewesens, eines Menschen ein einheitliches Leben. Jeder einzelne innere oder äußere Teil, jedes Organ und jede Zelle trägt den Charakter des Ganzen, und was das Ganze durchwebt, das durchlebt auch das einzelne Kleine.

Überall bleibt die individuelle Eigenart gewahrt und trägt die Merkzeichen des Gesamtorganismus auch in seiner Originalität.

Auch alle Lebensäußerungen dieser Individualität bekunden sich charakteristisch nach außen hin. Damit ist das wechselwirkende, individuelle Leben der Zelle erklärt.

10. Die Diagnose aus den Augen, der Haut, den Haaren, der Bewegung, dem Tonfall, der Schrift, der Mimik, dem Gesichtsausdruck und der Körperkonstitution

Durch die Lebensvorgänge der Zelle und der von ihr stammenden Organismen, Pflanzen, Tiere und Menschen, ist somit erwiesen, dass das ganze innere Leben des Individuums erstens die Lebensursachen und zweitens die umgebende Welt widerspiegelt, und zwar nicht nur innerlich im innersten Kern, sondern auch äußerlich, an der Peripherie und darüber hinaus durch die individuellen Wirkungen oder Handlungen.

Wenn also viel oder wenig Eisen, Kalk, Stickstoff, Schwefel, Salz, Sauerstoff oder Kohlensäure z. B. im Blut eines Menschen ist, so gibt sich dies auch durch grobe oder feine äußere Merkmale zu erkennen. Das Blut dringt bis in die Kapillargefäße der Haut, und diese widerscheint durch besondere Färbung, Spannung, Glanz, Feuchte, Reinheit oder Wärme auch die Art der Blutmischung. Selbst der Glanz und die Form der Haare bekundet die Ernährung, Verdauungskraft und Nerventätigkeit.

Im Äußeren eines Lebewesens, eines Menschen spiegeln sich dessen inneres Wesen, Blutmischung, Charakter, Anlage, Neigung, Kraft, Gesundheit und Krankheit. Damit ist die Peripheriediagnose und die physiognomische Wissenschaft nicht nur theoretisch begründet, sondern auch durch die praktische Beweisführung bewiesen. Sie ist die nützlichste und bedeutendste Wissenschaft, die es gibt.

«Des Körpers Form ist seines Wesens Spiegel,
Erkennst du sie, löst sich des Rätsels Siegel!»

11. Schlusswort

Ich will noch einmal kurz die Grundsätze meiner neuen Lebenslehre zusammenfassen:

1. Da kein Leben ohne Bewegung ist und keine Bewegung ohne Ursache, Anstoß oder Reiz, so bewegt sich alles individuelle Leben zwischen zwei Reizpolen.
2. Der eine Pol dieser Lebensreize liegt im Innern des Individuums, es ist bei der Zelle der Zellkern, bei höheren Organismen die Lebenszentrale. Hier liegt ein inneres, selbstständiges Wollen vor und darum auch ein Empfinden, das dem Wollen parallel liegt, das

Angenehme, und dann das, was zum Wollen diametral liegt, das Unangenehme.
Die Art und die unzähligen Modifikationen des Empfindens werden erst hervorgerufen durch

3. den äußeren Reizpol des lebenden Körpers, nämlich durch die umgebende Welt, das Universum.
4. Jeder Reiz, der von innen aus der eigenen Lebenszentrale kommt, dringt stets bis zur Peripherie des Körpers, weil die Körperperipherie mit zum Individuum gehört und hinterlässt da seine Merkmale. Im Äußeren prägt sich das bewusste und unbewusste Wollen unbedingt aus. Wo das innere Lebenswollen nicht mehr hindringt, da stirbt der Zellstoff ab und zerfällt und gehört dann nicht mehr zum normal gesunden Individuum, kann also für die Beurteilung des normalen Individuums nicht mehr in Betracht kommen.
5. Jeder Reiz, der von außen her das individuelle Körperleben berührt, trifft immer zuerst die Peripherie, also wiederum das Äußere des Körpers, und lässt folglich da auch Merkmale zurück.
6. Schließlich wird, nachdem der Reiz aufgefangen und der Zentrale des Lebens übertragen wurde, dieser wieder modifiziert und bis zur Peripherie reflektiert, diese Reflexreihen sind also wiederum am äußeren Körper erkenntlich.
7. Was sich zwischen Wollen und Empfinden nach und nach klärt, wird das innere, eigene Bewusstsein.
8. Je höher die Entwicklung einer Zellart zum vollendeten Lebewesen fortgeschritten ist durch die Jahrtausende lange Fortentwicklung, Fortzeugung und Vererbung unter den mannigfachsten angenehmen und unangenehmen Reizen, desto höher musste sich das Bewusstsein entwickeln.
9. Alle Einseitigkeit, sei sie angenehm oder unangenehm, macht dumm und hindert den geistigen Fortschritt.
10. Aus all diesen Gründen ist aus den Augen, der Haut, den Haaren, dem Gesicht, der Körperkonstitution, der Mimik, der Sprache, der Schrift usw. das innere Wesen des Menschen sicher festzustellen. Man muss es nur verstehen!

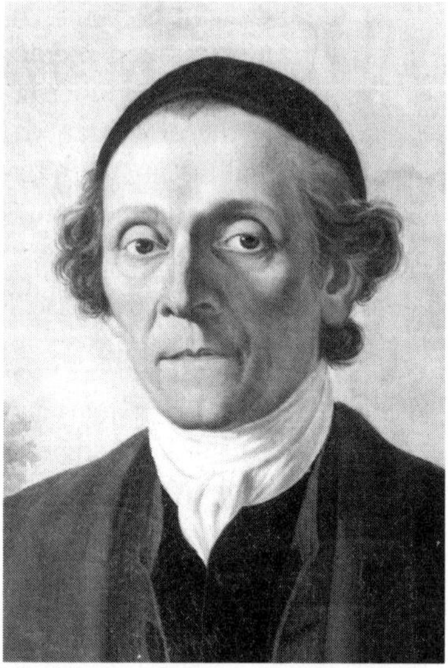

32 Johann Caspar Lavater (1741-1801) verfasste das vierbändige Werk «Physiognomische Fragmente zur Beförderung der Menschenkenntnis und Menschenliebe» (1775-1778).

Damit ist meine Diagnose aus den Augen und den Gesichtszügen, kurz aus der äußeren Körperperipherie, begründet. Über die Sicherheit der Praxis dieser Methode erzählen die nachfolgenden Berichte.

6. Ein Stück Geschichte der Physiognomik, der ich einen Spruch des weisen Salomon voransetze

Motto:
«Besser ein armer und weiser Jüngling
Als ein alter und törichter König.«

In den Sprüchen Salomons lesen wir:

Kap. 6, Vers 12: «Ein Belialsmensch, ein heilloser Mann ist, wer umhergeht mit Verkehrtheit des Mundes, mit seinen Augen zwinkt, mit seinen Füßen scharrt, mit seinen Fingern deutet. Verkehrtheiten sind in seinem Herzen, er schmiedet Böses zu aller Zeit und streut Zwietracht aus.»

Kap. 15, Vers 13: «Ein frohes Herz erheitert das Antlitz; aber bei Kummer des Herzens ist der Geist zerschlagen.»

Kap. 16, Vers 30: «Wer seine Augen zudrückt, um Verkehrtes zu ersinnen und seine Lippen zusammenkneift, hat Böses beschlossen.»

Jesus Sirach sagt: «Was das Herz des Menschen sagt, ändert sein Gesicht, es sei gut oder böse.»

Ferner: «Aus dem Angesichte erkennet man den Mann, und ein Vernünftiger merket den Mann an seinen Gebärden.»

Der griechische Philosoph Aristoteles (384-322 v. Chr.) behauptet mit Recht dies: «Denn es ist nie ein Tier gewesen, das die Gestalt des einen und die Art, d. h. das Wesen, des andern gehabt hätte, aber immer seinen eigenen Leib und seinen eigenen Sinn. So bestimmt jeder Körper seine Natur, wie denn auch ein Kenner die Tiere nach ihrer Gestalt beurteilt, der Reiter die Pferde, der Jäger die Hunde. Wenn das wahr ist, wie es ewig wahr bleibt, so gibt es eine Physiognomik.»[24]

Lehrer, Philosophen und Künstler beschäftigten sich schon im Altertum mit derselben.

Die großen Künstler der Renaissancezeit studierten das Innere des Menschen in seiner Physiognomie und legten ihre schätzenswerten Erfahrungen in den größten Werken nieder.

Der Physiognom Giovan Battista Della Porta (1535-1615) im Mittelalter wies darauf hin, dass der Umgang mit gewissen Gegenständen, Tieren, Menschen usw. ähnliche Charaktereigenschaften hervorgerufen hat; er ahnte also schon den Einfluss der Wechselwirkung der Dinge, ohne sich recht klar darüber zu werden.

Unter Della Portas Anregung nahm die Ornamentik und Karikatursymbolik im Kunsthandwerk einen besonderen Aufschwung.

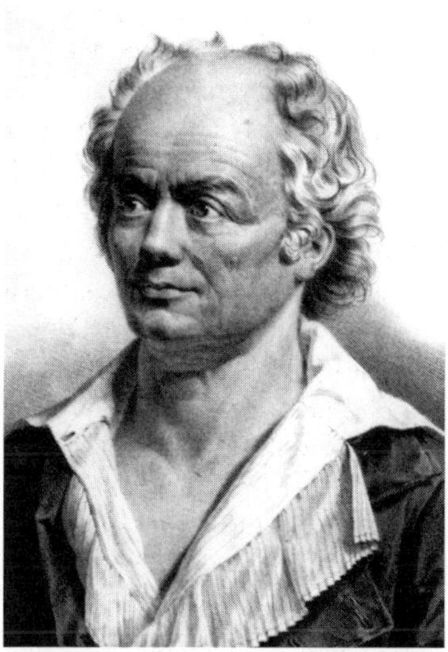

33 Franz Josef Gall (1756-1828), Neuroanatom und Neurophysiologe, Verhaltensforscher, begründete die so genannte ‹Phrenologie› (Schädelausdruckskunde).

Gegen Ende des 18. Jahrhunderts suchte der berühmte Physiognom Johann Caspar Lavater (1741-1801) durch Ansammlung eines reichen Materials die weitere Erforschung dieser Wissenschaft anzuregen. Bald trat der Anatom Franz Josef Gall (1758-1828) mit seiner Phrenologie hervor und suchte wenigstens diese Richtung menschlicher Erfah-

24 Aristoteles: Physiognomik, Carl-Huter-Verlag Zürich, 2006.

rung wissenschaftlich zu begründen. Der größte deutsche Dichter und Denker Johann Wolfgang von Goethe (1749-1832) setzte eine Zeit lang seine ganze Geisteskraft daran, mehr Licht in dieses interessante Gebiet zu bringen.

Außer den vielen Nachfolgern dieser Männer sind es besonders Johann Friedrich Blumenbach (1752-1840), der Begründer der Anthropologie, und Charles Darwin (1809-1882), der Begründer der Entwicklungslehre, gewesen, welche dieser Wissenschaft einen dauernden Halt gegeben haben. Ferner haben sich Theodor Piderit (1826-1912), Skraub, Cesare Lombroso (1835-1909) und Paolo Mantegazza (1831-1910) ein unsterbliches Verdienst um dieses herrliche Gebiet erworben. Neuerdings (um 1898) treten die Chiromantie (Handdeutekunst) und die Grafologie (Handschriftendeutekunst) in den Vordergrund der Betrachtung, und der geniale Schäfer Ast in Radbruch kultiviert die Erkennung der Krankheiten aus den Haaren der Kranken. Aus der Körperkonstitution beurteilt die militärische Untersuchungskommission, zu welcher Truppengattung ein Rekrut tauglich ist. Aus den Augen und den Gesichtszügen erkennen viele Ärzte die Krankheiten. Professor Dr. K. H. Baumgärtner (1798-1886) begründete die Krankenphysiognomik. Kriminalistische anthropologische Untersuchungskommissäre erkennen aus den Differenzen der normalen Körperproportionen die Art der verbrecherischen Neigungen. Der Pathologe Rudolf Virchow (1821-1902) erkennt aus der Form und Farbe der Zellensubstanz die Art der Krankheit, besonders Krebs, Lupus und Lepra unterscheidet er von harmlosen Wucherbildungen und Neubildungen. Der Naturarzt Louis Kuhne (1835-1901) in Leipzig erkennt manche Leiden aus der Hals- und Gesichtsformation. Alle diese Spezialgebiete der Erforschung des Menschen aus seinem Innern leiden aber am Mangel an Übersicht über des Ganzen und an der gründlichen Erforschung der Verkettung der Ursachen dieser Erscheinungen im Äußern, die das Richtige des inneren Lebens deuten lassen. Daher gab es zu jeder Zeit Flachköpfe, fade Witzlinge und unwissenschaftliche Kritiker, welche jene genialen Forscher und Beobachter bei ihren tatsächlichen Schwächen, ihrer Praxis oder Theorie lustig angriffen, um die größte aller Wissenschaften, die sich durch Jahrtausende mühevoller Arbeit der größten Denker zur ersten Entwicklungsphase einer Wissenschaft durchzuringen wagte, schwankend zu machen. Durch meine neue Lebenslehre hat dies ein Ende.

Die Freunde und Forscher auf diesem Gebiet haben eine grundlegende Theorie, die sich nach allen Seiten durch Experimente beweisen lässt, und damit ist den Gegnern der Boden ihrer Opposition entzogen.

7. Meine Peripheriediagnose und psychophysiologische Menschenkenntnis aus der Gesichts- und Körperphysiognomie

Das Ehrwürdige

Ehret ihr immer das Ganze, ich kann nur Einzelne achten; immer im Einzelnen nur hab' ich das Ganze erblickt. Schiller

Nachstehend führe ich einige Schemata über meine anthropologischen Untersuchungen und Diagnosen auf. Obwohl dieser Teil mehr ein wissenschaftliches Interesse hat, so möchte ich durch die Aufführung meiner Untersuchungsschemata doch allen verehrten Lesern und Leserinnen meines Werkes einen Einblick gewähren in die Untersuchungsmethode, wie ich sie seit Jahren praktisch angewandt habe. Mein Diagnosesystem ist das Resultat meiner neuen Philosophie und Lebenslehre und hat sich durch jahrelange Beobachtungen und Erfahrungen gut bewährt.

Ergänzt und entwickelt ist dieselbe zum Teil aus dem vorhandenen Material der Anthropologie, Anatomie, Psychologie, Ethnologie, Pathologie, Phrenologie, Physiognomik, Mimik, Magnetopathie, Physiologie, Kallisophie, Biochemie, Hydrotherapie, Grafologie, Elektrotherapie, Physik und Geschichte.

Die Verbindungsfäden zwischen allen diesen Einzelwissenschaften aufzusuchen, war nicht leicht, und noch schwieriger war die übersichtliche Gruppierung zu einem einheitlichen Ganzen.

Getrieben vom Gefühl für die Wahrheit der im vorhergegangenen Kapitel kurz dargelegten Grundsätze, harrte ich durch die 15 Jahre dauernden nötigen Forschungen aus und erreichte das ersehnte Ziel.

Wenn ich ursprünglich vom philosophisch-künstlerischen Standpunkt ausging, so verdanke ich gerade dieser Richtung die breite Grundlage und das selbsterworbene Material zu den tieferen Forschungen der nachfolgenden Zeit. Für die Kunst, Pädagogik, Kriminalistik, Soziologie, Rechts- und Staatskunde hat daher meine Untersuchungsmethode denselben Wert, wie für die Heilkunde. Einzelne Schemata passen mehr für das eine, andere wieder mehr für das andere Gebiet. Die Heilkunde kann aber aus allen profitieren.

1. Die einfache Helioda- oder Hellfühldiagnose

Der Heliodatherapeut führt seine beiden ausgestreckten Hände mit ein wenig nach innen geneigten Fingern über alle Körperteile in der Längsrichtung oben anfangend bis zu den Füßen.

Der zu Untersuchende kann dabei auf einem Stuhl sitzen, die Beine auseinander und bequem geradeaus gestreckt, während beide Handrücken auf den Knien ruhen.

Er kann aber auch im Bett oder auf der Ottomane, mit einer leichten Hülle bedeckt, liegen.

Die Hände des Heliodatherapeuten berühren die zu untersuchende Person absolut nicht, sondern bleiben drei bis fünfzehn Zentimeter von der Oberfläche derselben entfernt.

Der Heliodatherapeut fühlt nach wenigen Strichen bald ein Brennen, Ziehen, Reißen und ähnliche Empfindungen in den Fingerspitzen, und zwar da besonders stark, wo die inneren oder äußeren Organe erkrankt sind.

Aber nicht nur örtliche, unsichtbare, innere oder Allgemeinerkrankungen fühlt der Heliodatherapeut, sondern er fühlt auch Lust, Unlust, Angst und Übellaune ebenso wie Gesundheit, Wohlbefinden oder Liebe bei der betreffenden Person genau heraus.

Die untersuchte Person fühlt nachher gewöhnlich, oft bis zu dreißig Sekunden lang, die Einwirkung noch, nachdem sie zuvor fünf bis zehn Minuten lang unberührt bestrichen wurde, und zwar ebenfalls an besonderen Empfindungskennzeichen.

Empfindungsdifferenzen sind es also, die gefühlt werden und die mit untrüglicher Sicherheit den Gesundheits- oder Krankheitszustand erkennen lassen. Dass diese Möglichkeit besteht, muss selbst der größte Skeptiker zugeben, nachdem man die Elektrizität im menschlichen Körper nachgewiesen hat und damit zugleich die besondere Eigenelektrizität des Individuums.

Da nun bei allen Krankheiten auch die normalen elektrischen Strömungen in den Muskeln und Gefäßen gestört sind, so erklärt sich die naturnotwendige Äußerung derselben auf eine andere, gesunde Person. Diese Äußerung vermag die gesunde Person darum schon besser zu fühlen, weil bei ihr das Grundmaß, nämlich die Gesundheit, vorhanden ist, während beim Kranken selbst dieser Elektrizitätsmesser falsch diagnostizieren kann, weil die Norm aufgehoben ist. Daher kommt es auch, dass der Kranke sich so oft täuscht bezüglich seines Leidens, seiner Kraft und seines Gesundseins.

Diese Diagnose als ein Unding hinzustellen, wie es gewöhnlich fade Witzlinge oder superkluge und beschränkte Menschen wagen, ist mit der soeben gemachten Erläuterung unmöglich geworden, oder die Gegner dieser Untersuchungsmethode laufen Gefahr, sich unsterblich zu blamieren.

Wenn ich nun weitergehe und nicht nur die Elektrizität, sondern auch die Helioda und den Magnetismus im Körper nachgewiesen habe und diese Vorgänge dahin erkläre, dass die magnetische Energie des Kranken die heliodischen Kraftstrahlen des Gesunden anzieht, wodurch oft gewaltige Empfindungsdifferenzen beim einen oder andern oder bei beiden fühlbar werden, so ist das vorerst meine Privatanschauung, die sich aber auch für den als eine neue Wissenschaft entpuppen wird, der sich dem Studium und der eifrigen Mühe unterzieht, diese Wissenschaft bei mir zu erlernen.

Die möglichen und feststehenden Tatsachen haben aber mit den verschiedenen Erklärungsweisen nichts zu tun, und damit ist diese Art Diagnose als unbedingt möglich für jeden Skeptiker nachgewiesen.

Die Helioda- oder Hellfühldiagnose fühlt besonders die Organe und ihre Beschaffenheit nach ihrem stofflich struktiven Aufbau heraus und weniger die genauen anatomischen Größen der Einzelorgane. Dennoch wird der Heliodatherapeut, der hinreichende anatomische Kenntnisse besitzt, durch diese Diagnose auch in diese Richtung zuverlässige Beurteilungen zu machen imstande sein, da alle Gefäße von verschiedener Größe sind und die verschiedenen Hauptorgane von verschiedener Stoffbeschaffenheit. Die Krankheitsherde sind aber stets auch für den anatomisch nicht gebildeten Heliodatherapeut mit großer Sicherheit festzustellen.

Bei allen Nervenleiden, Lähmungen, Gefäß- und Stoffwechselerkrankungen ist diese Untersuchungsmethode die beste, die es gibt.

Sind die Organe zerstört, so fühlt der Heliodatherapeut eine

Gleichungen	Name Spezialität Bezeichnung der Einzelorgane	Anatomische Pathologie Quantität Größenverhältnisse	Chemische Pathologie Qualität Stoffbeschaffenheit	Physiologische Pathologie Individualität Elektromagnetische Polarität
	Organismus	Architektur	Struktur	Polare Differenz

Beispiel eines Lungenkranken			
Rechter Lungenflügel Spitzenlappen: Mittellappen: Basislappen:	 geschrumpft Kavernen vergrößert	 verdichtet Eitergeschwüre normal	 spannungslos dumpfe, leere Spannung energielos

Beispiel eines Magenkranken			
Magen:	vergrößert	verschleimt und teilweise entzündet	erschlafft
Hohles, weites, heißes, schwaches Gefühl			

Beispiel eines Leberleidenden			
Leber:	normale Größe	stellenweise verhärtet	fast leblose Spannung
Holzartiges, flaches, abprallendes Gefühl			

Beispiel eines vom Schlaganfall Betroffenen			
Rechtes Schultergelenkt:	geschwollen	entzündet	gelähmt
Hartes, strahlenbündelartiges ziehendes Gefühl			

Beispiel eines an Neuralgie Leidenden			
Rechte Gesichtsseite:	geschwollen	Nervenknoten	überanstrengt
Heftig brennendes, stechendes, zuckendes Gefühl mit Schmerzempfindungen			

Beispiel eines Syphilitikers sekundär			
Hals, Unterleib, Rücken und ganzer Körper:	Leerheit	Öde	fade Kälte
Widerwärtiges, schneidiges, nesselartig brennendes Gefühl			

Beispiel eines Epileptikers			
Kopf, besonders Stirn:	normal	Porosität der Knochensubstanz aufgehoben	kalte Strahlung
Eisenhartes, stark abstoßendes, kaltes Gefühl			

Gestorbenes zweijähriges Kind			
Ganzer Körper:	totale Leere	ohne Strahlung	marmorkalt
Stilles, sehr zartes, seltsames, fast schauderndes Gefühl			

60-jähriger Mann			
Ganzer Körper:	schwache Strahlung	herb, gebrochen	wie lauwarmes, abgestandenes Wasser
Hohle, kraftleere Empfindung			

Gesunder zwölfjähriger Knabe			
Ganzer Körper:	halbvoll stark	mässig	frisch
Lebendige, muntere, zarte Strahlung			

30-jähriger Mann			
Ganzer Körper:	Fülle	normale Funktion	volle Spannung
Volles, herbes, strenges Gefühl, ohne Störung			

Normale Gesundheit einer jungen, verlobten Frau			
Ganzer Körper:	Fülle	Weiche	Wärme
Wohliges, volles, angenehm strahlendes, Lust anregendes Gefühl			

34 Schema zur Hellfühldiagnose mit Beispielen.

Art leeres Gefühl in den Fingerspitzen, sind dieselben vereitert, so macht sich ein dumpfes Gefühl bemerkbar, sind sie entzündet, so gibt sich ein stechender Schmerz kund, und zwar hart und weich ganz analog der Organstruktur. Bei Knochenhautentzündungen ist der stechende Schmerz hart, bei chronischer Luftröhrenentzündung prickelnd, bei einfachen Schleimhautentzündungen der tieferen Luftwege weich usw.

2. Die Tastdiagnose

Die Tastdiagnose kann überall da angewendet werden, wo sich besonders äußerlich die Größe und Spannkraft der Organe durch direktes Betasten des Körpers feststellen lässt.

So lassen sich bei Lungenkranken ausgezeichnet und leicht Kavernen, Verdichtungen, Leere oder Fülle der Organe mit den flachen Händen feststellen, indem die Schultern der zu untersuchenden Person umschlossen werden und indem man dann den Patienten langsam und tief ein- und ausatmen lässt. Dabei fühlt man in den inneren Handflächen genau, ob und an welchen Stellen Verdichtungen, Erschlaffungen und dergleichen eingetreten sind. Die tieferliegenden Lungenorgane fühlt man, indem man die Hände seitlich haltend anlegt, so dass eine bestimmte Lungengruppe zugleich von vorn und hinten umschlossen wird.

Diese Tastdiagnose, die direkt mit den hohlen Handflächen oder bei Verdauungsorganen, bei der Haut und an Muskeln mit den Fingerspitzen untersucht, ist allen Diagnosen mit Klopf- und Hörapparaten vorzuziehen.

Selbst die Herzbeschaffenheit lässt sich weit besser durch den Pulsschlag beurteilen als durch Apparate.

So ist z. B. ein

normales Tempo ein sicheres Zeichen für (e.s.Z.f.) gesund sein,

abnorm langsames Tempo e.s.Z.f. Ermüdung,

abnorm schnelles Tempo e.s.Z.f. Überanstrengung,

normal volles Tempo e.s.Z.f. gutes Blut und gute Gefäße,

normal starkes Tempo e.s.Z.f. eisenhaltiges, sehr gutes Blut,

abnorm dumpfes Tempo e.s.Z.f. schwere Krankheit,

abnorm fadenförmiges Tempo e.s.Z.f. Herz- und Organschwäche,

Nebenschlag e.s.Z.f. Nervosität,

Doppelschlag e.s.Z.f. Nerven- oder Herzleiden,

fliegender schneller Schlag e.s.Z.f. Fieber oder starke Nervenerregung,

wuchtiger langsamer Schlag e.s.Z.f. freudige Erwartung, Spannung, auch bei aufsteigendem Zorn,

wuchtig schnelles Tempo e.s.Z.f. Zeichen für Zorn, Tatkraft, Gerechtigkeitsgefühl, Empörung,

kriechender Schlag e.s.Z.f. Angst, Sorge,

schneller An- und langsamer Rückschlag e.s.Z.f. Lebensgefahr,

langsamer An- und schneller Rückschlag e.s.Z.f. Lebensgefahr,

desgl., **jedoch kaum fühlbar** e.s.Z.f. Scheintod, Schrecken, Krampfzustände, Ohnmacht, Betäubung, Auszehrung.

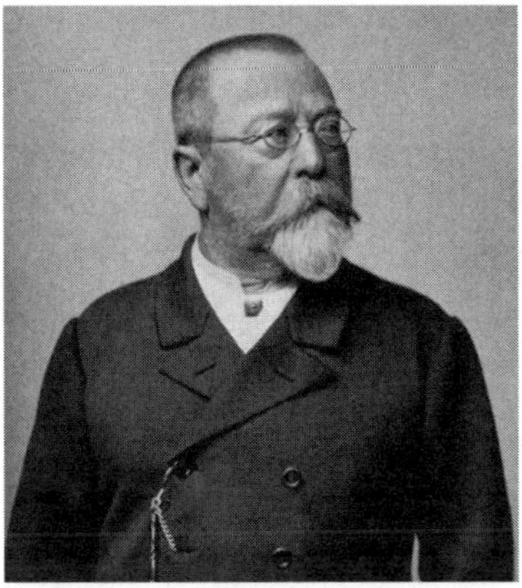

35 Prof. Dr. Gustav Jäger (1832-1917), Stuttgarter Duft- und Geruchsforscher.

3. Die Geruchsdiagnose

Wie jedes Metall, jede Pflanze und jede Blume seinen besonderen Duft um sich verbreitet, so auch jedes Tier und jeder Mensch. Ganze Völker zeichnen sich durch einen charakteristischen Geruch aus.

Als einst die nordamerikanischen Bürger mit den Südstaaten Krieg führten wegen der Aufhebung der Sklavenwirtschaft, hatten die Gegner so genannte Bluthunde dressiert, welche sich auf die kämpfenden Schwarzen stürzten, um sie zu zerfleischen. Die Tiere irrten sich so wenig mit ihrem Geruchssinn, dass sie niemals einen Weißen des feindlichen Lagers anfielen. Die Schwarzen zeichnen sich durch einen ganz besonderen Geruch aus.

Die Rebhühner verbreiten auf 100 Meter Entfernung einen Geruch, der dem Jagdhund nicht entgeht. Der Hund riecht auch die Fußspuren des Wildes und die seines Herrn, und er findet zwischen Hunderten von verschiedenen Kleidungsstücken die Strümpfe seiner Herrin heraus.

Jedes Tier erkennt am Geruch der Nahrung, ob sie frisch, verdorben oder giftig ist und lässt das ihm nicht Zuträgliche unberührt. Ratten, Mäuse, Hunde und Katzen lassen die Medizingläser der hochweisen Medizinärzte selbst dann, wenn sie den Hungertod sterben, stehen, sie fressen das Gift nur, wenn es mit einer dem Tiere sehr verlockenden Speise, die den Geruch des Giftes neutralisiert und unkenntlich macht, vermengt ist.

Der Geruchssinn der Naturvölker ist noch gut, der der Kulturvölker oft sehr geschwächt.

Als der geniale Naturforscher und Hygieniker Prof. Gustav Jäger in Stuttgart seiner Zeit ein Werk herausgab, worin er die Bedeutung der Geruchsorgane wieder zu Ehren brachte, erhob sich daher im Lager aller verbildeten Kulturnarren ein Zetergeschrei von der Unmöglichkeit dieser und jener angeführten Tatsache, dieweil man mit seinen Geruchsorganen unter den Hund gekommen war.

Ich will nicht weiter auf die Jäger'schen Theorien eingehen, soviel aber ist gewiss, dass jeder Mensch seinen individuellen Geruch hat und dass ferner die Seelenstimmung oder der jeweilige körperliche Zustand diesen Geruch modifiziert und verändert. Der Edle duftet edel, der Gesunde gesund, der Traurige drückend dumpf, der Zornige wie gespannte Elektrizität oder Gewitteratmosphäre. Ein Mann riecht anders als ein Knabe, eine Jungfrau anders als eine Schwangere, ein Fröhlicher anders als ein Melancholiker, der Gute anders als der Böse, der Kranke anders als der Gesunde. Ekelhafte, widerwärtige, stinkende Gerüche von längerer Dauer und Intensität bekunden mit größter Sicherheit entweder eine Krankheit oder böse Stimmungen und Gedanken bei einem Menschen.

Jede Krankheit zeichnet sich durch einen ganz charakteristischen Geruch aus. Der Geruch eines Cholerakranken ist weich, dumpf, sinnenlähmend, unangenehm, der unwillkürlich Brechreiz, Durchfall und Todesahnungen hervorruft. Ähnlich sind die Wirkungen des Duftes eines Typhuskranken, nur mit dem Unterschied, dass bei letzterem der Geruch viel stärker, schärfer und stinkender ist, aber trotzdem nicht so todahnend und lähmend wirkt. Der Syphilitiker hat einen ätzenden, scharfen, schneidigen Geruch, ähnlich wie potenzierte Schwefelsäure mit Brennnesseln. Der Gichtkranke duftet sehr weich, unangenehm schweißartig, wie verdorbener Speck und faulende Knochen. Das an Diphterie erkrankte Kind riecht unangenehmer als das scharlach- oder lungenkranke. Die tuberkulöse Lungenschwindsucht riecht grundverschieden anders als die Schleimschwindsucht eines Bronchialleidenden.

In meiner Praxis habe ich beobachtet, dass selbst das Stadium der Krankheit, die Verschlimmerung, die nahe Todesgefahr ebenso fein durch den abgegebenen Duft des Kranken nuanciert ausgedrückt wird wie die Besserung und der gutartige Verlauf einer Krankheit.

Hieraus ergibt sich zur Genüge, dass eine Geruchsdiagnose auf eine hohe Stufe ausgebildet werden kann, vorausgesetzt, dass jemand ein feines, sensibles Nervensystem, einen aufgeweckten Kopf und gesunde Geruchsorgane hat.

Ein Schema lässt sich für die Geruchsdiagnose noch nicht aufstellen, ich hoffe aber, dass ich diesen Wissenszweig noch dahin entwickeln kann, dass in bestimmten Grundnormen die Geruchseigenschaften der verschiedenen Krankheiten niedergeschrieben werden können. Bis heute ist die Geruchsdiagnose eine Kunst geblieben, die ich selbst geübt und gepflegt habe. Ein Strumpf, ein Unterrock von einer kranken Person genügt oft, die Art der Krankheit und ihren Grad festzustellen. Das sind Erfahrungen, und diese sind mehr wert als verneinende Theorien.

4. Die Gehörsdiagnose

Diese ist in der medizinischen Wissenschaft die einzige, die nach einer gewissen Richtung hin ausgebildet wurde. Man versucht den Herzton nachzuhören oder das schleichende, rasselnde oder röchelnde Geräusch beim Atmen eines Lungenkranken. Am Hustenton erkennt man den Kehlkopf-, Magen-, Verlegenheits-, Nerven- oder den Lungenhusten. Wie man aber an den Fußtritten oder am Sprachton den Charakter einer Person, Gesundheit und Krankheit feststellt, darüber wurde auf der Hochschule nichts gelehrt, und doch lässt sich auch hier noch der Wahrheit nachspüren.

Die Gehörsdiagnose hat in den meisten Fällen ein mehr wissenschaftliches Interesse, und ich will sie hier daher übergehen.

5. Die einfache anthropologische Diagnose

Die einfache anthropologische Diagnose hat den Zweck, die Individualität einer Person nach ihren äußeren Kennzeichen festzustellen. Sie hat einen ebenso hohen Wert für die Behörden wie für die Heilkunde.

Schema

1. Naturell, Ethnie und Nationalität
2. Sprache und Tonfall
3. Körperlänge und Brustumfang
4. Alter und Geschlecht
5. Geburtsort und die drei längsten Aufenthaltsorte des Lebens und die Beschäftigung daselbst
6. Religion, Erziehung, Fortbildung und gesellschaftlicher Stand

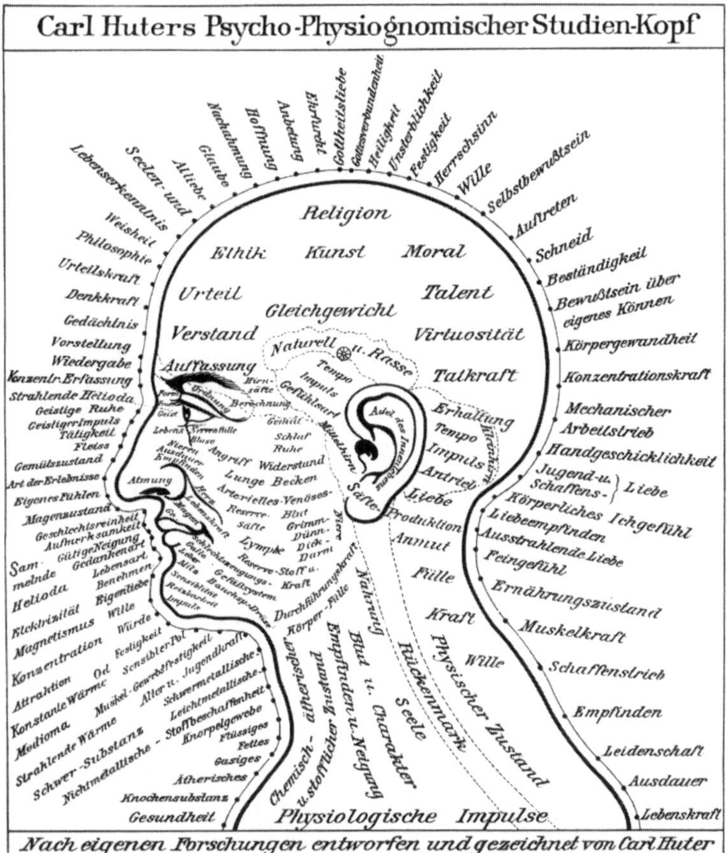

36 Psychophysiognomischer Studienkopf. Von Carl Huter erstmals gedruckt im Jahre 1906 in seinem Hauptwerk «Menschenkenntnis» (Neuauflage 1992 im Carl-Huter-Verlag Zürich). Diese Tafel ist, wie auch Abb. 37, eine Orientierungshilfe, mehr nicht. Sie ersetzt nicht das Studium aller individuellen Formen und Formmerkmale.

7. Name und Herkommen, auch der Eltern
8. Gewicht und allgemeiner Körperbau
9. Besondere Rumpfbildung
10. Besondere Kopfbildung
11. Besondere Halsbildung
12. Besondere Gliederbildung
13. Eigentümlichkeiten der Gesichtsbildung
14. Eigentümlichkeiten der Stirn
15. Eigentümlichkeiten der Nase

16. Eigentümlichkeiten des Kinns
17. Formbau und Farbe der Augen
18. Formbau und Farbe der Haare
19. Formbau und Farbe der Haut
20. Besondere individuelle Merkmale
21. Besondere allgemeine Merkmale

6. Die einfache pathologische Diagnose nach der Belastung der Konstitution

Die Untersuchungsart nach diesem Schema ist ebenfalls neu und hat mit der Kuhne'schen Diagnose nichts gemeinsam. Kuhne spricht bekanntlich nur von Rücken-, Vorder-, Seiten- und allseitiger Belastung und meint, dass der Bauch die alleinige Ursache der Belastung sei und bemerkt schließlich, dass nur Krankheiten da seien, wo Krankheitsstoffe vorhanden sind.

Der Irrtum ist so klar liegend, dass ihn jedes Kind begreift, denn

1. gibt es nicht nur Krankheiten aus Belastung, sondern auch Krankheiten aus Unentwicklung und angeborenen Schwächezuständen;
2. sind nicht allein der Bauch oder die innere Ernährungszentrale Ursache von Missbildungen der Körperformen, sondern der anerzeugte Grundtypus ist in erster Linie dafür maßgebend, und schließlich ist auch die mangelnde oder übermäßige mechanische Kraftzufuhr, die durch die Peripherie ins Körperinnere dringt, eine mögliche Ursache.

Endlich ist die normale elektromagnetische Spannkraft, die sich harmonisch in den einzelnen Organen nach normalen Verhältnissen aufspeichert, von Bedeutung für die proportionale Entwicklung eines gesunden Körpers.

Im vorgezeichneten Untersuchungsschema wird dies berücksichtigt.

7. Die einfache physische Diagnose

Die einfache physische Diagnose aus den harmonischen und disharmonischen Körperformen im Verhältnis zur eigenen Gesamtheit, im Verhältnis zum Normalkörper und schließlich zum Idealkörper gibt in erster Linie die instinktiven, unbewussten Neigungen wieder.

8. Die einfache psychische Diagnose

Die einfache psychische Diagnose nach der Physiognomie der Büste gibt bevorzugt die bewusste Grundanlage der allgemeinen Charakterart wieder nach dem

Durchschnitt aller Harmonien und Differenzen.

Dieser einfachen psychischen Diagnose folgt in meinem großen Werk «Menschenkenntnis» (1904-1906, Neuauflage 1992 im Carl-Huter-Verlag Zürich) die ganze psychische Diagnose ausführlich nach.

9. Die Diagnose aus den Gesichtszügen

Die Diagnose aus den Gesichtszügen erfolgt nach diesem Schema:

1. Areal für die Herznerven
2. Areal für die Herzmuskelkraft
3. Areal für Kehlkopf und Luftröhren
4. Areal für die Lungenspitzen
5. Areal für d. mittlere Lungengruppe
6. Areal für die unteren Lungenorgane
7. Areal für die Rachenhöhle und den Schlund
8. Areal für den Magen
9. Areal für Galle und Leber
10. Areal für den Zwölffingerdarm
11. Areal für den langen Darm
12. Areal für den Dünndarm
13. Areal für den Dickdarm
14. Areal für den Mastdarm
15. Areal für die Nieren
16. Areal für die Blase
17. Areal für die äußeren Geschlechtsorgane
18. Areal für die inneren Geschlechtsorgane
19. Areal für die Milz
20. Areal für den Gaumen und die Zunge
21. Areal für den Kiefer und die Zähne
22. Areal für den Beckenbau
23. Areal für die Rückenwirbel
24. Areal für das Rückenmark
25. Areal für den Brustkorb
26. Areal für die Schultern
27. Areal für die Oberarme
28. Areal für die Unterarme, Hände und Finger
29. Areal für die Oberbeine
30. Areal für die Unterbeine
31. Areal für die Füße und Zehen
32. Areal für die äußeren Sinnesorgane
33. Areal für die inneren Sinnesorgane
34. Areal für die Hirnhäute
35. Areal für die Großhirnzentrale
36. Areal für das Kleinhirn
37. Areal für das Mittelhirn
38. Areal für den Hals
39. Areal für den Nacken
40. Areal für den Schädelknochen
41. Areal für die Haut
42. Areal für die Haare

10. Die Augendiagnose

Dieselbe hat das gleiche Schema wie die Gesichtsdiagnose. Wie in den verschiedenen Gesichtsflächen Veränderungen auftreten, wenn im inneren Körper Erkrankungen sich einstellen, so auch in den Augen und besonders im Augenstern (Iris). Wie dieser Vorgang zu erklären ist und dass er tatsächlich stattfindet, darüber mehr in meinem Werk «Der neue Mensch und die neue Welt» (erschienen unter dem Titel «Menschenkenntnis» 1904-1906, Neu-

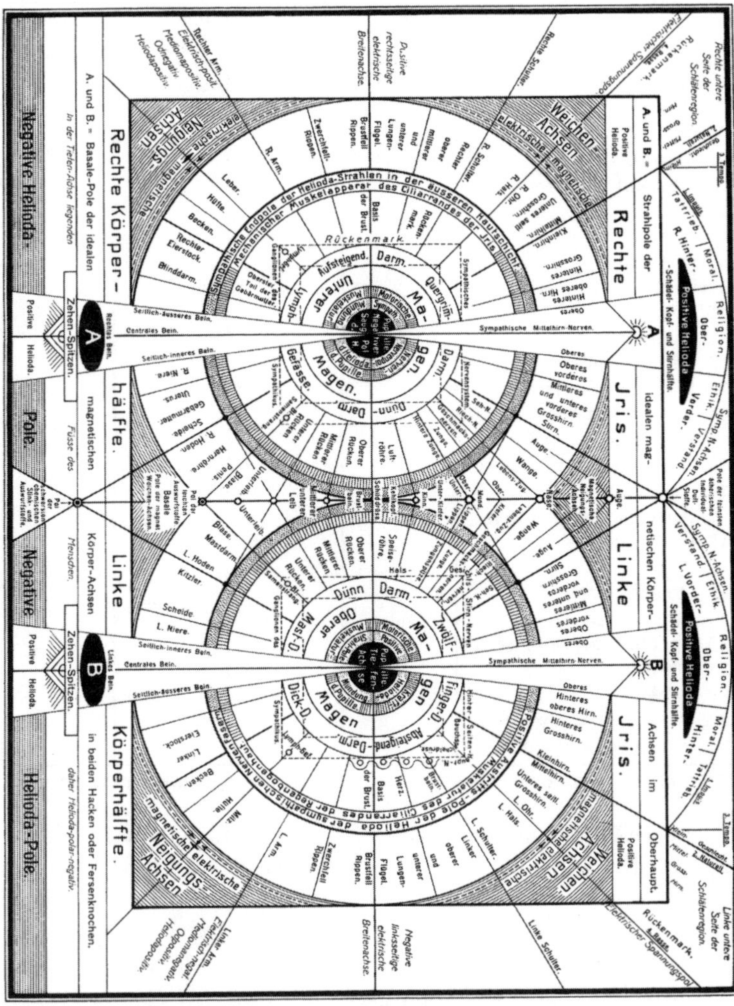

37 Orientierungstafel zum Ausdruck der Augeniris. Von Carl Huter erstmals veröffentlicht im Jahre 1906 in seinem Werk «Menschenkenntnis» (Neuauflage 1992 im Carl-Huter-Verlag Zürich). Diese Tafel wie auch die Tafel Abb. 36 ist als Orientierungshilfe zu verstehen. Sie ersetzt nicht das Studium der individuellen, krankheitsspezifischen Merkmale und aller erdenklichen individuellen Abweichungen.

	normal	ge-schwächt	unent-wickelt	belastet
1. Kopf				
2. Gesicht				
3. Hals				
4. Rücken				
5. Schultern				
6. Brust				
7. Oberarm				
8. Unterarm				
9. Hände				
10. Finger				
11. Mittlerer Leib				
12. Mittlere Seite				
13. Mittlerer Rücken				
14. Unterleib und Geschlechtsorgane				
15. Hüften und Beckenbau				
16. Gesäß und Ausscheidungsorgane				
17. Oberschenkel				
18. Knie				
19. Unterschenkel und Waden				
20. Knöchel und Unterbeine				
21. Füße				
22. Zehen				
23. Innere Schwächen				
24. Innere Belastungen				

38 Schema zur einfachen Untersuchung nach Belastung der Konstitution.

auflage 1992 im Carl-Huter-Verlag Zürich).

11. Die Haardiagnose

Wie sich alle inneren Vorgänge äußerlich spiegeln, so auch alle inneren Krankheiten und zwar bis in die äußersten Spitzen der Organe, die am lebenden Körper mit diesem aufs innigste verbunden sind. Denn das ist ja gerade das Charakteristische des geistigen Lebens, die einheitliche Kraft, die in allen und durch alle Einzelorgane wirkt. Aus der Beschaffenheit der Haare ist auch die ganze Körperkonstitution, der Boden zu erkennen, auf dem sie wachsen, gerade so wie an der Fülle und Schönheit des Getreidefeldes die Güte des Ackerbo-

	Individual-einheit	Abwei-chung vom ethni-schen Mittel	Abwei-chung vom Berufs-normal-körper	Abwei-chung vom Ideal-körper
1. Erscheinung 2. Temperament 3. Naturell 4. Schlaf 5. Ruhe 6. Allgemeine Körper-arbeit 7. Bewegung mit den Beinen 8. Bewegung mit dem Oberkörper 9. Bewegung mit den Armen 10. Anlage zu grober Arbeit 11. Anlage zu abwech-selnd verschiedener Arbeit 12. Anlage zu komplizier-ter, feiner Arbeit 13. Virtuosität in der Technik 14. Virtuosität in der Komposition 15. Geduld und Ausdauer 16. Forschende Geistesarbeit 17. Wiedergebende Geistesarbeit 18. Unterhaltende Geistesarbeit 19. Philosophisch-schöp-ferische Geistesarbeit 20. Liebesfreuden und Liebeslust				

39 Schema zur einfachen physischen Diagnose.

Quantität der Grundlanlage	schwach	mittel	stark
1. Selbsterhaltungstriebe			
2. Kleine Gesellschaftstriebe			
3. Große Gesellschaftstriebe			
4. Fortpflanzungstriebe			
5. Selbsterlösungstriebe			
6. Erwerbsinn			
7. Sparsinn			
8. Selbstvervollkommnungssinn			
9. Fertigkeit im inneren Wollen			
10. Mystischer Sinn			
11. Überirdische Idealität			
12. Sozialer Vervollkommnungssinn			
13. Phantasie			
14. Vorstellungsgabe			
15. Beobachtung und Natursinn			
16. Erfindungsgabe			
17. Analytischer Scharfsinn			
18. Verbindender Scharfsinn			

40 Schema zur einfachen psychischen Diagnose.

dens beurteilt wird. Kein schlechter Boden bringt gute Früchte.

Wer Gelegenheit hat, das Kestnermuseum in Hannover zu besuchen und sich die beiden Haarlocken von Schiller und Goethe anzusehen, wird darin schon die Körperkonstitution der beiden großen Männer erblicken. Im dicken, festen, straffen Haar Goethes gibt sich ein fester, widerstandsfähiger Körper kund, im feinen, seidenartigen Haar Schillers ein schwächlicher Körper und ein hochgradig sensibles Nervensystem.

In Form, Glanz, Unebenheiten, Knoten, Entfärbungen, Farbe, Trockenheit, Feuchtigkeit usw. lässt sich sehr wohl der Ernährungszustand, die Blutmischung und die Allgemeinerkrankung feststellen. In der Spannkraft des Haares gibt sich die Spannkraft der Lebensenergie seines Besitzers wieder. Die letzten Wirkungen von Nerven und Blutstrom sind im Haarwurzelboden und geben dem Haar das Gepräge ihrer Funktionskraft.

Erfahrene Schäfer und Wollhändler wissen ganz genau die Qualität der Wolle nach der Ernährung der Schafe zu schätzen, und Viehändler erkennen am Haar den Fettgehalt des Tieres, die Rasse, Gesundheit und Krankheit. In der Haardiagnose des Schäfers

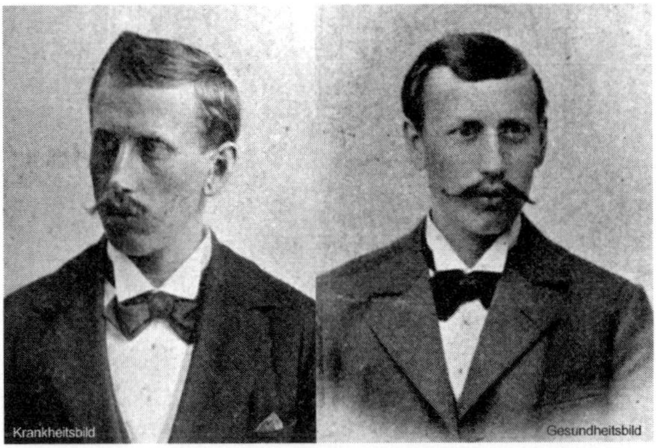

41, 42 Fotograf B. erkrankte infolge Trinkens von kaltem Bier in den heißen Julitagen des Jahres 1897 an einem schweren Magen- und Leberleiden; medizinische Hilfe war vergeblich, es trat Gelbsucht hinzu, und zwar in einem Maße, welches das Schlimmste befürchten ließ. Wechselfieber, Appetitlosigkeit, Schlaflosigkeit, Leibschmerzen plagten den jungen Mann Tag und Nacht. Das erste Foto zeigt den kranken Zustand. Das zweite Foto, vier Wochen später, den Ausdruck der wiedererlangten Gesundheit.

Ast liegt absolut nichts Wunderbarcs, sie ist eine begründete Erfahrungssache, entsprungen aus scharfer Naturbeobachtung.

Ob und wie weit die Erkrankung der Einzelorgane aus dem Haar zu erkennen ist, will ich hier nicht untersuchen.

Es genügt die Tatsache, dass überhaupt aus Haaren viele Krankheiten erkannt werden können. Ausführlich wird dieses Thema in meinem schon erwähnten großen Werk behandelt.

In meiner Praxis übte ich die Haardiagnose oft als Ergänzung bei etwaigen Unklarheiten über manche körperliche Zustände solcher Patienten, die abgehalten waren, sich persönlich untersuchen zu lassen und daher briefliche Ratschläge wünschten nach schriftlichen Darlegungen ihres Leidenszustandes.

12. Die unwillkürliche Pathognomik

Die unwillkürliche Pathognomik ist endlich die verräterische Haltung eines Kranken, durch die der Sitz der Krankheit nach persönlichem Augenschein sofort erkenntlich ist. Ich will diese Diagnose vorläufig als mein Geheimnis unerklärt lassen. Gerade diese Art von Beurteilung, die ich so schnell in wenigen Augenblicken zur Überraschung eines Kranken sowohl in öffentlichen Vorträgen als auch bei Privatuntersuchungen anstellte, wirkte jedesmal verblüffend auf die Umgebung; sie ist mir selbst stets eine Freude gewesen. Würde ich diese Diagnose erklären, so könnte von feindlichen Elementen versucht werden, mir bei meinen öffentlichen Untersuchungsvorträgen eine absichtliche Verstellung zu inszenieren. Um solchen eventuellen Irreführungen vorzubeugen, unterlasse ich vorläufig die Veröffentlichung der Methode.

Anschließend an diese streng wissenschaftlichen Untersuchungsarten will ich noch einige **spekulative Nebenfächer** erwähnen. Hierzu gehört

a) die intuitive Manierlichkeit

An den eigenartigen Manieren und Gewohnheiten lässt sich manches feststellen. Diese Feststellungen gründen sich auf die Wahrscheinlichkeitsberechnung. So lässt sich daraus, dass jemand gewohnheitsmäßig hastig, schnell und wenig kauend die Speisen verschlingt mit größter Wahrscheinlichkeit annehmen, dass eine solche Person bald magenleidend wird oder schon längst ist.

Wer sich übermäßig lang im kalten Bad aufhält, der wird oder ist schon nervös und nierenleidend.

Wer viel starke Spirituosen trinkt, wird herz- und hirnleidend oder ist es schon.

Wer jahrelang hustet, wird asthmatisch.

Wer in den Tag hinein schläft, wird bleichsüchtig.

Wer in die Nacht hinein arbeitet, wird blutarm.

Wer viel und oft Kaffee trinkt, ist leberleidend.

Wer übermäßig und andauernd körperlich arbeitet, wird rheumatisch.

Wer übermäßig geistig arbeitet, wird neurasthenisch.

Wer viel Lagerbier trinkt und dazu Brot und Schweinefleisch isst, wird fett und krank.

Wer lange trockenes Brot isst und keine Wäsche wechselt, hat Läuse.

Wer ausschließlich viel modernes Graubrot isst, von Mehl ohne Schrot gebacken, bekommt die Schwindsucht.

Wer Schrotbrot, Obst und Gemüse isst sowie Milch und gutes Wasser trinkt, wird alt und bleibt gesund.

Wer viel Fleisch und Brot isst, wenig Bewegung hat, an Verstopfung leidet und enge Kleider trägt, der stirbt wahrscheinlich am Herzschlag, an Nierenschwund, an Tuberkulose oder am hitzigen Fieber.

Wer leicht rot und verlegen wird, hat ein hochfeines, erregbares Nervensystem und ist erziehungsfähig zum Guten. Wer nie rot wird, stets kalt im Innern und geschmeidig im Äußern ist, ist ein scheinbar angenehmer, aber ein gefährlicher Mensch.

Wer den Hut tief im Gesicht trägt, will Wahrheit und Gerechtigkeit oder kaltem Wind und Regen ausweichen.

Wer den Hut schief auf einem Ohr trägt, ist eitel und händelsüchtig. Wer ihn gerade trägt, sucht sich den Formen und Sitten zu fügen. Wer den Hut nach hinten trägt, so dass die Stirn frei zu sehen ist, ist entweder ein Schwärmer oder ein Freidenker, der leicht die Schranken der Gewohnheiten durchbricht, oder er ist ein genialer Kopf, ein Reformator, ein Stürmer und Dränger.

Alle diese Beurteilungen aus den Manieren gründen sich auf spekulative Berechnungen, die meistens stimmen, aber auch fehl gehen können.

b) die Grafologie oder die Berechnung aus der Handschrift

Die Grafologie oder die Berechnung aus der Handschrift zwecks Feststellung von Krankheiten und Charaktereigentümlichkeiten bietet ebenfalls manches Wertvolle, ist jedoch nicht von der streng wissenschaftlichen Bedeutung, wie die zwölf angeführten diagnostischen Methoden, denn Feder, Halter, Tinte, Papier, Tischhöhe, ruhige oder störende Umgebung, momentane Erregung oder die Körperhaltung beim Schreiben sind mechanische Mitwirkungen bei der Zeichenbildung von Buchstaben. Diese lassen daher den Charakter nicht immer in der vollen Reinheit erkennen.

Dr. Schulz, Direktor der Irrenanstalt in Bremen, weist nach, wie sich die verschiedenen Krankheitsarten von Geistesgestörten in der Handschrift erkennen lassen. Auch der große Irrenkliniker Cesare Lombroso in Turin, Italien, weist Merkmale der besonderen Erkrankungen in der Handschrift der Irren nach. Verschiedene deutsche Psychologen von Ruf haben die Handschriftdeutekunst in die psychologische Wissenschaft aufgenommen. Tatsächlich lässt sich nicht nur nach pathologischer Seite hin aus der Handschrift viel ersehen, sondern auch nach anthropologischer, ethnologischer, chemischer und physischer Seite ist viel aus der Handschrift zu enträtseln. Russen z. B. schreiben anders als Engländer, Franzosen anders als Holländer, Italiener anders als Norweger. Der Blutarme schreibt grundverschieden vom Vollblütigen, der Nervöse anders als der nervige Athlet.

Zu einer untergeordneten spekulativen Beurteilungsart zähle ich auch die Kuhne'sche Gesichtsausdruckskunde. Gesichtsausdruckskunde im Sinne des Wortes ist die Kuhn'sche keineswegs. Sie ist vielmehr Rumpfbelastungsdiagnose.

Die wissenschaftliche Gesichtsausdruckskunde ist anderer Art als die Kuhne'sche. Die Kuhne'sche Gesichtsausdruckskunde existiert für mich als solche nicht, wohl aber als Halsdiagnose.

c) die Halsdiagnose

Diese Halsdiagnose ist durch spekulative Berechnung ein gutes Mittel, die Art der Rumpfbelastung festzustellen, mitunter auch die Art der Kopfbelastung. Kuhne unterscheidet nun ganz richtig Innen-, Vorder-, Einheits- und Rückenbelastung und schließlich die kombinierten Belastungen, obenan die Ganzbelastung, die doppelseitige, d. h. Rücken- und Seitenbelastung, die Vorder- und Innenbelastung usw.

Kuhnes Verdienst ist unbestritten die Erfindung der Halsdiagnose als Methode zur Feststellung der verschiedenen Rumpfbelastungen auf spekulativem Weg durch Wahrscheinlichkeitsberechnung. Als solche Diagnose hat die Kuhne'sche einen gewissen dauernden Wert, ähnlich wie die Grafologie.

Die Rumpfbelastung fällt unter meinen Diagnosen als ein Teil unter die konstitutionell pathologische.

Unter dieser Diagnose wird der ganze Körper untersucht, nicht nur der Hals und das Gesicht. Wie will aber Kuhne eine Belastung der großen Zehe am linken Fuße aus der Halsform finden? Das ist ein für alle Mal ausgeschlossen. Wohl gibt die wahre Gesichtsausdruckskunde und Augendiagnose darüber Aufschluss; beide Diagnosen sind jedoch so komplizierter Art, dass ein ungarischer Arzt (I. Péczely) nur einen Bruchteil davon in der Augeniris finden konnte.

Am leichtesten lässt sich die Belastung der großen Zehe am linken Fuß selbst feststellen bei der gesamten Körperorganuntersuchung, wie ich sie hier unter der konstitutionell-pathologischen registriert habe.

d) der Stil

Auch aus dem Stil lassen sich im Sinne der spekulativen Methoden teilweise Gesundheit, Krankheit und Charakter beurteilen. Unter Stil meine ich hier nicht einen bestimmten Baustil oder eine gesellschaftliche Sitte schlechthin, sondern die persönliche Eigenart, wie jemand sich kleidet, wie er spricht, wie er isst, trinkt und arbeitet, schreibt, lacht und weint, und zwar nicht nach seiner instinktiven Manierlichkeit, sondern nach seinem inneren, planmäßigen Zusammenwirken aller seelischen und körperlichen Kräfte.

Bei der Manierlichkeit tritt gewöhnlich eine einzige Neigung unbewusst besonders hervor, teils intuitiv, teils aus Gewohnheit; beim Stil offenbart sich aber die planmäßige Vorbereitung zur Handlung oder zu der geschehenen Tatsache mit den Gesamtkräften.

So lässt sich z.B. an der Art, wie jemand sich kleidet, auf seine Eitelkeit, Freimütigkeit, Verschlossenheit, Frechheit, Akkuratesse, Edelmut, ja selbst auf Reichtum, Not oder Krankheit schließen.

Der wirklich Reiche kleidet sich stets anders als der, welcher sich den Schein des Reichtums zu geben sucht. Der Geizige kleidet sich anders als der Sparsame, dieser wieder anders als der Freigebige, und ganz anders offenbart sich der Verschwender.

Der Gesunde kleidet sich anders als der Kranke. Der Kranke kleidet sich entweder zu leichtsinnig in Bezug auf die allgemeine Körperwärmung oder zu eng überladen, verhüllt und geschnürt. Der Gesunde zieht sich einfach, frei und vernünftig an und hat Sinn für Schönheit und Geschmack.

Manierlichkeit, Handschrift, Stil und Bekleidung sind Ausflüsse der eigenen Individualität, daher gibt sich auch ein Teil des inneren Menschen darin wieder, das ist eine unbestrittene Tatsache.

Aus allen diesen Mitteilungen geht aber hervor, dass das Gebiet der Menschenkenntnis, wenigstens der praktischen, auf der Hochschule noch zu wenig gepflegt wird, denn von all dem wird herzlich wenig gelehrt, und was gelehrt wird, sind zusammenhanglose Bruchstücke vom inneren Menschen, wie Anatomie, Pathologie oder Psychologie.

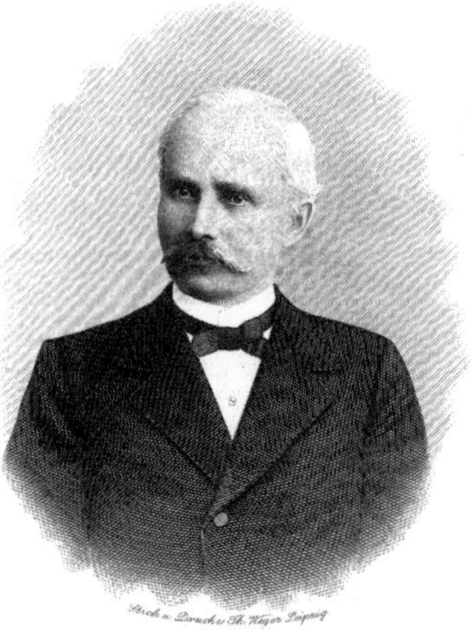

43 Louis Kuhne (1835-1901)

Ohne eine umfassende und gründliche Menschenkenntnis mit allen zur Verfügung stehenden diagnostischen Mitteln lässt sich aber unmöglich ein Mensch nach seiner ganzen Individualität beurteilen, daher kann auch die Krankheitsdiagnose mancher Ärzte nur eine bruchstückartige von oft sehr unbedeutendem Wert sein. Wie aber kann jemand, der nicht den Kranken als Menschen, den Menschen als Individuum, das Individuum als Person und umgekehrt erkennt, einen Kranken richtig behandeln? Er behandelt dann nur Krankheiten, nicht kranke Menschen; die Folge ist, dass bei der Beseitigung der Krankheit der Mensch beseitigt wird. «Sie müssen operiert oder geimpft werden oder Arsenik essen oder Chloralhydrat injektieren, das hilft», sagt der Medicus; er hat recht, es hilft unter die Erde.

Manche Anhänger der Naturheilkunde und viele ihrer Vertreter suchen es sich in diesem Punkte noch leichter zu machen als die Mediziner und predigen von der Überflüssigkeit der Diagnose. Sie verstehen eben nichts davon und sind zu dumm oder zu träge, ihren Beruf ernst zu nehmen und gründlich Menschenkenntnis zu studieren.

Hervorragende Medizin- und Naturärzte erkennt man daher stets an ihrer hervorragenden Menschenkentnis.

Um eine praktische Menschenkenntnis haben sich auch alle großen bildenden Künstler in erster Linie verdient gemacht. Mit großem Verdienst für die Nachwelt waren praktisch darin tätig: Lavater, Gall, Spurzheim, Combe, Baumgärtner, Scheve, Piderit, Blumenbach, Darwin, Mantegazza, Lombroso, Skraub, Henle, Lange, Meinert, Bossard, Kuhne und Virchow.

Von der Bedeutung dieser Wissenschaft durchdrungen opferte ich ihr meinen künstlerischen Beruf, bis ich schließlich ganz zur Heilkunde überging. Mein Bestreben geht dahin, als Lebensaufgabe in erster Hinsicht die Erforschung des Menschen von ganz neuen und praktischen Gesichtspunkten aus fortzuführen und das Resultat in meinem angekündigten großen Werke «Die neue Welt und der neue Mensch»[25] niederzuschreiben, denn nach den bisherigen Methoden der Menschenkunde fühlte ich mich nicht befriedigt; ihre Mängel sind zu offenbar.

Die Nutzanwendung aus einer solchen von mir erstrebten Menschenkenntnis ist aber noch weit tiefgreifenderer Natur als nur für die Krankenheilung. Nach einer solchen werden sich auch die Menschenwerte in bestimmten Normen feststellen lassen; denn den höchsten Wert auf unserer Erde repräsentiert doch nur der Mensch, oder besser gesagt der Idealmensch, der körperlich und seelisch gesund und schön und möglichst vollkommen ist. Denn nur ein solcher wird Gesundheit und Schönheit auch sozial fördern und möglichst Vollkommenes schaffen. Darin liegt der Adel!

Nicht Geburts-, Standes-, Bodenbesitz-, Güterbesitz- oder Geldwerte, ja nicht einmal die ausschließlich erstrebten Arbeitswerte wird man in Zukunft kultivieren, sondern lediglich persönliche Menschenwerte. Alle anderen Werte können nur in den Dienst des höchsten Wertes, nämlich der idealen menschlichen Persönlichkeit, treten. Es kommt nur darauf an, die Normen, die Wertmesser zu finden, und die sind gefunden in meiner neuen Wissenschaft.

Solange andere Werte herrschen, wird es weder in der Heilkunde, noch in der Rechtspflege, noch in der Liebe, Ehe und Familie, noch in staatlichen, kommunalen oder internationalen Dingen wirklich höhere und dauernde Fortschritte geben; man wird sonst immer wieder vom Regen in die Traufe kommen.

Zur Gründung eines Museums, einer Schule und einer internationalen Gesellschaft rufe ich Gesinnungsgenossen, Freunde und Gönner dieser guten Sache auf, damit mein erstrebtes Ziel auch dauernde Früchte tragen möge. Einer kann viel, aber viele können mehr!

Darum liebe Leser und Leserinnen, bildet nach dieser Wissenschaft, die ich Kallisophie nenne,

25 Dieses Werk erschien unter dem Titel «Menschenkenntnis durch Körper-, Lebens-, Seelen- und Gesichtsausdruckskunde» von 1904 bis 1906 in fünf Bänden. Neuauflage in einem Band 1992 im Carl-Huter-Verlag Zürich.

kallisophische Gesellschaften, d. h. Vereine für praktische Welt- und Menschenkenntnis, kombinierte Naturheilkunde, Gesundheits- und Schönheitspflege, denn dadurch fördert ihr wahre Wissenschaft, schöne Künste, bessere Staaten und das Glück zukünftiger Generationen.

8. Private und öffentliche Berichte über die neue Huter'sche Peripheriediagnose (Physiognomik, Gesichts- und Körperausdruckskunde)

Motto:
Zeige mir, was du kannst
und ich werde dir sagen, wer du bist!

1. Diagnose und Vorträge

«Dem Herrn Physiognomen Lirani Cherubini (Pseudonym von Carl Huter im Herbst 1884, unter dem er u. a. Vorträge in Schleswig-Holstein hielt) bescheinige ich hierdurch, dass derselbe am heutigen Abend vor einer großen Gesellschaft von Herren und Damen der Gesellschaft Museum einen Vortrag zur allgemeinen Überraschung und größter Zufriedenheit gehalten hat.»

Schleswig, den 5. Dezember 1884. Dr. med. Witt, Direktor der Gesellschaft Museum.

«Die Beurteilungen des Herrn C. Huter bei verschiedenen, mir bekannten Personen habe ich aus eigener Erfahrung als sehr zutreffend gefunden und bezeuge dieses auf Wunsch hiermit als der Wahrheit gemäß.»

Moritzberg b. Hildesheim, den 19. März 1887. Friedrich Wittrock, Lehrer a.D.

«Dem Herrn Carl Huter bescheinige ich hiermit, dass genannter Herr am heutigen Abend im hiesigen Arbeiterbildungs-Verein einen Vortrag über Phrenologie und Physiologie, mit beweisführenden Experimenten, zur allgemeinen Überraschung und größten Anerkennung seitens aller Anwesenden gehalten hat.»

Im Namen des Vereins dankend bestätigt:

Hildesheim, den 5. Dezember 1887. Heinr. Oelkers, 2. Vorsitzender des Arbeiterbildungs-Vereins.

«Gerne bestätige ich dem Herrn Huter, dessen Vorträgen über Phrenologie und Physiognomik mit vielem Interesse und großer Aufmerksamkeit gefolgt wurde, dass die von ihm vorgenommenen Untersuchungen in phrenologischer und physiognomischer Beziehung an verschiedenen Herren der Zuhörerschaft sich in ihren Resultaten mit der

Wirklichkeit in überraschender Weise deckten.

Da die von Herrn Huter gehaltenen Vorträge auf vielen eigenen Forschungen und Experimenten beruhen, so sind dieselben als sehr anregend und interessant zu empfehlen.»

Hildesheim, den 2. Januar 1888. A. Koch, Pr. Rechtsanwalt.

«Dem Maler Herrn Huter bezeugt der unterzeichnete Vorstand des Clubs Bavaria, dass er an einem Sitzungsabend des Clubs einen in jeder Beziehung interessanten Vortrag über Phrenologie und Physiognomik gehalten hat, der von den Anwesenden mit großem Beifall aufgenommen wurde. Ohne untersuchen zu wollen, inwieweit das von Herrn Huter Vorgetragene auf die Bedeutung exakt wissenschaftlicher Experimente Anspruch hat, muss doch konstatiert werden, dass die Prinzipien des Vortragenden einen gewissen, durch Empirie bestätigten wissenschaftlichen Wert besitzen, und dass die vorgetragenen Ansichten jedenfalls die Elemente enthalten, auf welchen sich eine rationelle Phrenologie (in Verbindung mit den erwiesenen Tatsachen der Physiognomik) aufbauen kann. »

Hildesheim, den 10. Dezember 1887. Der Vorstand der «Bavaria». I. A. : A. Röder, Chef-Redakteur.

«Herr Huter von hier hielt heute Abend im Hildesheimer Gesundheitspflege-Verein einen Vortrag über Phrenologie, welcher vorzugsweise in der Darstellung der Gehirnmasse nebst den Gesichtszügen und den aus diesen Erscheinungen bzw. Bildungen entstehenden seelischen Eigenschaften, gipfelte.

Der Vortrag des Herrn Huter fesselte die Anwesenden ungemein, indem derselbe auf dem Gebiete der Seelen- oder Geisteskunde, auf seither manchem noch fremd gewesenen Lebensabriss des Menschen, hinwies, und damit zugleich ein recht belehrender Vortrag wurde.»

Hildesheim, den 15. Dezember 1887. J. Butterbrod, Vorsitzender

«Der Physio-Psychologe Herr C. Huter hielt heute hierselbst einen ebenso interessanten wie lehrreichen Vortrag über das von ihm näher erforschte Gebiet der Phrenologie, Physiognomik und Mimik.

Die Darlegungen des Vortragenden gipfelten in einer vollkommenen, praktischen Menschenkenntnis, welche sich bei den vorgenommenen Untersuchungen an den anwesenden Personen betreffs des individuellen geistigen Wesens und körperlichen Anlagen bis in die schärfsten Einzelheiten hinein bestätigte. Die Schlussfolgerungen der Huter'schen Physio-Psychologie enden in den Prinzipien der Kallisophie, der menschlichen Vollkommenheit auf Grund wahrer Schönheit. Bei der großen Bedeutung der Physio-Psychologie für die gesamte menschliche Gesellschaft sollte dieselbe die weitestmögliche Beachtung und Verbreitung finden.

Der geschätzte Physio-Psychologe würde sich durch die schriftliche Veröffentlichung seiner Forschungen sicherlich ein großes Verdienst erwerben!»

Listringen b. Hildesheim, 19. September 1892. J. von Harten-Dillen.

«Dem Psychophysiologen Herrn Carl Huter bezeuge ich hiermit mit Vergnügen, dass derselbe gründliche Kenntnisse besitzt in der Physiognomik und Phrenologie und dass derselbe mich überrascht hat durch die von ihm auf experimentellem Wege gewonnenen exakten Resultate.»

Hannover, den 16. Juni 1893, Dr. phil. A. Brodbeck, Magister.

«Psycho-Physiologe Carl Huter zu Hannover hat mich und meine Frau einer genauen Untersuchung unterzogen in Bezug auf sämtliche körperliche und geistige Eigenschaften, wie folgt:

Signalement der äußeren Erscheinung: Temperament, natürliche Körperfunktionen in Anlage und Übung wie Schlaf, Ernährung, Bewegung usw., Gedächtnis, verschiedene Tatkraft-, Verstandes- und Gemütsanlagen, stoffliche Blutbeschaffenheit und allgemeiner Nervenzustand, in allen Einzelheiten, auf Grund seiner physiognomischen Beobachtungen, ohne nähere persönliche Bekanntschaft mit der betreffenden Person.

Ich war erstaunt über die gewaltigen Kenntnisse, welche sich Herr Huter auf obigen Gebieten dieser neuen Wissenschaften erworben hat und zur Anwendung zu bringen weiß, ferner auch über die guten Verhaltensmaßregeln, welche uns Herr Huter für unser späteres Leben gegeben hat, sowohl in diätetischer wie in hygienischer Hinsicht.

Ich kann jedermann raten, sich einer Konsultation des Herrn Huter zu unterziehen und seine Winke für ein gesundes und glückliches Leben wohl zu beachten und zu pflegen.»

Georg Krieger, Plantagen-, Hütten- und Bergwerksbesitzer, Peru, Süd-Amerika, z. Zt. Hannover, den 16. August 1893

«Herr Psycho-Physiologe Carl Huter hierselbst hat mich durch die vortreffliche Beurteilung meiner körperlichen und geistigen Eigenschaften, welche am heutigen Tage stattgefunden hat, in hohem Maße überrascht und erfreut.»

Hannover, den 18. August 1893, Adolf Rehse, Handelslehrer

«Mit Vergnügen bestätige ich Herrn Carl Huter, Psycho-Physiologe, dass er mich durch seine scharfsinnige und richtige Beurteilung der körperlichen und geistigen Eigenschaften meiner Frau wie meiner eigenen Person in hohes Erstaunen gesetzt hat, nicht minder auch durch die trefflichen, durchaus vernunftsgemäßen und leicht ausführbaren Ratschläge und Verhaltensmaßregeln für unser ferneres Leben.

Ich kann Herrn Huter nur raten, mit seinem Wissen mehr als bisher an die Öffentlichkeit zu treten und

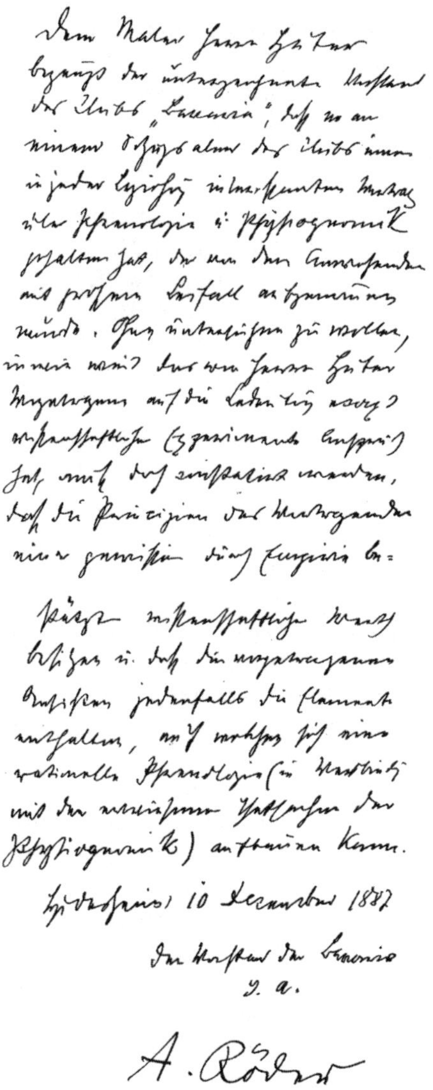

44 Schreiben von Adam Röder vom 10. Dezember 1887. Transkription s. S. 111.

zweifle nicht daran, dass seine reichen Gaben ihn noch zu hoher Bedeutung führen werden.»

Hannover, den 19. August 1893. Otto Fuß, Kaufmann.

«Als ich von der praktischen Physiognomik des Herrn Huter hörte, konnte ich leise Zweifel an der Richtigkeit seiner Theorie nicht unterdrücken. Eines Tages machte ich dem Herrn aber einen Besuch und bat ihn, von meinem Gesicht auf mein Temperament, meinen Charakter und meinen körperlichen Zustand zu schließen. Wohlgemerkt, Herr Huter kannte mich kaum, konnte also herzlich wenig von mir wissen; ich war aber sehr überrascht, als die Untersuchung zu Ende war und Herr Huter mir das Resultat derselben vorlas, es stimmte alles genau, mein Gesicht allein genügte dem Menschenkenner, mir tief in die Seele zu sehen und meine Charaktereigenschaften bis ins feinste zu zergliedern.

Auch die Verhaltensmaßregeln, die mir Herr Huter mitteilte, um mir meine Gesundheit zu erhalten, muss ich als durchaus vernünftig und genau meiner Natur und individuellen Anlagen entsprechend, erklären. Ich glaube, dass Herr Huter auf dem Gebiete der naturgemäßen Heilmethode einen festen Punkt gebaut hat, von dem aus weiter gearbeitet werden kann.»

Hannover, den 20. August 1893, Hermann Löns, Schriftsteller, Redakteur des «Hannoverschen Anzeigers».

«Die Beurteilung meiner Person durch Herrn Carl Huter war für mich so überaus interessant und belehrend wie mit der Wirklichkeit übereinstimmend, dass ich diese hiermit gerne dankend anerkenne.

Die Ratschläge, welche mir Herr Huter bezüglich meiner Lebensweise gegeben hat, befolge ich mit Eifer, und es bestätigt sich die Richtigkeit von Herrn Huters Verordnungen durch ein erhöhtes Wohlbefinden.»

Hannover, den 21. August 1893. Frau Christine Eppens, Inhaberin des veget. Speisehauses «Freia».

«Herrn Huter bezeuge ich gern, dass er heute, obwohl er mich nur ganz oberflächlich kannte und nur ein- oder zweimal mit mir gesprochen hatte, mir eine Charakteristik meiner Person von überraschender Richtigkeit gegeben hat. Ich glaube daher jedem, der an psychologischen und physiognomischen Fragen Interesse hat, die Förderung der Huterschen Untersuchungen empfehlen zu können.»

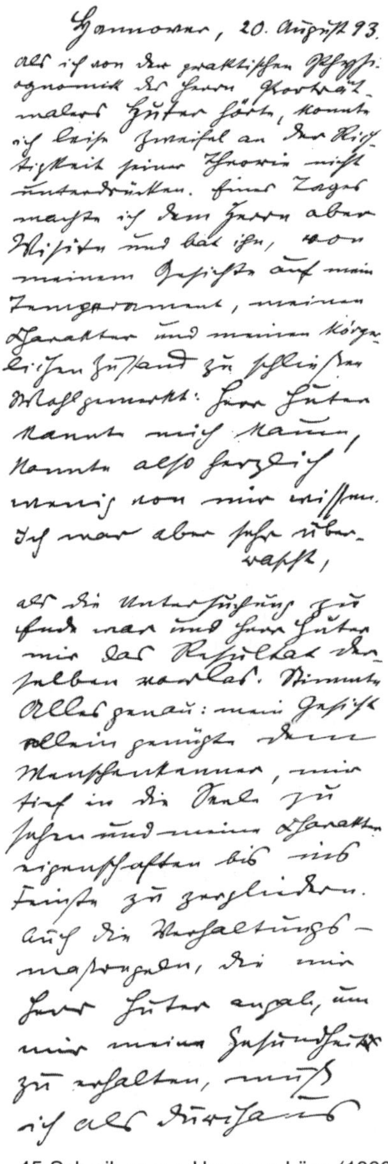

Hannover, 20. August 93.
Als ich von der praktischen Physiognomik des Herrn Porträtmalers Huter hörte, konnte ich leise Zweifel an der Richtigkeit seiner Theorie nicht unterdrücken. Eines Tages machte ich dem Herrn aber Visiten und bat ihn, von meinem Gesichte auf mein Temperament, meinen Charakter und meinen körperlichen Zustand zu schließen. Wohlgemerkt: Herr Huter kannte mich kaum, konnte also herzlich wenig von mir wissen. Ich war aber sehr überrascht, als die Untersuchung zu Ende war und Herr Huter mir das Resultat derselben vorlas. Stimmte Alles genau: mein Gesicht allein genügte dem Menschenkenner, mir tief in die Seele zu sehen und meine Charaktereigenschaften bis ins Kleinste zu zergliedern. Auch die Verhaltungsmaßregeln, die mir Herr Huter angab, um mir meine Gesundheit zu erhalten, muss ich als durchaus

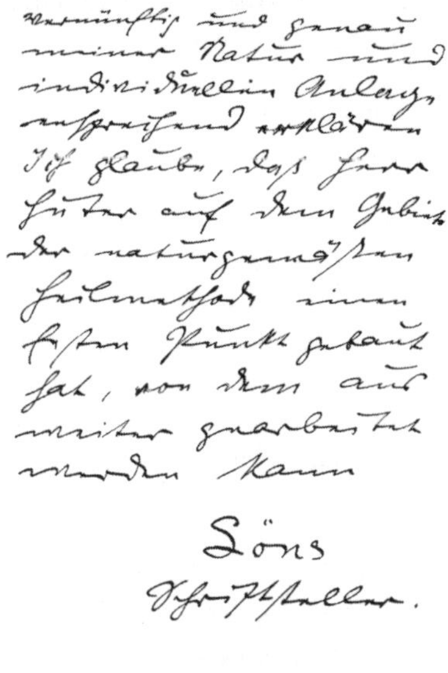

vernünftig und genau meiner Natur und individuellen Anlage entsprechend erklären. Ich glaube, dass Herr Huter auf dem Gebiete der naturgemäßen Heilmethode einen festen Punkt gebaut hat, von dem aus weiter gearbeitet werden kann.
Löns
Schriftsteller.

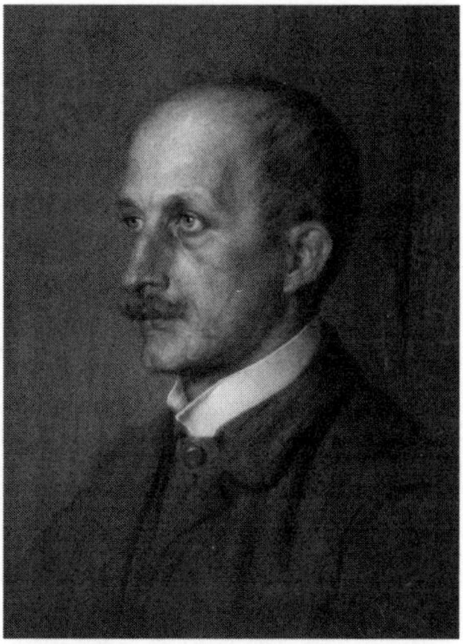

46 Hermann Löns (1866-1914), Schriftsteller und Redakteur.

45 Schreiben von Hermann Löns (1866-1914) vom 20. August 1893. Transkription s. S. 114.

Hannover, den 23. August 1893. Dr. jur. M. v. Seefeld, Reg.- Assessor.

«Herr Huter aus Hannover hat mir heute in einer zweistündigen Unterredung Gelegenheit zum Einblick gegeben in die Grundzüge der Psycho-Physiologie, nach denen er mit eben so großer Leichtigkeit wie Sicherheit die Charakteristik aller Personen aufstellt, und in eine überraschende, bestätigende Anwendung jener Grundzüge auf die Charaktereigenschaften meiner Person, sodass eine derartige Behandlung und Anwendung dieser Wissenschaft auch für einen größeren Hörerkreis instruktiv und anregende wirken muss.»

Goslar, den 28. August 1893. Lic. Dr. C. Leimbach, Gymnasialdirektor.

«Herr Huter hat auf meine Veranlassung vorgestern Abend im «Künstlerverein» seine Wissenschaft zur Anwendung gebracht. Es waren dabei u.a. zugegen die Herren Architekten Götze, Börgemann, Rowald, Hehl, Professor Schaper, Direktor Narten (Oldenburg), Dr. Gusinde, Ingenieur Taaks, Maler Engelke, Tewes, Dr. med. Holste, Dr. Schuchardt. Die Darlegungen enthielten viel des Überraschenden und Treffenden und fesselten die Gesellschaft sichtlich mehr und mehr. Die Meinung ging allgemein dahin, dass der zweifellos richtige Kern dieser Studien weiter gepflegt werden müsse.»

Hannover, den 11. September 1893. Dr. Schuchardt, Direktor des Kestner-Museums in Hannover (Leiter des Anthropologen-Kongresses zu Hannover 1893).

«Am Donnerstag, den 21. d. Mts., wohnte ich dem Vortrage des Herrn Huter über das Thema: ‹Die Physiognomik als Wissenschaft› im ‹Kaufmännischen Verein› in Hannover bei, der mich durch das Unbekannte, das uns geboten wurde, aufs höchste interessierte und mich veranlasste, erstes Versuchsobjekt zu sein.

Herr Carl Huter kannte weder mich, noch ich ihn, und ich bezeuge dem genannten Herrn hiermit gern, dass er, auf Grund seiner Wissenschaften und Erfahrungen, der Versammlug meine hauptsächlichsten Charakterzüge so treffend und genau bezeichnete, dass ich mich dessen sehr verwunderte.

Die ferneren Versuche bezw. Untersuchungen, denen ich an jenem Abend als Zuschauer noch beiwohnte, ergaben für Herrn Huter ein gleich günstiges Ergebnis.

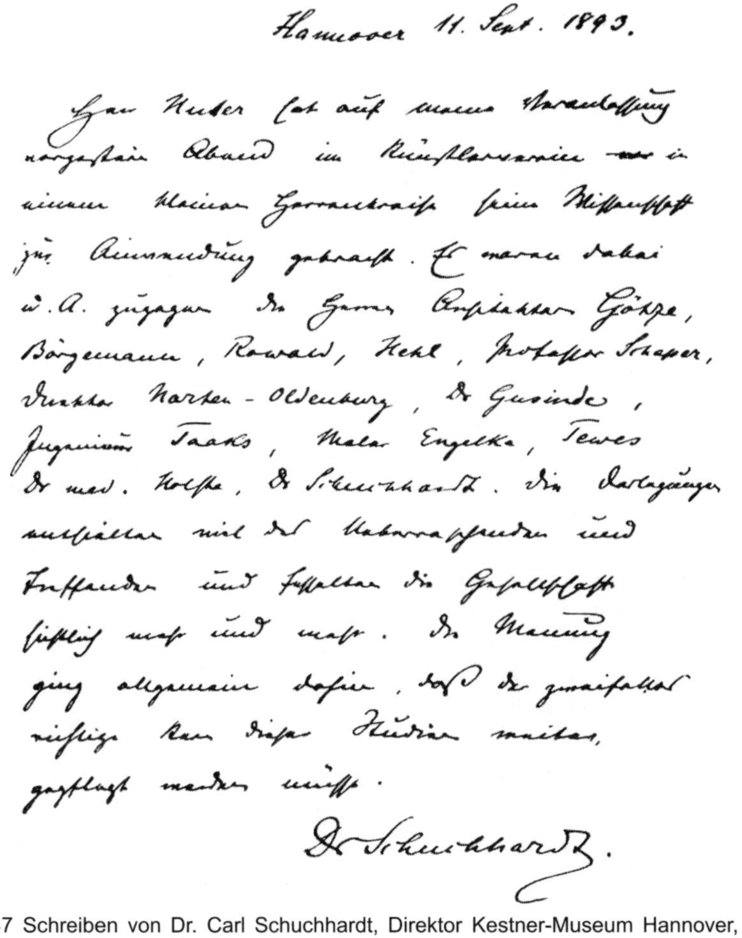

Hannover 11. Sept. 1893.

Herr Neuber hat auf meine Veranlassung vorgestern Abend im Künstlerverein in einem kleinen Herrenkreise seine Wissenschaft zur Anwendung gebracht. Es waren dabei u.A. zugegen die Herren Architekten Götze, Börgemann, Rowald, Hehl, Professor Schaper, Direktor Narten-Oldenburg, Dr Gesinde, Ingenieur Taaks, Maler Engelke, Tewes Dr med. Wolfe, Dr Schuchhardt. Die Darlegungen enthielten viel des Ueberraschenden und Fesselnden und fesselten die Gesellschaft sichtlich mehr und mehr. Die Meinung ging allgemein dahin, daß der zweifellos richtige Kern dieser Studien weiter gepflegt werden müsse.

Dr Schuchhardt.

47 Schreiben von Dr. Carl Schuchhardt, Direktor Kestner-Museum Hannover, vom 11. September 1893. Transkription s. S. 116.

Einem Vortrag des genannten Herrn, die Philosophie vom Schönen (Kallisophie), betreffend, sehen wir daher mit Vergnügen entgegen.

Ich kann Herrn Carl Huter aus eigener freier Überzeugung nur empfehlen, rüstig auf dem von ihm betretenen Wege fortzuschreiten und so sich und der Menschheit zu nützen.»

Hannover, den 23. September 1893. Fritz Flügel, Kaufmann, Vorstandsmitglied des Kaufmännischen Vereins Hannover.

«Anschließend an obige Auslassungen unseres Mitgliedes Herrn Flügel bestätigen wir Herrn Huter hierselbst gern, dass dessen Klarlegungen mit den nachfolgenden Proben seiner außergewöhnlichen Wissenschaft recht angenehm und fesselnd waren.

Da auch die praktisch ausgeführten Untersuchungen an drei Mitgliedern, unter Aufsicht einer prüfenden Vertrauenskommission, als zutreffend zu bezeichnen sind, können wir allen Vereinen, Gesellschaften sowie Einzelpersonen, welche ideale Ziele verfolgen, die auf einzigartiges und hervorragendes Wissen begründeten Vorträge etc. warm empfehlen.»

Hannover, den 23. September 1893. Kaufmännischer Verein: Adolf Bischoff, 1. Vorsitzender, H. C. Meyer, Geschaftsführer

«Am 14. d. Mts. hat Herr Huter im hiesigen Arbeiterverein vor einer Versammlung von ungefähr 200 Personen einen Vortrag über Physiognomik gehalten, welcher nicht nur durch die fesselnde Darstellungsweise den Zuhörern mehr und mehr Interesse abgewann, sondern auch in hohem Grade belehrend war. Besonders überraschend waren die Resultate der Untersuchungen, welche Herr Huter nach dem Vortrage an einer Anzahl Zuhörer, die sich dazu zur Verfügung stellten und welche Herr Huter nicht kannte, anstelle.

Auf Grund seiner Wissenschaft schloss er mit großer Bestimmtheit aus der äußeren Erscheinung, Gesichts- und Kopfform und Mienen auf körperliche und geistige Fähigkeiten, Neigungen und Anlagen, die mit lebhafter Verwunderung von den Betreffenden selbst wie auch von den näheren Freunden als wirklich vorhanden anerkannt wurden.

Ich kann deshalb allen Vereinen, Gesellschaften und Einzelpersonen die Vorträge des Herrn Carl Huter sowie dessen psychophysiologische Untersuchungen aufs wärmste empfehlen.»

Hannover, den 18. März 1894. Der Präsident des Arbeiter-Vereins. Carl Richter.

«Am 31. Mai hielt Herr Huter im «Deutschen Frauenbund» einen Vortrag über Psychologie und Gesichtsausdruckskunde und forderte dann zum Beweise seiner Angaben einige ihm unbekannte Personen auf, sich charakterisieren zu lassen. Mehrere Herren und auch wir Damen waren bereit dazu; Herr Huter stellte mit frappierender Genauigkeit nicht nur deren Neigungen und Fähigkeiten, sondern auch ihre Krankheiten fest und erteilte manchen guten Rat.»

Hannover, den 3. Juni 1894. Frau Rendant Lücke, Vorsitzende des «Deutschen Frauenbundes».

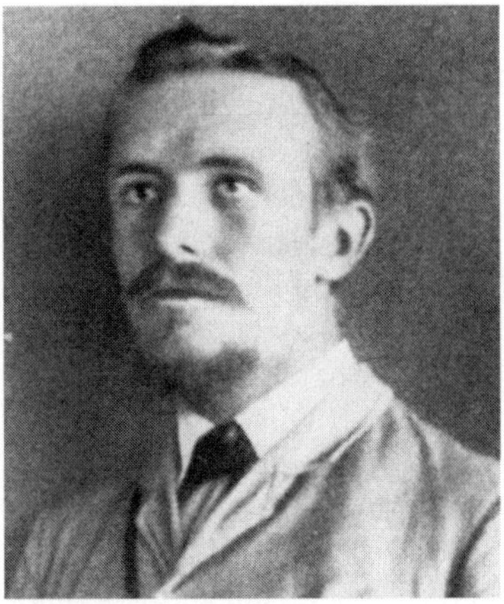

48 Dr. Carl Schuchhardt (1859-1943), Direktor des Kestner-Museums in Hannover, schrieb am 11. September 1893 den vorstehenden Bericht. Siehe S. 116 und 117.

Auszug aus dem Briefe eines hervorragenden Arztes, Sanitätsrat Dr. F. Servaes, Goslar (Marienbad):

«1. Oktober 1894. Sehr geehrter Herr Huter! Mit Vergnügen bestätige ich Ihnen, dass Ihre Leistungen auf dem praktischen Gebiete der Physiognomik alle meine Erwartungen übertroffen haben. Bei der Beurteilung der Charaktereigentümlichkeiten der einzelnen Mitglieder unserer Familie haben Sie mit unfehlbarer Sicherheit stets das Richtige getroffen und dadurch den vollgültigen Beweis erbracht, dass Sie in der Tat im Stande sind, aus den äußeren Merkmalen des Menschen seinen inneren Kern mit geradezu verblüffender Präzision abzuschätzen. Ich übersende Ihnen gleichzeitig eine kleine Notiz (folgt Kritik der Theorie meiner Physiognomik). Ich habe mir diese Kritik an Ihrer theoretischen Physiognomik gestattet, weil ich nach Ihren offenbar glänzenden Leistungen auf dem praktischen Gebiete derselben für Ihre Disziplin ein lebhaftes Interesse gewonnen habe. Mit vorzüglicher Hochachtung

Dr. med. C. Servaes, II. Arzt am Sanatorium Marienbad.»

«Am dritten Ostertag abend hielt im hiesigen Bürgerclub der Psycho-Physiologe Herr Dir. Carl

Huter aus Detmold einen Vortrag über Gesichtsausdruckskunde und, anknüpfend hieran, über die Haardiagnose des Schäfers Ast. Herr Huter, der auf dem Gebiete Anthropologie und praktischen Menschenkenntnis als Autorität gilt, bestätigte dies durch seine geradezu phänomenale Fertigkeit, aus den Gesichtszügen aller Anwesenden die Charaktervorzüge, Krankheiten usw. schnell und sicher festzustellen. Nach einem kurzen geschichlichen Überblick über die Entwicklung der Anthropologie führte er seine eigenen Theoreme über diese neue Wissenschaft näher aus, so z.B. wie alles in der Welt in gegenseitiger Wechselwirkung steht, demgemäß auch das Innere mit dem Äußeren des Menschen. Huter ist der Begründer der Peripheriediagnose und Psycho-Anthropologie, zu denen Lavater, Gall, Blumenbach, Virchow die ersten Anregungen gegeben haben. Seltsam fand es der Gelehrte, wie ein Schäfer Ast sich zum Teil in dieses Gebiet unbewusst hineingearbeitet hat durch seine Haardiagnose. Näher hierauf eingehend, legte der Redner dar, dass es eine von ihm längst festgestellte Tatsache sei, dass an gewissen Anzeichen und Merkmalen der Haare die krankhaften Vorgänge im Körper erkenntlich seien. In einem demnächst erscheinenden Werke hätte er diese Wissenschaft niedergelegt. Die Ast'sche Heilmethode verwirft der Redner gänzlich, dahingegen anerkennt er dessen Haardiagnose zum Teil. So wenig wie aus Handschriften jemals der Mensch ausführlich beurteilt werden könne, ebenso wenig seien aus den Haaren die Krankheiten ausführlich festzustellen, nur teilweise ließen sich krankhafte Störungen aus den Haaren eines Individuums mit Sicherheit feststellen, Ast sei durch ein altes medizinisches Buch zu seiner Haarpraxis gekommen. Krankheiten, Charakteranlagen usw. seien mit wirklicher Sicherheit allein aus Augen, Gesichtszügen, Hautfarbe, Körperkonstitution des ganzen lebenden Menschen zu erkennen. Die Huter'sche Diagnose wird in der Heilkunde der Zukunft allein maßgebend werden. Zu einem Unterrichtskursus über Gesichtskunde und Menschenkenntnis meldeten sich eine Anzahl Teilnehmer an. Der Unterzeichnete Vorstand war durch das Gebotene aufs höchste befriedigt und möchte im Interesse der Wissenschaft die Huter'schen Vorträge hiermit bestens empfehlen.»

Ebsdorf, 21. April 1897. Der Vorsitzende des Bürgerklubs Ebsdorf F. Stappenbeck.

2. Stimmen der Presse und ein stenographischer Bericht

Hannover'scher Courier

«12. Sept. 1893. Im Provinzialmuseum hatte am Sonnabend voriger Woche vor einer engeren Gesellschaft des Künstlervereins eine eigenartige Unterhaltung stattgefunden. Herr Huter stellte bei etwa zehn der Anwesenden, die ihm vorher gänzlich unbekannt waren, physiognomische Beobachtungen an, d.h. er machte aus der rasch aufgefassten Schädel- und Gesichtsbildung Rückschlüsse auf die Geistes- und Charaktereigenschaften der Untersuchten. Die Betreffenden selbst und ihre anwesenden Bekannten waren erstaunt über die schlagende Richtigkeit dieser Schlüsse. Herr Huter führte aus, dass er sich bereits seit langen Jahren mit diesem bisher noch wenig gepflegten Wissensgebiet eigehend beschäftigt habe und dass es sein Bestreben sei, die aus lebendiger Erfahrung gewonnenen Resultate anderen zugänglich zu machen. Für die Anbahnung einer guten Menschenkenntnis sei die Physiognomik eines der wichtigsten Hilfsmittel und deshalb von unberechenbarem Wert. Aus vierzehn Wissenschaften habe er im Laufe der Jahre die für ein gründliches Studium der Physiognomik erforderlichen Kenntnisse hergeleitet, aus Chemie, Physik, Physiologie, Anatomie, Pathologie, Ethnologie, Psychologie, Phrenologie, Mimik, Geschichte, Entwicklungslehre, Philosophie, endlich noch aus der von ihm selbst ausgebildeten, der Ästhetik verwandten, aber sich nicht mit ihr deckenden, Schönheitslehre. Die Versammlung wurde aufs lebhafteste interessiert.»

Hannover'sches Tagblatt

«Den 23. Sept. 1893. Vortrag im ‹Kaufmännischen Verein›. In der am Donnerstag, den 21. d. Mts., in dem zweckdienlich und bequem eingerichteten Vereinslokale an der Kesselstraße abgehaltenen Wochenversammlung stand als erster Gegenstand ein Vortrag des Herrn Huter über Physiognomik auf der Tagesordnung. Die Physiognomik beschäftigt sich mit dem Zusammenhange der äußeren Erscheinung und dem Wesen der Menschen. Dieser Zusammenhang ist ein sehr inniger. Das Äußere des Menschen ist von den Einflüssen der Umgebung sehr abhängig. Wer von Jugend auf stets mit edlen und schönen Formen umgeben ist, dessen Körper bildet sich unbewusst nach diesen Formen um, während das Vorbild von Wesen niederer Art auch die äußere Erscheinung des Menschen mit der Zeit nachteilig beeinflusst. Der Redner wollte letzteres an solchen Leuten exemplifizieren, die z.B. mit Ochsen und anderem Vieh sich beschäftigen müssen, während er die berühmte Schönheit des Griechenvolks auf das Streben der antiken Welt zurückführte, in Tempeln, auf öffentlichen Plätzen wie in den Privathäusern Idealgestalten aufzustellen. Die Darstellung des Idealen ist nach seiner Ansicht überhaupt die Aufgabe der Kunst. Freilich will er auch dem jetzigen Vorwalten des Realen in der Kunst nicht seinen Nutzen absprechen, da auch die Wahrheit an sich Schönheit sei. Zu seinem eigentlichen Thema zurückkehrend, kam er dann auf die Lavater'schen Theorien und auf Galls Bestrebungen auf dem Gebiete der Physiognomik. Dass diese Wissenschaft so wenig betrieben und so viel angefochten werde, erklärte er aus der Spezialisierung der Wissenschaften. Auch die Lehre vom Menschen werde jetzt nicht in ihrer Gesamtheit aufgefasst, sondern die Anatomen, Physiologen und Psychologen betrachten mit einer gewissen Einseitigkeit nur die von ihnen ausgewählte Seite der menschlichen Natur. Erst die Zusammenfassung der Physiologie mit der Psychologie aber ergebe das wahre Bild des menschlichen Wesens. Der Redner hat zwölf Jahre auf Grund seiner besonderen Neigung und Veranlagung psychophysiologische Studien betrieben, und das Resultat derselben ist, dass er aus dem Äußeren mit großer Bestimmtheit auf das Innere des Menschen schließen will. Mehrere Herren, die Herr Huter nicht kannte, stellten sich ihm als Versuchsobjekte zur Verfügung, und nach Untersuchung ihrer Kopfform und scharfen Beobachtung ihres Gesichtsausdrucks usw., stellte er in Bezug auf das Wesen derselben, auf ihre Neigungen, Talente, Fähigkeiten usw. Behauptungen auf, die im Wesentlichen sowohl von den Beurteilten selbst als auch von deren vertrauten Freunden als richtig anerkannt wurden, obgleich manche der Bemerkungen gerade nicht schmeichelhaft waren. Der Redner fand namentlich mit diesen Experimenten den vollen Beifall der Versammlung.»

Hannover'sche Neueste Nachricht

«24. Sept. 1893. Es war ein eigenartiger Unterhaltungsabend, der am Mittwoch innerhalb des Kaufmännischen Vereins in den wie Privatzimmer anheimelnden Räumen der Kesselstraße stattfand. Der Physio-Psychologe Carl Huter hielt einen Vortrag über Physiognomik. Den Ausführungen ging eine Erläuterung dieses oft missbrauchten Wortes voran, wie man es richtig aufzufassen habe. Physiognomie ist die Ausprägung des einem Lebewesen innewohnenden Gehaltes in der äußeren Gestalt. Dies gilt im umfassenden Sinne. Für die Erkenntnis der Menschennatur, die man aus den Gebilden, ihrer Konzentration nach oben gewinnen kann, kommt nicht nur das Gesicht, sondern auch der Schädelbau in Betracht und beider Verhältnis zur Körperkonstitution – nicht nur die Formen des Kopfes, sondern auch die Farben, die an Auge und Haut die Blutbeschaffenheit bekunden. Die kürzlich in diesem Blatt besprochene Broschüre von Dr. Brodbeck «Leib und Seele», die Herr Huter im Laufe des Abends zur Verteilung brachte, führt aus, wie alles Innenleben auf die Gestaltung des äußeren Menschen wirkt und wie das Äußere wieder die innere Entwicklung beeinflusst. Diese Tatsache haben die Griechen des Altertums mit halb bewusstem Instinkt wohl beherzigt. Sie haben daher in ihren Bildwerken die Ideale natürlicher Schönheit dem Volke zu täglicher Schau vor Augen gestellt. Ihre Künstler fassten den Menschen als ein harmonisches einheitliches Ganzes auf, wie es freilich als Vollkommenheit nur in die Götterwelt versetzt werden konnte. Aber nach dem Muster solcher Kunstwerke, die eine glückliche und nicht schlechterdings unmögliche Vereinigung der menschlichen Hauptkräfte darstellen, bildete sich die Jugend des perikleischen Zeitalters zu klassischer Vollendung heran.

Die Meister der modernen Wissenschaft, die den Ton angeben, verlieren meistens den Blick für das Ganze, da sie in ihrem großen Sammelfleiß nur einzelne, allzu streng abgesonderte Fächer mit Stoff anfüllen. Die Anatomen befassten sich bis in die neueste Zeit nicht mit Psychologie, die Psychologen besaßen keine Einsicht in den Aufbau des Menschen. Wie beschränkt gerade als Führer der Wissenschaft anerkannte Männer in dieser Hinsicht waren, da ihnen der umfassende Überblick mangelte, zeigte der Redner an zwei Beispielen. Der vielgenannte Naturforscher Leunis bekämpfte die Entdeckung des Anatomen Blumenbach in Göttingen, der zuerst die Menschheit in Rassen unterschied. Der berühmte ärztliche Schriftsteller Bock benutzte das ihm zur Verfügung stehende volkstümliche Journal ‹Keils Gartenlaube›, um die Forschungen des Phrenologen Scheve anzugreifen, da diese auf der Wahrheit fußten, dass die menschliche Seele im Gehirn ihren Sitz habe. Heutzutage sind die betreffenden Fachwissenschafter allesamt sogar überzeugt, dass jeder menschlichen Fähigkeit eine bestimmte Zellenmenge des Gehirns, ein Gehirnzentrum entspricht. Diese Einsichten lassen sich in einer langen Entwicklungskette auf die Anregungen zurückverfolgen, die der berühmte Freund des jugendlichen Goethe, Lavater, mit seinen physiognomischen Beobachtungen gegeben hat und die, was ein Zeugnis für ihre Beobachtungen gegeben ist, seinerzeit ein leidenschaftliches und nachhaltiges Für und Wider hervorriefen. Lavater hat freilich die unleugbare Schwäche, dass er die innere Struktur des Menschen zu wenig kennt, um aus ihr die äußeren Erscheinungsformen mit Sicherheit herleiten zu können. Aber er hat den ebenfalls viel angefochtenen Gehirnkenner Franz Josef Gall zu seinen bahnbrechenden und grundlegenden Forschungen begeistert. Gall findet heutzutage mehr und mehr Anerkennung unter den Herrschern der Naturwissenschaften, die er verdient. Er hat mitbestimmend gewirkt auf die heutige Vereinigung der Psychologie mit der Physiologie, die unter anderen Professor Wundt zu Leipzig in bedeutendem Maße ausbildet. Die Physiologie hat es mit der Einwirkung von außen her auf die Innenwelt des Menschen und mit den Rückwirkungen von innen heraus zu tun. Vereinigt mit der Psychologie zieht sie die Physiognomik in ihre Kreise.

Herr Huter selbst hat nun, wie er darlegte, seit zwölf Jahren dieses Wissensgebiet gepflegt und ausgebaut. Er hat die Methoden der verschiedensten Zweige des Naturwissens sich angeeignet und Forschungsergebnisse aus 14 Einzelwissenschaften diesem einen großen Zweck der Menschenkenntnis dienstbar gemacht. Mit solchem tüchtigen Rüstzeug ausgestattet hat er sich dann immer von neuem in die gegenwärtige Welt hineinbegeben und Menschen der verschiedensten Gesellschaftsklassen beobachtet. Obgleich er in der Schönheit der griechischen Bildwerke zugleich die höchste Weisheit sieht, hat er sich nicht gescheut, das Hässliche moderner Wirklichkeit scharf

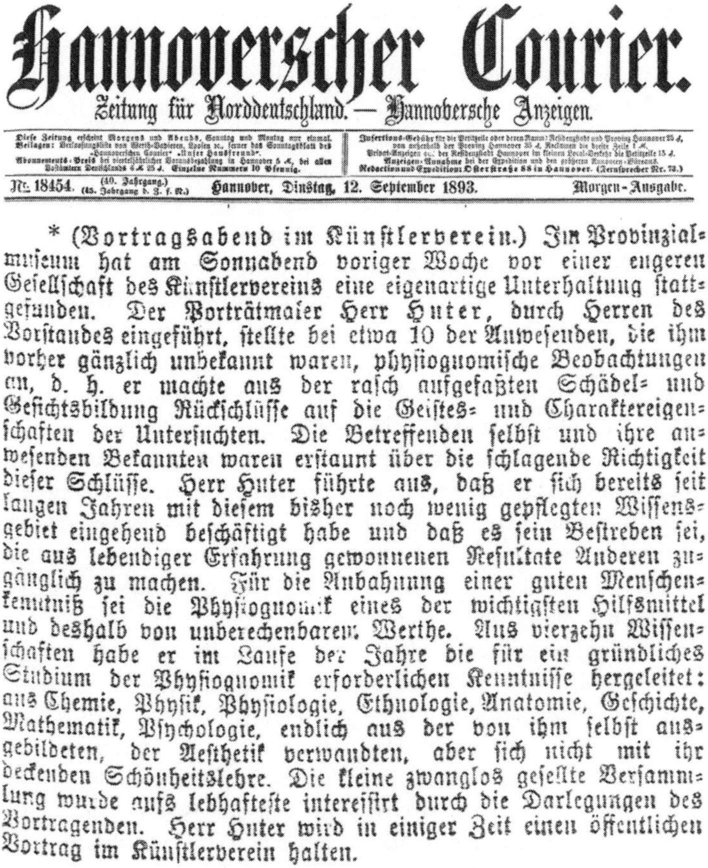

Hannoverscher Courier.

Zeitung für Norddeutschland. — Hannoversche Anzeigen.

Nr. 18454. (40. Jahrgang.) Hannover, Dienstag, 12. September 1893. Morgen-Ausgabe.

* (Vortragsabend im Künstlerverein.) Im Provinzialmuseum hat am Sonnabend voriger Woche vor einer engeren Gesellschaft des Künstlervereins eine eigenartige Unterhaltung stattgefunden. Der Porträtmaler Herr Huter, durch Herren des Vorstandes eingeführt, stellte bei etwa 10 der Anwesenden, die ihm vorher gänzlich unbekannt waren, physiognomische Beobachtungen an, d. h. er machte aus der rasch aufgefaßten Schädel- und Gesichtsbildung Rückschlüsse auf die Geistes- und Charaktereigenschaften der Untersuchten. Die Betreffenden selbst und ihre anwesenden Bekannten waren erstaunt über die schlagende Richtigkeit dieser Schlüsse. Herr Huter führte aus, daß er sich bereits seit langen Jahren mit diesem bisher noch wenig gepflegten Wissensgebiet eingehend beschäftigt habe und daß es sein Bestreben sei, die aus lebendiger Erfahrung gewonnenen Resultate Anderen zugänglich zu machen. Für die Anbahnung einer guten Menschenkenntniß sei die Physiognomik eines der wichtigsten Hilfsmittel und deshalb von unberechenbarem Werthe. Aus vierzehn Wissenschaften habe er im Laufe der Jahre die für ein gründliches Studium der Physiognomik erforderlichen Kenntnisse hergeleitet: aus Chemie, Physik, Physiologie, Ethnologie, Anatomie, Geschichte, Mathematik, Psychologie, endlich aus der von ihm selbst ausgebildeten, der Aesthetik verwandten, aber sich nicht mit ihr deckenden Schönheitslehre. Die kleine zwanglos gesellte Versammlung wurde aufs lebhafteste interessirt durch die Darlegungen des Vortragenden. Herr Huter wird in einiger Zeit einen öffentlichen Vortrag im Künstlerverein halten.

49 Bericht des ‹Hannover'scher Courier› vom 12. September 1893 über den Vortrag von Carl Huter im Provinzialmuseum. Siehe auch Bericht Seite 121f.

ins Auge zu fassen, um durch den Gegensatz sich des Werts der Schönheit umsomehr bewusst zu werden. An alle Menschen, die Herr Huter auf ihre Kräfte und Fähigkeiten prüft, legt er den Maßstab harmonischer Ausbildung, auf die eine vollendete äußere Schönheit, falls man die rechte, tiefgründige Vorstellung davon in sich trägt, hindeuten müsste. Er findet selten annähernde Vertreter derselben in unserer oft fälschlich als klassisch bezeichneten Zeit. Erst in der Zukunft, wenn Dichtkunst und Malerei, die jetzt vorwiegend dem Hässlichen huldigen, sich wieder mehr der echten Schönheit zuwenden, wenn die Wissenschaften sich nicht mehr zersplittern, die großen technischen Errungenschaften der Neuzeit erst vollständig verwirklicht sind und die davon ergriffenen Kräfte der Nation in einer längeren Ruhepause aufatmen, erwartet er wieder ein klassisches Zeitalter. Zu dessen Herbeiführung müsse aber die Physiognomik mitwirken. Diese Wissenschaft gebe allen die Möglichkeit, die Menschen in ihrer bleibenden Eigenart zu durchschauen und danach ihre Ausbildung von Kindheit an zu leiten. Ausgesprochene Begabungen, die sich bereits an der Gesichts- und Schädelbildung des Kindes kund tun, werden Eltern, wenn ihr Blick darauf gerichtet ist, in weit höherm Maße als vorher pflegen und kräftigen können. Schwächen, die einjeder besitzt, werden ihn für sein Leben bei weitem nicht so nachteilig beeinflussen, wenn er sie selbst frühzeitig einsehen kann auf Grund der Kenntnis von mangelhaften oder starken Ausbildungen seines Schädels.

Dieser gewaltigen Bedeutung der Physiognomik sich bewusst, hat nun Herr Huter in unabläßig erneutem Studium die Fertigkeit in sich gefestigt, bei einem jeden, den er zum erstenmal im Leben trifft, richtige Schlüsse zu ziehen auf seine persönlichen Charaktereigenschaften und geistigen Fähigkeiten. Dass diese Behauptung keine Fabel ist, sondern praktisch auf festen Füßen steht, bewies Herr Huter am Donnerstagabend durch die Untersuchung von dreien der Anwesenden, die sich nur auf eine Weile vor ihm niederzulassen brauchten. Es war auf Vorschlag des Redners ein Vertrauensausschuss von acht Mitgliedern seitens des Vorstandes ernannt worden, der bestätigte, dass die betreffenden Herren dem Beobachtenden bisher fremd waren. Dem Ausschuss selbst dagegen waren sie wohl bekannt. Wiederholt stimmten die untersuchten Herren sowohl wie ihre Vereinsgenossen den Urteilen Herrn Huters mit lebhafter Überzeugung bei.

Zum Schluss der offiziellen Sitzung teilte dieser mit, dass er Unterrichtskurse in der wissenschaftlichen und praktischen Menschenkenntnis eröffnen werde und dass er die versammelten Herren bitte, sich von ihm auch unter vier Augen über Gesichtseigenschaften und Gesundheitsanlagen unterrichten zu lassen. Auf letztere nämlich schließt Herr Huter aus wissenschaftlich nachweisbaren Merkmalen. Ferner wurde der Beschluss gefasst, der Redner solle demnächst vor einer aus Herren und Damen gemischten Versammlung einen Vortrag über die von ihm vertretene Schönheitsphilosophie halten.»

Hannover'scher Anzeiger

«13. Sept. 1893. Im Provinzialmuseum hielt am Sonnabend Herr Huter einen Vortrag über Psychophysiologie. Er nennt so eine Lehre, welche, indem sie fast alle übrigen Zweige der Wissenschaft sich dienstbar macht, die Wechselwirkung der äußeren Einflüsse und des Seelenlebens erforscht. Mit Hilfe seiner Theorie will Herr Huter die körperlichen Eigenschaften jeder ihm vorgeführten unbekannten Person bestimmen. Die interessanten Versuche an Anwesenden gelangen, soweit man das beurteilen kann, durchaus.– Auf Anregung des Herrn Huter hat vor einiger Zeit Dr. Brodbeck eine Broschüre «Leib und Seele» geschrieben, welche einen ähnlichen Stoff behandelt und auf die wir bei dieser Gelegenheit aufmerksam machen.»

Hannover'scher Anzeiger

«24. Sept. 1893. Im Kaufmännischen Verein hielt am Donnerstagabend Herr Carl Huter einen Vortrag über Physiognomik. Schon vor einiger Zeit hatte Herr Huter im geschlossenen Kreise des Künstlervereines über dasselbe Thema gesprochen und wie hier, so verwandelte sich auch im Kaufmännischen Verein Ungläubigkeit und Skepsis in Staunen und Verblüffung, als der Redner die praktischen Beweise für seine Theorie brachte und einigen, ihm gänzlich unbekannten Herren, die von einer unbestechlichen Vertrauenskommission ausgesucht wurden, aus Körperbau, Mimik, Bewegungen, Teint, Sprache und Schädelbau ein Verzeichnis ihrer Charaktereigenschaften gab. Da jeder Mensch seine Schwächen hat, so vermied es Herr Huter, allerdings in taktvoller Weise, böse Anlagen und hässliche Triebe, die in jedem Menschen schlummern, zu erwähnen, doch fanden sich eine große Anzahl Herren, welche eine private Untersuchung wünschten, um über ihr eigenes Innere Gewissheit zu haben. Auch Krankheitsanlagen, psychische sowie physische, erkennt der Psychophysiologe sehr bald. Die Versammlung dankte für den fesselnden Vortrag und die überraschenden Demonstrationen durch Erheben von den Sitzen. Der Vorstand hat den Redner gewonnen, einen zweiten Vortrag über ‹Schönheitsideale› zu halten, und in Kürze wird Herr Huter öffentlich in den Räumen des Künstlervereins seinen psychophysiologischen Vortrag wiederholen.»

Hinweis aus der Hannover'schen Post

«Februar 1894. Menschenkunde. Herr Carl Huter, welcher die Physiognomik wissenschaftlich begründet hat, wird auf diesem hochinteressanten Gebiete selbst Unterricht erteilen. Wer die Menschen in ihren Anlagen und Neigungen per Distanz zu beurteilen vermag, wird sicher vor manchen Enttäuschungen bewahrt bleiben und den Weg zum Glück und Wohlsein mit solch' überlegener Waffe, wie sie uns die Physiognomik bietet, sicherer erreichen, als da, wo man hier im Dunkeln tappt. Man wird die Wahrheit besser erkennen und dieserhalb besser urteilen und handeln können. Wir verfehlen nicht, unsere Leser darauf hinzuweisen, an diesem Unterricht teilzunehmen.»

Hannover'sches Tagblatt

«März 1894. Vortrag im Arbeiter-Verein. Über «Phrenologie» sprach am Mittwoch Herr Huter. Derselbe führte die Wichtigkeit der Kenntnis des Gesichtsausdrucks für Maler und Bildhauer vor, welche bei Herstellung ihrer Schöpfung, sei es in historischen oder ideellen Werken, durch das Treffen des dem Beschauer sofort recht scheinenden Gesichtsausdrucks zum Meister werden. Wie schon in der Bibel Salomon und Jesus Sirach auf Kenntnis der Gesichtsausdruckskunde schließen lassen, so haben in letzter Zeit Goethe und dessen Freund Johann Caspar Lavater großes Interesse und eifriges Studium der Physiognomik zugewendet. Der älteste Lehrer der Physiologie war der weise Grieche Platon, welcher den Geist als etwas Höheres als den Leib und letzteren von dem ersteren abhängig hielt. Sein Schüler Aristoteles kam jedoch der Wahrheit näher, indem er lehrte, dass Körper und Geist innig miteinander verbunden seien. Die platonische Lehre hat großen Einfluss auf Staat und Kirche gehabt, vorzüglich im Mittelalter, wo man im Hervorsuchen der Extreme soweit gekommen war, dass man im Menschen den Geist für Gott, den von jenem aber (nach Platon) völlig getrennten Leib für den Teufel hielt, welchen man zu des ersteren Ehre und Freude und ohne dessen Mitempfindung beliebig quälen konnte (Thomas von Aquin). Die Phrenologie ist nicht, wie man gewöhnlich meint, die Schädellehre, sondern Gehirnlehre und Physiologie. Der im vorigen Jahrhundert lebende Dr. Gall (Wien) stellte den Satz auf, dass die Eigenschaften des Menschen im Gehirn ihre Zentren haben und dass, je nachdem die eine oder andere Eigenschaft vorherrsche, der Gehirnsitz dieser erweitert und somit der Schädel gestaltet werde. Aber nicht der Kopf allein, sondern der ganze Bau des Körpers und die Ausbildung der inneren Organe tragen das Gepräge des im Menschen vorhandenen Kernes. Schon das kleine Kind studiert, ehe es auf die Sprache achtet, den Gesichtsausdruck der Mutter. Die klassischen Meister der Bildhauerkunst haben uns die trefflichen Ideale zu psychologischen Schlüssen auf Charaktere gegeben durch die Schöpfung des starken Herkules, der liebenden Niobe, des körperschönen Apollo, ebenso sind Menschen, die einer Raffael'schen Madonna ähneln, auch mit entsprechenden Eigenschaften ausgestattet. Der Redner führte dann auf Grund seiner eigenen Studien an verschiedenen Anwesenden die Richtigkeit seiner durch langes und vielseitiges Studium aufgestellten Sätze vor, was außerordentliches Erstaunen hervorrief, und führte schließlich aus, dass diese bei ihm zu erlernende Wissenschaft befähige, jeden Menschen nach seinen Anlagen an den rechten Platz zu bringen und im Menschen schlummernde, unerkannte Fehler durch eigenes Hinzutun möglichst zu beseitigen.»

Wolfenbütteler Kreisblatt

«Juni 1894. Der Psychophysiologe Carl Huter aus Hannover hielt am Sonnabend Abend im ‹Deutschen Hause› hierselbst einen Vortrag über das Thema ‹Wahrheiten und Irrtümer im Spiritismus und Materialismus und die Weltanschauung der Zukunft›. Der Vortragende führte aus, dass er sich seit zwölf Jahren eingehend mit dem Studium der Physiognomik beschäftigt habe, wozu ihn sein ursprünglicher Beruf als Porträtmaler veranlasst habe. Jetzt sei er zu einem abschließenden Urteil gekommen. Er werde demnächst durch Schriften über die von ihm gewonnenen Erfahrungen berichten. Es sei von Wichtigkeit, dass die Wissenschaft der Physiognomik oder Gesichtsausdruckskunde die weiteste Verbreitung finde, da sie dazu befähige, aus äußeren Merkmalen des Menschen auf dessen innere, geistige Beschaffenheit sichere Schlüsse zu ziehen. Um zu seinen heutigen Kenntnissen des Geistes- und Seelenlebens zu gelangen, habe er, der Redner, sich auch mit dem Spiritismus bekannt gemacht. Anfangs habe er demselben ungläubig gegenübergestanden, sich jedoch nach Beiwohnung mehrfacher Sitzungen in Leipzig, Wien und Berlin von der Wahrheit der spiritistischen Lehren überzeugt, namentlich nachdem in einer solchen Sitzung mit dem Medium Schraps vor seinen Augen sein Taschentuch von Geisterhand verknotet worden sei. Der Vortragende ließ dieses Taschentuch unter den Anwesenden zirkulieren. Er sei der erste, welcher den Mut habe, in öffentlichen Versammlungen für den Spiritismus einzutreten; er tue dies, weil er von dem Streben nach Wahrheit geleitet werde.

Herr Huter ging sehr ausführlich auf die üblichen Hergänge in spiritistischen Sitzungen ein und behandelte ebenso ausführlich aber abfällig das Auftreten des Gedankenlesers Cumberland wie der Antispiritisten überhaupt.

Zum Schluss gab er an einigen der Anwesenden Proben seiner Fähigkeit, aus dem Gesichtsausdruck und der Körperbeschaffenheit die Charaktereigenschaften, Talente und Anlagen der Menschen zu erkennen. Die von Herrn Huter untersuchten Personen gestanden zu, dass dessen Urteile richtig seien. Jedenfalls verdient die Wissenschaft des Herrn Huter allgemeinste Beachtung.»

Nordhäuser Zeitung

«24. Juli 1894. Herr Direktor Carl Huter aus Hannover hielt gestern Abend im Restaurant ‹Zum Dom› einen Vortrag über Physiognomik, zu welchem sich eine Anzahl Zuhörer eingefunden hatte. Der Vortrag, welcher das Thema ‹Leib und Seele im Lichte der modernen Forschung, die neue Augendiagnose und Gesichtsausdruckskunde› behandelte, war hochinteressant und Mitternacht war vorüber, ehe die Versammlung sich mit dem Bewusstsein, etwas außergewöhnlich Lehrreiches gehört zu haben, trennte. Wenn schon anfangs noch Zweifel und Ungläubigkeit bei den Zuhörern gewesen sein mag, so verwandelten sich diese in Staunen und Verblüffung, als der Redner die praktischen Beweise für seine Theorie erbrachte, indem er fast allen anwesenden Herren aus Körperbau, Mimik, Bewegung, Teint, Sprache und Schädelbau ein Verzeichnis ihrer Charaktereigenschaften, Gesundheitsverhältnisse usw. gab, die mit nur geringen Abweichungen von den betreffenden Herren als wirklich vorhanden zugegeben werden mussten.

Mit dem Ausdruck des lebhaftesten Dankes verabschiedete sich die Versammlung von Herrn Direktor Huter, welcher seinerseits versprach, im Herbst d. J. wiederzukommen.»

Bokenemer Provinzial-Zeitung

«Sept. 1894. Der Direktor Carl Huter aus Hannover hielt am Donnerstag und Sonnabend abends im Mume'schen Gasthofe Soiréen ab, in welchen er das Verhältnis des Leibes und der Seele zueinander nach seinem neuen System des näheren auseinandersetzte. Es ist nicht zu leugnen, dass dieses psychophysiologische System, wie er es nennt, vieles für sich hat. Nach Beendigung der Ausführungen des Herrn Huter stellten sich mehrere der Anwesenden demselben als Beobachtungsobjekte zur Verfügung und ermittelte der Herr in kurzer Zeit aus der Augen-, Gesichts- und Kopfbildung die Talente, Anlagen, Krankheiten und Schwächen der Betreffenden, und zwar sehr genau.»

Goslar'sche Nachrichten

«Bredelm, 16. Sept. 1894. In vergangener Woche hielt in der Homann'schen Gastwirtschaft hierselbst Herr Direktor Huter aus Hannover einen Vortrag über Physiognomik und Psychologie. Überraschend und bewunderungswürdig war die Feststellung der sich zur Untersuchung stellenden Herren in Bezug auf Neigung, Charaktereigentümlichkeiten und Krankheiten.»

Goslar'sche Zeitung

«29. September 1894. Über den neulichen Vortrag des Herrn Carl Huter aus Hannover schreibt uns ein als Zuhörer anwesend gewesener Arzt:

Verflossenen Mittwochabend 8½ Uhr hielt Herr Direktor Carl Huter aus Hannover im Saale des hiesigen Bürgergartens einen Vortrag über Physiognomik und verwandte Disziplinen. Man mag über die zu Grunde liegenden Theoreme, welche Herr Huter in einstündlichem Vortrag historisch entwickelte, eine Ansicht haben, welche man wolle, die praktische Seite der Disziplin bot des Interessanten so viel, dass allein ihretwegen eine noch zahlreichere Beteiligung der gebildeten Kreise Goslars wünschenswert gewesen wäre.

Mit geradezu verblüffender Genauigkeit wusste Herr Huter nach kurzer, aber eingehender Prüfung des äußeren Menschen mit wenigen markanten Strichen den inneren Menschen zu zeichnen, indem er dessen hervorragendste Charaktereigentümlichkeiten zusammenstellte, aber auch die kleinen, feinen Züge, die so gern in den Falten des Herzens verborgen werden, an das Tageslicht zog. Aber nicht nur das, er sagte jedem, der sich ihm zur Beurteilung überließ, wozu er am meisten befähigt sei und wohin seine Neigungen und Wünsche am intensivsten strebten.

Am überraschendsten jedoch waren dem Schreiber dieser Zeilen die Einblicke, die Herr Huter in die individuellen physiologischen und pathologischen Vorgänge gewann, indem er dem Betreffenden z. B. Angaben über seinen Schlaf, seine Verdauungstätigkeit, seine Herztätigkeit machte oder ihn zu dem einen aufforderte, von dem anderen aber warnte, weil bei ihm die Veranlagung zu Lungenkrankheiten oder dergl. beständen. Dabei ist es nicht ein Mal vorgekommen, dass Herr Huter sich in seiner Diagnose irrte.

Hervorheben möchten wir noch zum Schlusse, dass es sich nicht um Schwindel und nicht um Zufall handeln konnte, da Herr Huter bei sämtlichen sich ihm zur Beurteilung überlassenden Personen, die ihm natürlich völlig fremd waren, mit erstaunlicher Sicherheit das Richtige traf.»

Hannover'sche Neueste Nachricht

«Dezember 1895. Vortrag über physiognomische Weltanschauung. Im Kurhaus Eilenriede hielt am Mittwoch der wissenschaftlich-praktische Menschenkenner Herr Direktor Carl Huter einen Vortrag mit anschließenden Untersuchungen. In kurzen charakteristischen Zügen gab der Redner einen Überblick über die geschichtliche Entwicklung der im griechischen Altertum, im Mittelalter, im achtzehnten Jahrhundert und in der Gegenwart angestellten Versuche, von dem äußeren Gepräge des Menschen auf dessen wesentliche Eigenschaften zu schließen. Im griechischen Altertum waren es die Bildhauer, welche in ihren Statuen Idealbilder bestimmter menschlicher Typen hingestellt haben, die zeigen sollten, wie ein vollkommener Geist sich einen vollkommenen Körper bilde und wie aus der Gestalt unmittelbar auf den Gehalt zu schließen sei. Die antiken Griechen seien nun laut Platons Weltanschauung darin einseitig geartet, dass sie nur die unbedingte Herrschaft des Geistes über die Materie im Menschen zur Darstellung brachten, nicht aber auch umgekehrt die Beeinflussung der geistigen Entwicklung durch die Materie. Im Mittelalter hat Della Porta zuerst die Ähnlichkeit der Menschen mit Tiergattungen aus beiderseits ähnlichen Eigenschaften erklärt. Die völlig zutreffenden Ähnlichkeiten dieser Art seien allerdings mehr von einem fein ausgebildeten geübten Malerauge, als durch Laien zu erkennen. Bildende Künstler haben denn auch die merkwürdigen Aufschlüsse Della Portas erst anschaulich gemacht, obschon in einseitiger Weise. Die großen Maler des Reformationszeitalters haben, nach ihren Werken zu schließen, eine eigenartige physiognomische Menschenkenntnis besessen, da sie bestimmten Charakteren wohlberechnete Formen und Farben verliehen haben. Ihre Darstellungsweise ist nicht willkürlich, sondern bietet die Veranschaulichung und Individualisierung beständig wiederkehrender Charakternormen. Die erste umfassende Anregung zu physiognomischen Einsichten hat dann Lavater, der Freund Goethes, gegeben. Aber er beschränkte sich zu sehr auf die Gesichtsbildungen und räumte ferner dem Geist eine zu unumschränkte Herrschaft ein. Gall, der große Hirnkenner, war trotz epochemachender Entdeckungen, die heute große Anerkennung seitens der Wissenschaft finden, doch auch einseitig in seiner Lehre, die bekanntlich nur von Schädelbildung handelt. Die heutige Anthropologie endlich beschränkt sich zu sehr auf Maß und Gewicht. All' diese verschiedenen Systeme zusammengefasst und mit der Einsicht in die Bedeutung der Farbennuancen mit Betrachtung der Körperkonstitution vereinigt, ergeben erst die echte physiognomische Menschenkenntnis.»

Peiner Tagespost

«Februar 1895. Einen wirklich lehrreichen wie interessanten Abend veranstaltete uns gestern der Arbeiter-Bildungs-Verein durch den Vortrag des Physiognomen Herrn Direktor Huter-Heinde aus Hannover. Kaum zu glauben ist es, wer sich nicht selbst von der Tatsache überzeugt hat, dass Herr Huter-Heinde die Charaktereigenschaften sowie die Fähigkeiten und Krankheitsanlagen einer jeden Person mit kolossaler Genauigkeit erforschte, wie uns von Untersuchten bestätigt wurde, und dass der Vortrag auch wirklich interessant war, bewies die Aufmerksamkeit, welche bis zur letzten Minute bewahrt wurde.

Wir geben uns der frohen Hoffnung hin, dass es Herrn Huter-Heinde vergönnt sein möge, uns noch recht oft mit solch' lehrreichen Vorträgen zu unterhalten.

Wie verlautet, hat obengenannter Herrr die Absicht, einen Unterrichtskursus über Physiognomik hier am Platze zu errichten und verfehlen wir nicht, diese Gelegenheit jedem sich dafür Interessierenden bestens zu empfehlen.»

Uelzener Kreis-Zeitung

«13. Februar 1897. Wie wir aus sicherer Quelle vernehmen, ist der Physiologe Herr Huter aus Hannover willens, in nächster Zeit hier wieder einen Vortrag zu halten. Alle diejenigen, welche Gelegenheit hatten, das erste Mal seinen physiologischen Erörterungen beizuwohnen, werden sich auch diesmal die Behandlung eines ebenso lehrreichen wie interessanten Themas nicht entgehen lassen. Es war geradezu verblüffend, mit welcher Sicherheit Herr Huter aus den äußeren Formen des menschlichen Körpers richtige Schlüsse auf das Seelenleben in demselben, auf seine Fähigkeiten und Neigungen machte und so ungefähr das geistige Innere den Betreffenden aus dem Gesicht (erkannte), so dass manche Zuhörer auf den ersten Augenblick eine genaue Bekanntschaft mit der betreffenden Personen vermuteten. Herr Huter war jedoch erst mit dem 8 Uhr-Zug von Hannover eingetroffen und jede Person war ihm völlig fremd.

Das nächste Mal wird Herr Huter über Naturheilkunde reden, über die Methoden des Pfarrers Kneipp u. a., auch über die Geheimnisse des Schäfers Ast und es wird darum des Interessanten und Nützlichen so viel geboten werden, dass wir jedem, der seine Gesundheit als höchsten irdischen Schatz ansieht, wohl raten möchten, an diesem Abend den Vortrag des Herrn Huter anzuhören.»

Walsroder Zeitung

«23. April 1897. In seinem Vortrag über die verschiedenen Naturheilmethoden führte Herr Direktor Huter aus Detmold etwa Folgendes aus: Die Heilwirkung, welche durch Anregung der gesamten Lebenskraft des menschlichen Körpers stattfindet, ist die natürliche aber langsamste. Der Kranke will Erfolge der angewendeten Mittel sehen und dadurch ist die medizinische Wissenschaft dahin gekommen, sich der Anwendung rasch wirkender Arzneien zu bedienen, die meistens giftig sind und häufig auf den kranken Körper schädlich wirken. Die verschiedenen Arten der Naturheilkunde erzielen gute Erfolge, doch sind sie alle einseitig und entbehren der wissenschaftlichen Begründung. Ich habe mir die Aufgabe gestellt, die wissenschaftliche Grundlage der Wirkung der einzelnen Naturheilmethoden auf den menschlichen Organismus zu schaffen und gefunden, dass alle Methoden Vorzüge besitzen gegenüber der Schulmedizin, besonders die der Massage, Wasserbehandlung und des Heilmagnetismus. Wenn die theoretische Begründung geschehen ist, werden auch die Hochschulen das natürliche Heilverfahren lehren; heute schon forschen bedeutende Autoritäten auf diesem Gebiete. Es gehört aber nicht nur Wissenschaft dazu, um Kranke zu heilen, sondern vor allen Dingen die Kenntnis, die physiologische Beschaffenheit des Menschen richtig beurteilen zu können, da jeder Körper verschieden vom andern ist und jeder die für ihn passende Behandlung verlangt. Außerdem gehört zur Erzielung von Heilerfolgen nicht nur die wissenschaftliche Kenntnis, sondern neben praktischer Erfahrung auch Mitgefühl für den Kranken. Nicht zum geringen Teil sind die Heilerfolge bei den Verwundeten in den großen Kriegen der zarten, taktvollen Pflege durch die barmherzigen Schwestern zuzuschreiben. Auch die in den letzten Jahren so viel Aufsehen erregende Methode des Schäfers Ast fand ihre Beurteilung dahingehend, dass es Asts Verdienst sei, die zwar längst bekannte aber wenig beachtete Tatsache populär zu machen, dass bei gewissen Krankheitszuständen Veränderungen im Haare eintreten, die zur Stellung der richtigen Diagnose wesentlich beitragen könnten. Ast besitzt ein gewisses Talent, den Zustand eines Menschen beurteilen zu können, doch seine Heilmethode habe wenig Wert. Herr Direktor Huter ist bereit, bei genügender Teilnehmerzahl einen Unterrichtskursus in der Beurteilung des Menschen und des naturgemäßen Heilverfahrens zu geben.»

Böhme-Zeitung Soltau

«26. April 1897. Gestern abend hielt der Physiologe Herr Huter im Feldkamp'schen Saale einen höchst interessanten Vortrag über Naturheilverfahren, besonders auch über das jetzt schon von vielen als richtig anerkannte Wasserheilverfahren des Prälaten Kneipp. Der Redner erklärte die großen Vorteile, die das Kneipp'sche Verfahren biete zur Erhaltung und Förderung der Gesundheit. Ferner sprach derselbe über die Haardiagnose des Schäfers Ast in Radbruch. Es sei die Erkennung und Bestimmung von Krankheiten aus dem Haar nichts Neues. Ast habe sich mit der Frage ernstlich beschäftigt und vielleicht hier und da auch mal das Richtige getroffen, es fehle demselben aber die sichere wissenschaftliche Unterlage und daher könne auf Erfolg am allerwenigsten mit den von ihm empfohlenen Heilmitteln der Medizin gerechnet werden.

Der Redner verbreitete sich sodann sehr ausführlich über die Erkennung von Krankheiten und Charakteranlagen in dem Gesichtsausdruck und dem gesamten Körperbau des Menschen.

Der Redner gab dann schlagende Beweise seiner Ausführung durch eingehende Beurteilung einiger Männer, die sich hierzu bereit finden ließen und auch später noch bei einer großen Anzahl der Teilnehmer. Es war im höchsten Grade staunenswert, wie der Redner bei ihm vollständig fremden Menschen sicher zutreffende Urteile abgab. Zum Schluss seines Vortrages anerbot sich Herr Huter, bei genügender Teilnahme einen Kursus über Gesichtsausdruckskunde und praktische Menschenkenntnis gegen angemessenes Honorar zu erteilen. Es meldeten sich sofort einige Herren zur Teilnahme an, so dass der Kursus wohl zustande kommen wird.

Wir glauben überzeugt sein zu dürfen, dass alle Anwesenden von den Ausführungen des Herrn Huter im höchsten Grade befriedigt sein werden. Es waren etwa 50 Zuhörer anwesend.»

Lüneburger Tagblatt

«19. Mai 1897. Zu dem gestern abend im Lüneburger Hof veranstalteten Vortrag des Herrn Carl Huter aus Detmold hatte sich ein Kreis von etwa 40 Herren eingefunden. Herr Huter sprach über die neue Lehre von dem Erkennen der geistigen und Krankheitsanlagen aus dem Äußeren des Menschen und ging bald zu praktischen Demonstrationen über, welche des Interessanten mancherlei boten, so sagte er einigen Herren nach genauem Ansehen, welche geistigen Fähigkeiten bei ihnen besonders entwickelt seien, welche dagegen wieder zurückträten und wie der Gesundheitszustand im allgemeinen wie im speziellen sei. Die Richtigkeit der Befunde wurde zumeist bestätigt. Bei einem der Untersuchten konstatierte auch der mitanwesende prakt. Arzt Herr Dr. Martens, dass die Huter'sche Diagnose vollkommen stimme, da er (der Arzt) den Betreffenden früher behandelt habe. Herr Huter gedenkt einen Lehrkursus in seiner Lehre auch hier, wie in anderen Städten, einzurichten, ebenso später, etwa zum Herbst, noch weitere Vorträge folgen zu lassen. Auch über die Naturheilkunde, welche in erster Linie die Peripherie des Menschen bei der Krankenbehandlung ins Auge fasse, sprach der Vortragende in sehr beachtenswerter Weise.»

Lippische Landes-Zeitung

«13. Dezember 1897. Naturheilverein. Gestern Abend hielt Herr Direktor Huter im Turnsaale seiner Naturheilanstalt den angekündigten Vortrag über ‹Medizin, Naturheilkunde und die Heilwissenschaft der Zukunft›. Nachdem der Herr Vortragende zunächst einen Überblick über den jetzigen Stand der Heilwissenschaft und die Ausübung der Heilkunst gegeben hatte, besprach er des weitern die historische Entwicklung des Naturheilverfahrens und die wesentlichen Eigentümlichkeiten der sich hierin bis jetzt gebildeten Systeme (Schroth, Prießnitz, Kneipp, Kuhne) und ging alsdann zur Diät über, warnte vor jeder Einseitigkeit in der Ausübung der Heilkunst und stellte die kombinierte Naturheilkunde als die Heilwissenschaft der Zukunft dar. An den Vortrag schlossen sich mit einigen der Anwesenden angestellte Versuche des Herrn Direktor Huter aus der Gesichtsbildung und Körperbeschaffenheit, Charaktereigentümlichkeiten, Erkrankungen und die Empfänglichkeit der Betreffenden für die verschiedenen Heilmethoden festzustellen. Die Resultate der von Herrn Huter an den von ihm bis dahin nicht näher bekannten Personen vorgenommenen Untersuchungen überraschten allgemein und lieferten den Beweis, dass derselbe hierfür ein besonderes Talent besitzt, was für das Heilverfahren, da dessen Erfolg sich vor allem auf die richtige Diagnose gründet, von großer Bedeutung ist. Man bedauerte allgemein, dass diese Untersuchungen wegen der vorgerückten Stunde nicht weiter fortgesetzt werden konnten. Zugleich wollen wir noch erwähnen, dass Herr Huter demnächst hier einen Kursus in der Naturheilmethode zu veranstalten gedenkt.»

Der Natur-Arzt

«Februar 1898. Am 12. Dezember führte sich Herr Carl Huter, welcher sich in Detmold als praktischer Vertreter der Naturheilkunde niedergelassen und ein Sanatorium eröffnet hat, durch einen Vortrag über ‹Medizin, Naturheilkunde und die Heilwissenschaft der Zukunft› bei uns ein. An den Vortrag schlossen sich einige recht interessante Versuche in der Diagnose, welche Herr Huter mit drei ihm bis dahin nicht näher bekannten Herren machte, und zwar nach einem von ihm selbst erfundenen Verfahren, welches nicht mit der Kuhne'schen Gesichtsausdruckskunde zu verwechseln ist. Herr Huter stellte bei diesen Herren nach ihrer Körperbeschaffenheit und Gesichtsbildung ihre Charaktereigenschaften, Leiden und Empfänglichkeiten für die verschiedenen Heilmethoden fest. Die Richtigkeit seiner Angaben wurde von allen drei Herren nachträglich bestätigt. Auf Grund dieser Vorführungen, welche hier allgemeinen Beifall fanden, können wir Herrn Huter für die Veranstaltung praktischer Versuche in seiner Diagnose unseren verehrten Brudervereinen empfehlen. Stockmeyer».

Lippische Landes-Zeitung

«31. Januar 1898. Herr Carl Huter hielt gestern im Atelier Stockmeyer hierselbst vor einem kleinen Kreise geladener Herren und Damen einige physiognomische Untersuchungen ab, deren Ergebnis stenographisch festgelegt wurde. Zunächst handelte es sich um zwei Damen, die dem untersuchenden Herrn schon halbwegs bekannt waren; da war die Wirkung auf die Anwesenden weniger verblüffend. Dann aber kamen zwei Damen, die Herrn Huter gänzlich unbekannt waren, sowohl nach Namen wie auch nach Lebensstellung. Hier war es geradezu erstaunlich, wie sogar der Untersuchende die wichtigsten Charaktereigenschaften sowie besondere körperliche Veranlagungen erkannte. Gern war jede Dame bereit, die stenographische Wiedergabe der Diagnose anzuerkennen und zu unterzeichnen. Die fünfte und letzte Untersuchung endlich brachte Eigenschaften einer Dame zu Tage, an deren Vorhandensein diese selbst stets gezweifelt hatte und deren Besitz ihr erst seit wenigen Wochen Freude machte. Schließlich hatten alle Anwesenden die Überzeugung: Wir wissen jetzt, wer uns Klarheit über uns selbst verschaffen kann, wenn wir mal eine eingehende Untersuchung nötig haben sollten; die Heilung wird dann nicht unmöglich sein.– Herr Huter hat sich heute viele Freunde gewonnen.»

Stenographischer Bericht aus einer Privat-Soirée vom 30. Januar 1898.

«Im Atelier des Herrn Carl Stockmeyer hatte sich heute eine Anzahl Damen und Herren eingefunden, um sich von dem Inhaber des Sanatoriums für psychophysiologisches Naturheilverfahren, Herrn Carl Huter hierselbst, untersuchen zu lassen. Anwesend waren: Herr Dr. med. Theodor Piderit, Herr Gymnasialdirektor Gebhardt, Frau von Behr, Fräulein Else Hahn, Frau Kaufmann Schlingmann, Frau Rentier Husemann, Frau Maler Stockmeyer, Frau Professor Thorbecke, Herr Bildhauer Retzlaff, Herr Ministerialsekretär Lahmann, Herr Maler Carl Stockmeyer, Herr Carl Huter.

Herr Huter stellte nach der von ihm selbst begründeten neuen Physignomik und Psychophysiologie, aus dem Gesichtsausdruck, Mimik und Körperkonstitution an mehreren Personen

1. die besonderen Charaktereigenschaften,
2. die etwa vorhandenen Krankheiten,
3. die Empfänglichkeit und Heilwirkung auf die verschiedenen Heilmittel fest.

Die Angaben des Herrn Huter sowie die von den Beteiligten abgegebenen Erklärungen sind in nachstehendem Protokoll niedergelegt.

Erste Untersuchung: Fräulein Else Hahn. Herr Huter kennt die Dame nur flüchtig; sie ist dreimal zur Begleitung der Tochter der Frau v. Behr in Huters Wohnung gewesen.

Herr Huter konstatiert folgendes:

Eine besonders hervortretende Charaktereigenschaft ist Treue oder Anhänglichkeit.

Wenn die Dame von einem Platze geht, wo sie längere Zeit gewesen ist, so wird ihr dies stets sehr schwer werden, selbst in dem Falle, dass ihr dort etwas Unangenehmes passiert wäre.

Auch ist viel Impuls vorhanden. Ein Volk aus der Geschichte, das sich durch sehr hohen physischen Impuls auszeichnete, waren die alten Römer. Sie gingen hinaus in die Welt, eroberten Länder und Völker, machten neue Gesetze und verbreiteten Kultur und teilweise eine bessere Zivilisation in die entferntesten Gegenden der Erde. Sie erregten sich für etwas aus sich selbst ohne äußeren Anlass, dadurch wurden sie selbst schöpferisch tätig, intelligent, aber auch eroberungssüchtig und genussliebend. Es gibt Menschen und Völker, die bleiben selbst bei den interessantesten Dingen indifferent. Das ist jedoch bei dieser Dame nicht der Fall. Auch diese Dame hat die Fähigkeit, aus sich selbst heraus etwas in Angriff zu nehmen. Diese Eigenschaft deckt sich nicht damit, dass ihre Besitzerin auch den Mut in der Ausdauer hat; der Mut im Angriff ist hier stärker als der Mut in der Ausdauer; auch kann die Dame aus sich selbst heraus sich lebhaft für etwas interessieren.

Gesundheitlich. Es ist Neigung zu Herzaffektion vorhanden, wozu eine gute Eiweißernährung beigetragen hat; sie wechselt leicht die Gesichtsfarbe bei inneren Erregungen. Die Anlage zu Herzkrankheiten und Kreislaufstörungen kann jedoch durch eine entsprechende hygienische Lebensweise vollständig ungefährlich bleiben. Es ist nach der ganzen Konstitution zu schließen, dass die Aussicht vorhanden ist, bei völliger Gesundheit ein hohes Alter zu erreichen. Sinn für gute Nahrung stark entwickelt, und zwar mehr für feste als für flüssige Nahrung.

Die Dame besitzt ausdauernde Energie, nicht in einseitiger Tätigkeit, wohl aber in abwechselnder Arbeit. Selbstgefühl ist trotz der hervorragenden Energie nicht sehr stark entwickelt, es liegt vielmehr im gesellschaftlichen Verkehr eine gewisse Bescheidenheit vor. Kritisch forschender Sinn und gutes Sprachtalent vorhanden. Die Lunge ist gesund. Verdauungskraft gut.

Stark entwickelt sind Mitgefühl, Teilnahme, Wohlwollen und Vorstellungsgabe.

Vorgelesen. Die untersuchte Dame erklärte alles für zutreffend, was auch von Frau v. Behr bestätigt wurde. Durch eigenhändige Namensunterschrift bestätigt: Else Hahn.

Zweite Untersuchung: Frau von Behr. Herr Huter ist mit der Dame seit einiger Zeit durch die Behandlung ihrer Tochter bekannt geworden und hat sie einmal auf ihren Gesundheitszustand hin untersucht. Es spricht sich hier ein besonders starkes Bewegungsnaturell aus. Würde die Dame z. B. gezwungen sein, längere Zeit still zu sitzen, oder würde sie dauernd an einen engen Raum gefesselt, so würden ihr schwere körperliche und seelische Leiden daraus entstehen.

In sehr hohem Maße ist entwickelt Wohlwollen, Mitgefühl, Teilnahme und Interesse für das Neue, auch ist ein besonders großes Interesse für anthropologische Wissenschaften vorhanden.

Der Sinn für das Menschliche ist außerordentlich stark im Gegensatz zu dem bei manchen anderen Menschen mehr vertretenen Sinn für Pflanzen und Tiere.

Die Dame hat eine große Fähigkeit, Menschen zu beurteilen, und zwar aus dem innersten instinktiven Gefühl heraus, nicht durch Berechnung.

Ferner ist ein gewisser Grad von Pietät und Sinn für das Historische vorhanden. Die Dame weiß das Alte und Vergangene zu ehren und zu würdigen, sie knüpft harmonisch an die gegebenen Verhältnisse an und geht mit den Fortschritten der Zeit weiter. Der Sinn für das Alte und der Sinn für das Neue ist in sehr günstiger Weise vereinigt.

Die Ordnungsliebe ist vortrefflich ausgebildet. Die Dame hat ein gewisses organisatorisches Talent und die Fähigkeit, planmäßig etwas in Angriff zu nehmen. Zum besseren Verständnis dieser Eigenschaft möchte ich zwei Beispiele aus der Völkerpsychologie anführen.

Wenn man nach Italien kommt, so kann man beobachten, wie bei den dortigen Bewohnern die Naivität und Berechnungslosigkeit oft bei gelehrten Leuten und genialen Individuen vorhanden ist, dass man sich wundern muss; ebenfalls findet man dort häufig in der besten Gesellschaft neben hervorragendem Kunstsinn die größte Ordnungslosigkeit vor. In schmutzigen zerissenen Kleidern sieht man manche wohlhabende Bürgerfrauen einherwandern! Das Gegenteil ist z. B. bei den Engländern der Fall, hier findet man überall Plan, Berechnung, Ordnung, Reinlichkeit und Überlegung, also die Eigenschaften, die sich mit den soeben erwähnten Charaktereigenschaften dieser Dame decken. Sie hat für flüssige Nahrung einen ausgesprocheneren Sinn als für feste Nahrung (im Gegensatz zu der vorher untersuchten Dame). Das Selbstgefühl ist stärker entwickelt als bei der zuerst untersuchten Dame. Bevor sich die Dame zu etwas entschließt, hört sie gern den Rat anderer und lässt sich hierbei leicht von einem zum anderen bewegen, hat sie aber einmal einen festen Entschluss gefasst, dann führt sie ihn auch unbedingt aus. Der Impuls ist bei ihr nicht so stark entwickelt wie bei der ersteren Dame, weshalb sie auch weniger aus sich selbst vorgeht, vielmehr erst gern den Rat anderer hört. Innere Willenskraft ist sehr stark entwickelt, ebenso Beharrlichkeit für eine bestimmte Idee; Sinn für ideale Schönheit vorhanden; die Dame wird sich mehr für harmonisch-schöne Formen als für realistische Darstellung interessieren.

Denk- und Vergleichungsvermögen sind stärker entwickelt als das Schlussvermögen, es ist aber auch ein heller Geist vorhanden.

Die Dame ist gegenwärtig verschnupft. Die Schleimhäute der tieferen Luftwege sind geschwächt und chronisch leidend. Auch ist die äußere Lederhaut belastet, daher Anlage zu Hautkrankheiten, Scharlach, Flechte, Ausschlag usw. Durch entsprechende Diät und milde Wasseranwendungen, Luft- und Lichtkuren werden diese Übel gründlich ausgeheilt, und es ist bei dem sonst so sehr gesunden Organismus eine sehr lange Lebensdauer wahrscheinlich.

Vorgelesen. Ich erkläre durch Namensunterschrift alles für zutreffend: Frau von Behr.

Dritte Untersuchung: Frau Professor Thorbecke. Herrn Huter völlig unbekannt, heute zum ersten Mal gesehen.

Bei dieser Dame ist viel Impuls und Energie vorhanden. Der ästhetische Sinn und ein guter Geschmack sind ausgebildet, und es ist ein besonders ausgeprägter Ordnungssinn zu bemerken, in welchem eine besondere Konsequenz zu konstatieren ist. Die Denkkraft ist im allgemeinen gut, besonders stark ist das Schlussvermögen entwickelt. Die Dame wird den Rat anderer zwar hören, sucht aber, dank ihres Schlussvermögens, sich ein eigenes Urteil zu bilden. Auffassungs- und Vorstellungsgabe sowie Formensinn sehr stark entwickelt, auch großes Interesse für bildende Kunst vorhanden. Die Dame hat viel gedacht und viel gelesen. Ihr Gefühlsleben ist gut entwickelt, sie ist wählerisch und wägt sehr vor einem Entschlusse, sie weiß im praktischen Leben sich famos durchzuschlagen, sie versteht den Menschen zu behandeln, wie sie will, auch vermag sie ihn zu beeinflussen, ohne viel zu reden und sie hat ein ausgesprochenes, starkes diplomatisches Talent.

Auch ist Talent für technische Fertigkeit, Geschicklichkeit usw. vorhanden.

Das Gehirn hat viel gearbeitet, und es wird momentane Gedächtnisschwäche durch Überarbeitung konstatiert.

Das geistig empfindliche Naturell ist stärker entwickelt als das Ernährungs- und Bewegungsnaturell. Für feste Nahrung gut entwickelter Sinn vorhanden.

Knochenbau ist gut.

Die Empfindlichkeit wirkt bei der Dame nur auf das Gehirn, nicht auf den Körper im Allgemeinen.

Leichte Schwäche der Schleimhaut der Luftwege vorhanden.

Sinn für Kinderliebe sehr hoch entwickelt, und zwar siegt dieser meist über den oben konstatierten Ordnungssinn.

Vorgelesen. Dass die gemachten Angaben sämtliche zutreffen, bescheinige ich durch Namensunterschrift. Frau Prof. Thorbecke.

Vierte Untersuchung: Frau Joh. Husemann. Herrn Huter bis dahin völlig unbekannt.

Selbstgefühl und Festigkeit in hohem Maße entwickelt. Die Dame setzt unter Umständen ihren Willen rücksichtslos durch; sie hat eine ausgesprochen subjektive Eigenart in ihrem Wesen und Empfinden. Dies ist eine Eigenschaft, die man oft bei Herrschern und hochgestellten Personen antrifft. Es ist nicht leicht für die Umgebung solcher Personen, sie aus ihrer subjektiven Anschauung zu sachlich objektiven Überzeugungen zu bringen. Die Kunst des Hofmannes ist oft eine sehr schwere, es ist eine ganz andere Kunst wie die des Diplomaten. Es gehört dazu ein eigenes Talent, eine subtile Feinfühligkeit bei Innehaltung strengster zeremonieller Formen, viel Ausdauer, Klugheit und Geduld, oft auch Verstellungskunst und große Berechnung. Im Umgang mit der Dame muss man sich bei ihr in Gunst setzen, weil sie von ihrem eigenen Standpunkte aus urteilt. Ein empfindliches Naturell ist ebenfalls ausgesprochen vorhanden, und es wirken bei ihr etwaige Reize sowohl auf das Gehirn wie auf den Magen und den sonstigen Verdauungsapparat. Die Verdauungskraft ist geschwächt und nicht in normaler, gesunder Verfassung.

In Krankheitsfällen würde die Dame bei einer Behandlung mit Heilgymnastik, Massage, Licht- und Luftbädern und nur partiellen Wasseranwendungen gute Erfolge erzielen, auch müsste die Dame ganz besonders psychisch behandelt werden. Die Nervenkraft ist ebenfalls nicht mehr normal stark.

Mäßig begabt besonders im Vergleichungsvermögen.

Phantasie, Sinn für Religion, Erbauung und Andacht vorhanden, auch weiß die Dame mit dem kirchlich Religiösen sich in Harmonie zu setzen.

Weniger scharf entwickelt ist die Beobachtungsgabe, stark entwickelt dagegen der Fleiß in einer bestimmten Tätigkeit, d. h. sie hat das Bedürfnis, in einer Arbeit, für die sie Sympathie besitzt, andauernd tätig zu sein; Ausdauer ist nicht für jede Arbeit vorhanden.

Mitgefühl für Schmerz stark entwickelt, dagegen wird sie an der Freude eines anderen weniger Anteil nehmen.

Die Verdauungsschwäche rief eine Belastung des Gehirns hervor, die Ursache liegt also in den geschwächten Verdauungsorganen und in mangelnder Funktion der Ausscheidungsorgane.

Die Hauttätigkeit ist seit Jahren fast lahmgelegt.

Daher werden Kopfschmerzen die oft wiederkehrenden unangenehmen Gäste bleiben, bis die Dame eine entsprechende Kur zur Heilung ihrer Leiden durchgemacht hat.

Vorlesung. Die gemachten Angaben sind zutreffend. Frau Husemann.

Zwischenfrage seitens der Lehrerin Fräulein Hahn:

Kann man Charakterfehler verbessern, oder mangelhafte Anlagen ergänzen?

Antwort des Herrn Carl Huter:

Ja, innerhalb gewisser Grenzen, indem wir die vorhandenen Vorzüge weiter ausbilden und vorhandene verwandte Eigenschaften stärken, ganz besonders wirkungsvoll ist hierbei der physische und psychische Einfluss von außen her.

Für einen ausgesprochenen geistig oder moralisch Blödsinnigen gibt es allerdings keinen Fortschritt. Degenerierte sind eben nicht normal. Viele charakterschwache Menschen sind aber körperlich leidend und können durch Heilung dieser körperlichen Leiden günstig zur Selbstbesserung angeregt werden.

Fünfte Untersuchung: Frau Carl Stockmeyer. Die Bekanntschaft mit Herrn Huter beschränkt sich darauf, dass dieser die Dame einige Male gesehen und gesprochen hat.

Kinderliebe ist in hohem Maße entwickelt, ebenso Beobachtungsgabe und Formensinn. Gutes Talent zum Zeichnen und Malen vorhanden. Gutes Augenmaß, weite Entfernungen abzumessen. Für weite Räumlichkeiten ein ausgesprochener Sinn vorhanden.

Die Dame muss jedoch viel Fleiß anwenden, das Große auf die kleinen Verhältnisse zu übertragen, Miniaturarbeiten würden ihr eine ganz außerordentliche Mühe verursachen. Sinn für reale Kunst, d. h. mehr für Wahrheit in der Kunst und weniger für das Überschwängliche.

Charakteristisches Auge für bildende Kunst, Freude und Genuss an Formen und Farben, Begabung für Landschaftsmalerei.

Ein Zug für Romantik, aber ohne Überschwänglichkeit vorhanden.

Sinn für feste Nahrung von Haus aus gut entwickelt, für flüssige schwächer.

Fürsorge für ihre Angehörigen in hohem Grade ausgeprägt.

Eigentumssinn stark entwickelt; es wird der Dame nicht leicht, solches Besitztum preiszugeben, woran sie mit ihren Familienmitgliedern enger verkettet ist. Schöpferisches ökonomisches Talent nicht entwickelt, oder nur insoweit, als es sich auf die notwendige Fürsorge für die Angehörigen erstreckt.

Die Dame kann sehr verschwiegen sein.

Das Gehirn hat viel gearbeitet. Schwäche des Gehirns und der Schleimhäute der Luftwege war vorhanden, doch ist ziemliche Gesundung eingetreten; heute ist noch eine Verdichtung der rechten Lungenspitze zu konstatieren. Viel Bewegung in frischer Luft und poröse Kleidung ist erforderlich, um die Gesundheit zu fördern und zu erhalten.

Das vorstehend Gesagte wird sämtlich als zutreffend anerkannt. Frau Stockmeyer.

Nach stenographischen Aufzeichnungen übertragen:

Detmold, den 6. Februar 1898. Lahmann.

Die Richtigkeit bescheinigt:

Detmold, 6. Februar 1898. Stockmeyer, Vorsitzender des Naturheil-Vereins.

Frage aus der Reihe der Versammelten:

Sind wir verantwortlich für das, was wir tun, da jedem doch verschiedene Anlagen mitgegeben sind?

Antwort des Herrn Carl Huter:

Verehrte Anwesende! Die Frage der Verantwortlichkeit ist viel erörtert worden, es gibt eine Partei, die will die Verantwortung des Menschen in jedem Falle unbedingt hochgehalten wissen unter Zuspitzung des höchsten moralischen Sollens auf die Pflichten und Glaubensanschauungen, die sie selbst lehrt. Diese höchstgespannte Verantwortlichkeit in Verbindung mit einseitigen, oft erzwungenen Anschauungen, ist ein verhängnissvoller Irrtum.

Aber auch die andere Partei, nach der Schule von Lombroso oder anderer Materialisten und Sozialisten, die glaubt, nur reichlicher materieller Reichtum und Genuss mache gut und eine Verantwortung des Individuums gebe es nicht, da das Individuum das Produkt seiner Verhältnisse sei, hat unrecht, jedoch haben beide Gegner in manchen gegebenen Verhältnissen recht, bald die eine, bald die andere Partei; im großen und ganzen aber irren sie in ihren Entschlüssen und in der Verallgemeinerung ihrer Entschlüsse beide. Meine Ansicht geht dahin: Es gibt eine beschränkte individuelle Verantwortung, und zwar ganz nach den individuellen Anlagen der Person. Jeder Mensch muss, will er Rechte an die Geschichte, an die Heimat, an die Angehörigen, an sein Eigentum, an seine Nebenmenschen, selbst an die Tiere oder an höhere Wesen, an Götter oder Geister stellen, auch denen gegenüber Pflichten erfüllen. Ohne diese Pflichterfüllung kann auch keine Rede sein von Ansprüchen und Privatrechten.

Nach meiner Ansicht soll daher jeder sich mit seinen vorzüglichen Anlagen nützlich machen, seine Leidenschaften zügeln und sie in die Bahnen des Guten leiten und schließlich seine Schwächen ausgleichen, d. h. nach besten Kräften Selbsterziehung üben.

Wir alle, die wir körperlich und geistig normal sind, besitzen Vor-

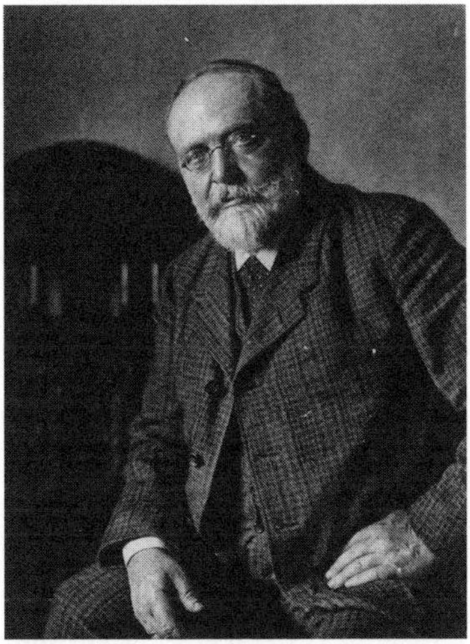

50 Geh. Reg. Rat Professor W. Gebhardt, Direktor des Gymnasiums Leopoldinum in Detmold von 1886 bis 1910. Originalaufnahme von V. F. Langhammer, Detmold.

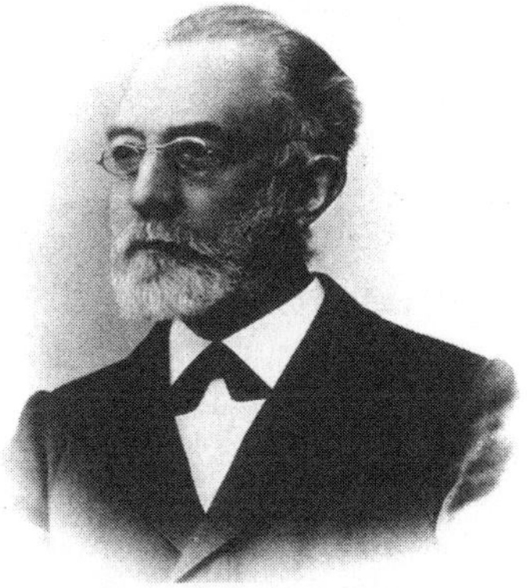

51 Dr. med. Theodor Piderit (1826-1912), Arzt in Detmold und Verfasser des Buches ‹Physiognomik und Mimik›. Dass sich Piderit überaus positiv zu Huters physiognomischem Vortrag geäußert hat, ist besonders deshalb beachtenswert, weil er in seinem viel früher erschienenen Buch die Physiognomik rundweg ablehnte.

züge und Schwächen, und jeder einzelne Mensch unterscheidet sich dadurch von seinem Nebenmenschen. Wir alle aber finden auch unsere Grenzen in unserem Wollen und Können. Über diese Grenze hinaus können wir aus uns selbst nicht kommen, dazu brauchen wir die erzieherische Mithilfe anderer, vollkommenerer Personen. Es ist also Pflicht jedes Einzelnen, den Umgang besserer Menschen als wir selbst, wenigsten in unseren Schwächen, sind, aufzusuchen, sei es persönlich, oder seien es deren Werke, ihre Geschichte, ihre Kunst, ihre Charaktere, ihr Wissen und ihr Handeln.

Schließlich entsteht eine dritte Pflicht dem Idealen gegenüber. So gut es übermenschliche physische Kräfte gibt, eben so gut gibt es auch übermenschliche geistige Kräfte und Wesen, an die wir glauben sollen, mag uns die reale Vorstellung solcher Wesen auch schwer fallen. Mit Hilfe der Kunst, der Glaubensphantasie, der Schönheitsphilosophie, der Liebe und der Sehnsucht, der Hoffnung nach dem ewig unvergänglich Glücklichen werden wir solchen Idealen näher kommen.

Kurz, das Streben in uns, neben uns und über uns zu dem Besseren, das ist der Weg, den wir zu wandeln haben, tun wir das, so erfüllen wir als Menschen unsere Pflichten nach menschlichen Kräften und nach menschlichem Ermessen, denn:

Die Tugend, sie ist kein leerer Schall,
Der Mensch kann sie üben im Leben,
Und sollt' er auch straucheln überall,
Er kann nach der göttlichen streben.

Wer dann noch etwa straucheln sollte, der werfe sich voll Inbrunst und Gebet auf die Mutter Erde, die uns alle mit unsern Fehlern und Schwächen hervorgebracht hat und erkenne, dass es eine Grenze auch unserer moralischen Kraft gibt, und daher auch eine Grenze unserer Verantwortung, niemals aber eine Grenze unseres Strebens zu dem Höchsten, zu der Vollkommenheit, die wir nicht begreifen können, an die wir aber glauben wollen im religiösen Gefühl der liebenden, hoffenden und glaubenden Ergebung.

Was der große Dichterfürst Johann Wolfgang von Goethe in seinem herrlichen ‹Faust› von dem Engelchor singen lässt: ‹Wer immer strebend sich bemüht, den können wir erlösen›, – das ist die Anschauung über die wahre Verantwortlichkeit, die mit Kräften strebt, ihre Pflichten zu erfüllen und darüber hinaus in williger Ergebung an das Ideale ihren Höhepunkt findet, und damit möchte ich auch zugleich meine eigene religiöse Anschauung ausgesprochen haben. Nach Schluss der Sitzung sprachen sämtliche Anwesenden ihre Anerkennung aus.

Herr Gymnasialdirektor Gebhard (s. Abb. 50) dankte dem Vortragenden mit herzlichen Worten.

Herr Dr. med. Theodor Piderit (s. Abb. 51), der Verfasser des ausgezeichneten Werkes über ‹Physiognomik und Mimik› und gewissermaßen Autorität auf diesem Gebiete, schüttelte dem Physiognomen herzlich die Hand mit den Worten: ‹Das waren ausgezeichnete Leistungen, sie besitzen einen seltenen physiognomischen Scharfblick mit großem psychologischem Wissen, schreiben Sie bitte ihre Theorien und Erfahrungen nieder, ihr Vortrag hat mich sehr erfreut!›»

Es werde Licht, und es ward Licht! Aus mehreren deutschen Fachschriften

«Detmold. Am 1. Februar wurde Herr Carl Huter zum Residenzschlosse zu Sr. Erlaucht dem Grafregenten Ernst befohlen.

Der hohe Herr empfing den Vertreter der neuen Heilrichtung aufs herzlichste und unterhielt sich mit ihm ca. ¾ Stunden. Schon einige Tage vorher hatte eine andere fürstliche Persönlichkeit Herrn Huter in seinem Sanatorium einen Besuch abgestattet, um sich, wie der hohe Herr vorgab, über dessen neue Heilkunst zu informieren.

Herr Huter hat bekanntlich in zwölfjähriger Forschungsarbeit die Physiognomik und Psychophysiologie wissenschaftlich begründet und beurteilt mit geradezu phänomenaler Sicherheit nicht nur den Gesundheits- und den Krankheitszustand einer Person aus dem Äußeren, sondern gibt auch die für dieselbe beste hygienische Vorschrift resp. Heilmittelanwendung derart zutreffend an, dass fast nach jeder Verordnung ein günstiges Resultat erzielt wird. Die überraschenden Heilerfolge bei oft unheilbaren, anderweitig vergeblich behandelten Patienten drangen auch in die höheren Kreise, wodurch man aufmerksam wurde und sich für den Mann der neuen Wissenschaft interessierte.»

9. Schlusswort des 1. Teils, einem großen Kritiker und Arzt (Prof. Dr. med. Paul Flechsig) gewidmet

Bevor ich diesen ersten Teil schließe, will ich meine Weltanschauung, auf die meine Menschenkenntnis gegründet ist, nochmals in wenigen Sätzen vorführen, denn das Gute kann nie genug wiederholt werden.

Wie in der Krone der Pflanze die Blüte und Frucht gedeiht, so wächst aus Gehirn, Schädel und Gesicht des Menschen der Geist hervor; hier wie dort drängt alle beste und feinste Kraft nach oben.

Wenn in der Peripherie, in der ganzen äußeren Gestalt einer Pflanze und aus ihren Formverhältnissen zueinander ihr Leben sich offenbart, ihre Kraft sich bekundet, so gipfelt doch ihre höchste Kraft in der Hervorbringung der Frucht. Die Frucht, etwa der Erdbeere, des Apfels oder des Weizenkorns, gibt auch chemisch die besten Nährsubstanzen für den Menschen.

Aus dieser einfachen Naturwahrheit habe ich die Lehre gezogen, dass, nachdem die Seele eines Körpers aus dem ganzen Äußeren desselben in lichte Erscheinung tritt, so wieder das Höchste der Seele an denjenigen Teilen des Äußeren, durch welche die feinsten Reize von der Außenwelt eindringen und in der Reaktion konzentrisch wieder zurückgespiegelt werden; das ist bei der Pflanze in der Blüte und Frucht, beim Menschen in der Gehirnformation, im Auge, Schädel und Gesicht der Fall.

Der ganze Geist sitzt außen und das Beste vom Ganzen sitzt oben.

Daher ist und bleibt die Phrenologie, die Gesichtsphysiognomik, das Haar, der Augenausdruck stets der Sitz (Ort des Ausdrucks) der höchsten geistigen Eigenschaften, nach ewigen Gesetzen.

Der Anatom, dem jeder einzelne Teil neben dem andern gleichwertig erscheint, ähnlich wie die Reihenfolge gleicher Zahlen, die untereinander gesetzt sind, gleicht dem blöden Bauernknecht, der mechanisch seine Muskelarbeit verrichtet ohne höheres Verständnis für den Wert und die Qualität verschiedener Arbeitsverrichtungen. Ihm scheint seine Arbeit der seines oft intelligenteren Arbeitgebers mindestens vollständig gleich; die Hirnarbeiten eines Künstlers oder Staatsmannes, Lehrers oder Philosophen erscheinen einem solchen Menschen nicht einmal als nur gleichwertig, sondern als total wertloser Unsinn.

Viele gelehrte Anatomen sind unfähig, philosophisch vergleichend und schlussfolgernd zu denken, sie sehen in allen Einzelorganen gleiche Werte; das ist aber ein Irrtum, denn es gibt auch Qualitätsunterschiede zwischen den Organen, je nach ihren Verhältnissen, wie sie zusammen aufgebaut sind und wirken.

Gerade so wie es eine Qualität im Wert gleicher Zahlen gibt, wenn sie nicht untereinander, son-

52 Geheimrat Prof. Dr. med. et phil. h. c. Paul Emil Flechsig (1847-1929), Gehirnanatom, von 1875 bis 1921 Inhaber des Lehrstuhls für Psychiatrie an der Universität Leipzig. Von Bedeutung erwies sich sein Beitrag zur Erforschung der anatomischen Gehirnstruktur, nicht aber seine Erklärungsversuche der Gehirnfunktionen und psychischer Funktionen. Der Stirnbau Flechsigs zeigt nun gerade das, was er in Frage stellte, seine intellektuellen Stärken und Schwächen sehr deutlich.
Oswald Bumke (1877-1950), ebenfalls ein Vertreter der «herzlosen Psychiatrie», die vordenkend, vorbereitend und durchführend an Eugenik und Euthanasie, die im Dritten Reich ihren Höhepunkt erreichten, beteiligt war, gegenüber sagte Flechsig: «Wissen Sie, für Psychiatrie habe ich mich nie interessiert, ich halte das auch für eine ganz aussichtslose Wissenschaft. Die Klinik sah danach aus, ein Verließ, Zellen, Gitter, Zwangsjacken, Hängematten und immer noch Angst vor den Kranken.»
Haymaker und Schiller schrieben: «A typical Vogtländer, Flechsig was a big, broad, bulky individual with a tendency to be abrupt and dogmatic. He frequently declared that it is the duty of a professor to think ‹other than others›. His students did not consider him their friend, but conceded that he was extraordinarily erudite. He tended to have a poor memory for the disoveries of others; Oscar Vogt tells the story that back in 1894 he showed a newly found group of fibres (...) to Flechsig and that three weeks later Flechsig demonstrated them to him as

his (Flechsigs) discovery.» (W. Haymaker & F. Schiller: The Founders of Neurology. Second edition, Springfield, 1970)
Auch von den Psychiatrieprofessoren Auguste Forel, Zürich, und Bernhard von Gudden, München, wurden ähnliche Beschuldigungen mitgeteilt.
Zvi Lothane schreibt: «Menschen, die Flechsig kannten, sahen in ihm einen ‹schrägen Vogel›. Übereinstimmend wird Flechsig von allen noch Lebenden, die ihn nahe kannten, als ein ‹Original› bezeichnet. Dieses tat sich schon in seinem Äußeren kund: ‹Körperlich sehr groß, trug er bei jedem Wetter einen weiten Mantel, Kalabreser und Gummigaloschen und dazu – auch bei Sonnenschein – einen hüllenlosen Regenschirm. Hinter ihm in einigen Schritten Abstand, zog meist sein Adlatus, ein ehemaliger Patient mit Namen Janitzschke, in der gleichen Aufmachung, dazu noch mit einer großen Markttasche bewaffnet.› Zu anderen Zeiten trug er ‹eine Samtweste mit großen Glasknöpfen und dem breitkrempigen Hut auf dem Haupt, mit dem man ihn eher für einen Dorfschulzen hätte halten können, als für einen Gelehrten von der Universität.» (Seelenmord und Psychiatrie. Gießen, 2004)
Zu Gästen und Patienten war Flechsig öfters arrogant, anmaßend und herrisch. Der Verstand eines Psychiaters stehe, meinte er, generell über dem gemeinen Menschenverstand von Laien. Mitarbeiter beschrieben ihn als misstrauisch, geizig und ängstlich.
Flechsig war talentvoll in der Beobachtung und Analyse dessen, was unmittelbar vor Augen und im Rahmen seiner Sichtigkeit im ‹scharfen Bereich› lag. Es ist dies physiognomisch zu erkennen an der wirklich kräftigen und spannungsreichen Unterstirnbildung. Der mimische Ausdruck des Gesichtes zeigt, dass er als Naturwissenschaftler im genannten Sinne, also als Gehirn-anatom, konzentriert, eifrig und leidenschaftlich tätig war.
Die Mittel- und Oberstirn zeigt sodann aber mangelhaftes vergleichendes und philosophisches Denkvermögen sowie einen ausgesprochenen Mangel an Einfühlungsvermögen und an Wohlwollen für Menschen und Tiere. Er war denn auch nicht nur gegenüber Menschen hart, er praktizierte

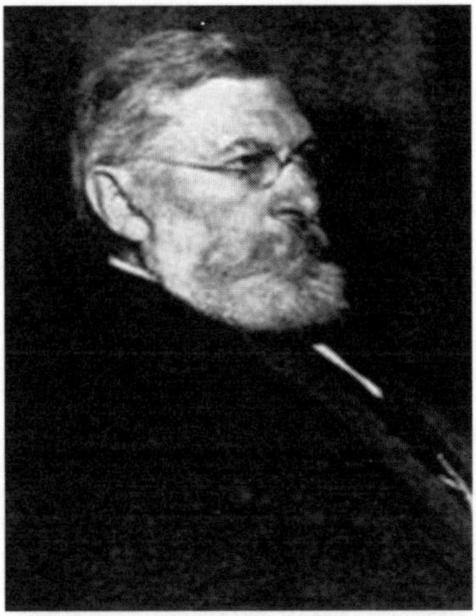

auch die Vivisektion nach seinem Belieben. Flechsig war dabei erfüllt von einem starken Gefühl der Überlegenheit. Er sah sich als Krone der Herrenrasse. Wer ihn einschränkte, etwa Politiker und Juristen, oder wer sich erlaubte, auf etwas über ihm Stehendes hinzuweisen, etwa Theologen, der zog seinen beißenden Spott auf sich.
Flechsigs Gesicht war breit, seine Jochbeine waren deutlich breiter als die Unterstirn, diese wiederum war der kräftigste Schädelteil nächst dem breiten unteren Seitenhaupt. Letzteres weist auf die besonderen materiellen Interessen hin. Das Gesicht war groß und flächig, wie es dem Äußerlichkeitsmenschen i. S. von Carl Huter entspricht, die Nase trat vor allem im unteren Teil grobförmig hervor. Das Streben nach materiellen Gütern und das Streben, in der Gesellschaft eine Stellung mit Rang einzunehmen dominierten; Feingefühl, psychologisches Einfühlungsvermögen, Empathie waren gering. Seine Sprache gleicht denn auch mehr derjenigen eines Elektroinstallateurs, da ist von Leitungen, Bahnen, Röhren und Höhlen die Rede, als derjenigen eines warmherzigen Arztes.
Carl Huter bezeichnete gewissermaßen als Gegensätze zu Flechsig die Professoren Wilhelm Winternitz und Ernst von Leyden (s. S. 404).

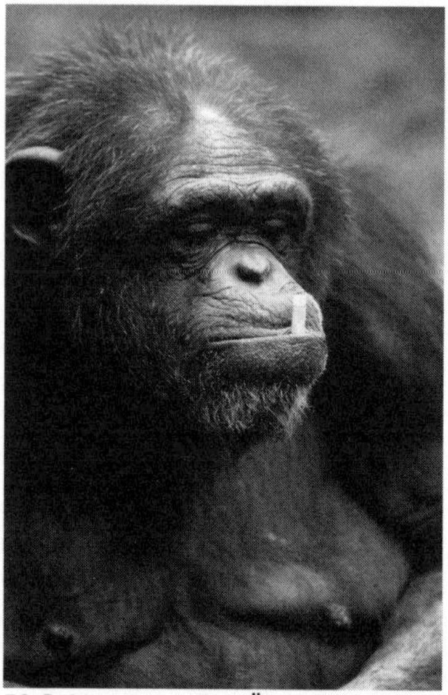

53 Schimpanse. Der Überaugenwulst, der im Wesentlichen aus Knochen und Höhlen, nicht aus Gehirnmasse besteht, bringt trotzdem die besondere Beobachtungsgabe. Unmittelbar an Sinneseindrücke anknüpfende Erinnerungs- und einzelne praktische Leistungen sind möglich. Höhere Denkfunktionen sind dahingegen erst im Keime angelegt, im individuellen Leben nicht merklich entwicklungsfähig.

dern nebeneinander gestellt sind. Die nach links stehenden Zahlen steigen im Wert, die nach rechts stehenden fallen.

Es muss also wohl die qualitative Bedeutung der verschiedenen Organe zueinander abgeschätzt werden, um zur Wahrheit der Physiognomik zu gelangen.

Schließlich muss bemerkt werden, dass sich überall elektrische Lebensvorgänge abspielen, auch im Formbau der Dinge. Es ist daher ein völlig müßiges Beginnen des Professors Paul Emil Flechsig (1847-1929) in Leipzig, den Stirnbau des Menschen als unmaßgebend für seine geistige Qualität anzusehen, da die Sehsphären sich doch im Hinterhaupt befänden.[26]

Hätte Flechsig die Polarität der Kräfte in ihrer Wechselwirkung gekannt und gewusst, dass, was sich im Hinterkopf in Tätigkeit setzt, im Vorderhaupt und besonders in den Augen und an der Nase sowie an der Stirn in Erscheinung tritt auf Grund der Polarität aller wirkenden Kräfte in der menschlichen Natur, dann hätte

26 Paul Flechsig schrieb in «Gehirn und Seele», 2., verbesserte und mit Anmerkungen und fünf Tafeln versehene Ausgabe, Leipzig 1896, S. 54: «Die Höhe der Stirn hängt zum Theil von der Größe der Tastsphäre bezw. Körperfühlsphäre (letztere wiederum von der Körpergröße) ab, zum anderen Theil von dem Volumen des vorderen Associationscentrums. Die Höhe der Stirn ist schon deshalb nicht präter propter ein directer Maassstab für die geistige Veranlagung, ganz abgesehen davon, dass wichtige geistige Organe in den hinteren Hirntheilen gelegen sind.»

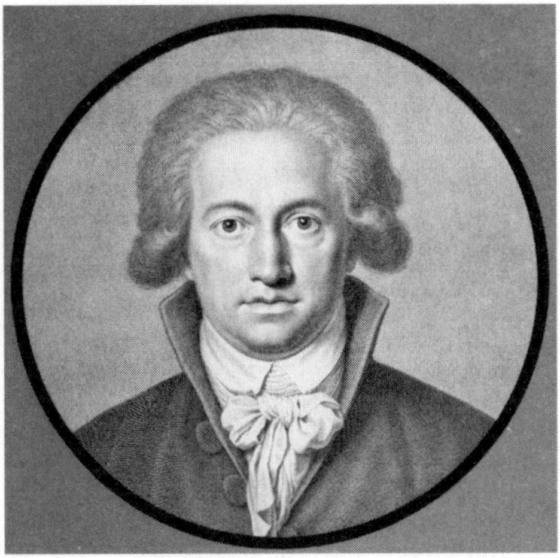

54 J. W. v. Goethe nach Kügelgen. Goethe zählt im Sinne der Huter'schen Naturelllehre zum klassischen harmonischen Naturell, er nimmt, wie die Sinnesorgane zeigen, die Umwelt weit differenzierter, durchdringender wahr und vermag Wahrgenommenes weit besser und umfassender bewusst zu erkennen, zu erschließen und denkend zu verarbeiten sowie schöpferisch umzuwandeln und zu gestalten.

er keine zwanzig Jahre dauernde Geistesarbeit gebraucht, um zu beweisen, dass das Vorderhirn und die mit diesem im Zusammenhang stehende Stirn- und Gesichtsbildung bedeutungslos sei für die geistige Befähigung.

Die fleißige Arbeit, die Zähheit, mit der jener Mann so viele Jahre gearbeitet hat, wäre eines Besseren wert gewesen; hier wurde wieder einmal ein wissenschaftlisches Talent zum Opfer. Es wurde durch die Macht der Einflüsse, die Macht jener Gepflogenheiten, was man für schier unmöglich halten sollte, dazu gebracht, das Unnatürlichste, Unglaubhafteste, Unmöglichste als das Wahre, Heilige und Natürliche hinzustellen. Zusammen glauben sie dann, sehr wissenschaftlich zu sein.

Man zeige einem Kind die Stirn eines Goethe (s. Abb. 54) und die eines Affen (s. Abb. 53). Und man frage dieses Kind, unter welchem Schädel wohl der größere Geist gelebt habe. Das Kind wird, auch wenn man das Gesicht beider abdeckte, nach seinem instinktiven Gefühl schon das Richtige treffen.

Je älter aber das Kind wird und je mehr sich die Beobachtung schärft, desto mehr wird es diese Wahrheit auch mit dem forschenden und kritischen Verstande begreifen lernen. Es kennt ja doch selbst ein halbwegs gelehriger Hund an der Stirn eines Menschen, wes Geistes Kind er ist, und nun stehen Professoren auf und wollen beweisen, dass die einfachsten Wahrheiten Lügen sein sollen.

O, diese Wissenschaft!

Wie danke ich dem Himmel, dass ich nie eine Hochschule besuchte. Ich blieb deshalb rein und unbefleckt im Geiste von den Irren, Wirren, Sünden und Lastern solcher Hochschulbildung.

Mir gilt die Stirn eines Goethe, die herrliche gottbegnadete Stirn eines jeden Erdenbewohners als der Ausdruck der höchsten Intelligenz und mehr als Professor Flechsig und seine Wissenschaft.[27]

Aus diesem Streben in der Natur nach außen, um zu leben, und nach oben, um zu werden, nämlich etwas stetig Vollkommeneres, erkenne ich den Geist der Natur im Großen und im Kleinen, im Ganzen und im Einzelnen der Dinge, die ewige Entwicklung, die einem Gipfelpunkt zustrebt, vielleicht im ewigen Werden oder im endlichen Ruhepunkt. Aber halt! Es gibt keine absolute Ruhe, darum gibt es eine ewig werdende Gottheit, wie es eine ewig werdende Naturschöpfung gibt.

Sieh die Blume und ihren Bau, wie sie duftet, wie sie blüht, sieh den Menschen und seine Gestalt, wie er denkt und wie er fühlt, überall offenbart sich das eine Gesetz:

Kraft im Innern, Leben im Äußern, Streben im Höchsten!

27 Im Unterschied zu Flechsig hatte sich Goethe sowohl mit der Lavater'schen Physiognomik wie auch mit der Gall'schen Phrenologie vertraut gemacht. Er selbst war lebenslang Physiognom. Insbesondere seine bedeutendsten Werke sind ohne den physiognomischen Hintergrund nicht denkbar. Goethe hat aber auch am großen Lavater'schen Werk «Physiognomische Fragmente» (1775-1778) mitgewirkt. Unter dem Einfluss Lavaters und der Beeindruckung durch dessen Gefühlsphysiognomik reifte bei Goethe das Schauspiel «Iphigenie auf Tauris», das anknüpfend an die griechische Sagenwelt der heldenhaften Opferbereitschaft für neue humanitäre Ideale das Wort redet. Aus Gefühlsphysiognomik entsprang die griechische Kultur, aus Gefühlsphysiognomik entsprang die deutsche Klassik und Romantik, an Gefühlsphysiognomik orientiert sich auch das moderne Alltagsleben.

2. Teil

Einführung in meine neue Heilwissenschaft

1. Mein Übergang zur Heilpraxis

Die näheren Umstände, wie ich zur Heilpraxis kam, will ich hier kurz wiedergeben.

Es war im Herbst des Jahres 1893, als ich von einer Vortragsreise aus dem Harz nach Hannover, meinem damaligen Wohnsitz, zurückfuhr. Es war meine Absicht, die Unterrichtsstunden in der praktischen Anthropologie, Physiognomik und Psychophysiologie, die ich im Frühling desselben Jahres unterbrochen hatte, wieder fortzusetzen und zugleich ein Institut zu gründen für psychophysiognomische und psychografologische Untersuchungen.

Schüler aus allen Kreisen hatten sich zu den Unterrichtsvorträgen angemeldet. Da wollte es der Zufall, dass ich an einem Ort im Harz[28] durch einen Buchdruckereibesitzer, mit dem ich in geschäftliche Beziehung getreten war, veranlasst wurde, daselbst einen Vortrag zu halten. Das Resultat war wie gewöhnlich. Durch die zutreffenden Untersuchungen an vollständig fremden Personen gewann ich viele Freunde schon am ersten Abend meines Dortseins.

Am darauffolgenden Tag wurde ich von mehreren Personen aufgesucht, welche über ihren Gesundheitszustand privaten Aufschluss wünschten. Diese Gelegenheit nutzte auch die Dame, in deren Haus sich die Geschäftsstelle der Zeitungsdruckerei befand.

Zuvor sagte mir der Herr Druckereibesitzer, dass sich im Haus eine Dame befinde, die viele Jahre schwer leidend sei. Er werde aber nichts verraten von dem, was ihr fehle, sondern er möch-

28 Langelsheim am Harz.

te sich nochmals überzeugen, ob ich wirklich im Stande sei, einen Menschen, den ich absolut nicht kenne, auch richtig zu beurteilen. Bis jetzt zweifle er noch trotz aller bisherigen Beweise; er könne es sich eben nicht vorstellen, dass so etwas überhaupt möglich sei. Er werde die Dame sofort in sein Redaktionszimmer rufen lassen, sie wohne oben.

Nach wenigen Minuten erschien eine Frau, die nach meiner Schätzung in den vierziger Jahren stand, umhüllt mit Wolltüchern, mit schmerzentstellten Gesichtszügen und einem eigentümlichen Glanz der Augen und der Gesichtsfarbe.

Mit wenigen Worten kennzeichnete ich ihren Leidenszustand, die Krankheitsentwicklung und die wahrscheinlichen Ursachen der Krankheit.

Als ich meine Untersuchung beendet hatte, legte der kritische Zeitungsonkel seine Feder hin, schüttelte mir die Hand und sagte: «Jetzt bin ich überzeugt!» Die Dame brach in einen Lobeshymnus aus, worin sie das Gesagte bestätigte und voll Erregung von dannen eilte, um dies ihren Angehörigen mitzuteilen.

Während dieser Zeit fand zwischen mir und dem Mann von der Feder ungefähr folgendes Gespräch statt, das für meine Zukunft entscheidend werden sollte:

«Aber, mein lieber Herr Huter, solche Kenntnisse besitzen Sie! und Sie wandern mühsam in der Welt umher? Sie gehören an eine Hochschule oder in das medizinische Fach. Als praktischer Arzt oder als Leiter eines Sanatoriums könnten Sie sich und der Welt viel mehr nützen.»

Ich antwortete:

«Ich besitze wohl medizinische Kenntnisse, aber in anderer als in der gewöhnlich erworbenen Art.

Ich kam von der Kunst zur Wissenschaft und ich möchte weder die eine, noch die andere fallen lassen. Zum praktischen Arzt umzusatteln, fehlt mir die Lust, die Zeit und das Geld.

Ich müsste zudem noch Fächer studieren, die ich nicht des Studierens für wert erachte. Dazu gehört z. B. die medizinische Heilmittellehre.

Lehrer an einer Schule zu werden, das wäre schon mein Fall. Aber es gibt keine Schule, an welcher meine Wissenschaft gelehrt wird, weil ich selbst der Schöpfer dieser neuen Lehre bin.»

«Aber», fiel der gewandte Geschäftsmann ein, «da können Sie ja Naturarzt werden und im Harz

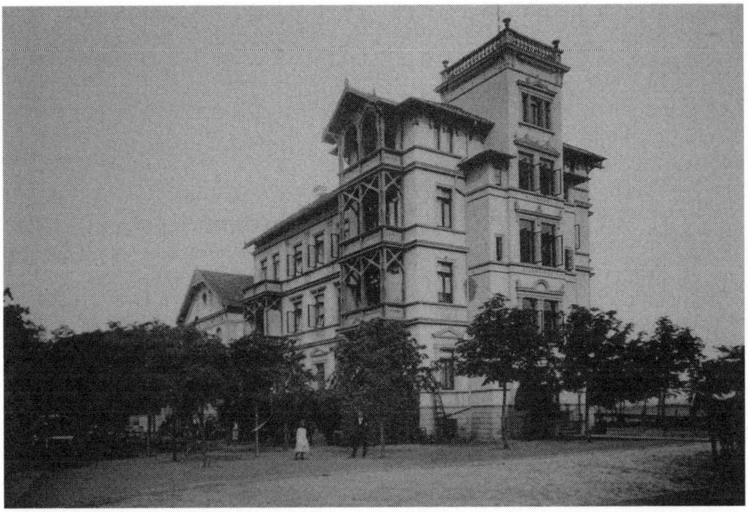

55 Das Kurhaus Eilenriede bei Hannover wurde in einem mit Wasserfontänen geschmückten Kaffeegarten im Mai 1877 eröffnet. Es hatte 22 Pensionszimmer, ein Restaurant und einen großen Saal, sodann eine Glasveranda und Badeeinrichtungen. 1937 wurde das Haus abgerissen und die nach ihm benannte Kurhausstraße erhielt 1938 den Namen Linzerstraße. Auf dem Gartengelände entstand bereits 1902 die Waldhausenstraße. Carl Huter wurde zuerst Leiter der Krankenbehandlung der Kuranstalt «Äskulap» (Hildesheimerstr. 34, Hannover), dann in gleicher Funktion im Kurhaus Eilenriede, Döhren bei Hannover. Abbildung: Stadtarchiv Hannover.

ein Sanatorium gründen. Ich unterstütze sie mit meinen Freunden. Übrigens: Nehmen Sie diese Frau in Behandlung und heilen Sie dieselbe, so ist Ihr Ruf gesichert. Würde diese Frau wohl zu heilen sein?»

Ich erwiderte: «Ich glaube, nach meiner Methode und bei baldigem Beginn der Kur.»

Von dieser Stunde an ließen mich der Journalist und später die kranke Dame nicht ruhen, bis ich sie und einige andere Patienten in Behandlung nahm.

Mein Mitleid für die unglücklich Leidenden und das feste Bewusstsein, ihnen helfen zu können, ließen es mich nicht übers Herz bringen, diese Leute zurückzuweisen.

Sagte ich zu denselben: «Gehen Sie zu diesem oder jenem Arzt oder wenden Sie die und die

Mittel an», so erhielt ich zur Antwort: «Wir haben alles versucht und nichts hat geholfen! Zu Ihnen haben wir Vertrauen, Sie allein können uns helfen! Bitte, bitte verlassen Sie uns nicht! Helfen Sie mir!» So tönte es hundert Mal an meine Ohren.

Ich ließ mein Gewissen entscheiden und wurde ein Helfer den Kranken.

Die Erfolge beförderten mich in die Stellung eines Anstaltsleiters.[29]

Die Dankbarkeit der geheilten Patienten führte mich zu der Lust und Ausdauer in meiner neuen Tätigkeit, mit der ich so manche neue wertvolle Gesichtspunkte für eine totale Reformierung der ganzen Heilkunde fand.

29 Carl Huter wurde 1894 und 1895 zuerst Therapieleiter der Kuranstalt «Äskulap», dann des Kurhauses Eilenriede bei Hannover. Ab 1896 führte er eine eigene Naturheilpraxis, zuerst an der Seestraße in Hannover, ab Juli 1897 in Detmold.

2. Leben und Krankheit, Schmerz und Wohlsein als polare Gegensätze und der Wechsel beider als Lebensentwickler

Motto:

Freue dich jeglicher Freude,
Weil jegliche Freude von Gott kommt;
Freue dich jeglichen Leides,
Weil jegliches Leiden zu Gott führt.

J.C. Lavater

Ein altes Sprichwort sagt: «Not ist der beste Lehrmeister.»

Schmerz und Pein, Not und Sorge sind die treibenden Elemente, welche alles fühlende Leben in harmonische Abrundung bringen.

Der Schmerz ist es, welcher das Sehnen nach Glück und Harmonie im Menschen wachruft und welcher ihn aus seiner Indifferenz aufrüttelt zum besseren Streben, Erkennen, Fühlen und Denken. Freude und Schmerz sind die Lebenspole, innerhalb derer das Individuum überhaupt erst lebensfähig ist.

Lust, Leid und empfindendes Leben sind drei Dinge, von denen keines ohne das andere denkbar ist.

In unserem irdischen Leben gibt es daher kein vollendetes Glück und auch keine vollendete und andauernde Gesundheit. Es gibt manche selige Stunde und glückliche Augenblicke, manches lebenslustige Jahr für viele Menschen, aber abgelöst werden diese auch für den glücklichsten der Sterblichen durch trübe Stunden, durch Weh und Leiden.

Niemand hat daher Ursache, seinen Nebenmenschen zu beneiden, wenn es ihm schlechter, jenem besser geht, denn jedem schlägt sein Stündlein, in dem Schwäche, Krankheit, Not und Tod über ihn hereinbrechen. Niemand hat daher ein Vorrecht, sich auf Kosten anderer Freuden zu verschaffen, die denselben Schmerzen verursachen, denn es gibt ein unabänderliches Naturgesetz, das den Ausgleich der Kräfte, d. h. den Austausch alles Geschehenen in konträrer Kraftwirkung zurückführt.

Jede Tyrannei ruft schließlich gewaltige Revolutionen hervor – und jedes Unrecht die Rache. Wie keine Lebenskraft aufhört, so hört auch keine der Kräfte auf, welche an diese Lebenskraft gebunden sind oder durch sie hervorgerufen wurden.

Wer aus eigener Initiative anderen Lebewesen ein gewisses Quantum Leiden schuf, der wird, dessen kann er sicher sein, so wahr die individuelle Lebenskraft den irdischen Tod überdauert, wenn nicht auf Erden, so doch in jener Welt, das gleiche Quantum Schmerzen, das immer zum Urheber zurückfließt, selbst durchfühlen und durchleiden müssen. Erst dadurch kann er zur Erkenntnis des Besseren und zu einer höheren Lebensstufe gelangen.

Alle jene großen, heiligen Morallehren, welche sich mit diesen Grundsätzen decken, sind keine Fabeln, es sind ewige Wahrheiten, welchen leider viele Menschen vermöge ihrer beschränkten Geistesbeschaffenheit nur mit dem Maulkorb der Staatsgesetze oder am Gängelband irgendeines klugen religiösen Ritus nachtraben. Doppelt schlimm steht es aber da um die Menschheit, wo die Lehren der größten Weltweisen von ihren stellvertretenden Nachfolgern, die selbst Gesetzgeber und Religionsverkünder sind, unverstanden bleiben.

Da sich nun alles, was lebt, und besonders der Mensch, nach Glück und Freude sehnt, so ist anzunehmen, dass in einer höheren Daseinsstufe dieses Sehnen in Erfüllung gehen kann und dass dort der aktivere Schmerz nur so weit reicht wie er einstmals individuell hervorgerufen wurde. Es ist anzunehmen, dass es eine endliche Erlösung auch von den ausgleichenden moralischen Kräften, also der in sich selbst rächenden und wohltuenden Gerechtigkeit, gibt und dass in einem idealen Leben, da, wo die höchsten Daseinsstufen erklommen sind, kein Schmerz in aktiver Teilnahme, sondern nur in negativer Form des Allwohlwollens für die Leidenden der irdischen, der unteren Daseinsstufen existiert, eine Art seliger Schmerz des wohlwollenden und anziehend beglückenden Mitgefühls.

Also total schmerzlos wird auch die vollendetste Seligkeit nicht sein können, weil die absolute Schmerzlosigkeit der Tod ist. Ein seliges Leben ist aber ein feineres, höheres Leben und somit ist auch dort der feinere und feinste Schmerz zu Hause, welcher sich allerdings mit unserem Begriff vom irdischen Schmerz, also auch mit dem Wort Schmerz, nicht deckt.

Anziehendes, beglückendes Mitgefühl, das sich Freud und Leid aller unteren Daseinsstufen und aller Leidenden wohl bewusst ist, das wird der Zustand auch noch im höchsten Glück sein.

Angesichts dieser niemals wegzuleugnenden Tatsache ergibt sich für den Menschen die doppelte Lehre:

1. nach jeglicher Freude in Gemeinschaft und nicht auf Kosten der Mitmenschen streben, d. h. also aus eigenem Antrieb sich sittlich zu vervollkommnen.
2. alles Leid, das einem im Leben begegnet, mit dem höheren Bewusstsein hinnehmen, dass es die Quelle ist zum Fortschritt und zu besseren Lebensbedingungen. Demnach trägt auch alles Schmerzhafte etwas Göttliches in sich, im idealen Sinne gedacht, und etwas ganz Selbstverständliches und Natürliches der realen Lebenswirklichkeit. Hieraus folgt wiederum, dass es eine Heilkunde ohne moralische Erziehung nicht gibt, und wo diese moralische Erziehung fehlt, da gibt es keine Heilkunde.

Schließlich folgt hieraus, dass jegliches Leid ein Glied in der irdischen Lebenskette ist, das wir als ein von der Natur gegebenes Zuchtmittel nicht immer endlos beklagen sollen, sondern wir sollen es zu tragen und recht zu fühlen wissen als treibendes Element zur Lebensklugheit, Energie und schöpferischen Kraft zum Besseren.

Von allen Leiden, welche die Menschheit plagen, sind die Krankheiten aller Art in der

Mehrzahl. Krankheit ist etwas, was jedes Lebewesen auf kürzere oder längere Zeit heimsucht. Darum ist Krankheit als größter Leidensspender die stärkste Zuchtrute der Natur zu allen Zeiten gewesen, um die Menschheit zu höherer Erkenntnis, besserer Gesundheit und angenehmerer Lebensart zu führen.

Es ist einfältig zu behaupten, die Menschen seien in früheren Zeiten gesünder und glücklicher gewesen als jetzt. Es hat wohl gewisse Zeitperioden gegeben, auf die dies zutrifft. Im Großen und Ganzen lebte der Urmensch jedoch unglücklicher als der heutige Kulturmensch.

Die anthropologischen Forschungen wollen bewiesen haben, dass die prähistorischen Menschen Kannibalen waren, die sich gegenseitig abschlachteten und auffraßen.[30] Welchen furchtbaren Kampf, Angst und Not hatte jener Urmensch auszustehen, einmal ohne hinreichende Werkzeuge, ohne Obdach und Heimat, um sich gegen die Unbilden der Witterung, gegen wilde Tiere und selbst gegen seinesgleichen zu schützen. Die Not hat ihn beten, hat ihn erfinden gelehrt.

Aus der Wildnis heraus hat sich der Mensch emporgearbeitet zur Kultur, so dass der moderne Kulturmensch gegen seine wilden Vorfahren ein Halbgott ist, und immer mehr wird die Not den Menschen lehren, sich selbst zu erlösen in Gemeinschaft mit seinen Nebenmenschen.

Mag dieser Fortschritt hier und da auch aufgehalten werden, Not und Elend werden ihn immer wieder auf die rechte Bahn treiben, so dass es das Kreuz des Leidens ist, das die Menschheit erlöst.

1. Was ist Krankheit?

Krankheit im weiteren Sinne ist überall da, wo Störungen in den normalen Funktionen

30 Gemeint ist hier der so genannte Neandertalermensch. 1856 wurden durch Johann Carl Fuhlrott (1803-1877) im Neandertal zwischen Düsseldorf und Elberfeld in einem Steinbruch aufgefundene Knochen als solche eines prähistorischen Menschen bestimmt. Die meisten derjenigen Anthropologen, die überhaupt akzeptierten, dass es prähistorische Frühmenschen gab, waren der Meinung, dass dieser Frühmensch primitiv, grausam und kannibalisch gewesen sei. Der Tübinger Anthropologe Martin Kuckenburg will in seinem Werk «Der Neandertaler» (Stuttgart 2005) die Schuld an dieser und anderen anthropologischen Fehlleistungen den Physiognomen zuschreiben, was, wie Carl Huters Formulierungen an dieser und mehreren anderen Stellen in seinem Werk zeigen, nicht haltbar ist. Vgl. hiermit «Physiognomie und Charakter», Nr. 1/2007, darin besonders «Mozart aus dem Neandertal».

eines oder einzelner Organe eines Lebewesens auftreten. Krankheit im engeren Sinne ist da, wo Störungen den Gesamtorganismus eines Lebewesens zu schädigen drohen. Schwere Krankheiten im engeren Sinne sind nach der Erklärung des Pathologen Rudolf Virchow (1821-1902) solche Leidenszustände, an welchen ein Organismus zu Grunde geht.

Ohne mich an die Erklärungen dieser oder jener Gelehrten zu halten, unterscheide ich unter den Krankheiten drei Hauptgruppen und zwei Nebengruppen. Die Hauptgruppen sind:

1. konstitutionelle Krankheiten; das sind solche, die als Folge von erblicher Belastung auftreten, also angeboren werden.
2. chronische Krankheiten; das sind solche, die durch andauernde verkehrte Lebensweise erworben werden.
3. akute Krankheiten; das sind solche, die durch plötzlichen Anstoß, meist durch Zufall und unvorhergesehen, plötzlich und heftig in Erscheinung treten.

Zu den Nebengruppen zähle ich

4. die natürlichen Lebensplagen und
5. die zerstörenden Unfälle.

2. Akute Krankheiten

Angeborene Krankheitsdispositionen und erworbene Krankheiten können durch irgendwelchen Anstoß, also durch eine besondere Erregung des Körpers in ein akutes Stadium treten. Bei allen akuten oder plötzlichen Krankheiten sind Temperaturveränderungen vorhanden, hierbei tritt auch stets eine veränderte Herztätigkeit auf.

Unter 35 °C fällt und über 42 °C steigt die Bluttemperatur gewöhnlich nicht mehr, da jenseits dieser Grenzen das menschliche Leben aufhört.

Da die normale Körperwärme 36-37 °C ist, so wird eine akute Krankheit sowohl vom Patienten wie von einem Arzt schnell erkannt am Pulsschlag, mit dem Thermometer und am Gesichtsausdruck. Der Patient fühlt sich schwach und sehr unwohl und zeigt eine instinktive Abneigung gegen feste Nahrungsaufnahme und Bewegung. Ruhe, Regelung der Blutwärme und Vermeidung fester Nahrung ist bei allen Fieberkranken erste Bedingung zur Genesung, aber auch das Stillen des Durstes durch Wasser, Tees oder Fruchtlimonaden ist zu empfehlen.

Wo Fieber vorhanden ist, da ist auch eine starke Bewegung

der Stoffmassen unter teilweisem Verfall derselben vorhanden, folglich dürfen keine aktiven oder passiven künstlichen Bewegungen hinzutreten, noch viel weniger darf der Magen mit festen Stoffen belastet werden.

Das Prinzip, alle Ausscheidungsorgane zu öffnen, muss vorwalten, so dass der Körper sich schnell der überschüssigen Stoffe entledigen und einen Teil der überschüssigen Wärme abgeben kann.

Hierbei ist zu beachten, dass kein plötzlicher Wärmeentzug und keine plötzliche Ausscheidung stattfindet, weil dieses, wie bei der Cholera, den Tod herbeiführen kann.

Alle Ausscheidungen sollen einen sukzessiven, mäßigen Verlauf nehmen. Langsame Schweißabsonderung, zeitweiliges Urinlassen, wiederholter, mäßiger Stuhlgang, das sind günstige Symptome, unter denen gewöhnlich die Krankheit, insofern sie eine Lebensgefahr ist, günstig verläuft.

Dass bei diesem Vorgang die physikalischen Heilmittel die besten sind, steht außer Zweifel, und hier besitzen wir im Wasser, innerlich und äußerlich angewandt, in zweckentsprechenden warmen, kühlen oder indifferenten Temperaturen, ein unschätzbares Heilmittel, da es die Krankheitsstoffe lockert, löst und ihnen zur Ausscheidung verhilft, dabei die Wärme reguliert und den Körper durch Zufuhr von Sauerstoff kräftigt.

Das Wasser ist in diesem Fall durch kein Medikament zu ersetzen, weil es zugleich ausscheidend, ernährend und regelnd wirkt.

Es kommt hierbei jedoch ganz auf die Art der Wasseranwendungen an, jeder verkehrte Eingriff kann ebenso schlimme Nachteile bringen wie irgendein Medikament.

Das eigene Gefühl des Kranken trifft hier oft das Richtige, und besitzt der Arzt ein genügendes Mitgefühl, so ist dieses wertvoller als alle Wissenschaft. Freilich darf hierbei nicht vergessen werden, dass der Arzt sich von jeder Handlung, die er vornimmt, der ihr entsprechenden Wirkung schon vorher bewusst ist.

Scharfblick, Umsicht, Takt- und Mitgefühl gepaart mit Energie und Tatkraft sind Tugenden, die einen Arzt auszeichnen müssen, will er ein Helfer und nicht ein Pfuscher sein.

Unter den akuten Krankheiten treten gewöhnlich alle Arten Entzündungen oder Infektionen auf, etwa Lungen-, Brust-, Rippenfellentzündungen, Typhus, schwere Darmleiden, Hirnhaut- und Herzentzündungen, Sumpffieber (Malaria), Diphtherie, Scharlach, Masern, Aussatz, Rose, Brand, Wundfieber, gastriges und gelbes Fieber, Kindbettfieber, Blutvergiftung, Cholera, Miliartuberkulose, Nierenbeckenentzündungen, Blattern oder Nervenfieber.

3. Chronische Krankheiten

Zu den chronischen Krankheiten zähle ich alle solchen, welche dem Körper längere Zeit anhaften, ohne ihn plötzlich in hohes Fieber zu versetzen. Hierzu gehören alle solchen Leiden, welche sich auf örtliche Organe beschränken, ohne den ganzen Körper in hinfällige Mitleidenschaft zu ziehen, welche aber endlich, da sie zu langsamen Zerstörungen der befallenen Organe führen, doch zu gefährlichem Siechtum führen, ja mit tödlichem Ausgang verlaufen können.

Bei den chronischen Krankheiten treten gewöhnlich partieller Schmerz, Unbehagen, üble Laune, Stauungen und Verstopfungen aller Art, mehr Kältegefühl als Hitze, mehr wechselnde Schwächezustände als ein dauerndes Darniederliegen auf.

Es gibt jedoch auch chronische Krankheiten, welche den ganzen Körper lahm legen und zu totalem Siechtum bringen, aus welchem bei vorgeschrittenem Stadium keine Hilfe mehr möglich ist. Es sind dies oftmals akute Krankheiten, welche durch falsche medizinische Behandlung und verkehrte Lebensweise chronisch werden. Wenn rein akute Krankheiten innerhalb von Tagen oder wenigen Wochen geheilt werden können, so brauchen chronische Krankheiten gewöhnlich viele Monate, oft Jahre zur vollständigen Ausheilung; diese ist ohne gründliche Regenerationskur überhaupt nicht zu erzielen. Hier üben Diät, diätetische Ausscheidungs-, Heil- und Nährpräparate in Verbindung mit zweckmäßigen Ruhe- und Bewegungskuren, Massage, Magnetismus, Licht- und Luftkuren und Gemütserhebungen die beste Wirkung aus. Nicht immer wirken in solchen Fällen die Wasseranwendungen günstig, und so gibt es Beispiele, die zeigen, wie durch angreifende Badekuren, besonders durch Mineralbäder, römische Dampfbäder und Kneipp'sche Kaltwasserkuren, die größten Misserfolge eintraten.

Das Wasser wirkt, wenn es übermäßig angewandt wird,

schädigend auf den menschlichen Körper ein. Der Mensch ist keine Amphibie, sondern ein Licht- und Luftgeschöpf. Zu den chronischen Krankheiten zählen gewöhnlich die Katarre der Schleimhäute der Luftwege, des Magens, des Darmes, der Blase, der Geschlechtsorgane, sodann Gicht, Rheumatismus, Gallensteine, Leberleiden, Melancholie, Neurasthenie, überhaupt der größte Teil aller Nervenleiden, Blutarmut, Skrophulose, Bleichsucht, Wasseransammlungen, Wucherungen, Auszehrung durch schlechte Ernährung, Fettsucht, Flüsse, Eiterungen, Lähmungen, Syphilis, Verdauungs- und Zirkulationsstörungen, Flechte, Lupus, Haarausfall, Verengungen oder Erweiterungen der Organe, Krebs, Zuckerharn und Schwächezustände aller Art.

Zu erkennen sind alle diese Leiden äußerlich an der Haltung des Körpers und an den Gesten, an den Merkmalen der Haare, an der Hautfarbe sowie an den Augen und am Gesichtsausdruck.

Eine richtige Diagnose ist besonders bei den chronischen Krankheiten das Haupterfordernis, um die Ursachen des Leidens festzustellen und somit die richtigen Anwendungen geben zu können.

Bei allen akuten Krankheiten kommt es weniger auf die Diagnose an, weil der Körper selbst das Bestreben hat, sich rasch zu heilen. Was für ein Leiden es ist und welchen Namen die Krankheit trägt, dies festzustellen, dazu soll man weder lange suchen, noch Zeit verlieren. Hier tut schnelle Hilfe not, um die Lebensgefahr abzuwenden und das Heilbestreben des Körpers zu unterstützen, bevor die Kräfte erschöpft sind. Prinzip ist: Ableiten der Entzündung und des Fiebers von den belasteten und zentralen Organen nach der Peripherie und den Ausscheidungsorganen.

Die innere Heilkraft der Natur heilt und hilft dann von selbst und fragt weder nach Sitz und Namen der Krankheit, und auch der Patient fragt nicht, wenn er nur bald wieder gesund wird.

Ganz anders verhält sich dies bei chronischen Krankheiten. Bei ihnen versagt gewöhnlich die Heilkraft des Körpers. Darum kann hier eine Gesamtbehandlung, welche darauf abzielt, die innere Heilkraft des Körpers anzuregen und zu kräftigen, wohl von Nutzen, aber nicht immer von vollständigem Erfolg sein. Es gehört bei chronischen Krankheiten eine partielle Behandlung der Organe dazu, um die Gesundheit

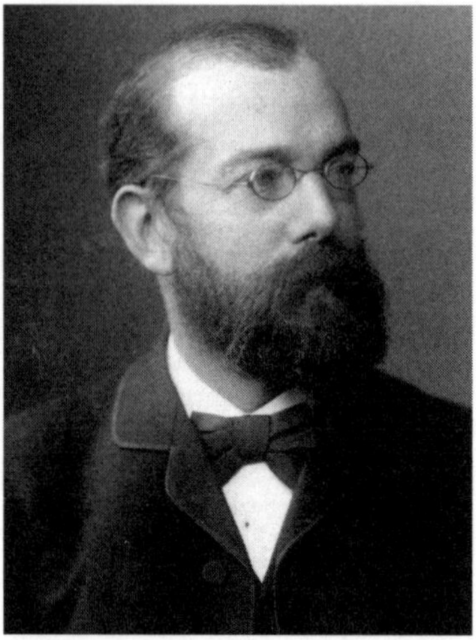

56 Robert Koch (1843-1910), Mediziner und Bakteriologe (Nobelpreis für Medizin 1905). Porträtaufnahme, um 1880 (Schaarwächter, Berlin).

herzustellen, und daher ist bei allen chronischen Krankheiten die Diagnose so wichtig.

Ich meine hier aber nicht nur die Diagnose, die die Krankheitsäußerungen feststellt, sondern vor allem die Diagnose, die die Krankheitsursachen ergründet.

Diese doppelte Diagnose, welche ebenso notwendig ist wie bei einem Bank- und Großunternehmen die doppelte Buchführung, spielt bei der Behandlung chronisch Leidender die wichtigste Rolle, denn täglich kann der Arzt neue Ursachen, neue Krankheitspunkte zu den zuerst festgestellten entdecken, wenn er nur Auge und Ohr, das richtige Gefühl, eine scharfe Beobachtungsgabe und vor allem ein wissenschaftliches Forschungstalent hat.

Hier kommt der Arzt auch nicht aus mit dem bisschen Anatomie, Pathologie und diagnostischem Studium, das er von der Universität mitgebracht hat.

Hierzu gehört der richtige Blick fürs Leben eines Individuums, eine gründliche psychophysiologische Allgemeinschulung wie sie meine Physiognomik und Lebensausdruckskunde lehrt.

Wie bedeutungsvoll hier oft die Abstellung ganz einfacher, oft unbedeutender Gewohnheiten eines Patienten ist, werde ich im Nachfolgenden darstellen.

Welche umfassende Beurteilungskunst aber hierzu oftmals erforderlich ist, habe ich in einer besonderen Abhandlung über meine psychophysiologische Diagnose näher behandelt, und es wäre zu wünschen, dass diese Methode die weitestmögliche Verbreitung fände.

Man würde alsdann nicht mehr so manche Jahre hindurch falsche Behandlungen auf Grund falscher Diagnosen erleben und würde noch in vielen Fällen Hilfe bringen können, wo man mit der bisherigen Methode der Diagnostik und Heilmittelanwendung in die

Brüche ging und zu dem Endresultat ‹unheilbar› kam.

4. Konstitutionelle Krankheiten oder Erbfehler

Eine andere Art Krankheitserscheinungen sind die konstitutionellen Leiden oder die angeborenen Erbfehler.

Ob sich Krankheiten vererben oder nicht, darüber ist schon viel gestritten worden.

Der italienische Physiologe Paolo Mantegazza (1831-1910) und die Mehrzahl der Mediziner verbieten z. B. den Schwindsüchtigen das Heiraten.

Andere hingegen, etwa der berühmte Berliner Sanitätsrat Paul Niemeyer (1832-1890), sind der Ansicht, dass gerade durch das Heiraten in vielen Fällen sich die Schwindsucht verliere und gesunde Nachkommen erzeugt, Schwindsucht also nicht vererbt würde.

Wer hat nun recht? – Recht haben beide Parteien, wie gewöhnlich in Streitsachen, bei denen Missverständnisse obwalten.

Unbestrittenerweise hat Sanitätsrat Niemeyer darin recht, dass z. B. die Tuberkeln gemeinhin nicht vererbt werden. Wenn man nun die Tuberkeln als die eigentliche Lungenkrankheit im Sinne Robert Kochs auffasst, dann gibt es keine Schwindsuchtsvererbung; denn ein tuberkulöser Fötus würde nicht lebensfähig zur Welt kommen.

Die Krankheitstheorie der Bazillenjäger ist aber insofern irrig, als die Bazillen nicht die Krankheit selbst im Organismus sind, sondern die Ab- und Auswurfstoffe der vorgeschrittenen Krankheit, die allerdings geeignet sind, Krankheiten zu übertragen.

Wenn man unter Krankheit im weitesten Sinne die Krankheitsanlage auffasst, dann allerdings hat Mantegazza recht, denn tatsächlich wird die Krankheitsanlage, wenn auch nicht in jedem, so doch in den überaus meisten Fällen vererbt und durch Geburt, Klima, Beschäftigung und Umgebung beeinflusst.

Zu dieser Auffassung neigten auch die alten Priester, Propheten und Religionsgründer, die von der Erbsünde sprachen. Wenn von ihnen zwar nicht gemeinhin ein angeborenes körperliches Leiden als Erbsünde bezeichnet wurde, so wurde doch mit diesem Begriff die angeborene moralische Defektheit und Schwäche als Erbsünde bezeichnet.

Jede moralische Fehlanlage ist aber stets im Zusammenhang mit fehlerhaften körperlichen Zuständen anzutreffen, was jenen Alten, die mehr Weltverbesserer als Menschenkenner waren, unbekannt blieb.

Demnach sind alle besonderen, stark ausgeprägten Leiden der Eltern auf ihre Kinder nicht als akute Krankheit, sondern als konstitutionelle vererbbar.

Wenn Eltern schwindsüchtig sind, dann wird auch die Anlage zur Schwindsucht auf die Kinder vererbt. Daraus folgt nun aber keineswegs, dass alle die, deren Eltern an der Schwindsucht sterben, nun auch demselben Schicksal entgegen gehen; es kann hier auch durch eine entsprechende Lebensweise das akute Auftreten dieses Leidens verhütet werden.

Die hygienischen Maßregeln sind also für alle erblich Belasteten die besten ärztlichen Hilfsmittel. Jeder aber, der erblich belastet ist, besonders ist dies bei Anlagen zu Nervenleiden zu empfehlen, sollte sich einer gründlichen Kur von Zeit zu Zeit unterziehen und einen hygienischen Arzt zu Rate ziehen; dadurch beugt er Unglück vor und bleibt wohl und gesund.

Das Erkennen konstitutioneller Leiden, als solche bezeichne ich jede vererbte Krankheitsanlage oder -disposition, ist in der medizinischen Wissenschaft und von ihren Praktikanten wenig berücksichtigt worden. Trotzdem sollte gerade dies das ABC aller ärztlichen Künste werden, denn aus den vererbten Anlagen entspringen unter gegebenen Umständen die Mehrzahl aller chronischen und akuten Krankheiten, und nicht allein das, auch die Mehrzahl aller geistigen Schwächen, Leidenschaften, verbrecherischen oder gewissenlosen Neigungen haben ihre Ursache in ererbten Fehlern.

Es schien mir daher von der größten Bedeutung, Mittel und Wege zu finden, solche Anlagen bei jedem Menschen leicht und sicher zu erkennen, und ich forschte und mühte mich ab, bis ich nach jahrelanger Arbeit gewisse Normen hierfür fand, die ich in einem besonderen Werk behandelt habe. Einige meiner besonderen Untersuchungsschemata habe ich diesem Buch beigefügt.

Eine derartige Untersuchungsmethode ist allerdings mühevoll und erfordert oft mehrere Stunden Zeit, sie lohnt sich aber zehnfach durch die erworbenen Vorteile, die der Psycho- und Krankenphysiognom und die untersuchte Person gewinnen durch die eingehende sachliche Klarlegung der gesamten Veranlagung und den beigefügten hygienischen Empfehlungen.

Wenn man mit dem Tauf- oder mit dem Konfirmationsfest irgendein Geschenk für das Kind verbinden will, so gibt es nichts Besseres als eine derartige Untersuchung.

Ebenso wichtig wie diese Untersuchungen in Bezug auf die Fehler und Krankheitsanlagen sind, sind sie es auch in Bezug auf den allgemeinen Gesundheitszustand, auf die körperlichen und geistigen Vorzüge, Moralkräfte und Charaktereigenschaften.

Bei der Berufswahl, bei Verlobungen, beim Engagement zu wichtigen Ämtern müssen solche Beurteilungen von ausschlaggebender Art werden, denn dann erst wird für den einen und den andern Teil, für die Zukunft beider, ja für die gesamte Menschheit überhaupt erst eine befriedigende Lösung aller Lebensfragen eintreten können, auch der Fragen, deren Lösung von religiösen Theoretikern bisher vergeblich gesucht wurde und die von politischen Mächten und Parteien allein ebenso wenig gelöst werden können wie sie die wohlwollendsten Absichten edler Monarchen und Gesetzgeber nie erzielt haben.

Derjenige, welcher erblich belastet ist, fühlt im Allgemeinen seinen Zustand nicht, weil er sich

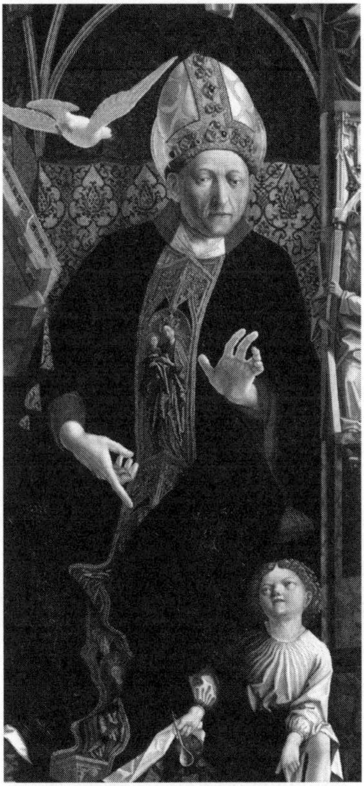

57 Augustinus nach Michael Pacher, um 1435-1498. Aus dem Augustinerchorherrenstift Neustift bei Brixen. Auf Zirbelholz, 212 x 100 cm. Inv.Nrn. 2597. Augustinus lehrte die Erbsünde, die jedem Menschen von Geburt an anhaftet.

nicht anders kennt als er einmal ist, und er gelangt wohl auch mit der Zeit zum Glauben, es könnte sein Zustand nicht anders sein.

Wer Anlagen zu Gehirnleiden hat, spürt oft Kopfschmerzen

oder Benommenheit, wer zur Erkrankung der Lungen neigt, bekommt leicht Schnupfen, der Leber- und Magenleidende oft Leibschmerzen und Unpässlichkeiten, aber die Zustände kehren oft wieder und sind so vorübergehend oder doch erträglich anhaltend, dass der Betroffene sein Leiden kaum beachtet, es wird ihm zur Gewohnheit und aus dieser Gewohnheit entwickelt sich schließlich ein chronisches Siechtum.

Die unangenehme Gewohnheit war aber, wenn auch erträglich, so doch von üblen, abnormen Selbstempfindungen und den entsprechenden Willensakten begleitet, die entweder dem Träger der Leidensanlage oder seiner Umgebung unangenehme Stunden, Schaden und Nachteil jeglicher Art bereitete.

Ganze Geschlechter, ganze Nationen und Volksstämme hat es gegeben, die durch die unglückliche Lage ihres Landes oder durch eine verkehrte Lebensweise, durch widerwärtige Sitten und Gesetze Jahrtausende hindurch erblich belastet blieben, bis sie gänzlich zu Grunde gingen. Dies war aber noch nicht das Schlimmste, sie richteten bei ihrem Verfall auch gesunde Völker durch Kriege und Verwüstungen oft mit zu Grunde. In eine naturgemäße hygienische Lebensweise soll jede Familie ihren Stolz setzen, und jeder Vater und jede Mutter ist verpflichtet zum Wohl der Nachkommenschaft alle Kinder einer gründlichen Untersuchung unterziehen zu lassen.

Der erblich Belastete, der konstitutionell Leidende kann nur in einer seiner Individualität angemessenen Allgemeinbehandlung gesunden, also wo von Allgemeinnormen in der Anwendung bestimmter Heilmittel darum abgewichen wird, weil jeder einzelne Fall besonders behandelt sein will.

Feststehend ist aber, dass eine zweckmäßige Berufswahl, Heilgymnastik, eine besonders angepasste Ernährung und geistige Anregung hierbei eine ausschlaggebende Rolle spielen. Ganze Geschlechter, die gesamte Menschheit zu gleichen Lebenssitten zu bringen, ist noch schwieriger als alle zu gleichen Glaubensideen zu überzeugen nach den irrtümlichen Bestrebungen mancher Kirchen. Denselben Irrtum, alle Menschen in gleiche Staatsformen zu zwingen, hegen manche chauvinistische Nationalfanatiker vieler Nationen im krankhaften Nationaleifer.

Jedes Volk muss, seinen historischen, ländlichen und klimatischen Verhältnissen angepasst, sich eigenartig fortentwickeln. Wenn man den angeborenen Anlagen ganzer Völker, Nationen und Klassen gerecht werden muss, so viel mehr noch in der Therapie jeder einzelnen Person. Der eine muss anders behandelt werden als der andere, auch dann, wenn beide gleiche Krankheiten tragen.

Es gibt daher vier große Fragen zu lösen, die für alle gleich wichtig sind, das sind außer der in letzter Zeit in den Vordergrund getretenen sozialen und internationalen Frage die individuelle Frage und schließlich die Gesundheitsfrage.

Das Individuum soll nicht der Gesamtheit oder die Gesundheit dem Individuum geopfert werden, sondern die Gesamtheit soll für jedes Individuum mit aufkommen und das Individuum soll sich auch seiner Gesundheit widmen können, das ist Lebensweisheit.

5. Die natürlichen Lebensplagen

Zu eigenartigen krankhaften Erscheinungen zählen die natürlichen Lebensplagen. Wenn die seltene Tatsache vorkommt, dass jemand in seinem Leben nie akut oder chronisch krank wurde und auch nicht erblich belastet ist, von den Lebensplagen wird er gewiss nicht verschont werden. Als Lebensplagen bezeichne ich alle jene Leidenszustände, die die Entwicklung unseres Körpers und Geistes mit sich bringt, ohne besondere, spezifisch krankhafte Zustände, die von der Gesundheit abnorm abweichen, mit einzuschließen.

Also die gesunde Entwicklung selbst ist mit allerlei Leidenszuständen gespickt.

Hierzu gehören z. B. in der Kindheit das Zahnen. Dasselbe kann nie ohne Schmerzen oder Gehirnaffektionen vor sich gehen, da die Zahnbildung selbst ein Durchbrechen des fleischigen, nervenreichen Gaumens durch Wachsen der Zähne verursacht. Die Zahnbildung geht bis zu einem höheren oder geringeren Grad auf Kosten der Gehirnsubstanz vor sich, da das Blut selbst nicht imstande ist, in solch' kurzer Zeit soviel Knochenmasse an einem bestimmten Ort des Körpers konzentriert hervorzubringen. Die benachbarten Knochen und Nerventeile müssen dieses erste Zahnwachstum mit unterstützen; doch geht diese Abspaltung von eigenem Stoffmaterial nicht ohne Schmerzen vor sich, weil die betreffenden Organe selbst noch im eifrigen Wachstum sind. Freilich hat die Natur dafür gesorgt, dass jene Organe, welche zu Gunsten der werdenden Opfer bringen, schon vorher mit größerer Stoffmasse und fortgeschrittener Entwicklung versehen waren als die anderen Körperteile. Daher kommt es auch, dass der Kopf des Säuglings im Verhältnis zu seinen übrigen Körperteilen weit stärker entwickelt ist. Dieser qualitativere Entwicklungsfortschritt ist nun nicht da zur frühzeitigen Gehirnreife, um eine verfrühte geistige Qualität zu bewirken, sondern um benachbarte und entfernt liegende Organe mit der Reservekraft aufgespeicherter Stoffmengen zu versehen, ohne Einbuße an der eigenen Lebensenergie zu erleiden.

Eine weitere Lebensplage in den ersten Lebensanfängen ist die absolute Hilflosigkeit und Körperschwäche, worin der Mensch weit vor jedem Tier steht. Jedes Junge eines Säugetieres, jedes Würmchen, Fischlein oder Vöglein, das das Licht der Welt erblickt, kann sich freier und kraftvoller bewegen, ist im Stande, aus sich selbst die Nahrung und die Wärme des Mutterleibes aufzusuchen, nur der Säugling des Menschen bedarf einer größeren mütterlichen Obhut.

Welche Plage bringt die Zeit mit sich, während der das Kind der Mutterbrust entwöhnt wird und zur festeren Nahrungsaufnahme übergehen muss, wodurch Bauchweh, Beschwerden und Verdauungsstörungen aller Art entstehen.

Kommt dann das Alter der Jugendjahre, so heißt es, selbst Energie zu üben, zu lernen, zu arbeiten, zu gehorchen und manche Leidenschaft zu unterdrücken, manche Schwäche zu heben.

Das erste Lernen, der Zwang der Schule ist den meisten Kindern eine Plage. Mit viel Mühe eignen sie sich den Stoff des Elementarunterrichts an, haben sie aber die ersten Anfänge überwunden, so geht das Weiterlernen leichter und mehr in normalen Entwicklungsbahnen vorwärts.

Wie schwer fällt es der Jugend, irgendeine kleine Arbeit oder Beschäftigung mit Plan und Umsicht durchzuführen? Sind es häusliche Dienstleistungen, so wird in Unachtsamkeit manches Tässchen entzweigeschlagen, manches Kleid zerrissen oder beschmutzt und manche Arbeit verkehrt gemacht, ohne dass ein böser Wille vorhanden gewesen wäre. Viel Mühe bis zur Plage wird solche Kinderarbeit, wenn lieblose Erzieher bei jedem unschuldigen Fehlgriff die Rute schwingen, und doch lehrt die Geschichte, dass die körperlich geschicktesten Menschen meist eine strenge Erziehung genossen haben. Nicht minder ist zum Gehorsam, zur Pünktlichkeit, zur Unterdrückung mancher Lieblingsneigung die Strafe notwendig. Das Kind muss von seinem Standpunkt aus oft unschuldig Strafe erdulden, da es wohl das Gebotene wollte, aber zu schwach war, es auszuführen, und doch hob die Rutenstrafe die Energie des Kindes zum eigenen Besseren.

Die Gemütsleiden, die sich bei diesem Zwiespalt der Natur abspielen, sind Bitterkeiten, die ein Kind eigentlich nicht verdient hat und doch dienen sie der natürlichen Fortentwicklung.

Kommt die Zeit der Jünglingsreife (Pubertät), in der der Geschlechtstrieb mächtig erwacht, so kommen die starken Jugendtriebe meist derart zum Durchbruch, dass sie das ganze Fühlen und Handeln des Menschen bestimmen; die geistige Energie tritt mehr zurück. Die Liebesschwärmerei, die geschlechtliche Tollheit wird zur Plage, und sollen nicht Leichtsinn und Laster das Ende vom Lied werden, so gehört die eiserne Energie eines jungen Mannes oder einer jungen Frau dazu, um die tobenden Leidenschaften zu unterdrücken oder der Verführung zu widerstehen. Ist dann endlich und immer wiederholt diese Unterdrückung des Geschlechtstriebes jahrelang fortgesetzt worden, so entstehen die mannigfachsten körperlichen Leiden daraus, Herzaffektionen, Schwindsucht und Auszehrung, ja selbst Geisteskrankheiten.

Welche unangenehme Zugabe ist es von der Natur, die Frau alle Monate einige Tage mit der Menstruation zu plagen, ohne sie in der normalen Verfassung zu belassen. Gerade das Abnorme hat die Natur zur Norm erhoben und zu der, wenn auch nur kleinsten, Lebensplage gemacht.

Wie aber muss die Frau erst leiden, wenn sie wirklich zu dem Glück gelangte, an der Seite eines liebenden Gatten durchs Leben zu wandeln und bald das erste Kindlein zu gebären. Welche Schmerzen und Plagen bringen die Wehen- und Schwächezustände vor und nach der Geburt mit sich, und dreimal wehe, wenn Fehlschwangerschaften oder Fehlgeburten eintreten, die auf natürlichem Wege, ohne eigentliche abnorme Anstöße von Selbstverschulden, vor sich gehen können. Es sind wirkliche Plagen, welche die Geburten mit sich bringen, die nicht einmal als Krankheiten im eigentlichen Sinne betrachtet werden können.

Verlief dann das Leben glatt dahin wie auf Rosenwegen, dann kommt das Alter mit seinen bekannten Beschwerden, das mit dem Verfall des Körpers abschließt und die Mehrzahl der Menschen im Zweifel lässt über ein besseres Fortleben nach dem Tod.

Welche Konflikte bringen die inneren Kämpfe und Zweifel selbst im gesundesten und besten Menschen über so manche widerstreitenden Fragen, über Fragen der Moral und Religion, der Ehre und Sitte, wegen Berufsangelegenheiten und Existenzbedingungen. Ja, das Leben bringt selbst bei gesundem, normalem Verlauf Plagen aller Art mit sich, und mit Recht singt der Psalmist: «Unser Leben währet siebzig und achtzig Jahre, und wenn es köstlich gewesen ist, so ist es Mühe und Arbeit gewesen.»

Alle diese krankheitsähnlichen Vorgänge sind wie eingefügte Glieder mit dem Lebensschicksal eines jeden Menschen verkettet. Hier vermag der hygienische Arzt nur die Natur in ihrem fortschreitenden Gang zu unterstützen, indem er ein Krankwerden und Hinsiechen des Körpers dadurch verhindert, dass er allen eintretenden Lebensplagen zu einem schnellen Tempo und einer harmonischen Entwicklung verhilft, die zu einer guten Ankunft am Ziel, zu welchem die Natur hinsteuert, führt.

6. Die Unglücksfälle

Zu einer weiteren Abart von Krankheiten gehören die zerstörenden Unfälle.

Hierunter verstehe ich alle Unglücksfälle, welche den Gesunden so gut wie den Kranken treffen können und welche den Körper oder Geist plötzlich in Lebensgefahr oder in die Gefahr der Verstümmelung und Verkümmerung bringen; es sind dies neben andern Todesschrecken bei wichtigen Ereignissen, Angst, Kummer, Kränkungen, Sorgen und heftige Gemütserschütterungen aller Art, die durch äußeren Anlass hervorgerufen werden.

Alle derartigen seelischen Leiden oder Unfälle (Traumata), wirken stets so störend oder zerstörend auf die Gesundheit ein, dass ihnen der Arzt oft ratlos gegenüber steht: Irgendwelche körperlichen Nachteile bringen alle derartigen Zustände mit sich, welche sich als Stauungen, Durchfälle, Verdauungs-, Herz- und Atmungsstörungen, Blähungen und

Erschütterungen des ganzen Körpers oder einzelner Organe, Geisteskrankheit, Nervenzerrüttung und Krämpfe aller Art äußern. Gerade die Unfälle der plötzlichen oder anhaltenden Gemütserschütterungen sind es, welche die schwersten und meist unheilbaren Krankheiten hervorrufen.

Bei allen solchen Erkrankungen ist geistige Ablenkung erste Bedingung; man bringe daher den Betroffenen, indem man bedauernd an das üble Ereignis, das ihn bekümmert, anknüpft, so rasch wie möglich unvermerkt auf ein anderes Thema.

Die schnelle psychophysiognomische Beurteilung des Betroffenen durch neuphrenologische und mimische äußere Merkmale ist hierbei Haupterfordernis des Arztes, um solche ausgeprägten Seeleneigenschaften zu erkennen, auf die man mit Erfolg einwirken kann, denn jedes Thema, wofür der Erregte kein Interesse hat, wird ihn belästigen, nicht aber seinen Gemütszustand heilen.

Wird z.B. jemand, der einen starken Sinn für Familie und Kinder hat, auf Reisen benachrichtigt, sein Hab und Gut sei niedergebrannt, so knüpfe man mit Trost und Hoffnung an die erhaltenen Lieblinge an, die sich in guter Unterkunft und Gesundheit befinden. Oder es wird ein junges 18-jähriges Mädchen ernstlich verliebt in einen jungen Mann, und irgendein Brief von demselben macht alle ihre Hoffnungen zunichte, so trete man ihr schonend gegenüber und lenke sie auf ihre Lieblingsbeschäftigung, gebe ihr Zerstreuung und wecke neue Hoffnung auf einen vielleicht besseren zukünftigen Verehrer.

Die Seelenqualen, denen in solchen Jahren bei derartigen Enttäuschungen Jünglinge wie Jungfrauen ausgesetzt sind, sind oft unbeschreiblich, und die verkehrte Behandlung und rücksichtslose Umgebung ist es häufig, wodurch die Betroffenen zur Verzweiflung getrieben werden.

Von großer Wichtigkeit ist es, dass Unglücksnachrichten dem Beteiligten nicht in vollständig ruhigem Zustand oder kurz nach dem Essen übermittelt werden. Man veranlasse den Betreffenden zum Gehen oder zu irgendwelcher körperlichen Bewegung und suche alsdann dem Betreffenden die Ereignisse so schonend wie möglich beizubringen. Will der Betroffene stillstehen oder in der Beschäftigung einhalten, so suche man dies zu verhindern und mit noch schnellerem Tempo den

Körper in Bewegung zu erhalten, denn je intensiver das Muskelsystem anhaltend funktioniert, desto weniger treten die sensiblen Nerven, welche dem Empfindungsleben vorstehen, in Aktion.

Eine Ausnahme bilden solche starke Erschütterungen, auf die vollständige Erschöpfung folgt. In diesen Fällen ist Ruhe, Heilmagnetismus (Helioda) und milde Massage der Hände, Füße und Gesäßteile von Vorteil. Nahrung ist in den ersten Stunden zu vermeiden mit Ausnahme von mildem Tee, von Moselwein, Sauerbrunnen, Schaumwein oder frischem Wasser.

Starke Erregungen mildert man durch blaues Licht und matte Gegenstände, starke Apathie verscheucht man durch gelbes Licht und glänzende Gegenstände. Zur Ermunterung wirken rote, grüne und helle Farben und Lichter wohltuend ein. Bei starken Erregungen und Angstgefühlen sorge man für schnelle Entkleidung der Füße und des Oberkörpers, bei Frostschauer tun Bettwärme und ein krampfstillender oder schweißtreibender Tee, Pfefferminz-, Flieder- und Lindenblütentee, auch Klistiere gute Dienste. Gefährlich wirken bei allen Gemütserschütterungen Spirituosen, Medikamente, kalte Bäder und Kneipp'sche Güsse aller Art.

Dahingegen wirken milde Umschläge, Waschungen, bei Männern allenfalls eine Pfeife Tabak, beruhigend ein; wenn der Tabak auch nirgends weiter gute Dienste tut, bei Schnupfen und bei seelischen Affektionen wirkt er unbestritten heilsam.

Dass frische Luft und entsprechende Körperlage die erste Bedingung ist, ist selbstverständlich. Dies ist jedoch so zu verstehen, dass Zug und starke Luftströmungen vermieden werden müssen und nach gründlicher Durchlüftung des Zimmers, in dem der Affizierte untergebracht ist, sind die Fenster zu schließen. Mäßige Sonnenstrahlen mit direkter Bestrahlung einzelner Körperteile ist dabei ein unschätzbares Heilmittel.

Bäder sollten in allen diesen Fällen erst angewandt werden, wenn sich die Erregung etwas gelegt hat und dann auch nur in mildester Form.

Obwohl alle starken Nervenerschütterungen durch Gemütserregungen gemeinhin nicht als Unfälle bezeichnet werden, so habe ich denselben auf Grund der vielen gemachten Erfahrungen, des zerstörenden Einflusses wegen, den dieselben ausüben, unter den

Unfällen doch den ersten Platz eingeräumt.

Häufiger sind jene Unglücksfälle als Unfälle bekannt, welche direkte äußere Organverletzungen mit sich bringen, etwa Beinbrüche, Schädelbrüche, Zersplitterungen, Quetschungen, Brandwunden, Darmverschlingungen, Verrenkungen, plötzliche Ohnmachten, Schlaganfälle, Lähmungen, Sprachverluste, Blindwerden.

Bei den meisten dieser Vorfälle sind schnelle operative oder orthopädische Eingriffe notwendig, um das Leben zu erhalten. Dies ist ein Gebiet von Krankheiten, worin auch die medizinische Wissenschaft gute Erfolge hatte.

Die Medizinheilkunde ist darin zu schätzen, dass sie vortreffliche schmerzstillende Mittel gefunden hat und zur Anwendung bringt, um die oft unerträglichen Schmerzen zu lindern, wie es etwa durch Chloroform, Lachgas und Kokain ermöglicht wird. Man vermag auch auf anderem Weg die Schmerzen zu lindern, etwa durch Hypnose, Suggestion, Wasserdämpfe oder Nervenerfrierungen. Doch alle diese Mittel sind, wo es auf schnelle Hilfe ankommt, nicht immer geeignet.

Bei allen Betäubungs- und Schmerzlinderungsmitteln sollte man stets vorsichtig sein und den Patienten lieber im Halbschlaf belassen, als ihn in Tiefschlaf zu bringen, da der Tiefschlaf immer nachteilig ist.

Dasselbe gilt auch von den antiseptischen Mitteln (Karbolwasser und sonstige Reinlichkeit genügt), und man gehe nie zu sehr starken Wundreinigungsmitteln über. Sublimat (Quecksilber(II)-chlorid) meide man gänzlich. Das beste antiseptische Mittel ist Wasserstoffsuperoxid (H_2O_2), das die Wunden nicht nur reinigend, sondern auch heilend beeinflusst und dabei total unschädlich ist. Es darf allerdings nicht mit Metall in Berührung gebracht werden, da es sonst die antiseptische Wirkung verliert.

Zum Operieren gehört eine große technische Fertigkeit, die nur durch Übung und auf Grund einer dafür vorhandenen Begabung sowie auf Grund guter anatomischer Kenntnisse erreicht wird. Einen schlechten Chirurgen, ob normaler Mediziner oder Hochschulprofessor, sollte man ebenso meiden wie einen Quacksalber oder Kurpfuscher.

Besser gar keine Operation als eine gewissenlose, und wo man im Zweifel ist über die Tüchtigkeit eines Arztes, da greife man zu den orthopädischen Mitteln, die, selbst wenn sie von Laienhand angewendet werden, oft besser sind als gefährliche Operationen. Reinhalten der Wunden ist die Hauptsache, gute Verbände und Diät leben sind die besten Heilfaktoren.

Gegenüber der Tatsache, dass von 100 Unfallbetroffenen durch orthopädische Hilfsmittel 90 Prozent am Leben bleiben, während bei der gleichen Zahl operativ Behandelter nur 60 Prozent ohne größere Nachteile am Leben bleiben, beweist, dass der medizinischen Wissenschaft und Praxis, selbst nach ihrer rühmlichst besten Seite, noch zu misstrauen ist.

Dennoch hat die medizinische Wissenschaft gerade auf diesem Gebiete Vortreffliches geleistet, und darum ist eine tendenziöse operations- und arzneilose Heilwissenschaft nach der Art vieler Naturschreihälse ein sinnloses Ansinnen ohne Vernunft und Pietät. In diesem Punkt unterscheidet sich meine Heilmethode von der zu einseitigen Naturheilmethode, und für die bessere chirurgisch-medizinische Schulwissenschaft trete ich ein.

Ein Einverständnis mit der Chirurgie-Medizinheilkunde käme also von den fünf Hauptkrankheitsarten nur in einer Art in Betracht, nämlich bei den Unglücksfällen, während ich mich in der Behandlung akuter Leiden ganz auf den Standpunkt der bekannten Naturheilmethode stelle. In der Behandlung der chronischen sowohl wie der konstitutionellen Leiden habe ich neue Wege eingeschlagen, welche sich von allen bisherigen Methoden, seien es die Natur- oder die Medizinheilkunde, vorteilhaft unterscheiden und auch bewährt haben.

3. Die Erlösung von den Erbübeln und der Segen der Hygiene kraft eigenen Willens

Es ist sehr wesentlich zu wissen, wie weit der Mensch sein Leiden verschuldet oder unverschuldet trägt, oder wie er durch das Zusammenwirken von Schicksal und Schuld zu Krankheiten kam.

Die moralische Energie, Leiden zu verhindern, ist wohl der göttlichste Zug, der im Menschen wohnt. Jede Religion erweist sich erst dann als echt, wenn sie die Leidensverhütung, die Hygiene pflegt.

Religiöse Kriege sind ein Unding, und alle Übel, die aus religiösem Fanatismus oder im Gewand der Religion auftreten, sind, soweit sie selbst verschuldet sind, antireligiös. Von derartiger

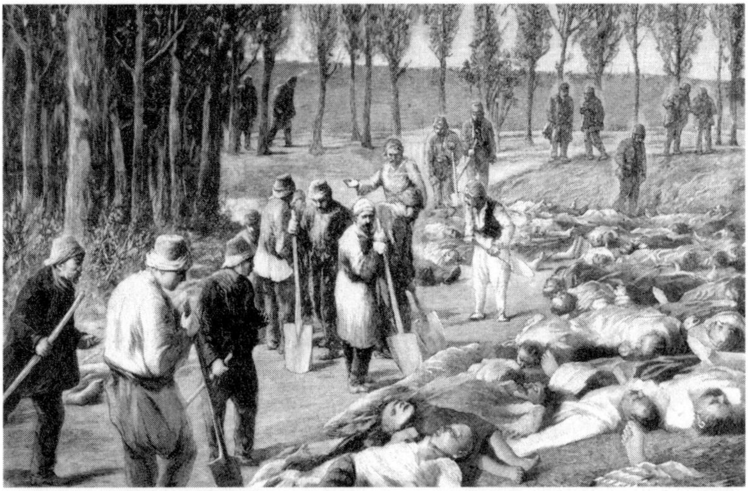

58 Türkische Massaker unter den Armeniern im türkischen Teil Armeniens 1896. Holzstich aus der Illustrierten Zeitung, 106.Bd., Nr. 2744, Leipzig und Berlin, 1. Februar 1896, S.142.

Scheinreligion sagt der gesunde Volkssinn mit Recht: «Die brauchen wir nicht und wollen wir nicht!»

Das Gute und Wohltätige bricht sich unter den Völkern stets selbst Bahn, falls es nicht von üblen Gewalthabern unterdrückt wird.

Das Christentum, das Brüderlichkeit und Menschenliebe predigte, gewann die Herzen der Menschen, deren größerer Teil sich aus den unteren Schichten des Volkes rekrutierte.

«Was du nicht willst, das man dir tu', das füg' auch keinem andern zu», ist der eigentliche Kern der Religion und Moral, möge sie einen Namen haben, welchen sie wolle, vorausgesetzt, dass man diesen Grundsatz dem Sinne nach auch ausführt.

Ein Volk, das eine starke sittliche Kraft in sich birgt und darnach zu handeln bestrebt ist, ist erst ein Kulturvolk, wie z. B. die Amerikaner, die Schweizer und die Engländer, welche die türkischen Gräuel an den Armeniern allgemein verurteilt haben und dem verfolgten Stamm zu helfen sich bereit zeigten; sie bewiesen damit wahren Adel und wahre Seelengröße. Man rede nicht, eigennützige Politik hätte dabei die Hand im Spiel gehabt. Die

Sympathiebewegung kam bei diesen Völkern aus den Tiefen der breiten Maßen rechtlich denkender Menschen.[31]

Die Verantwortlichkeit für die Übel der Welt, also der sittlichen Krankheiten, suchte einstmals die mittelalterliche Kirchenphilosophie in jedem Fall der Menschheit selbst aufzubürden.

In der Lehre von der Erbsünde wurde gelehrt, dass der Mensch schon zum Sündigen geboren sei, und da jede Sünde bestraft würde durch Leiden, so folgerte man, sei auch der Mensch durch Sünde zum Leiden geboren.

Um dieser trostlosen Philosophie einigen Geschmack abzugewinnen, suchte man ihr einige mildernde Klauseln anzuhängen, indem man lehrte, dass der Mensch durch Fürbitte bei den überirdischen Mächten Gnade finden könne und dann hier wie dort selig werde. Von da her kommen auch die wohlweisen Einrichtungen zur Befriedigung der menschlichen Seele, etwa Buß- und Bettage, Messelesen, Beichten und Sakramente nehmen.

Spätere Reformatoren suchten diesen Glaubensoptimismus zu erweitern, indem sie annahmen, dass Christus alle Schuld der sündigen Menschheit auf sich genommen habe und dass daher jeder, der wolle, durch Buße und Glauben Gnade finden könne.

Die Anhänger der alten Kirchenanschauung hielten fest am Tun von guten Werken, die Protestanten suchten alles auf dem Gnadenweg zu erreichen. Viele schöne Buß- und Trostgesänge stammen aus jener guten alten Zeit, in der man die Leiden der Welt auf religiösem Wege zu vermindern suchte.

In neuerer Zeit ist man etwas praktischer geworden, indem man sich vorteilhafter zu ernähren sucht und einen großen Teil der Übel durch Staatsgesetze zu beseitigen strebt. Dies führte aber zur Genusssucht und zu sanitärer Bevormundung.

Der Staatsbürokratismus hat sich dabei zu einer Macht entwickelt, in der sich vielfach Dünkel, Verschrobenheit und Ungerechtigkeit breit machen, die hier und da mehr Übel schaffen als sie in entgegengesetzter Richtung Wohlfährtiges bewirken sollten.

31 Ab den 1890er Jahren verstärkten sich die Unabhängigkeitsbestrebungen der Armenier. Es kam zu Anschlägen und Aufständen.1894 wurden deswegen zwischen 900 und 4.000 Armenier getötet. Die Unabhängigkeitsbestrebungen mündeten schließlich in die Ereignisse von 1915, die heute von vielen als Genozid oder Völkermord bezeichnet werden.

Das Volk ist zu einem großen Teil zu einem Standpunkt gekommen, wo es die Praxis der Religionsmoral verlacht und die Praxis der Staatsmoral bekämpft.

Die alte Weltanschauung von der Erbsünde und Verantwortlichkeit des Menschen hat einer anderen Platz machen müssen, welche den ganzen Sündenpfuhl und das daran klebende Leid nicht von den Einzelnen, sondern von der Gesamtheit abhängig machen will, also nicht von innern, sondern äußern Umständen, sie hebt die Verantwortlichkeit des Menschen mehr oder weniger auf.

Ein Fachmann, Cesare Lombroso in Turin, hat festgestellt, dass es Menschen mit angeborenen verbrecherischen Neigungen gibt, d. h. Menschen, welche durch die ihnen angeborenen Fähigkeiten unter den gegebenen Umständen nicht anders handeln konnten als wie sie es getan haben. Nach Lombroso gehören solche Individuen nicht in den freien Gesellschaftsverkehr, aber auch nicht vor den Strafrichter oder ins Zuchthaus, sondern in Bewahrungsanstalten.

Eine ganze Anzahl hervorragender Fachleute, gebildete und ungebildete Laien, treten dieser Ansicht bei, zum Teil mit Recht, denn der Mensch ist tatsächlich nur bis zu einem gewissen Grad verantwortlich für das, was er tut. In vielen Fällen kann er gar nicht verantwortlich gemacht werden, in einigen Fällen möchte ich jedoch die Verantwortlichkeit allein schon zur Kräftigung der sittlichen Energie hochgehalten wissen.

Jene neuere extreme Richtung aber, welche jede Verantwortlichkeit der Handlungen des Menschen, welche Leiden erzeugen, von diesen abwälzen und sie der Außenwelt zur Last legen, befinden sich in demselben Irrtum wie die Anhänger der alten Kirchenphilosophie, die die absolute Selbstverantwortlichkeit verlangten. Diese neue Weltanschauung, welche der Materialismus großgezogen hat, ist also über die Grenze der Wahrheit hinausgegangen und bringt die Altgläubigen und die Ungläubigen mit ihren Bekehrungen nur vom Regen in die Traufe.

Ich unterscheide auf Grund der gewonnen Tatsachen vom sittlichen oder selbsterlösenden Standpunkt aus bei allen Leiden und Krankheiten drei Hauptarten:

Erstens solche, welche nur durch Selbstverschulden entstanden sind;

zweitens solche, die teils durch Selbstverschulden, teils durch die Macht der äußeren Verhältnisse hervorgerufen wurden;

drittens solche, die absolut ohne eigene Schuld entstanden sind, also unschuldig getragen werden müssen.

Ein neueres Werk, in dem die Hygiene und Heilkunde von dieser moralischen Seite aus behandelt wird, existiert meines Wissens nicht, da alle alten und neuen Systeme nur die pathologische Einteilung der Krankheiten und Leidensursachen vornehmen und daneben entweder den alten extremen Weg der Sündentheorie oder die einseitige neue Unschuldstheorie vertreten. Gerade hierin tut also Aufklärung not, und nachdem man die Krankheiten an sich erkannt hat, ist dies das wichtigste, was jede Heilwissenschaft in nächster Hinsicht lehren soll.

Der einzelne Mensch vermag oft viel mit seinen bevorzugten Fähigkeiten und Anlagen, die ihn über das Tierreich, ja oft über die gegenwärtige Wirklichkeit und über das Schicksal erheben. Die Lehre vom freien Willen mag vielfach übertrieben sein, aber ein gesunder Kern liegt darin, an diesem müssen wir festhalten, wollen wir uns nicht moralisch degradieren. Vermag aber schon der Einzelne viel, so vermag ein Verein, eine Gesellschaft noch mehr, eine ganze Nation, schließlich die gesamte Menschheit mit dem gegenseitigen wohlwollenden Austausch der äußeren Güter und der individuellen Fähigkeiten jedes Einzelnen unendlich viel zur Linderung der Leiden und Krankheiten beizutragen.

Es ist daher keine Utopie, sondern eine reale Möglichkeit, dass jeder Einzelne in Harmonie mit der Gesamtheit sein Wohl vermehren kann.

Das Paradies, in dem Gesundheit, Glück und Schönheit wohnen, ist ein Ideal, das die Natur des Menschen unbewusst erstrebt.

Unsere Pflicht ist es, sich dessen bewusst zu werden, was die Natur will und wozu der Mensch geboren ist, wozu er lebt, strebt und scheidet, damit wir einen positiven Anteil gewinnen an der Selbsterlösung und an der allgemeinen Vermehrung des Glückes, denn solches zu tun, ist das schönste spezifisch menschliche Beginnen und bleibt nicht ohne segensreiche Folgen.

Wer aber glaubt, er sei zu ohnmächtig, hierzu etwas beitragen zu können, dem erwidere ich, dass dies ein Irrtum ist, denn der gute Glaube an die Verbesserung der Welt ist schon der Anfang zur Tat, ist schon etwas Positives, dem der Wille folgen wird.

Wille aber ist mehr als Macht, und daher wird man mit dem besseren Glauben und Wollen auch die schlechteren Meinungen, Vorurteile und ihre Bundesmächte besiegen.

Jeder handle nach dem Maße seiner Kraft.

Was in Goethes ‹Faust› der Engelchor den schwachen Geistern zuruft, das rufe ich der leidenden Menschheit zu als Leitwort der zukünftigen Hygiene und Heilwissenschaft: «Wer immer strebend sich bemüht, den können wir erlösen.»

Im Folgenden will ich an einigen Beispielen klarlegen, wie sich der Mensch Leiden schafft und wie er sie verhüten kann, wie sich der Mensch nach bestem Ermessen mit den umgebenden Zuständen abfinden und wie derselbe ein über ihn verhängtes Leidensschicksal als Held ertragen soll.

4. Erbsünde und Moral in Bezug auf Krankheiten

Wie schafft und verhütet man Krankheiten und wie weit ist man für sein eigenes Leiden oder das Leiden anderer verantwortlich?

Wenn man von Selbstverantwortlichkeit spricht, so muss man die Geistes-, die Willens- und die Selbstbestimmungsfreiheit voraussetzen. Gewöhnlich wird vom Menschen in allen Fällen von Willensfreiheit gesprochen, ohne die geistige und körperliche Freiheit zu beachten; dieses ist ein Fehler, denn ohne Freiheit von Körper und Geist kann von einer Freiheit des Willens keine Rede sein.

Die geistige Freiheit soll nun durch die Erziehung gefördert werden. Es geschieht aber oft das Gegenteil, indem man die Menschen in einseitigen religiösen Glaubenslehren, in einer naturfeindlichen Weltanschauung und in altbezopften Rechtsgesetzen und Sittenzuständen großzieht und den Geist nicht zu freiem Denken bringt.

Die anerzogenen Vorurteile sind nun das Erste, was der Mensch beseitigen soll, um zur Geistesfreiheit und dadurch auch zur Willensfreiheit zu gelangen.

Der einzige Weg dazu ist der, stets das Gegenteil all' der Lehren zu studieren, die man erlernt hat. Man muss sich aus seinen Gewohnheiten und Vorurteilen erheben können und die feindlichen oder fremden und kritischen Anschauungen kennen lernen, erst dann kann man mehr oder weniger zu sachlichen Urteilen gelangen und geistig frei werden.

Das Studium fremder Individuen und Ideen erreicht man in künstlerischen und schriftstellerischen Werken, in Museen, Theatern und Ausstellungen sowie unter den verschiedenen Berufsklassen.

Das Studium fremder Völker erreicht man durch Reisen und Erlernen fremder Sprachen, Rechts- und Staatsformen und zum großen Teil auch durch das Studium fremder Religionslehren.

Hat man auf diese Weise sich selbst erzogen, denn Selbstzucht geht über alle Schulbildung und äußere Erziehung, dann ist es möglich, sich die geistige Freiheit der Selbstbestimmung zu erwerben.

Wer mittellos ist oder Schulden und drängende Verpflichtungen hat, ist trotzdem nicht Herr über sich und sein freies Fortkommen, sondern ist ein Sklave der ihn bindenden Verhältnisse.

Unter Freiheit und Unabhängigkeit wird hier keine so genannte wilde Freiheit verstanden, sondern das souveräne Selbstverfügungsrecht innerhalb sittlicher Schranken. Gewisse Verpflichtungen wird der Mensch immer haben, und er wird auch von den Verhältnissen bis zu einem gewissen Grad mehr oder weniger abhängig bleiben; sorge daher jeder erstens für geistige Freiheit, zweitens für sittliche Selbstzucht, dann erst kann drittens die möglichste Befreiung aus drückenden materiellen Verhältnissen von Nutzen sein.

Wird dann im glücklichen Fall die größtmögliche Freiheit erreicht, dann kann erst von einem freien, selbstbestimmenden Willen und von möglichster Verantwortung die Rede sein.

Einen solchen freien Mann in der Blüte seiner Jahre will ich skizzieren, wie er im Verlauf von wenigen Jahren und unter den ihn begleitenden Umständen Krankheiten verhütet, aber auch eingetretene Leiden selbst verschuldet hat.

Erstes Beispiel

Herr Hauptmann ist Handlungsreisender, unverheiratet, etwa 30 Jahre alt. Er hat die Welt und Menschen sich angesehen, Länder bereist, mit den verschiedensten Berufsklassen verkehrt. Er steht über allen üblichen Vorurteilen.

Sein väterliches Vermögen in der Höhe von 20’000 Mark hat er sicher auf einer Sparkasse angelegt.

H. ist gegenwärtig stellungslos und braucht die Zinsen seines Vermögens für seinen Lebensunterhalt. Er bemüht sich jedoch, eine Stellung als Reisender oder Buchhalter zu bekommen. Das letztere gelang ihm, allerdings erst nach langer Zeit, da das Angebot die Nachfrage überstieg. So wäre ein unvermögender Kaufmann entweder auf moralische Abwege geraten oder verbummelt und verarmt.

H., der durch eine langwierige Krankheit seinen Reiseposten ohne Schuld verloren hatte, wird jetzt Buchhalter in einer Zu-ckerfabrik in einem kleinen Landstädtchen und nimmt sich vor, künftighin ganz und gar naturgemäß zu leben, um einen Rückfall in das alte Leiden zu verhüten.

H. trug bisher die weiten Hosen, welche modern sind, dabei nur Herrensocken und keine Unterhosen. Hier auf dem Land, wo er sich ungenierter kleiden kann, lässt er sich eine der Jahreszeit angemessene Hose machen, die möglichst nach der Form der Beine geschnitten ist, der obere Teil weit, vom Knie an abwärts bis zu den Füßen eng anschließend. Der Bequemlichkeit halber ist bis zur Mitte der Wadenhöhe an jeder Seite nach außen hin die Hose geöffnet und wird ganz nach Bedarf, ähnlich wie Beingamaschen, eng anschließend zugeknöpft. Hierdurch verhütet er die erkältende Abkühlung der unteren Beinteile, was bei den unten weit offenstehenden Hosen, besonders bei starken Herbstwinden und Schneegestöber vorkommt, wodurch der Blutkreislauf gestört wird und Kongestionen nach dem Herzen und von da nach Kopf und Lunge eintreten, woraus als nächste Folge sich Bronchialkatarr und Schnupfen ergeben.

Im Spätherbst wurde H. von einem Freunde zur Jagd eingeladen. Einige Tage vorher ließ er sich vom nächsten Schuhmacher seine Fußbekleidung doppelt besohlen, innen Korksohlen einlegen und die Stiefel gehörig mit Fett einschmieren. Diese Stiefel schützten ihn ebenfalls vor Erkältung und Schnupfen, wovon der größte Teil der Jagdteilnehmer einige Tage nach der Jagd befallen war, denn das Wetter war rauh und regnerisch gewesen und die Feuchtigkeit war durch die Sohlen gedrungen, wodurch bei dem abwechselnden Gehen und Stillstehen auf Fußschweiß die Fußunterkühlung eingetreten war. Der kluge Buchhalter blieb durch seine hygienische Maßregel von jenen Leiden verschont.

Sein Vorgänger, der aus Mangel an Bewegung an Herzverfettung gestorben war, schwebte ihm als abschreckendes Beispiel vor, wie man durch einseitige Berufsarbeit wichtige Lebensorgane zur Erkrankung bringen kann. Er beschloss, sich täglich Bewegung zu verschaffen, und da unter aller Bewegung diejenige, mit der ein nützlicher Zweck verbunden wird, also die körperliche Arbeit, die gesündeste ist, so kaufte er sich mehrere Kubikmeter Brennholz, die er zur Winterfeuerung brauchte, und arbeitete morgens vor seinen Bürostunden mit Säge und Beil in seinem Holzstall. Anfänglich bekam er Schwielen an den Händen und das ganze Unternehmen behagte ihm nicht, schließlich gewöhnte sich der Körper daran, die Energie stärkte die Ausdauer, und diese Arbeit bekam ihm schließlich vortrefflich. Mit größerer Frische als sein Vorgänger in der Fabrik vollbrachte er seine Schreibarbeit, und doppelt gut schmeckte ihm das Mittagessen.

Die Lebensweise ordnete er wie folgt: Morgens 7 Uhr aß er einen halben Teller dicke Hafersuppe und trank eine halbe Tasse Eichelkaffee dazu. Um 10 Uhr aß er einige Äpfel und Nüsse, Birnen oder Feigen, ab und zu wohl auch eine abgeschabte Wurzel oder Radieschen, oder auch ein wenig Brot mit Käse, oder Speck mit Schwarzbrot.

Wenn andere Stubenhocker viel über Magenbeschwerden jammerten, pflegte H. sie auszulachen und zu sagen: «Seht, das kommt von eurem vielen Wurst- und Schinkenessen! Lebt einfach, dann schmeckt euch das Mittagessen stets vorzüglich!»

Das Mittagessen bestand aus rohen, nicht vorgekochten Bratkartoffeln, einem Drittelpfund gebratenen Fleisches und Obstkompott. Dann überließ er sich eine halbe Stunde der Ruhe, las in der weiteren halben Stunde die Tageszeitung und aß vor Antritt in der Fabrik seine dünne Mittagssuppe, die andere Leute vor dem Mahle zu essen pflegen, anstelle eines Kaffeetranks.

Da bekannterweise geistige Arbeit viel leichter fällt, wenn man den Verdauungsapparat nicht zu sehr belastet, so vermied der kluge Buchhalter das fette Frühstücken und mehrgängige Mittagessen und erhielt sich dadurch einen stets guten Appetit und gute Verdauung und fühlte sich kräftiger und ausdauernder als seine Berufsgenossen, denn Fleisch, Obst und fette Bratkartoffeln geben die beste Nervenkraft.

Die Zeit von 3 bis abends 7 Uhr wurde wieder der Arbeit gewidmet. Abends 7½ Uhr wurde das Abendessen eingenommen, bestehend aus einem Teller festen Gemüses wie Kohl oder Möhren mit Bohnen, Reis oder Buchweizengrüze, Pfannkuchen, oder auch Heringssalat mit etwas Butterbrot, ein Glas Bier oder Wein, oder auch Tee, oder Buttermilch. Diese Lebensweise schützte ihn vor Verfettung und inneren Entzündungen, vor Unpässlichkeiten und Blähungen, dabei gab sie Kraft, Ausdauer und einen stetig frohen Mut.

Eines Tages wurde unser Junggeselle zum Fastnachtsball des Honoratiorenklubs eingeladen und er nahm an dieser Festlichkeit auch teil. Er erschien nach üblicher Sitte mit Frack, Zylinder, weißer Weste und Ballhandschuhen, steifem Oberhemd, Stehkragen und spitzen Lackstiefeln. Schneidig wollte er erscheinen, um sich unter den Töchtern der Stadt als feiner Mann einzuführen, den keine bei etwaiger Wahl mit einem Korb abzuweisen wagen dürfe, daher auch dieser Aufwand. Geschniegelt und gebügelt trat unser Herr Buchhalter mit gespickter Börse in den Ballsaal, wo ihn ein Bekannter einigen Familien vorstellte. Die Damenwelt war überreich vertreten und H. ließ sich wohlgefällig nieder.

Bald wurde getanzt und getrunken, diniert und lustig poussiert. Bis zum frühen Morgen wurde geschwärmt und, wie gewöhnlich, des Guten zu viel getan. Anderen Tages trat ein Übelbefinden ein, das man gewöhnlich mit dem Namen Katzenjammer bezeichnet. In diesem Fall hat der junge Herr sein Leiden selbst verschuldet, und er gelobte, sich niemals wieder auf einem Ball eine Frau zu suchen.

Die Festlichkeit hatte aber auch noch allerlei weitere Nachwehen. Die spitzen Lackstiefel hatten ihm einige Fußbeulen und Hühneraugen beigebracht. Das Kopfweh hielt mehrere Tage an. Schlimmer war das Hals- und Brustleiden, das sich acht Tage darauf einstellte und auf übergroße Erschöpfung durch Trinken und Tanzen zurückzuführen war. Der steife leinene Stehkragen hatte die Blutwallungen nach dem Kopfe gehemmt, wodurch der Kreislauf und die Ausdünstung der Haut behindert worden sind, darum jetzt der geschwollene Hals und die heisere Stimme. Der steife Einsatz des Faltenhemdes konnte den Schweiß, welchen die Brust absonderte, nicht absorbieren wegen dem absoluten Mangel an Porosität und auch nicht zur Ausscheidung bringen, und da schließlich derselbe den Zutritt von Sauerstoff zur Haut hinderte, war auch keine schnelle Verbrennung resp. Trocknung des Schweißes möglich; der hervorperlende Schweiß ließ die Haut sehr lange feucht, der Oberkörper war noch feucht als H., erst gegen morgen früh, zu Hause angelangt sich zur Ruhe niederlegte.

Die anhaltende Feuchtigkeit der Haut brachte diese zu einer langsamen starken Abkühlung, wobei ein Teil des Schweißes von der Haut selbst wieder aufgesogen wurde, ein anderer Teil darauf kältend wirkte. Dadurch wurden die Nervenendigungen in den oberen Muskelregionen sowie in der Haut selbst außer Funktion gesetzt, womit eine Störung des Blutkreislaufs sowie des ganzen Stoffwechsels, besonders in den kleinen Kapillargefäßen, eintrat.

Durch die Kältewirkung des stehenden Schweißes waren aber auch die Hautporen zusammengezogen worden, weswegen die so notwendige Ausdünstung der Haut nicht vor sich gehen konnte, und da die feinen Nerven gelähmt waren, blieben die Poren tagelang zusammengezogen. Die üblen Brustbeschwerden wollten nicht weichen. Bald stellte sich Frösteln ein, dann fliegende Hitze, das Essen schmeckte nicht, der Zustand wurde bedenklich. Der nächste Arzt, bei dem sich H. untersuchen ließ, stellte eine beginnende Brustfellentzündung fest. Er verschrieb sofortige Bettruhe nebst den nötigen Pulvern und Pillen. Im Bette wurde das Leiden aber auch nicht besser, im Gegenteil, jetzt machten sich empfindliche Schmerzen fühlbar und das Frösteln ging in trockene Hitze über. Die Medikamente schmeckten so abscheulich, dass das bisschen Appetit, das noch vorhanden war, gänzlich verschwand. Helfen tat alles, wie gewöhnlich, nichts. Einen Tag und eine Nacht wartete der Patient den Erfolg der Besserung ab.

Als der Erfolg ausblieb, raffte H. alle Energie zusammen und beschloss, zur nächsten Residenz zu fahren, um sich von einem Naturarzt behandeln zu lassen. Er zog sich warm an. Statt des Oberhemdes zog er ein schlichtes Baumwollhemd über den Körper und bedeckte den offenstehenden Teil nach vorn, wo sonst der steife Kragen und das Vorhemd mit Krawatte prangt, mit einem dicken, porösen Wolltuch. Das war vernünftig. Wer gesund werden will, muss die Eitelkeit zu Hause lassen. Dann wurde ein Glas

Glühwein getrunken, ein wenig Zwieback beigesteckt und fort ging es mit dem nächsten Eisenbahnzug.

Beim Naturarzt angekommen, wurde der Patient nach kurzer Untersuchung zuerst in eine warme Feuchtpackung gelegt. Nach einer halben Stunde war die trockene Hitze vorüber und H. fühlte sich schon wohler, aber die Schmerzen waren noch immer anhaltend. Nach der Feuchtpackung wurde eine milde Waschung von 30 °C vorgenommen. Dies lenkte den Schmerz ab. Dann musste der Patient sich in ein luftiges Zimmer begeben und zwei Stunden auf einer Ottomane unter bequemen Wolldecken ausruhen. Diese erste Behandlung war vormittags elf Uhr gegeben worden, um zwei Uhr stellte sich leichter Appetit ein; statt essen hieß es aber fasten. Eine halbe Stunde darauf erhielt der Patient ein Klistier. Jetzt wurde der Appetit stärker. Darauf erst wurde dem Patienten etwas Nahrung angeboten in Form einer dünnen Wassersuppe mit Buttersemmeln. Bis gegen abend durfte er aufrecht sitzen, dann aber trat wieder leichtes Fieber mit Schmerzen auf. H. bekam hierauf ein mildes Kastensitzdampfbad, wobei der Kopf bekanntlich frei bleibt, im Gegensatz zu den oft unangebrachten irisch-römischen Dampfbädern.

Nach 20 Minuten milder Dämpfe, denen der Körper vom Halse abwärts ausgesetzt war, in denen bald milde, bald stärkere Dämpfe zugelassen wurden, brachte man den Patienten, der nun in leichten Schweiß geraten war, abermals in eine Packung, aber diesmal nicht in eine durchgewärmte, auch die Wärmflaschen wurden nicht angelegt. Trotzdem trat nach 15 Minuten die volle Erwärmung des Körpers wieder ein und nach weiteren 15 Minuten entwickelte sich ein milder Schweiß, der eine Stunde anhielt. Hierbei verloren sich die Schmerzen und das Unbehagen.

Der Herr Buchhalter genas zusehends; er konnte wieder ohne jeden Druck und ohne Beklommenheit frei und tief durchatmen.

Auf ein darauffolgendes Rumpfbad von 27,5 ° C, fünf Minuten Dauer, dasselbe dann abgekühlt auf 22,5 ° C, zwei Minuten Dauer, fühlte sich H. wie neugeboren und wieder vollständig gesund.

Abends gegen neun Uhr trat ein mächtiger Appetit ein, welcher durch den anderthalbstündigen Spaziergang durch die Stadtpromenade mit hervorgerufen worden war; aber H. bekam doch nur eine halbe Ration vorgesetzt, bestehend aus Hühnerragout mit Griesbrei und Schrothbrot. Dieses wohlschmeckende und leicht verdauliche Essen bekam H. so vorteilhaft, dass, als er um elf Uhr zu Bett ging, bald in den wohltuendsten Schlaf verfiel, der bis zum anderen Morgen anhielt.

Um sieben Uhr morgens ließ er sich, wie verabredet, wecken, trank eine Tasse Tee, aß ein Schinkenbrötchen und ein weichgekochtes Ei.

Er beglich die Rechnung des Naturarztes für Bäder, Honorar der Behandlung, Kost und das Nachtlogis; dieselbe betrug rundweg 10 Mark. H. zahlte und reiste dankerfüllt ab.

Zu Hause angekommen, staunte man allgemein über die schnelle Genesung des Kranken, dem von seinem Arzt schon das Ende, wenigstens anderen gegenüber, prophezeit worden war, und H. tat das Seinige, um die Naturheilmethode überall zu empfehlen.

Von seinem Arzt erhielt er einige Zeit darauf eine Rechnung von über 50 Mark für die Behandlung, die Apothekerrechnung betrug ca. 12 Mark für Pillen, Pulver und Weine. Geholfen hatte dies ihm nichts, wohl aber dem Doktor und dem Apotheker mit geldlüsternen Gefühlen. Der dortige Arzt, dem viele seiner Patienten entgingen, nahm sich diese Vorgänge zu Herzen und führte nach einiger Zeit ebenfalls das Naturheilverfahren ein, nachdem er sechs Monate zur Erlernung desselben in großen Naturheilanstalten Studien gemacht hatte.

Seine Honorare sollen seitdem niedriger sein und seine Erfolge größer.

Ein Naturheilverein wurde am Platz gegründet, von dem H. Vorsitzender wurde.

Auch die Apotheke hatte keinen Schaden, indem diese mehr Diätmittel, Badeapparate und Gesundheitsartikel aller Art zu liefern hatte, wobei der Inhaber durch den großen Umsatz auf seine Rechnung kam.

H. soll sich später glücklich verheiratet haben, aber seine Frau nicht auf dem Ball, sondern bei der Arbeit in Haus-, Feld- und Gartenwirtschaft gefunden haben.

H. schaffte künftighin seine Stehkragen und Oberhemden ab und trug ein poröses Leinenhemd, darüber im Sommer nur einen kurzen Rock, im Winter, zur besseren Warmhaltung, über dem Leinenhemd eine leichte, baumwollene Weste, die bis zum Hals zugeknöpft wird, und einen dicken, langen wollenen Winterrock. Statt Stehkragen trägt H. breite Klappkragen; Handschuhe trägt er überhaupt nicht mehr, mit Ausnahme bei starker Kälte im Winter. Statt den Zylinder trägt er einen Schlapphut, geht aber meistens barhäuptig zum Vorteil seines Kopfhaares, das seitdem kräftiger geworden ist. Im Sommer trägt er Sandalen ohne Strümpfe, im Winter lange Wollstrümpfe mit Zugstiefeletten. Die Hosen sind wie gewöhnlich nur von der Wade an nach abwärts eng anschließend und beidseitig wie Gamaschen zugeknöpft. Geht H. im Winter auf Reisen, was jedoch selten vorkommt, so trägt er statt des Schlapphutes eine Pelzmütze, die er eventuell auch über die Ohren zieht; statt eines Stockes nimmt er einen kräftigen Regenschirm, statt des früher getragenen Überziehers einen mit leichtem Wollstoff gefütterten porösen Lodenmantel oder Havelock.

Der Buchhalter ist seitdem gesund geblieben. Das hat er hauptsächlich seiner moralischen Willensstärke zu verdanken, indem er, allen Vorurteilen zum Trotz, sich so selbst bestimmte, wie es seinem Wohlbefinden und seiner Gesundheit am besten zusagte.

Das kam aber auch daher, weil er sich genügend Kenntnisse angeeignet hatte, um selbständig urteilen und handeln zu können. Dazu hatte er von Haus aus genügend Mittel, wodurch er in keine abhängige Zwangslage kam. Seine Stellung war eine verhältnismäßig günstige, jedenfalls was Selbständigkeit, gesunder Lebensberuf und auskömmliches Einkommen anbetrifft.

Im Gegensatz zu diesem Herrn, der durch eigene Willensbestimmung hygienisch lebte und weitere Krankheiten verhütete, sind aber oft viele Menschen, die in günstigeren Verhältnissen leben, die größten Narren der Mode und gesundheitswidrigen Lebensgewohnheiten, wodurch sie sich zu Grunde richten.

Zweites Beispiel

Wie der Mensch durch absolute Selbstverschuldung in Unglück und unheilbares Siechtum gerät, davon auch ein Beispiel.

Herr Mayer ist der Sohn eines reichen Bankiers. Er hat das Gymnasium absolviert und seinen Einjährigen gemacht. Gerade kein Genie, aber auch kein Tölpel schaute aus seinen schelmischen Augen. In der Schule hatte er nie schlechte Nummern bekommen, auch als Soldat machte er sich leidlich, so dass er als Leutnant der Reserve abging. Sein Vater beabsichtigte, einen tüchtigen

Nachfolger für sein Geschäft aus ihm zu machen. Dies sagte jedoch M. wenig zu. Er setzte es durch, einige Jahre die Universitätsstadt B. zu besuchen, um sich seiner Lieblingswissenschaft, der Mathematik, zu widmen. Das ungebundene Studentenleben war für den reichen Bankierssohn ein Hochgenuss, denn zu Hause hatte er eine sehr strenge Erziehung genossen und in der zweijährigen Lehrzeit nach dem bestandenen Abiturientenexamen gab es noch mehr zu tun im Rechnen, Korrespondieren, in der Buchführung und Kalkulation als in der Schule.

Das Universitätsleben wurde für den jungen Mann in mancher Beziehung gar zu vergnüglich. Eine Reihe übler Elemente drängte sich an ihn heran und bald wurden Orgien gefeiert in Sauf- und Fressgelagen, Studentenstreichen und Liebesabenteuern.

Je mehr es bekannt wurde, dass M. der einzige Sohn eines mehrfachen Millionärs war, desto mehr wurde er umschmeichelt und in die Stricke der Verführung hineingezogen. Er wurde Glücksspieler, wodurch sich betrügerische Falschspieler bereicherten.

Sein Vater riss ihn oftmals aus der Patsche und gab Verwarnungen, aber der junge Studiosus beachtete das nicht; es wurde in Saus und Braus weitergelebt, und zu den alten wurden neue Schulden gemacht.

Die Mutter des M. suchte immer ihren Gatten zu bestimmen, die Schulden des Sohnes ehrenvoll auszugleichen, aber bald wurde es dem reichen Krösus doch zu toll, es trat ein gespanntes Verhältnis zwischen Vater und Sohn ein.

Herr Mayer sen. entzog seinem Sohn den Kredit und überwies demselben eine monatliche Rente von 200 Mark.

M. beschloss nun nach einer anderen Musenstadt überzusiedeln und bezog die Universität in L.

Das frühere liederliche Leben hatte seiner Gesundheit einen harten Stoß versetzt, es hatte sich ein chronischer Magenkatarr mit Erweiterung des Magens eingestellt, wogegen er alle Mittel erfolglos anwandte. Er brauchte bald diesen, bald jenen Spezialisten; das Leiden blieb. M. magerte bis zum Skelett ab.

Ein junger Theologe versuchte ihn zur Naturheilmethode zu bestimmen und gab ihm belehrende Literatur. M. spottete aber über die Wasser- und Naturärzte und huldigte nach wie vor dem Bierheiligen Gambrinus.

Inzwischen hatte sich unser M. auch noch ein Geschlechtsleiden zugezogen, das derart bösartig wurde, dass er in die Klinik eines Professors gebracht werden musste; dort wurde er operiert, mit Quecksilber und Schwefelbädern behandelt und nach zwei Monaten entlassen.

«Das ist der Fluch der bösen Tat, dass sie fortzeugend Böses muss gebären», sagt der Dichter. Dies gilt nicht allein von den bösen, sondern auch von den leichtsinnigen Taten, denn es war wieder ein Leichtsinn gewesen, einen Heilversuch mit der Naturheilkunde zu unterlassen.

Die Strafe folgte auf dem Fuß; Kopfschmerzen und Hautausschläge folgten der Quecksilberkur, wozu sich bald noch Knochenfrass gesellte.

Aus dem Leiden wurde der Entschluss geboren, seinem Leben einen ehrenvollen Abschluss zu geben. In halbtrunkenem Zustand rempelte er einen Offizier auf der Straße an. Es kam zum Wortwechsel, der mit der Herausforderung Mayers zum Duell endete. Dasselbe kam zustande. Mayers zitternde Hand versagte, sein Gegner dagegen streckte ihn auf der Stelle nieder.

Wie M. in jedem Fall Krankheit, Unglück und vorzeitiges Ende selbst verschuldet hat, zeigt sein ganzes Lebensbild. Mutwillig jagte der von Haus aus begüterte und begabte Mann seinem Ruin nach und fand ihn bald. Eine solche Charakterlosigkeit und Selbstschuld, der leider viele solcher Toren nacheifern und dies gar ritterlich finden, ist entschieden zurückzuweisen.

Die Fälle nun, bei denen der Mensch zu Krankheiten kommt, für die er selbst die Schuld nicht trägt, sondern die äußeren Verhältnisse, sind gewöhnlich in der Mehrzahl. Es sind meistens die Armen, die Gezwungenen und erblich Belasteten, die darunter leiden.

Ein Beispiel, wie ein Mensch unter der Macht unglücklicher Verhältnisse schuldlos zu Grunde geht.

Fräulein Heinemann ist die Tochter eines Polizeibeamten. Der Vater hatte meist stark den Spirituosen zugesagt, was manchen häuslichen Streit verursachte. Die Mutter war in diesem Fall viel aufgeregt. Kurz, das von den Heinemann'schen Eheleuten gezeugte Kind wurde mit Epilepsie belastet geboren.

Obwohl die Eltern des Kindes später alles versucht hatten, das Kind zu heilen, war dies nie recht gelungen; der erbliche Fehler war zu tief eingewurzelt.

Die Eltern verstarben frühzeitig und hinterließen wenig materielle Mittel.

Fräulein H. musste sich bequemen, bald nach dem Tod ihrer Eltern eine Stellung anzunehmen. Durch besondere Fürsprache des Gemeindepredigers fand sie bald ein Unterkommen. Sie erhielt aber nicht nur wenig Lohn, sondern wurde auch im Essen und Trinken knapp gehalten, ferner musste sie mit einem abgelegenen, feuchten Schlafraum vorlieb nehmen. Hierdurch entwickelte sich bei ihr ein skrophulöses Leiden und die angeborene Epilepsie trat heftiger auf denn je.

Der Arzt stellte fest, dass Fräulein H. unter diesen Lebensbedingungen einem unheilbaren Siechtum verfallen würde. Sie beachtete diesen Rat und gab daher ihre Stellung auf.

Von nun an suchte Fräulein H. durch Stickerei- und Näharbeit ihr Brot zu verdienen und fand auch Arbeit. Mildtätige Herzen erbarmten sich ihrer. Sie konnte sich ein kleines, luftiges, trocken gelegenes Zimmer mieten und arbeitete lustig darauf los. Im Sommer ging das ganz gut, aber im Winter stellten sich durch die anstrengende Nachtarbeit Entzündungen und Schwäche der Augen ein.

Hieran war sie ebenfalls nicht schuld, denn arbeitete sie nicht bei Lampenlicht, verdiente sie so wenig, dass der Lohn nicht zum Leben reichte. Die wiederholten Unterstützungen aus ihrer Gemeinde blieben aus, und da sich rohe Menschen übelwollend über Fräulein H. ausgesprochen hatten, so war sie fernerhin zu stolz geworden, Unterstützungen anzunehmen. Ihr Arzt stellte aber fest, dass sie fernerhin ohne Gefährdung ihres Augenlichts nicht mehr Nachtarbeit verrichten dürfe. Sie folgte dem Rat. Die Folge davon war, dass sie die Arbeit ganz verlor, die ihr bis dahin das Geschäft zugewendet hatte. Ihr Brotherr nahm an, das Mädchen sei träge und eigensinnig geworden, oder sie arbeite für seine Konkurrenz. All ihr Flehen, ihr wieder Arbeit zu geben, half nichts, weil sie nicht die wöchentlich geforderte Stückzahl liefern konnte. Das Mädchen kam in Not und Elend, Arbeit fand sie nur spärlich und der Verdienst war somit unzureichend.

Der Schluss dieser Leidensgeschichte war der, dass sie in ihrer Verzweiflung und Not der Prostitution in die Arme geworfen wurde. Es konnte sie in allen ihren vorangegangenen Leidenslagen keine Schuld treffen, und auch jetzt handelte sie unter dem Druck der Verhältnisse, um sich vor dem Hungertod oder dem Betteln zu schützen.

Die Welt mag diese Armen unter den Ärmsten ächten und aus der Gesellschaft ausstoßen, ich aber spreche mit dem großen Nazarener: «Wer unter euch ohne Sünde ist, der werfe den ersten Stein auf sie.»

Ich behaupte, dieses Geschöpf ist sündloser und schuldloser als die Gesellschaft, die sie ins Unglück stürzte.

Diese Beispiele mögen die moralische Seite, Schuld und Unschuld in Bezug auf Leid und Krankheit lehren.

5. Erfahrungen mit den verschiedenen Heilsystemen und die Begründung einer eigenen Schule in der Heilkunst

Als Leiter einer Privatheilanstalt bei Hannover nahm ich zu gewissen Zeiten prinzipiell nur solche Kranke auf, die von der Schulmedizin lange vergeblich behandelt und als gänzlich unheilbar bezeichnet worden waren.

Der größte Teil dieser Patienten wurde, was deren Berichte bezeugen, durch meine Behandlung geheilt. Diejenigen, welche die Kur nicht zu Ende führen konnten, wurden erheblich gebessert.

Unter den geheilten Krankheiten waren Lungentuberkulose, Krebs, Gehirnerkrankungen, Geistesumnachtung, vorgeschrittene Gicht, Rheumatismus, Krämpfe, Lähmungen und Nervenleiden der verschiedensten Art, Rückenmarks- und Frauenleiden, chronische Entzündungsherde der Knochen- und der Schleimhäute, Magen-, Herz- und Lebererkrankungen sowie Hautleiden.

Außer diesen Anstaltskranken behandelte ich viele Fälle durch Hauskuren sehr erfolgreich, wie zum Schluss dieses Buches die Dankschreiben bestätigen. Hierbei machte ich die Beobachtung, dass die Schulmedizin außer da, wo es um chirurgische Eingriffe und um Schmerzstillung ging, oft derart an den Patienten gekurpfuschert hatte, dass die Krankheit nicht nur geblieben, sondern sich noch meist verschlimmert hatte. Etwas günstiger hatte gewöhnlich die Homöopathie gewirkt.

Wie das Naturheilverfahren über das Medizinsystem, die verschiedenen Naturheilmethoden übereinander und schließlich mein neues System über die alten der Naturheilkunde den Sieg davon trug, will ich nach stufenweiser Skala anschaulich wiedergeben.

Die Erfolge waren a) quantitativ (= die Mehrzahl der Heilungen) und b) qualitativ (= der schnelle, gutartige Heilungsprozess ohne üble Nach- oder Nebenwirkungen):

1. Medizinische Heilmittel und ein Teil alter Sympathiemittel: Schlecht.
2. Operationsmethode und Kneipp'sche Kaltwasserkur: Ungenügend.
3. Homöopathie, Elektrizität: Teilweise befriedigend.
4. Kuhne-Kur (Mäßigkeit, Vegetarismus, warme Dampf- und kühle Rumpfbäder): Gut.
5. Schroth'sche Kur (Feuchtpackungen, Trockenkost verbunden mit orthopädischen Anwendungen): Gut.
6. Rikli-Kur (Bewegung, Licht-, Luft- und Sonnenbäder, gesunde Diät und leichte halbnackte Bekleidung): Gut.
7. Heilgymnastik und Massage: Gut.
8. Bewegung, Waschungen und Hensel'sche Nährpräparate: Sehr gut.

Die günstig wirkenden Heilfaktoren, die immer nur je einen Bruchteil der Naturheilkunde darstellen, erzielten gute Erfolge, wenn es auf die Ausscheidung von Krankheitsstoffen ankam und wenn noch eine starke Reaktionskraft im Körper des Kranken wirkte. Bei sehr schwachen Patienten, den so genannten Todeskandidaten, versagten auch diese Mittel, wenigstens in der Kurvorschrift ihrer Erfinder, sie schadeten nicht direkt, aber sie halfen auch nicht.

Die Schulmedizin, die Chirurgie und die Kneipp'sche Kaltwasserkur, die Trinkkuren, die Schlammbäder und die Luxusbäder erzielten aber bei solchen Schwachen ein und dasselbe Resultat, nämlich den schnellen Tod. Da aber auch der Schwächste nach Hilfe ruft und die Hilferufe um Erhaltung des Lebens mir gerade von den Hoffnungslosen am tiefsten ins Herz drangen, so sann und dachte ich darüber nach, wie auch denen wohl noch Hilfe zu bringen sei. Mein tiefes Mitgefühl ließ mich nicht ruhen und rasten, diesen Kraft ihrem geschwächten Körper und Hoffnung ihrem zerschlagenen Geist zu verschaffen. Ich stützte mich auf kein bestimmtes System in der Naturheilkunde und Medizin, weil sie bei den Schwachen allesamt versagten.

Ich verfolgte darum bei diesen Schwerkranken das Prinzip, die Lebenskraft zu stärken und vorerst gar nicht die Krankheit zu behandeln. Starker Stuhlgang, starke Atmung, starke Bewegung, geistige Anstrengung, üble Gemütsaffektionen, starke Urin- und Schweißabsonderungen, ferner schwere Kost, vieles Trinken, schwere Spirituosen und kaltes Wasser mussten vermieden werden.

Alle Einwirkungen der Atmosphäre, der Temperaturen und des Lichts waren zu mildern.

Keine kalten oder sehr heißen Bäder, sondern nur mildwarme Vollbäder oder Teilbäder im Wechsel mit mildkühlen Waschungen wurden verabfolgt.

Sehr kalte Luft wurde wärmer temperiert, Zug vermieden, die Körperwärme reguliert, – wo kalte Stellen waren, da kam Wärme hin, wo heiße Körperstellen, da milde Kälte.

Der Blutkreislauf wurde durch milde Massage und passive Bewegungsübungen geordnet.

Wonach der Kranke Appetit hatte, das erhielt er, aber nur wenig: Milde Diät, wenig Fleisch, mehr Breispeisen, Fruchtsuppen, Obst und Gemüse.

Tag und Nacht wurde weder volle Dunkelheit noch hellstes Licht hergestellt bei stetigem Wechsel von blauem zu rotem und gelbem Licht in abwechselnd helleren und dunkleren Farbendämmerungsnuancen.

Durch Spiele, humoristische Lektüre und aufmunternde Gespräche wurden die Kranken unterhalten.

Traten Schmerz oder Schwäche auf, so griff ich mit aktiver Hilfe ein und verwies dabei die Kranken auf Gebete ihrer Religion und tröstete sie mit dem schöneren Fortleben nach dem Tod, unterrichtete sie mit den herrlichsten Bildern vom Jenseits, die zu erwarten sind auf Grund der unaufhörlichen Fortentwicklung aller ins Leben gerufenen Lebewesen.

Hierdurch erzielte ich bei den Schwächsten noch den Erfolg, dass niemand in meinen Anstalten gestorben ist, sondern alle entweder geheilt oder gebessert wurden.

Die Heilerfolge durch mein eigenes System der Krankheitsbehandlung erzielte ich durch Massage, hygienische Spiele, gemischte, aber individuell ausgewählte Kost, milde Dampf- und Wasseranwendungen, Chromopathie, Hensels Nährpräparate, Hausmittel, geistige Ruhe, Freude, zweckmäßige Körperbeschäftigung; ferner durch Waschungen. Erfolg: Sehr gut.

Helioda-Therapie, Lebensmagnetismus, Balsammassage, Tees, Kräutersäfte, edle Sympathie, milde gemischte Diät (vorherrschend vegetarisch, nicht ganz ohne Tabak, Fleisch und leichte Spirituosen), Regulierung von Kälte und Wärme ganz nach Bedürfnis, Ruhe und Bewegung, Arbeit und Genuss ganz der Individualität und dem instinktiven Wohlbefinden angemessen, entsprechende Wohnung, Kleidung, Umgebung, religiöse Hoffnung und Gebet erzielten ausgezeichnete Erfolge. Ich praktizierte nach keiner Methode einseitig, sondern ich übte eine vollkommen kombinierte Naturheilmethode, ich wählte die Heilmittel ganz nach dem Grad der Krankheit und des Kräftezustandes. Dagegen bekämpfe ich alle giftigen Geheimmittel und den Impfzwang mit allen mir zu Gebote stehenden Mitteln, weil diese Dinge nicht nur in jedem Falle gesundheitlichen Schaden stiften, sondern auch aller Vernunft, Freiheit und Menschenwürde Hohn sprechen. Ich bekämpfe die Schulmedizin, wo sie mehr Aberglauben als Vernunft, mehr Dogma als Wissenschaft, mehr privilegierte Interessenwirtschaft als Volksheilkunde ist.

Eine Medizin, die Strychnin, Opium, Antiperin, Arsenik, Belladonna, Kognak, Quecksilber, Jodkalium, Chloralhydrat, Digitalis und sogar das Impfen gutheißt, also die ärgsten Gifte und Zerstörer der menschlichen Gesundheit, Gesunden und Kranken verordnet, ist keine Heilwissenschaft für unsere Zeit mehr. Wer solche Methoden dominieren lässt, den bedaure ich von ganzem Herzen, der mag sich vergiften lassen. Wer klug ist, eilt den Heilmethoden in die Arme, die sich durch meine Erfahrungen so bewährt haben, wie es hier angeführt ist.

1. Wie Mediziner und Fachautoritäten über ihre eigene Methode urteilen

Wie aber Mediziner und Fachautoritäten selbst über ihre eigene Methode urteilen, davon einige Beispiele:

«Alle unsere Heilmittel sind Gifte, folglich vermindert jede Dosis des Kranken Lebenskraft.»
Dr. med. Clark

«Die ganze Arzneikunst ist nur ein subtiler Betrug und die Medizinärzte entweder Betrüger oder betrogene Dummköpfe. Ich glaube nicht, dass ein ehrloserer

Selbsthandel als der jetzige medizinische sich denken lässt.»
Dr. med. Forth

«Der medizinische Stand stiftet mehr Schaden als Nutzen. Bei seinem Verschwinden würde die Menschheit unendlich gewinnen.»
Dr. med. Coyswell

«Keine Wissenschaft ist so voller Trugschlüsse, Irrtümer, Träume und Lügen als gerade die Medizin.»
Dr. med. Richter

«Die Arznei ist oft schädlicher als die Krankheit und die Medizinärzte schlimmer als das Übel.»
Dr. med. Kieser

«Wir praktischen Ärzte haben durch das Staatsexamen das Privilegium, die Leute zu morden.»
Dr. med. Schulze, Berlin

«Die gesamte Medizin ist eine großartige Pfuscherei.»
Prof. Dr. med. Hirtl

«Unsere Arzneilehren sind zu neun Zehntel Märchen.»
Sanitätsrat Dr. med. Lorinser, Direktor des kaiserl. königl. Krankenhauses in Wien

«Dass im Falle der Genesung die Medizinmittel das Verdienst davon haben, ist ein Irrtum.»
Hofrat Professor Dr. med. Albert, Wien

«Der Wert der Medizin besteht vorzüglich darin, dass die zivilisierten Nationen weit mehr von den Ärzten als von den Krankheiten zu leiden haben.»
Dr. med. von Wedekind

In Nr. 40 der vortrefflichen Zeitschrit «Die Gegenwart», Herausgeber Theophil Zolling, Berlin W 57, vom 3. Oktober 1896, Band I, schreibt Dr. med. Albu (Berlin) im Artikel «Die Heilkunst fin de siècle»:

«Selbst die heute noch von dem Ideal ihres Berufes tief durchdrungenen Jünger Aeskulaps werden, wenn sie, was nicht viele von sich sagen können, die Geschichte ihrer Wissenschaft kennen, eingestehen müssen, dass sie eine treffende Versinnbildlichung menschlicher Irrungen ist. Noch heute verschreiben Ärzte widersinnige Rezepte, wie vor Äonen, noch heute glauben Ärzte durch ein Mittelchen eine Krankheit heilen zu können.

Die Medizinkunde hat sich auch in unserem vielgepriesenen Jahrhundert der Aufklärung wenig von dem Ballast befreit, der ihr als unveräußerliches Erbteil anhaftet. Immer wieder werden neue Mittelchen entdeckt und empfohlen, über die bereits die Mönche und Äbte oder noch ältere zünftige Gelehrte ihren Spott ausgeschüttet haben. Am Ende des 19. Jahrhunderts ist diese Tatsache für den philosophierenden Beobachter umso deprimierender, als die moderne Medizin sich als exakte Naturwissenschaft geriert und die Ärzte auf Grund ihrer wissenschaftlichen Ausbildung eine breite Scheide zwischen sich und den Naturheilkundigen, Kurpfuschern und Konsorten gezogen sehen wollen. Die Heilkunde hat Fortschritte gemacht, aber nicht die Heilkunst.

Die Heilkunde gibt sich redliche Mühe, eine Wissenschaft zu werden, sie ist dem Ziele aber noch nicht um einen Schritt näher gekommen, sie bleibt doch ewig eine Kunst.

Die Besten waren gerade im Begriff gewesen, den überkommenen Arzneiglauben über den Haufen zu werfen, ihre Aufgabe hauptsächlich darin zu suchen, der vis medicatrix naturae zu ihrer Geltung zu verhelfen, mehr den Kranken als die Krankheit in den Vordergrund der Betrachtung und Behandlung zu schieben – als die Heilkunst um Jahrhunderte in der Geschichte wieder zurückgeworfen worden ist.

In neuer Gestalt geht der Arzneiglaube wieder um.

Die moderne Heilkunst ist ins Schlepptau der chemischen Industrie geraten.

Die neue therapeutische Ära trägt zwei große Aushängeschilder: Organ- resp. Gewebssafttherapie und Serumtherapie. (Serum ist ein Gift, welches in großen Mengen tödlich wirkt. Einige Hammel, Kälber und Ziegenböcke geben das Material zu diesem allerheiligen Serum, das neuerdings Diphtheritis, Krebs usw. angeblich heilen soll.) Beide werden durch geschäftliche Industrielle gefördert.

Die Kritiklosigkeit unter den Ärzten ist trotz all' ihrer Wissenschaftlichkeit so stark wie je.

Das allen Wüstlingen und Neurasthenikern angepriesene Verjüngungsmittel wäre längst der Vergessenheit anheimgefallen, wenn es nicht von anderer Stelle her in der Gestalt des Spermin (das ist Rindshodentalg) seine Auferstehung gefeiert hätte. In Russland sollen jährlich einige Zentner Spermin verkauft werden.

Zu solchen Sachen lassen sich die wissenschaftlich gebildeten Ärzte des 19. Jahrhunderts missbrauchen. Es würde uns gar nicht mehr wundern, wenn demnächst einer Leberwurst gegen Leberkrankheiten oder Kalbsbrägen gegen Gehirnerweichung empfehlen würde. Denn Ähnliches ist bereits geleistet.

Man vergleiche mit diesen neuesten Heilmitteln einmal diejenigen des 16. Jahrhunderts.»

2. Medizinische Rechnungen

Laut amtlicher Aufstellung haben in Deutschland 1891 die Krankenkassen zirka 19 Millionen Mark für Arzneien ausgegeben.

Angesichts dieser Tatsachen braucht man sich nicht zu wundern, wenn das Volk sich immer mehr abwendet von dem schädlichen Medizineinnehmen und einer neuen Heilkunde sich zuwendet, welche teils von Laien aus dem Volk, teils von Privatgelehrten, selbst von bekehrten Medizinern ausgeübt wird, ich meine die Naturheilmethode. Über 600 Vereine mit zirka 60’000 Mitgliedern zählen gegenwärtig die Anhänger dieser Richtung in Deutschland.

Herr Huber von Oberschwangenbach in Bayern hatte sich durch einen Sturz vom Wagen beide Unterschenkel gebrochen. Die Behandlung übernahm ein Herr Dr. D. in S., einige Stunden entfernt vom Wohnort des Patienten.

Herr Huber erhielt von Dr. D. folgende Rechnung:

Im Juli:	
19 Besuche	570 Mk
18 Doppelverbände	540 Mk
Wundreinigung	54 Mk.
7 Verbände der Frau	28 Mk.
Im August:	
11 Besuche	330 Mk
10 Doppelverbände	300 Mk
6 Einspritzungen	18 Mk
Im September:	
5 Besuche	150 Mk
5 Doppelverbände	150 Mk
Im Oktober:	
2 Zeugnisse	6 Mk.
Medikamente	20.90 Mk
Wein	48.40 Mk
Summa	2215.30 Mk

Hinzu kommt noch die Rechnung für einen Barbier, der als Heilgehilfe tätig war, mit 1760 Mark. Für einen Arzt aus Naunburg 302 Mark, für einen Krankenwärter 217 Mark, für Apotheke und Verbandmaterial 676 Mark. Im Ganzen sind das 5170.30 Mark.

Herr Huber hat nun die Rechnung des Herrn Dr. D. beanstandet und dieselbe vom königlichen Bezirksarzt in Rottenburg vorläufig revidieren lassen; von diesem wurden 400 Mk. gestrichen. Herr Dr. D. hat jedoch die Revision nicht anerkannt und Klage beim Landgericht Landshut eingereicht.

Solche Fälle stehen aber nicht vereinzelt da, und es ist wiederholt vorgekommen, dass wohlhabende Bauern durch Arzt und Apotheker von Haus und Hof gejagt wurden.

Wer klug ist, der wendet sich also der Reformnaturheilkunde zu, er wird sicher geheilt und spart sein Geld. Der bayrische Bauer wäre, hätte er sich von einem Naturarzt behandeln lassen, mit den Zinsen dieses Kapitals davongekommen.

Fort mit den Geheimgiftmitteln, mit Impfzwang und Schulmedizin, weil diese Dinge nicht nur die Kranken täuschen, sondern die ganze Menschheit verderben und wirtschaftlich ruinieren. In Berlin gibt es über 2'000 Ärzte, daher der entsetzliche Gesundheitszustand in Berlin.

Damit soll nicht gesagt sein, dass jeder Medizinarzt für sein System verantwortlich sei. Es gibt Mediziner, welche von diesen vermeintlichen Geheimmitteln überzeugt und auch bemüht sind, in geeigneten Fällen für das, was sie verordnen, die Verantwortung zu tragen. Solche Männer, welche die Verantwortung tragen wollen, nenne ich sogar Ehrenmänner, selbst wenn sie irren, weil ihnen der Irrtum nicht bewusst ist.

Hat der Medizinarzt nur das sittliche Wollen in sich, den Kranken zu helfen, so soll er mein Freund werden, denn dann ist es leicht, ihn zu überzeugen, dass es bessere Heilmittel gibt. Zu dieser Überzeugung kommt jeder sittlich befähigte Medizinarzt allein durch die besseren praktischen Erfolge, welche die einseitigen Systeme der Naturheilkunde zum Teil schon bieten, die gewählte kombinierte Reformheilkunde, wie ich sie hier entwickle, in allen Fällen sicher. Das sittliche Etwas, das bei einer großen Zahl von Schulmedizinern auf der Hochschule untergraben wird, sowohl durch das oft liderliche, leichtsinnige Studentenleben als auch durch die Ausübung von Rohheiten und Grausamkeiten an den Versuchstieren und Versuchskranken, ferner durch die pietätlose Behandlung von Menschenleichen und dergleichen, das ist die gefährliche anerzogene Medizinbildung.

Jene ehrlichen Doktoren und Professoren, die einer besseren Einsicht zugänglich sind, können uns willkommen sein, und sie werden auch zu uns kommen und sich belehren lassen; sie werden einer neuen Heilwissenschaft folgen, sobald sie eine solche wissenschaftlich begründet finden.

Die wissenschaftliche Begründung einer neuen Heilwissenschaft habe ich mir daher zur Aufgabe gemacht.

3. Die veralteten Systeme der Naturheilkunde

Das Spezialistentum in der Naturheilkunde, die einseitige Methodenwirtschaft und der Mangel an Theorie ist es, warum die jetzt so vielfach ausgeübte Naturheilmethode trotz der überlegenen Heilerfolge, die sie über die Medizinheilkunde erwarb, wenigstens dem denkenden Teil im Volk noch nicht reif genug ist, um die Schulwissenschaft der Heilkunde auch theoretisch zu besiegen.

Im Allgemeinen wird unter Naturheilkunde Kneipp'sche Wasserkur verstanden und leider gibt es eine große Anzahl Naturheilvereine, die sogar fanatisch die allein seligmachende Wasserkur preisen, die da glauben, allein mit Wasser, Wanne und Thermometer alle Krankheiten zu heilen. Solche Anschauungen sind verkehrt. Die physikalische Methode, wie sie sich bis heute (1898) entwickelt hat, ist noch nicht wissenschaftlich reif genug, und zwar aus folgenden Gründen:

1. In der physikalischen Naturheilkunde wird bisher ungenügend biochemische Diätlehre gepflegt. Sie muss also ergänzt und durchgeistigt werden durch die Lehren des größten Biochemikers der Jetztzeit, Julius Hensel.
2. In der Naturheilkunde wird zu wenig physiologische, anatomische und psychophysiologische Menschenkenntnis gepflegt. Hier muss die Lebens- und Körperausdruckslehre ergänzend hinzutreten.
3. In der physikalischen Methode werden zu wenig die physiologischen und psychischen Heilmittel angewendet, also die Helioda-Therapie, die Suggestivtherapie, der Lebensmagnetismus, der religiöse Idealismus. Auch diese Faktoren müssen ergänzend hinzutreten.
4. Es wird zu sehr nach der Schablone behandelt. Hier muss künftig die individuelle Behandlung Platz greifen.
5. Es wird das wirklich Wertvolle der medizinischen Wissenschaft, etwa die Operationskunst, die schmerzstillenden Mittel, die Klimakuren und die Orthopädie, oft unberechtigt verworfen.

Also vieles ist noch zu tun, wenn sich eine wahre Naturheilmethode entwickeln soll.

Positiv geschaffen hat die bisherige Naturheilkunde die Anwendung der physikalischen Heilfaktoren und eine vorzügliche Lebenshygiene, darin liegt ihre Größe, sie ist daher eine Wissenschaft, welche sich in Entwicklung befindet. Mit der Theorie war es bei ihr schlechter bestellt als bei der Medizinheilkunde, in der Praxis war sie schon lange jener voran.

Durch die fortschreitende Entwicklung der Praxis und Theorie gehört der Naturheilkunde die Zukunft.

Was der jetzigen Naturheilkunde noch fehlt, das habe ich ergänzt und vervollkommnet. Ich nenne diese meine vervollkommnete kombinierte Methode **die kallisophische Heilwissenschaft.**

Die Kallisophie ist die ethische Schönheitslehre. Ich nehme die Schönheit als das Ideal der menschlichen Gesundheit an, und die materielle und sittliche Weltanschauung und die ideale Schönheit sind das Vorbild meiner neuen Heilkunde.

Da nun Schönheit alle materiellen und idealen Güter in der eigenen Individualität wie auch in der Umgebung verkörpert, so kann sich da nur etwas schön bilden, wo eine gute Umgebung ist, also wo sich naturgemäße Lebensbedingungen vorfinden.

Da ferner die Schönheit das Ideal der menschlichen Entwicklung ist, so schließt sie auch das Ideal des Menschengeistes in sich.

Der Geist des Menschen kann aber vorzugsweise durch geistige Hilfsmittel und natürliche Heilmittel vorwärts kommen und damit auch den Körper veredeln. Wo der Körper krank ist, können ebenfalls nur geistige Hilfsmittel und natürliche Heilmittel gesunden helfen.

Der Mensch selbst aber ist die beste Quelle dieser geistigen Hilfs- und natürlichen Heilmittel, folglich sind die sozialen und die individuellen, die suggestiven und die heliodischen, die heilmagnetischen Mittel des Menschen die feinsten, die höchsten und wirksamsten, die wir besitzen.

Da auf unserer Erde die feste Substanz die erste materielle Grundlage ist zu allem gesunden Leben, so bleibt auch bei meinem Heilsystem die materielle Grundlage maßgebend.

Da die Schönheit ferner eine Individualität verkörpert, so wird nach meiner Methode individuell behandelt, sie ist nicht die Art Heilkunst, die in Kliniken, Krankenhäusern, auch in manchen Naturheilanstalten geübt wird, wo oft Kranke behandelt werden gleichsam wie die mechanische Abfertigung von Fabrikwaren, sondern jeder wird nach seiner Individualität behandelt auf Grund vorheriger Untersuchung der Körperkonstitution und Lebenskraft, denn die alleinige Heilung einer beliebigen Krankheit auf Kosten der Lebenskraft ist weit weniger wichtig als die Erhaltung der Lebenskraft auf Kosten der Krankheit, denn damit verschwindet die Krankheit von selbst.

4. Elektrizität und elektrische Kuren

In letzter Zeit sind die sogenannten elektrischen Behandlungen sowohl von einigen medizinischen wie auch von einigen Naturärzten in den Vordergrund der Heilmittel gedrängt worden; ich erachte es daher als meine Pflicht, hierüber kurz meinen Standpunkt klarzulegen.

Die Hypnose und die Elektrizität sind Heilmittel, die ich bei vorsichtiger Anwendung voll und ganz würdige; die Erfahrung hat mich aber gelehrt, dass diese Mittel nur gegen gewisse Krankheitsgruppen anzuwenden sind.

Die Hypnose hat sich bei Nervenkrankheiten vorzüglich bewährt, die Elektrizität bei Stoffwechselstauungen.

Ein ehemaliger Schüler von Kuhne, Brockmann, glaubt dem Elektrisieren einen unbeschränkten Wert beimessen zu dürfen, denn in seinem Buche führt er so oft die Elektrizität ins Feld, als ob die Elektrisiermaschine dieselbe Bedeutung als Heilmittel hätte wie das Wasser; dieses ist jedoch keineswegs der Fall.

Zu mir kam eine Reihe Kranke, die in Krankenhäusern elektrisiert, andere, die in Spezialanstalten für Elektrotherapie behandelt worden waren. Diese Kranke stimmten darin überein, dass diese Methode eine Zeit lang wirkte, dann aber hörte der Erfolg auf. Sie fühlten sich danach schlechter anstatt besser. Es ist das dieselbe Erscheinung wie beim Baunscheidtismus (Lebenswecker oder Hautprickel genannt).

Diese Methoden wirken in einigen Fällen gut, zum dauernden Kurgebrauch sind sie jedoch ungeeignet. Ich möchte sie daher mehr zur Kureinleitung und nur bei schwer erregbaren und schwer reaktionsfähigen und bei noch kräftigen Individuen empfehlen, weil die Elektrizität stark erregend wirkt.

Auf Elektrizität beruht im Grunde genommen jede Kraft, die sich äußert, dieweil zu jeder Kraftäußerung zwei Faktoren nötig sind, nämlich das gebende und das empfangende Element oder der positive und der negative Pol.

Die Wirkungen des Wassers, des Lichts, der Temperaturen, der Bewegung, ja selbst der Verdauung und aller Lebensvorgänge im Körper sind elektrischer Art.

Als Elektrizität werden insbesondere die Kräfte aufgefasst, welche in der Technik unter dem Namen Elektrizität laufen. Die wissenschaftliche Elektrizität umfasst alle Naturkräfte; die technische nur die Kräfte, die man heute als Elektrizität besonders bezeichnet.

Die Wirkungen der Kuhne'schen Reibebäder sind auch elektrischer Art. Es musste mich daher umso mehr befremden, dass Brockmann, der sich Lehrer und Vertreter der Naturheilkunde nennt, seine elektrischen Heilmittel reklamehaft anpries und auf demselben Flugblatt seinen Lehrmeister Kuhne zu entehren suchte, indem er dessen Methode zum Teil mit dem Schmähtitel «entlarvter Unsinn» bezeichnete. Brockmann ist am allerwenigsten der Mann, der Kuhne richten sollte; es ist dies von ihm, einem Schüler Kuhnes, selbst dann, wenn er ehrlich von seiner Kuhne-Kritik überzeugt wäre, schon deswegen sehr unfein und mehr als dies, weil er doch seine Gesichtsausdruckskunde und seine Erfahrungen, die er in seinem Buche wiedergibt, bei Kuhne gesammelt hat. In seiner Krankenphysiognomik schweigt sich Brockmann auch darüber aus, was er von Kuhne Gutes gelernt hat.

Kuhne bleibt Brockmann weit überlegen und steht auch über der Frau Dr. X. in Leipzig sehr erhaben, die in ihrer Zeitschrift die Kuhne'schen Reibebäder anhand anatomischer Abbildungen als unwirksam nachzuweisen versuchte, weil der anatomische Zusammenhang fehle. Sehr recht, liebe Frau, aber der elektrophysiologische Zusammenhang ist umsomehr da. Jedes indirekt ableitende Verfahren in der Wasserbehandlung beruht auf verschiedenen indirekten elektrischen Vorgängen.

Die indirekte Elektrizität ist daher die, welche bei allen Heilmittelanwendungen den Erfolg bringt. Dies ist nicht solche Elektrizität, die dem Körper durch Elektrisiermaschinen zugeführt wird, sondern solche, welche durch andere Mittel und Naturkräfte Elektrizität im Körper entwickelt und hervorgerufen wird.

Wenn ein medizinisches Giftmittel irgendwo mal einen Erfolg hervorgerufen hat, und dies mag irgendwo unter tausend Fällen einmal eingetreten sein, so beruht dieses auch nur auf der elektrischen Ablenkung oder Kraftentwicklung, die auf chemischem Weg sich abspielte; dies anzuregen ist unter Umständen auch eine Dosis Gift geeignet.

Jeder polare oder fremde Reiz ruft elektrische Strömungen im ganzen Körper oder in einzelnen Organen hervor und kann tötend oder heilbringend sein.

Nur die gefährliche chemische Elektrizität der Giftmedikamente vermeide man, sie gleicht im Erfolg dem Glücksspiel, das einmal Glück und zehnmal Tod und Verderben bringt.

Wenn die Tausenden von Heilmitteln, die die medizinische Wissenschaft schon gelehrt und wieder abgetan hat, einmal Erfolg hatten, so gleichen sie alle den wunderlichen und oft ekelerregenden Mitteln der wirklichen Kurpfuscher und Quacksalber des Mittelalters, die auch hier und da den Beweis eines Erfolges mit ihren Mitteln erbringen konnten. Dies berechtigt aber nicht dazu, ein Heilmittel zu lehren und anzupreisen, denn jeder beliebige Fremdkörper, jede beliebig veränderte Lebensweise, die in oder an oder auf den lebenden Körper wirkt, ruft elektrische Strömungen, Reaktionen und Veränderungen im Körper hervor.

Entscheidend für ein Heilmittel ist lediglich das Übergewicht der Erfolge über die Misserfolge. Wenn bei tausend guten Erfolgen ein Misserfolg vorkommt wie bei den Naturheilmitteln, so sind die Mittel gute Heilmittel. Wenn aber bei tausend Misserfolgen ein guter Erfolg zu verzeichnen ist, wie bei den Kurpfuschermitteln und Medizinergiften, dann sind es schlechte Heilmittel.

Die guten Naturheilmittel sind, richtig angewandt, immer gut. Sie können nur bei ärztlichen Fehlgriffen Schaden stiften. Ihr Erfolg ist wissenschaftlich nachweisbar.

Die medizinischen Giftmittel sind jedoch nie gut, auch bei der besten ärztlichen Kunst nicht. Die Heilmittellehre der Medizin ist daher keine Wissenschaft, sondern ein Aberglaube und gehört in die Zeit der Hexenprozesse.

6. Meine Heilmitteltheorie

1. Wer ist Arzt und was ist ein Heilmittel?

Ein Heilmittel kann eine stoffliche Substanz, eine mechanische oder eine psychische Kraft sein, die im eigenen Körper erzeugt wird oder die, von außen her mit dem Patienten in Berührung gebracht, die Lebenskraft des Patienten zwecks Ausheilung seiner Krankheit stärkt.

2. Die vom Körper selbsterzeugten Heilmittel

Dass der kranke Körper selbst das Beste zu tun hat, um gesund zu werden, ist selbstverständlich.

Die Natur hat in jeden Körper die Fähigkeit gelegt, sich selbst in weitreichendem Maße zu schützen oder bei einer eingetretenen Krankheit sich selbst zu heilen.

Bei Schwachen, Schwerkranken oder erblich Belasteten geht diese Fähigkeit oft verloren. Es muss dann zu äußeren Heilmitteln gegriffen werden.

3. Der beste Arzt

Der beste Arzt ist daher der Instinkt des Patienten selbst. Seine Neigung etwa zur Ruhe, zu Bewegung, Speise, Trank und Aufenthalt sollte nach Möglichkeit Beachtung finden.

Wo aber ungesunde, verkehrte Instinkte vorhanden sind, da muss ein Arzt mit gesunden Instinkten den Kranken ratend und helfend zur Seite stehen.

Hieraus folgt, dass nicht allein die wissenschaftliche Bildung, ja nicht einmal die Kunstfertigkeit den guten Arzt ausmachen. Es sind weit mehr die gesunden Instinkte, verbunden mit den höchsten Graden von Mitgefühl und Teilnahme für den Kranken, wodurch ein so genannter Arzt überhaupt erst zum wahren Arzt für einen Kranken werden kann.

Mancher wissenschaftliche Arzt ohne solche Gaben kann daher ein übertünchter Satanas seiner Patienten werden, und mancher Bauer oder Schäfer im Wams und blauen Kittel, der aber am Busen der Natur noch gesunde Instinkte und Menschenliebe bewahrt hat, kann ein besserer Arzt und Helfer für einen Kranken werden als ein Professor, der mit kaltem Blut den Schädel gesunder Tiere abschabt und mit Messer und Zange den Leib des Menschen aufritzt.

Der beste Arzt ist der, der die Lebens- und Heilkraft des Kranken erhöhen kann durch seine Helioda.

Gesunde Instinkte als Ratgeber und die Helioda als Heilmittel sind das Beste, was ein Arzt zum Krankenbett mitbringen kann; dazu kommen die naturgemäßen Mittel, die wissenschaftliche Bildung und die Kunstfertigkeit und schließlich eine angeborene Genialität, wodurch ein Mensch zum wahren Meister in der Heilkunst wird und wodurch er Erfolge hat, die ihm kein gewöhnlicher Arzt nachzumachen imstande ist. Hieraus erklärt es sich, dass manche Laienärzte oft Erfolge erzielten, die unter Schulärzten selten zu finden sind.

4. Die konträr wirkenden Heilmittel

Unter den Heilmitteln unterscheide ich parallele und konträre oder angepasste und polare Mittel. Ein konträres, polares Heilmittel ist geeignet, die schnellstmögliche Herstellung der Gesundheit zu veranlassen.

So ist z. B. Eis und kaltes Wasser ein gegen Entzündung oder hitziges Fieber polar wirkendes Mittel.

Zuckerstoffe und Säuren sind, da sie lösend wirken, gegen abnorme Verdichtungen, etwa Verspeckung, Skrophulose, Tuberkulose, Wucherungen oder Verstopfungen wirksam.

Eiweiße, Leimstoffe, Bitterstoffe sind, da sie bindend und zusammenziehend wirken, polare Heilmittel gegen Auszehrung, Lungenbluten, Gefäßerweiterungen, Darmleiden und Schwächezustände.

Frisches Quellwasser, junges Gemüse, halbreifes Obst sind polar wirkende Mittel gegen alle Krankheiten, bei denen faulige Absonderungen oder teilweise organische Verwesungen vor sich gehen, etwa bei Krebs, Bronchialschwindsucht, gastrischem Fieber oder Syphilis.

Gegen Nervosität, die auf Neurasthenie beruht, wirken Körper- und Seelenruhe polar; gegen abnehmende Herzkraft, Melancholie und Fettsucht wirken Erregung und Bewegung polar.

Alle polar wirkenden Mittel sind da berechtigt, wo der Körper nicht zu sehr geschwächt ist, wo der Kranke noch die Fähigkeit hat, normal zu reagieren; wo dies nicht der Fall ist, bei sehr schwachen Patienten, den so genannten Todeskandidaten, sind alle polar wirkenden Mittel zu verwerfen, da sie in diesen Fällen die Kranken entweder gesund oder tot machen, kein Arzt kann Maßnahmen verantworten, bei denen diese letzte Eventualität droht.

Die allopathische Medizin ist durchweg in ihrer Theorie und Wirkung ein polares Mittel. Vorausgesetzt, solche Medikamente würden bei Übermenschen angewandt, dann würden sie auch Erfolge haben, denn jeder Körper ist bestrebt, auf Gifte zu reagieren. Da es aber schon im gesunden Zustand nur sehr wenig Menschen von außergewöhnlicher Reaktionskraft und Widerstandsfähigkeit gibt, so hat sich die allopathische Heilmethode in der Praxis nicht bewährt. Sie sollte daher möglichst selten oder nie Anwendung finden. Zu verbieten ist die allopathische Heilmethode nicht, da sie theoretisch begründet ist. Ebenso wenig ist die polar wirkende Kaltwasserkur von Kneipp zu verbieten. Sie ist ebenfalls theoretisch begründet und hat in der Praxis mehr Erfolge als die Allopathie. Durch kalte Güsse oder kalte Umschläge ist jedoch auch mancher fiebernde Schwindsüchtige, Herzleidende, Nierenleidende und Neurastheniker in den Tod getrieben worden; darum ist Vorsicht geboten bei allen polaren Heilmitteln, ganz besonders aber bei schwerkranken Kindern, Greisen und sonst geschwächten Personen.

Die Kneipp'sche Kaltwassermethode hat vor der allopathischen Medizin aber doch den Vorzug, dass sie mit natürlichen Mitteln operiert, wohingegen die giftigen Medikamente zu den künstlichen Mitteln zu zählen sind. Wasser an sich ist, was kein allopathisches Medikament ist, ein Bedürfnis- und daher gleichzeitig ein Nähr- und Heilmittel.

5. Die parallelen oder angepassten Heilmittel

Die parallelen oder angepassten Heilmittel sind bei allen Krankheiten und Schwächezuständen anzuwenden und verdienen, da sie theoretisch nur harmonische, nie gewaltige Angriffe auf den Körper machen und stets den Zweck haben, entweder zu kräftigen oder zu nähren, die volle Anwendungsfreiheit in allen Fällen.

Hierzu gehören die zur Verdauung angemessen präparierten Nährsalze, Malzextrakte mit Kalk, Eisen, Schwefel usw., Eisenpräparate in Limonadenform, wie z.B. das Hensel'sche Tonikum, Kräutertees, Hilfsnährpräparate jeder Art, leichte Anregungsmittel, Genussmittel, Säfte und Extrakte aus giftfreien Wurzeln, Blättern, Früchten, Blüten, die in verdünnter Lösung zu geben sind, milde Brunnenkuren, Milchkuren, Traubenkuren, Gemüse- oder Obstkuren usw., rein oder in Verbindung mit sehr wenig Fleisch.

Alle Bestandteile solcher Präparate sollten möglichst äußerlich an den Gefäßen bezeichnet sein und als Kräftigungs-, Genuss- und Nährmittel zum Heilen von Krankheiten den Drogerien und dem Handel frei gegeben werden.

Zu den parallel wirkenden Mitteln zählen alle Wasseranwendungen indifferenter Temperaturen oder doch der Körpertemperatur mehr naher als fernliegender Temperatur; dazu gehören alle mildkühlen und mildwarmen Dämpfe, Wasseranwendungen, Bäder, Packungen, Güsse oder Waschungen in geringeren Abweichungen von der Körpertemperatur, alle Luft- und Sonnenbäder bei teilweiser oder leichter Bekleidung, passive Heilgymnastik, Schaukelbewegungen, aktive Freiübungen ohne beschwerende Apparate, Helioda, Magnetismus, Hypnose, harmonische Suggestion, alle mildesten Formen der Massage, die sich der Widerstandskraft und Lage der Organe anpassen, Klimakuren, wo eine angepasste Veränderung der Atmosphäre beobachtet wird, angepasste Bekleidung, Gesellschaft, Lektüre und harmonische Geistesbeeinflussung.

Angepasst sind auch die homöopathischen Heilmittel nach neueren Systemen und daher besser und ungefährlicher als die allopathischen; auch diese Mittel sollten dem Handel freigegeben werden.

Die meisten orthopädischen Mittel sind angepasste Mittel, desgleichen Barfußlaufen, Erdbäder, Sandbäder und dergleichen.

Die angepassten Heilmittel sind im Grunde genommen Bedürfnismittel, die der Körper zum Teil unbedingt zur Erhaltung der Gesundheit braucht; dieselben sind daher auch hygienische Mittel, um Krankheiten vorzubeugen, sie wirken langsamer als die konträren Mittel, aber dafür sicherer, und sie sind nach Theorie und Praxis immer ungefährlich.

6. Der Krankheitsbegriff und das charakteristische Merkmal einer unheilbaren Krankheit, die zum Tod führt

Wenn Prof. Virchow den Begriff Krankheit dahingehend zusammenfasst, dass Krankheit ‹ein Leiden des Lebens sei, das zum Tod führe›, so deckt sich dieser Begriff nicht mit dem landläufigen Begriff Krankheit, denn das Volk glaubt, jede Erkältung und jedes Unwohlsein sei schon eine Krankheit. Dieser eingewurzelten Anschauung möchte ich Rechnung tragen und den

Virchow'schen Krankheitsbegriff in ‹unheilbare Krankheit› umgewandelt wissen.

Was ist nun das charakteristische Merkmal einer unheilbaren Krankheit? Dieses festzustellen ist mimisch-physiognomisch mit Sicherheit nur möglich durch den spezifischen Krankheitsgeruch, denn auch der Geruch gehört zur äußeren Erscheinung. Wie jeder Mensch seinen besonderen Geruch hat, so auch jede Krankheit. Die Ekelhaftigkeit und Intensivität des Geruches eines Kranken bekundet den Grad der Schwere der Krankheit; wer lebt und nicht gut riecht, ist auch nicht schön, wer aber lebt und dabei intensiv stinkt, ist sicher krank.

Nach dem Gesetz, dass jedes Eigene, jede Substanz, jede Kraft, jedes Leben und jede Krankheit, die Umgebung sich gleich zu machen sucht, führt zu dem ewigen Kampf der Dinge und Individualitäten der Welt.

Jedes Individuum hat von seinem eigenen Standpunkt aus einen gegensätzlichen, polaren Standpunkt in mancher Richtung zu anderen Kräften, Säften und Individuen.

Bekanntlich zieht nun die feste Substanz die flüssige, die flüssige die gasige an und nimmt sie in sich auf, umgekehrt löst das Gas das Flüssige auch in Gas auf und macht sich das Fremde gleich, auch das Flüssige sucht die feste Substanz aufzulösen, selbst Eisen verwandelt sich im Wasser zu Rost um.

Die Hauptwirkung der Heilkraft des Wassers beruht nun darauf, dass das Wasser die überschüssigen Gase aus dem Körper zieht; da nun überall bei Krankheiten (mit Ausnahme einiger Fälle von Schwächezuständen) der Körper mit krankmachenden Gasen belastet ist und da nach meiner Theorie gerade die üblen Gase die Krankheitserreger sind, so erklärt es sich, dass mit nichts besser als mit Wasser die Krankheitserreger beseitigt werden können. Aber auch schon vorhandene Verdichtungen wie Tuberkeln oder Tumore können durch Wasserbehandlung zur Auflösung und Ausscheidung gebracht werden. Da die kranken Gase außerdem chemisch meist dem Sauerstoff konträr liegen, so geht dieser Vorgang um so schneller vor sich, weil er sich auf polarem Weg abspielt.

Kommt ein Schwerkranker in die Behandlung eines Hydrotherapeuten, sei es ein mit Lungenentzündung, mit Gelbsucht, Typhus, Cholera, Diphtheritis, Syphilis, Krebs oder sonst wie Belasteter, so ist die Krankheit ganz genau am charakteristischen Krankheitsgeruch erkennbar; die Krankheit wird um so schwerer, je intensiver der Geruch an Unannehmlichkeit zunimmt.

Wird nun ein solcher Kranker vier bis sechs Wochen täglich mit Wasser behandelt und der Geruch nimmt ab, so ist dies ein Beweis dafür, dass die Organe gesunden und dass die Krankheit heilbar ist.

Bleibt der Geruch aber mit gleicher Intensität nach vier- bis sechswöchiger Behandlung bestehen und verliert er sich auch nicht bis spätestens vier bis sechs Wochen nach der Wasserkur, vorausgesetzt, dass diese richtig angewandt wurde, so ist das ein sicherer Beweis, dass die Krankheit unheilbar ist und zum Tod führt, jedenfalls wenn der letzte Versuch, das Heliodisieren, keinen Umschwung innerhalb von 14 Tagen, bei abnehmendem Mond täglich zehn Minuten ein- bis dreimal vorgenommen, herbeiführt; denn dann gibt es keine Scheidung mehr zwischen gesunden Lebensorganen und krankmachenden Belastungsstoffen, weil die Zellorgane selbst die giftigen Stinkgase immer neu produzieren, wodurch die unheilbare Selbstzerstörung eingetreten ist. Die Abnahme des Krankheitsgeruches bleibt in diesem Falle daher unmöglich, und damit bleibt auch die Heilung unmöglich. Einen derartigen Fall lernte ich kennen bei vorgeschrittener Bleichsucht, die sich in Leukämie umgewandelt hatte in Folge starken Blutverlustes durch Gebärmutteroperationen bei einer Frau in den mittleren Jahren.

7. Meine Heilmittel

Bei den vier Elementen Licht, Luft, Wasser und Erde unterscheide ich je drei graduelle Potenzen: Volllicht, Halblicht, Dämmerlicht; Höhenklima, die Luft der Landebene und die Atmosphäre der Tiefebene; Regenwasser, Flusswasser, Mineralwasser; Erden, Salzsteine, Metalle.

Hiernach ordne ich meine Naturheilmittel gleichsam wie eine Farbenskala, die sich innerhalb der äußersten Endpole, zwischen weiß und schwarz, bewegt, so hier zwischen der Helioda und der magnetischen Energie.

1. Helioda

Die Helioda ist, gleichsam wie weiß die höchste Farbenquelle ist, die höchste Heilmittelquelle. Die Helioda ist die aus dem gesunden Menschen von hoher

Nervenenergie und Geisteskraft ausstrahlende Heilkraft, welche einen schwachen und kranken Körper in besonderem Maße belebt und kräftigt.

Die gesunde, starke Helioda des Nebenmenschen parallelisiert die krankhafte Helioda des Leidenden, daher kommt es, dass manche Krankheiten und Seuchen so ansteckend wirken, weil die Helioda der Gesunden von der Helioda der Kranken leicht verseucht wird, wenn die Nervenenergie und die mineralische Substanz des Blutes bei einem Gesunden schwach sind; denn wo diese stark sind, kann keine Krankheit, auch nicht die ansteckendste Seuche, einem Menschen etwas anhaben.

Es ist lediglich die Energie, also der Magnetismus des Individuums, der gegen Krankheiten widerstandsfähig macht, niemals ist dies durch Schutzimpfung, nach der Art der Pockenimpfung, möglich. Wenig wirken hier auch die desinfizierenden Schutzmittel der Bakteriologen, wie dies bei der Cholera und bei allen Seuchenkrankheiten sich bestätigt.

Ich übe das Heliodisieren durch Händeauflegen aus, oft schon durch Blicke, Worte, hebende Hände begleitet vom Wunsch und Willen, den Kranken zu helfen; es verschwinden oft nach wenigen Augenblicken die Schmerzen, oft erst nach wiederholter Heliodisierung. Hierbei ist es wichtig, dass mir der Kranke offen und vertrauensvoll in die Augen sieht oder vertrauensvoll an mich denkt. Es ist auch wichtig, ob man bei zu- oder abnehmendem Mond, bei Sonnenlicht, Dämmerlicht oder farbigem Licht heliodisiert.

Vieles andere muss ebenfalls beobachtet werden, um eine schnelle Wirkung zu erzielen, wie und warum, würde zu allzu großen Erörterungen führen. Ich behalte mir Näheres hierüber für ein größeres Werk vor.

Das Segnen der Priester in ihren Gemeinden, das Segnen der Eltern ihrer Kinder, wie es eine schöne Sitte alter Zeit war, durch Händeauflegen des Segnenden und Händefalten des Empfangenden, war ein Weiheakt, der Kraft, Gesundheit und Wohlergehen dem Empfänger verleihen sollte. Es ist dies kein Unsinn oder Aberglaube, sondern eine der schönsten Sitten und von hygienischer Bedeutung. Eine bessere Impfung als die durch das Segnen, gibt es nicht. Leider hat man vergessen und verlernt, wie es wirksam ausgeführt werden muss.

Die Heilmagnetiseure Schröder (Leipzig), Kramer (Köln), Gerling (Berlin), Tormin (Düsseldorf), Hofrichter und Gößel (Dresden), welche seit einer Reihe von Jahren erfolgreich tätig sind, beweisen die vortrefflichen Erfolge der Heliodakraft zwecks Heilung von Krankheiten. Es ist mehr die Helioda als der Magnetismus, welcher bei diesen Leuten so segensreich wirkt.

Welche Erfolge ich selbst mit der Helioda-Therapie erzielte, davon gebe ich im Anhang Beweise.

Bei sogenannten unheilbaren Krankheiten, bei denen jedes andere Heilmittel versagte, half die Helioda den Schwächsten wieder auf die Beine.

2. Licht

In zweiter Linie ist es das Licht, das ich als wertvolles Heilmittel anwende, und zwar ganz nach dem Zustand des Patienten und der Art des Leidens. Konzentriertes Sonnenlicht, farbiges Licht (Chromopathie), Halbdunkel usw., ja selbst die Röntgen-X-Strahlen habe ich mit vorzüglichen Wirkungen kennengelernt.

Bekanntlich ist das Licht die Schöpferquelle alles Lebens auf unserer Erde, denn ohne Licht kann kein Tier und keine Pflanze,

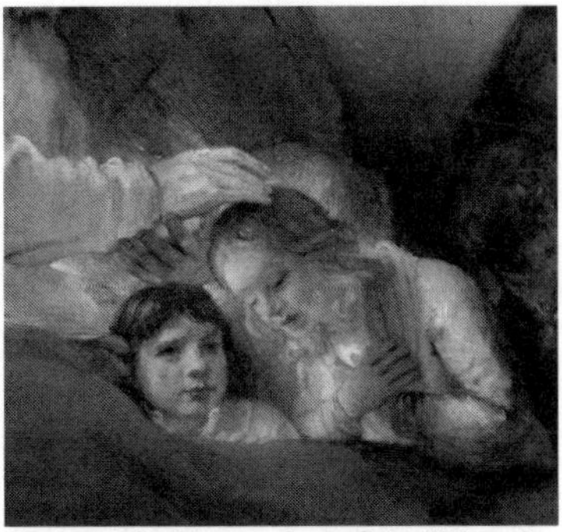

59 Ausschnitt aus dem Gemälde «Jakob segnet seine Enkelkinder Ephraim und Manasse, hinter ihnen die Eltern Joseph und Asnath», nach 1. Mose 48 von Rembrandt.

am wenigsten aber ein Mensch leben und gesund bleiben. Jeder Landmann weiß im Frühjahr und Sommer die Naturkraft Licht besser zu schätzen als der Arzt bei Kindern und Kranken. Das Licht ruft den Samen zum Leben und zum Keimen wach, es befördert Gesundheit, Kraft und Wachstum bei Tieren und Menschen. Wo aber Licht ist, da ist auch Wärme. Das modifizierte Licht, die modifizierte Wärme, also die Temperaturveränderung, die mal kühlere, mal wärmere Umgebung bedingt mit die Art der Formbildung bei Pflanzen, Tieren und Menschen, bedingt bei Mangel Krankheit und Tod. Im Dunkel und Eis erstarrt alles Leben; alle Schwachen, Kinder und Greise bedürfen daher zur Erhaltung und Belebung Licht und Wärme in erster Ordnung.

Das Licht scheidet Krankheitsstoffe aus und wirkt auflösend, besonders auf chronische Leiden, wie sie oft bei alten Leuten durch innere Festlagerungen von schlechten Stoffen vorkommen. Die Lichtstrahlen durchdringen, wie die Röntgen-X-Strahlen zeigen, nicht nur die Haut und die Oberfläche des Körpers, sondern ganz besonders auch alle Weichteile, Gefäße, Nerven, Sehnen, Muskeln, und auch die Knochen mit inbegriffen. Die Knochen, Fußteile und das mit Metallen reich angefüllte Herzgefäß werden von den Lichtstrahlen weniger durchdrungen, aber sie werden von denselben dafür desto mehr aufgesogen, und daher wird die Kraft und Wärme in den Knochen und festesten Körperteilen aufgespeichert.

In südlichen Ländern kleiden sich die Menschen so, dass sie teilweise oder oft ganz ihren Körper den Lichtstrahlen aussetzen können. In Mitteleuropa ist das anders, hier bekleidet man sich nicht nur übermäßig, sondern der Körper wird oft in Bänder und Stricke eingeschnürt, und zwar so dicht und dunkel, dass die Lichtstrahlen von den dunklen Kleiderstoffen aufgesogen werden und niemals wohltätig den Körper be- und durchstrahlen können.

Es ist also wichtig zu wissen, welche Kleiderstoffe und Farben für Schwache und Kranke zu wählen sind, um unter dem Einfluss der nicht von der Kleiderfarbe absorbierten Lichtstrahlen gesunden zu können; auch ist es nicht einerlei, welche Körperteile den Lichtstrahlen kurgemäß ausgesetzt werden, ferner wie lange, unter welchen Farbenbrechungen und unter welcher Intensität.

Um die Licht- und Farbenheilkunde haben sich der Naturarzt Rikli (Florenz), und Prof. Babbit (New York), sehr verdient gemacht.

Nächst der Helioda des Menschen, dem Licht des menschlichen Körpers, ist das Licht der Sonne der bedeutendste Kraftspender für das organische Leben.

3. Wärme

Der dritte große Heilfaktor neben Geisteslicht (Helioda) und Weltlicht (Sonnenschein) ist die Wärme. Ohne einen gewissen Wärmegrad hören die Funktionen der Nieren, der Leber, des Magens, der Nerven, ja des Blutkreislaufes auf. Alles organische Leben benötigt zum Leben Wärme. Plötzlicher oder andauernder Wärmeentzug stört oder hindert das Wachstum der Pflanzen, das Gedeihen der Tiere und die Gesundheit der Menschen. Die Furcht vor Erkältung ist eine wohl begründete, und Schutz gegen andauernde Kälte erhält das Leben. Nur die Art, wie sich die Kulturmenschen übertrieben in ihren Wohnräumen und Bekleidungen vor Erkältung zu schützen suchen, ist oft so unvernünftig, dass sie durch das Gegenteil, durch Überhitzung und Luftabsperrung an Schwindsucht und Nervenschwäche zu Grunde gehen. Die Wärme muss daher in richtiger Weise dem Körper gewahrt bleiben. Richtige Wärmeregulierung ist für Gesunde und Kranke das Wichtigste zum Leben.

Wo Wärme ist, da ist Stoffwechsel, übertriebene Wärme bewirkt übertriebenen Stoffwechsel, z.B. Fieber, verminderte Wärme bewirkt Störung im Stoffwechsel. Jede Art von Bekleidung, Kaltwasserkur, Luftkur, Wärmekur muss daher dem Individuum angemessen verordnet werden.

Wie die Helioda als Kraftspender, das Licht als Stoffwechselerreger wirkt, so wirkt die Wärme vorzugsweise als Unterhalter und Regulator des Stoffwechsels und daher auch als Lebenserhalter.

Zur Unterhaltung der normalen Körperwärme dienen alle Faktoren, die dem Körper als Lebensbedürfnisse bekannt sind; dazu gehört nicht nur richtige Diät, Ruhe, Schlaf, Bewegung, Transpiration, Atmung, Stuhl- und Urinabsonderung, sondern auch die richtige Wohnung, Kleidung, Klima, Freuden- wie Genussmittel.

4. Atmosphäre, Luft, Klima

Vierter Heilfaktor im Bunde mit Helioda, Licht und Wärme ist die Luft. Ohne Luft kann ebenfalls kein Leben gedeihen. Je nachdem aber, wie die Luft beschaffen ist, trocken, feucht, kalt, warm, rein oder miasmatisch, je nachdem gedeihen auch Pflanzen, Tiere und Menschen; man bezeichnet diese Beschaffenheit der Atmosphäre auch einfach mit dem Namen Klima.

Dass das Klima Einfluss auf Gesundheit und Krankheit hat, ist selbst von Medizinern eingestanden und zahlreiche Luftkurorte in sonnigen Gegenden, auf Bergen und in Tälern, an Meeren, Küsten und auf Seeinseln beweisen die Tatsache, dass ein geeignetes Klima oft schwere Krankheiten allein schon zu heilen vermag.

In dünner Luft auf hohen Bergen bildet sich eine größere Lunge, ein reineres Blut und Tuberkeln in der Lunge sterben ab. Tuberkeln werden nur durch Verdichtungen von Gasen in den Lungenspitzen, Knochen und Eingeweiden hervorgerufen. Wo verdünnte Luft hindringt, da lösen sich Tuberkeln auf.

Andererseits zeigen die Täler, wo eine verdichtete Atmosphäre herrscht, ein reiches Wachstum der Pflanzen; mehr Fülle und Reichtum der Blätter und Früchte zeigen die Gefilde der Ebene.

Der Hochlandbewohner ist nüchterner, weniger zum Lebenswucher und zum Schwelgen und Prassen geneigt. Weil der Luftdruck leicht ist, fühlt er sich weniger zu leidenschaftlichen Genüssen und zu leidenschaftlichen Taten hingezogen. Der Hochlandbewohner ist edler und besonnener, leichter und froher als der Talbewohner, daher sind alle Bergvölker natürlicher und kindlicher als die Bewohner der Ebene.

Wo der stärkste Luftdruck ist und öfterer Luftwechsel durch starke Winde wie an Bergabhängen, da wohnt auch ein leidenschaftliches Volk, weil Blut und Nerven mehr erregt, gedrückt und gepresst werden durch die Atmosphäre.

In tiefen Talkesseln wird der Mensch wieder stumpfer und gleichgültiger als an Höhenzügen, und je nach Lage und Klima entstehen und verschwinden Krankheiten.

Bekanntlich gibt es gewisse Fieber und epidemische Krankheiten, die nur in bestimmten Gegenden regelmäßig von Zeit zu Zeit auftauchen und auch wieder verschwinden, z. B. Cholera, Pest, Aussatz, gelbes Fieber, Malaria, Influenza; dies sind fast durchweg klimatische Krankheiten.

Ich kannte eine gesunde Dame, Frau eines Staatsbeamten, der von Düsseldorf nach Halle versetzt worden ist; diese Frau zog sich durch die klimatische Veränderung ein derartiges Lungen- und Herzleiden zu, dass sie, durch schwerste asthmatische Erscheinungen, die sich einstellten, zwischen Leben und Tod schwebte, kein Arzt konnte ihr helfen und so musste sie wieder zurück in die Rheinluft befördert werden, wo sie genas; erst später siedelte sie zu Mann und Kindern nach Halle über, wo sie durch allmähliche Gewöhnung an das Klima, indem sie alle acht Tage 20 Kilometer weit fuhr und daselbst eine Woche verweilte, bis sie nach und nach das Klima Halles ertrug, gesund wurde und blieb.

Bei Schwindsucht und Krankheiten wie Fettsucht, Geschwüren, Krebs, Skrophulose, welche

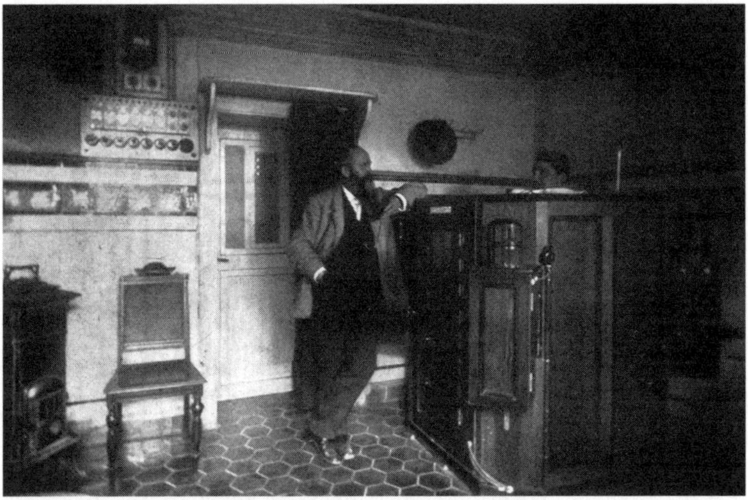

60 Carl Huter in einem seiner Therapieräume in Detmold.

aus verdicktem Blut und Mangel an Stoffwechsel hervorgingen, ist Frühlingsluft (Bergluft) am Platz; bei Auszehrung und Krankheiten, welche auf Verdünnung des Blutes beruhen, sind Seeluft, Talnebel und Herbstluft heilsam.

Man kann aber auch an jedem beliebigen Ort künstlich die Atmosphäre zu einem Heilmittel umwandeln, z. B. kann man durch Inhalationsapparate gereinigte, verdünnte Luft herstellen und diese bei Lungen-, Hals- und Herzleiden anwenden. Einen geeigneten Apparat, der für weniger bemittelte Kranke, die keine Luftkurorte besuchen können, sehr empfehlenswert ist, habe ich konstruiert; er tut besonders bei Lungenkatarr und Lungenspitzenverdichtung, Skrophulose und Asthma gute Dienste. Durch Inhalieren von Extraktivstoffen können Blutarmut, Nerven- und Gehirnleiden behoben werden.

Durch Zerstäubung von Extraktivstoffen und Wohlgerüchen kann die Luft gesundheitlich verbessert werden.

Durch Trockenluftbäder kann bei Ansammlung von Wasser im Körper vorteilhaft eingewirkt und ein Nieren-, Haut- oder Blasenleiden zur selbständigen Heilungstendenz angeregt werden.

Von vorzüglicher Wirkung sind die Sitz- und Liegedampfbäder, wobei der Kopf frei bleibt, so dass nur der Körper vom Gesicht abwärts in warmen oder heißen Wasserdämpfen gedämpft wird. Es besteht dabei der Vorteil, dass die Gehirn-, Hals- und Lungenorgane in reiner Luft bleiben und nicht den starken Affektionen ausgesetzt werden, wie in den römisch-irischen Badeanstalten, welche oft von Medizinern verordnet und von unwissenden Wärtern gegeben werden.

Diese Dampfbäder milderer Form, welche erst die Naturheilkunde eingeführt hat, üben eine oft wunderbar heilsame Wirkung aus bei Rheuma, Gicht und kaltem Fieber, Influenza, Hautleiden, Stauungen, Verstopfungen und Zirkulationsstörungen, Melancholie und Missbehagen sowie bei allen katarralischen und Erkältungskrankheiten.

Feuchte Wärme löst und lockert die Krankheitsstoffe im Körper, belebt die Nerven, öffnet die Poren der Haut und sonstiger Ausscheidungsorgane und macht den Körper wohl und lebensmunter.

Wichtig ist hierbei jedoch, dass die Wärme, ganz der Körperkraft angemessen, allmählich gesteigert und reguliert wird, was stets von einer zweiten Person gewissenhaft auszuführen ist. Eine gründliche Durchwärmung des Körpers genügt, keine Durchhitzung, keine Schwitzbäder sollen die Dampfbäder sein. Sobald der Schweiß im Gesicht ausbricht, soll der Patient bald darauf das Dampfbad verlassen, tritt Herzklopfen ein, schon früher. Nach dem Dampfbad ist eine schnelle mildkühle Abwaschung des ganzen Körpers der beste Abschluss, eventuell ein mildes Rumpf- oder Halbbad. Nach Dampfbädern vermeide man kalte Duschen und kalte Ganzbäder, desgleichen Massage. Behagliche Ruhe ist das Beste nach dieser Prozedur und darauf eine Stunde Bewegung, bevor man eine Mahlzeit zu sich nimmt. Man trinke während der Ruhestunde mäßig frisches Wasser und vermeide Tabak, Tee, Kaffee, Kognak, Bier, überhaupt Alkohol jeder Art und enthalte sich gänzlich des Essens, dann erst wirkt das Bad wohltätig.

Dass auch Rauchbäder unter Umständen heilend wirken, ist kaum bekannt, und doch werden solche in verschiedenen Gegenden mit Erfolg angewandt als Schutzmittel gegen Pocken, Typhus, Cholera, Blattrose, Scharlach und Diphtheritis. Rauchbäder können nur kräftige, reaktionsfähige Leute vertragen. Für Kinder, Greise, Städter und sehr Leidende sind sie nicht zweckdienlich, es sei denn unter geeig-

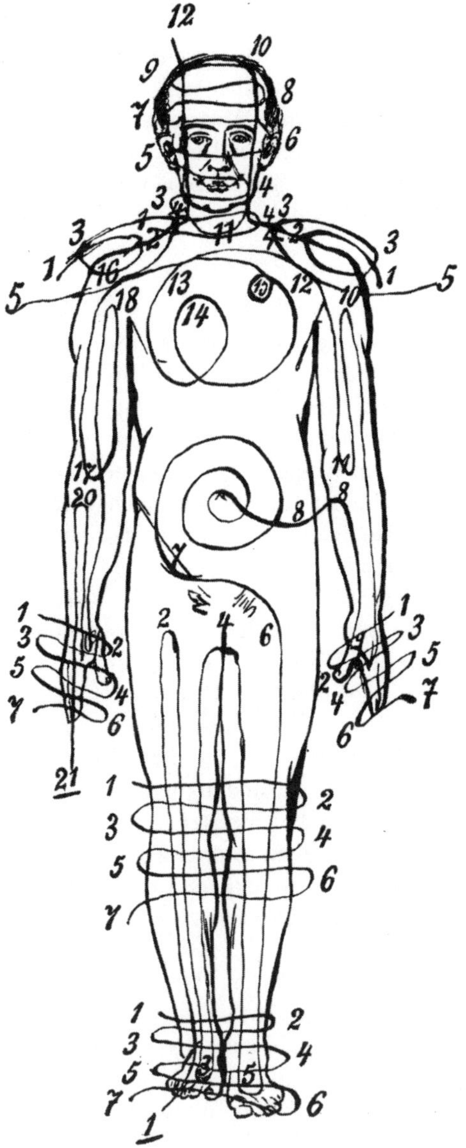

61 Carl Huters Güsse. Federskizze einer männlichen Figur. Die Zahlen der Figur zeigen je bei Nr. 1 den Anfang jedes Gusses und die Fortsetzung der Zahlen die Richtung und den Schluss jedes Gusses.

neter naturärztlicher Leitung in milder Form.

Der religiöse Gebrauch des Weihräucherns hat einen tiefgründigen hygienischen Wert, vorausgesetzt, dass antiseptische und wohlriechende Substanzen verräuchert werden.

5. Bäder und Wasseranwendungen

Das Wasser ist nächst der Luft das Element, ohne das wir am wenigsten fertig werden können. Man kann 40 Tage hungern, wenn man Wasser hat, man kann aber nicht vier Tage dürsten, auch wenn man Brot hat. Die Luft können wir nicht vier Minuten entbehren.

Die Luft ist das lebensvermittelnde, das Wasser das lebensausgleichende Element. Das Wasser ist sowohl zum Ausgleich der Temperatur wie zur Ernährung des Körpers, zur Bindung nützlicher und schädlicher Luft und zur Lösung der festen Nahrung unumgänglich notwendig, und zwar sowohl zum innern wie zum äußern Gebrauch.

Der Mensch besteht bekanntlich zu über drei Vierteln aus Wasser. Das Wasser besteht aus zwei Teilen Wasserstoff und einem Teil Sauerstoff (H_2O). Wasser ist das wichtigste Lebenselement in unserem Körper. Daraus erklärt sich, dass das Wasser als wichtigstes Nährmittel und daher auch als erstes Heilmittel bei den meisten Krankheiten angewendet werden muss.

Schon in der Religion hat man die Wassertaufe als Symbol der sittlichen Erneuerung und Reinigung aufgefasst und dadurch der Wasserbehandlung nicht nur einen gesundheitlichen, sondern auch einen sittlichen Wert beigelegt.

Die Wirkungen der Wasserbehandlung sind sehr verschieden, je nachdem, ob das Wasser innerlich oder äußerlich, partiell oder total angewandt wird, ob das Wasser dünn, dick oder mit festen Substanzen versetzt ist.

Die Wasserbehandlung ist eine ganze Wissenschaft für sich in der modernen Reformheilkunde und erfordert auch weit mehr Intelligenz als das Verordnen von Medikamenten. Es gibt ca. 50 Temperaturen und ca. 50 verschiedene Bäder, Packungen, Waschungen, Güsse und Regenduschen, womit ein Mediziner, der die Wasserheilkunde nicht beherrscht, oft die tollsten Dinge anrichtet. Aber auch Laien machen oft Fehlgriffe bei ihren Wasserkuren nach Kneipp und anderen Autoren.

Wenn nun das Wasser ein solches Universalheilmittel ist, so sollte man meinen, dass ein Ganzbad in Flüssen oder Badeanstalten auch in jedem Fall die Gesundheit schützt und Krankheiten heilt.

Die alten Germanen waren dieser Meinung und badeten einfach schon von Kindesbeinen an im Flusswasser. An Fluss- und Quellgewässern bauten sie ihre Dörfer und ganze Stämme nannten sich nach ihren Flüssen, Fusen, Rheinländer, Wenden, Hellgobarden nach der Hellgo, später Elbe, daher auch der Name Helgoland.

Die Altdeutschen verdanken ihre Gesundheit und Stärke dem Flusswasser, der reinen Luft, der freien Wohnung und halbnackten Bekleidung. Im Winter waren sie jedoch nicht ohne Dampfbäder und Heißaschenbäder in Lehmsteinbacköfen.

Die Neudeutschen, besonders die Landbewohner, die ausgesprochene Feinde von Bädern sind und statt kaltes Wasser Kaffee trinken, statt Hose, Hemd und Sandalen dreifache Über- und Unterkleidung tragen, verfallen derart an Massenerkrankungen und Schwächezustände, dass nur noch die Naturheilmethode die Zukunft des deutschen Volkes sichern kann. Den Wahn, durch Schnaps und Lagerbier sich Kraft anzusaufen, hatten die alten Germanen nicht; es wird ihnen dies nur fälschlicherweise nachgesagt, damit die Wirte, die Schnaps- und Bierbrauer ein irregeleitetes Volk gehörig ausnützen können. Nur bei festlichen Gelagen verschmähten die Alten das Bier und den Korn nicht. Als Gelegenheitsgetränke sind sie wohl auch heute empfehlenswert, aber sie sind stets verderblich als Gewohnheitstrank.

Wo sich ein ungeschwächter Blutkreislauf, eine gesunde Verdauung und normale Hauttätigkeit vorfinden, da ist die Taufe mit Flusswasser ein Allheilmittel. Bei allen geschwächten Körperzuständen führt das kalte Fluss- oder Wannebad, der Guss oder die Dusche zu immer weiteren Abschwächungen und oft zu Siechtum und Tod. Daher passen die kalten Bäder der Alten nicht mehr für den modernen Kulturmenschen, mit Ausnahme etwa der kräftigsten Jugend.

Daher musste eine methodische Wasserbehandlung Platz greifen. Die mildesten Formen derselben sind die mildkühlen Packungen und Teilwaschungen des Körpers, welche bei allen auszehrenden Krankheiten vorteilhaft wirken. Dann kommen die warmen und heißen Wannenbäder, diese wirken besonders zur Lockerung und Verteilung der Säfte und Kräfte im Körper und sind daher bei allen inneren Verhärtungen, Stauungen, Ungleichheiten in der Körperwärme und bei Blutkreislaufstörungen, Skrophulose, Gicht und Syphilis von vorzüglicher Wirkung, besonders wenn Massage der erkrankten Körperteile unter Wasser dabei geübt wird. Warme Bäder dürfen jedoch nur periodisch gegeben werden, da sie bei längerer Kur die Widerstandsfähigkeit des Körpers, des Herzens, der Muskeln, der Knochen, der Haut und der Nerven reduzieren und krank machen können. Eine Heißwasserkur sollte nie über drei Wochen ausgedehnt werden, worauf eine Woche Ruhepause und darauf 14 Tage Bewegungs- und Kaltwasserkur nachfolgen sollten.

Statt einer Bewegungskur kann auch Massage gegeben werden.

Der Zentralpunkt aller Kaltwasserkuren ist das Rumpfbad, mild beginnend und langsam steigernd, d.h. mit 31 °C bei drei Minuten Dauer fängt man an und steigert von drei zu drei Tagen ein Grad und eine Minute, also nach drei Tagen 30 °C vier Minuten, nach sechs Tagen 29 °C fünf Minuten, nach neun Tagen 28 °C sechs Minuten, bis zum zwölften Tag, dann badet man zwölf Tage täglich ein Mal, beste Zeit ist von acht bis 13 Uhr. Dann macht man eine Woche Pause, welche am besten mit Massage auszufüllen ist und beginnt im nächsten Monat da, wo man aufgehört hat, also bei 28 °C sechs Minuten, badet so eine Woche, steigert dann jede folgende Woche ein Grad und eine Minute, also 27:7, 26:8, 25:9 und 24 °C zehn Minuten. Niedrigere Temperaturen soll man für gewöhnlich nicht mehr anwenden und nur in Ausnahmefällen sind größere Temperaturdifferenzen zuträglich. Während der Rumpf im Wasserbad sich befindet, müssen die aus der Wanne heraushängenden Füße und Beine bis zum Knie warm und trocken gehalten werden, und Rücken, Gesäß und Unterleib sind mit Frottierlappen leicht zu reiben.

Bei allen Gehirn-, Hals-, Verdauungs- und Unterleibsleiden sowie bei Krankheiten der Schleimhäute sind diese Bäder oft wunderwirkend.

Bei Lungen-, Herz- und Kreislaufstörungen wirkt das Wildbad noch besser. Das Wildbad ist ein Sitzbad, wobei Gesäß und Füße sich bis zur Nabelhöhe im Wasser befinden. Hierbei müssen die Gesamtkörperteile, welche sich unter Wasser befinden, vom Badenden mit den Händen selbst massiert werden. Diejenigen Körperteile, die über Wasser sind, werden einfach gespült. Man beginne mit Temperatur und Zeit gerade so, wie bei den Rumpfbädern und steigere bei Kuren hier wie dort, die Temperaturen können hier aber niedriger angefangen und bis zu 12 °C fortgesetzt werden.

Es ist wichtig, dass bei allen derartigen Bädern Anweisungen von einem naturheilkundigen Fachmann, Naturarzt oder Lehrer der Naturheilkunde gegeben werden. Wildbadewannen sowie alle Utensilien zur Wasserbehandlung können von mir bezogen werden, auch erteile ich Ratschläge und Unterricht, mündlich und schriftlich, zu allen Kuren und Behandlungen.

Außer diesen gebräuchlichen Bädern gibt es das Halbbad, das gewöhnlich in großen Badewannen verabreicht wird. Der Körper bleibt bei diesem Bad nur halb unter Wasser, die wasserfreie Körperhälfte wird bespült.

Das Halbbad eignet sich vorzüglich bei Skrophulose, Gehirnentzündungen, Diphtheritis, Kehlkopfleiden, Schnupfen, Augen-, Ohren- und Nervenleiden.

Das Armbad, wobei die Hände und Arme bis an die Ellenbogen und darüber hinaus ins Wasser gehalten werden, ist gegen Kopf-, Hals- und Kehlkopfleiden, speziell gegen Schlaflosigkeit im Allgemeinen sehr wirksam.

Das Fußbad bis zu den Knöcheln und das Wadenbad bis über die Knie dient bei Lungen-, Herz- und Magenleiden. Es erweitert den Blutkreislauf, veranlasst eine gesunde Entwicklung der Sinnesorgane, entlastet das Gehirn sowie den ganzen Oberkörper von Fieberhitze und Krankheitsstoffen, verscheucht Melancholie und fördert Mut und Tatkraft, stählt die Gesundheit und verjüngt die Lebensgeister.

In ähnlicher Weise wie die Bäder wirken auch die Güsse, und zwar sind sie je milder und kürzer, umso wirksamer. Der Körper muss jedoch stets allmählich an die kalte Wasserbehandlung gewöhnt werden, sonst kann man mehr schaden als gut machen.

Die Kneippkuren können von Laienhänden oder von gewissenlosen Ärzten und Masseuren verabfolgt ebenso gefährlich wie Medizingifte wirken.

Auch die Kuhne'schen Reibebäder, die seiner Zeit viel von

sich reden machten, sind zum Kurgebrauch ungeeignet und nur als momentanes Aushilfsmittel gegen die ersten Fiebererscheinungen oder Kongestionen nach dem Kopfe zweckdienlich.

Das Kuhne'sche Reibebad beruht auf kühlen Spülungen des äußeren Teiles der äußeren Geschlechtsorgane. Es wirkt ebenfalls gut gegen Geschlechtsleiden aller Art, gegen akute kalt und gegen chronische warm angewandt.

Als Kurmittel ist es speziell geeignet nur gegen Überreiztheit der Jünglingsjahre, gegen Onanie und gegen Frauenschwäche.

Es ist ferner ein hygienisches Mittel zur Förderung der Keuschheit und Entsagung außerehelichen Beischlafs, ein Beruhigungsmittel gegen Zorn, leidenschaftliche Blutaufwallungen und unbezähmbare Begierden; es hat demnach besonders einen hohen sittlichen Wert.

Die Einwände, welche die Feinde von Kuhne gegen dieses Spülbad machten sind widerlegt durch die ausgezeichneten, tausendfachen Erfolge. Wo es Schaden gestiftet hat, da wurde es falsch angewandt.

Verkehrt ist dagegen die Ansicht von Kuhne, dass es gegen alle Leiden helfen soll und dass es, täglich dreimal, also als Kur angewandt, gegen Krankheiten aller Art gut sein soll. Dieser Irrtum ist töricht, gerade so wie die Verordnung von Kuhne, dass jeder Mensch kalte Rumpfbäder von 22 °C eine halbe Stunde täglich zweimal vertragen könne gegen alle Übel.

Solche Pferdekuren gleichen den Kneipp'schen, und sind den fanatischen Kneippianern und Kuhnianern oft schlecht bekommen, denn alle Kaltwasserkuren haben den Zweck, die Wärme nur soweit zu entziehen bis die normale Körpertemperatur erreicht ist oder durch Kältereize die Wärmeproduktion zu vermehren bis die darniederliegende Körperkraft zur selbsttätigen Wärmeerzeugung bis zur natürlichen Höhe gesteigert wurde.

Solches kann aber nur individuell angeordnet werden, je der Krankheit und der Kraft des Patienten angemessen, die Schablone nach Kneipp'schem oder Kuhne'schem Muster ist verwerflich. Damit soll diesen beiden Männern das Verdienst unbenommen sein, manche guten Winke in der Naturheilmethode gegeben zu haben. Als Agitatoren haben diese Männer für die neue Heilkunst Unschätzbares durch ihre Schriften geleistet.

Wenn aber Kneipp sagt «Wasser tut's freilich», so irrt er, denn der Mensch ist keine Frosch-Amphibiennatur, er ist ein Licht- und Erdenwesen, und ich und andere halten Kneipp entgegen: «Wasser tut es freilich nicht, denn jede Wasserbehandlung ist ohne Luft und Licht, Bewegung und Diät unzulänglich», es wirkt erst richtig durch die Mithilfe jener Faktoren.

Erklärung der Wirksamkeit des Wassers

Die Erklärung der Wirksamkeit des Wassers ist einmal gegeben durch die Nährkraft desselben, denn es wirkt nicht nur getrunken nährend, sondern auch als Bad, da die Haut Poren hat, mit denen sie ein- und ausatmet, und Drüsen, mit denen sie verdaut; so kann die Haut aufsaugend, festhaltend und absondernd wirken. Diese ernährende und ausscheidende Tätigkeit der Haut wirkt aber auf Blut und Nerven zurück und damit bis zu den innersten Organen.

Die Haut ist außerdem die Scheidewand zwischen der inneren und äußeren Welt des Individuums, hier brechen sich die Wellen aller inneren Kräfte und Reaktionen sowie aller äußeren Einflüsse soweit sie gesundheitsfördernd sind, denn was die Haut unnatürlich durchbricht, seien es innere oder äußere Ursachen, das eben schadet Körper und Seele, was aber die Haut kräftigt und belebt, das belebt auch Geist und Körper.

Wenn z.B. die Füße in 32 °C Wasser getaucht werden, so bewirkt dies eine Stauung im Stoffwechsel dieser Hautteile und der darunter liegenden Organe. Eine gleiche Wirkung entsteht in den entgegengesetzten Teilen der Füße, also im Kopf, auf polarem elektromagnetischem Weg; daher bewirken dauernd nasse Füße Schnupfen. Feuchte Herbstluft, welche sehr anhaltend nasskalt den ganzen Körper beeinflusst, ruft Katarr und Erkältung, Rheuma und Gicht hervor.

Ein kurzer Kältereiz auf die Füße von 27 °C bewirkt eine Reaktion, die das Blut dorthin lenkt, d.h. es werden doppelt und dreifach so viele Wärmequantitäten an der Stelle erzeugt als zuvor Wärme entzogen wurde, dadurch werden die Nerven erregt, der Blutstrom wird vom Kopf zu den Füßen geleitet und damit wird der betreffende Körperteil auch von innen besser ernährt, folglich gekräftigt, durch regere Nerven- und Gefäßfunktionen werden verdorbene Säfte fortgeschafft.

Wenn aber ein stärkerer Blutstrom in einen bestimmten Körperteil fließt, dann muss das Blut von einer anderen Stelle weggenommen werden.

Wenn z. B. Entzündungsherde im Körper sind, die bekanntlich durch Ansammlung von Gasen und Blutmassen entstehen, so wird das Blut zunächst von da fortgeleitet, wo es abnorm hoch angesammelt ist, also von den Entzündungsherden. So erklären sich die Wunder der Wasserkuren.

Wenn man aber z. B. die Füße 30 Minuten in 19 °C Wasser steckt, so ruft man eine künstliche Entzündung in denselben unter Umständen hervor. Da solches aber unsinnig und die gleiche Kurpfuscherei wäre, die die Mediziner mit ihren Medizingiften begehen, welche zu den vorhandenen Krankheiten neue hinzukurieren, so sind alle Wasseranwendungen mit Sorgfalt und Überlegung zu machen.

Würde man die Füße 30 Minuten in 6 °C Wasser stecken, so würde man diesen Organen ungeheure Mengen Wärme entziehen, das Blut würde teils erstarren, der Rest desselben übermäßig nach dem Kopf gedrängt. Es würden Lähmungen der Füße und Augen oder Gehirnentzündung als Folgeerscheinung eintreten, also eine doppelte Erkrankung durch falsche Behandlung.

Hieraus ergibt sich die Lehre, dass zur Wasserbehandlung nicht nur eine hohe, komplizierte Wissenschaft, sondern auch eine ausgesuchte Kunstfertigkeit erforderlich ist, um erfolgreich damit operieren zu können.

Als Schlussbetrachtung der Wasserbehandlung möchte ich noch die segensreiche Wirkung des heißen oder kalten Wassers als Reinigungsmittel erklären.

Da Wasserstoff und Sauerstoff, woraus Wasser zusammengesetzt ist, nach den Erfahrungen über Elektrizität sich polar liegen, so geht das Bestreben des Wassers dahin, ähnlich dem Mahlgang zweier Mühlsteine, alles, was in ihren Bereich kommt, zu zerreiben, aufzulösen und umzuwandeln, zugleich aber alle dem Sauerstoff oder Lebensstoff feindlich liegenden Elemente unschädlich zu machen, denn Sauerstoff ist der (räumlich) größere Bestandteil des Wassers. Alles Faulige, alles Verwesende wird durch fließendes Wasser gebunden, zersetzt und aufgelöst, selbst die festesten Substanzen.

Aber nicht nur Gase werden vom Wasser zerfressen und gelöst, sondern der Rost des steinaushöhlenden Wassertropfens beweist, dass Wasser selbst Steine und Metalle chemisch zerreibt.

Eine Schale frisches Wasser zieht die gesundheitsschädlichen Gase aus dem Zimmer an und bindet sie; das Wasser reinigt die Luft, daher die gesunde reine Luft bei fließendem Quellwasser. Bazillen, die als Krankheitserreger bekannt sind, werden durch Wasser getötet. Daher ist es eine vorzügliche Gesundheitsregel, sich öfters Mund und Nase mit frischem Wasser auszuspülen, denn viele Bazillen wandern von außen her in das Innere des Körpers ein durch Mund und Nase. Mundbäder und Nasenduschen schützen vor Gehirn-, Hals-, Magen- und Lungenkrankheiten.

Planmäßige Waschungen des Gesichts bewirken Kräftigung der Sinnesorgane. Waschungen des Kopfes fördern den Haarwuchs und machen gesunden Geist. Magenwaschungen stärken den Magen, Brustwaschungen Herz und Lunge.

Als Klistier tut das Wasser die segensreichsten Dienste und ist in dieser Form oft das letzte Hilfsmittel gegen den herannahenden Tod bei schweren Krankheiten. Die Waschungen der äußeren Geschlechtsorgane resp. innere Ausspülungen derselben schützen gegen Frauenschwäche, vor Syphilis und Ansteckung. Tausendfältig könnte man noch den Segen des Wassers als Heilmittel preisen. In der dünnsten Form tritt es auch im Regenwasser auf, dieses ist zum Reinigen und Auflösen besonders geeignet. Zur Hautbehandlung ist reines Flusswasser das Beste.

Das Quellwasser eignet sich weniger zu äußerer Anwendung, sondern mehr zum Trinken.

Quellwasser enthält auch meist Salze und mineralische Bestandteile, die den Körper in richtiger Zusammensetzung ernähren, ihm allerdings im Übermaß auch schaden können.

Reines Quellwasser und gereinigtes Flusswasser sind die besten Getränke.

Die dickste Form des Wassers, wie es in der Natur sich vorfindet, wird von Menschen verschmäht. Schweine, Ratten und Würmer betrachten schmutziges Wasser als ihr Lebenselement.

Trotzdem ist der Mensch bestrebt, sich auf alle Arten das Wasser künstlich zu verdicken, meist zum eigenen Nachteil, denn Kaffee, Tee und Fusel, Biere, Liqueure und Weine sind oft schädlicher als schmutziges Naturwasser. Reines, gutes Trinkwasser bleibt das beste Getränk.

Alle Krankheiten, die auf Blutverschmutzung beruhen, etwa Skrophulose, Tuberkeln und Syphilis, sollten innerlich und äußerlich mit dünnstem, reinstem Wasser behandelt werden.

Es gibt aber auch Fälle, wo verdicktes Wasser durch geeignete Ingredienzien und Vergärung derselben vorzügliche Nährextrakte und Genussmittel abgeben.

Als Bäder wirken Sol-, Fichtennadel-, Heublumen-, Moor-, Stahl- und Schwefelbäder in geeigneten Fällen vortrefflich, besonders da, wo verdünntes Blut vorhanden ist und eine Kräftigung des Körpers Not tut, wie nach Bluthusten und schweren Wochenbetten.

Als Nahrungs- und Genussmittel bieten uns gute Limonaden, Weine, Biere, Liköre, Schokoladen, Kaffees, Bouillons, Sauerbrunnen und Mineralwässer aller Art eine reiche Abwechslung. Sie sind oft von segensreicher Wirkung, aber man vergesse nicht, dass man das Trinken reinen Wassers neben anderen Getränken als Hauptgetränk betrachten soll. So z. B. eignen sich auf trockenem Sandboden und in heißem Klima, wie im trockenen Afrika, keine Spirituosen oder verdickte Flüssigkeiten, vielmehr sind dort Fruchtlimonaden, Tee, Kaffee, Mineralwässer oder verdünnte Milch empfehlenswert. Auf Höhenzügen für Bergbewohner sind dickere Getränke, wie Kakao, Milch und Extraktgetränke oft gute Heilmittel.

Für Tal- und Sumpfland- oder Marschlandbewohner sind schwere Weine, Liköre, Lagerbier und Branntwein mitunter Heilmittel, die den Körper gegen Sumpfmiasmen widerstandsfähig machen; Alkohol besitzt eine desinfizierende Wirkung.

Für diese Klimata ist auch Tabak als Schutzmittel gegen Krankheiten nicht zu verwerfen.

Der Tabakrauch behebt bekanntlich Schnupfen und beginnendes Hirnhautleiden im Anfangsstadium und verteilt das Blut da, wo eine Belastung der vorderen Gehirnlappen durch anstrengendes Denken oder Beobachten hervorgerufen wurde, wie es bei Künstlern, Seeleuten, Gelehrten und einigen Handwerksberufen oft der Fall ist. Tabakrauch kann daher in geeigneten Fällen auch heilsam sein.

Es kommt hier aber auf die Sorte an, nicht jeder Tabak hat gute Wirkungen.

Die Jugend soll nicht rauchen und auch der nicht, der keine anstrengende Geistesarbeit verrichtet. Nicht zur Regel, sondern zur

Schutzwehr sei das Rauchen gestattet.

In öffentlichen Lokalen sollte das Tabakrauchen verboten sein, weil dadurch die Luft verpestet wird, die andere gezwungen sind, einzuatmen.

In kalten Polarländern ist dickflüssiges Öl ein geeignetes Getränk. So wie Tabak einen gewissen gesundheitlichen Wert haben kann, so auch alkoholartige Getränke.

Erklärung einiger guten Seiten des Alkohols

Das sinnlose Wüten von Mäßigkeitsaposteln gegen den Alkohol hat neben sittlichen Seiten auch seine bedenklichen. Alkohol ist in allen Früchten potenziell mehr oder weniger enthalten, das beweisen die Fruchtweine, welche weit stärkeren Alkohol enthalten als leichte Traubenweine und Biere. Ein mäßiger Alkoholgenuss, ungefähr ein bis zwei Esslöffel mittelkräftigen, guten Kornbranntwein täglich, ist für Landarbeiter durchaus zuträglich.

In Holland würde man ohne Branntwein und Liköre dem überfeuchten, oft kalten Sumpfklima nicht widerstehen können, wie man auch in Hamburg und Dänemark nicht gut im Winter ohne Grog leben kann. In Norddeutschland und Mittelrussland, Holland und Irland ist Kornschnaps ein hygienisches Getränk, besonders im Monat November, wenn es sehr kalt und feucht wird.

Wenn der Körper in kaltfeuchter Atmosphäre lebt, dann stockt der Stoffwechsel, die äußere Haut funktioniert mangelhaft und die verbrauchten Auswurfstoffe, welche die Oberhaut auszuwerfen hat, kann diese nach außen hin nicht genügend abgeben, denn wo die Luft dick und feucht ist, da kann sie die dicke, feuchte Gassubstanz, die die Haut ausatmet, weniger aufnehmen; die Folge ist, dass sich diese Stoffe in den Organen ablagern und Krankheiten hervorrufen, meist aber drängen sie nach den Öffnungen der inneren Körperhöhlen, wo dünnere, wärmere und oft trockenere Luft ist als in der Außenwelt. Können nun die inneren Höhlungen, welche mit Schleimhäuten an ihren Wandungen ausstaffiert sind, die Auswurfsgase nicht mehr aufnehmen, dann werden sie dahin zurückgedrängt, woher sie gekommen sind, also in die Schleimhäute, diese werden bald hiervon überlastet und erkranken. Daher die vielen Katarre des Magens, der Bauchhöhle und besonders der Lungen, des Halses, der

Nasen- und Stirnhöhlen, die im Spätherbst und Winter auftreten und oft in tödlichen Entzündungen enden.

Eine innere Durchwärmung des Körpers mit Schnaps, Grog oder Glühwein bewirkt hier aber, wie bei der Influenza-Epidemie festgestellt wurde, die beste und schnellste Heilung resp. Verhütung derartiger Leiden, die von kaltfeuchter Atmosphäre hervorgerufen werden, und zwar weit besser als Tee oder Kaffee. Dies erklärt sich auf folgende Weise:

Alkohol verzehrt Sauerstoff, ein kleiner Schnaps verbrennt aus den Magenwandungen etwas Sauerstoff, der Magen ist gezwungen, das Genommene zu ersetzen und nimmt auf den feindlichen Angriff doppelten Anlauf, von anderen Organen aus dem Körper Sauerstoff fortzunehmen. Dadurch wird der Stoffwechsel angeregt, ferner werden die inneren Schleimhäute gestärkt und mit mehr Lebens- oder Sauerstoff als zuvor gefüllt. Die Organe, welche den Sauerstoff hergeben mussten, verlangen Ersatz von der Lunge und der Haut, welche zur Herbeischaffung und Einatmung von Sauerstoff tätig sind. Diese werden also zu größerer Tätigkeit angespannt, sie müssen sich mehr öffnen und tiefer atmen als gewöhnlich und folglich auch stärker ausatmen, wobei die angehäuften inneren Gase fortgeschafft werden und zwar umso mehr, je dünner und trockener sie sind. Da Alkohol die Verbrennung von Wasserstoff bewirkt, so werden die inneren Gase trockener und dünner und durchdringen folglich leichter den Gesamtorganismus bis sie durch die Haut an die Außenluft gelangen; die kaltfeuchte Luft nimmt aber weit schneller und mehr trockendünne Gase in sich auf als feuchtdicke Gase. Daher kommt das Wohlbefinden der Alkoholiker in feuchtkalten Gegenden gegenüber den bleichen und fröstelnden Mäßigkeitsheiligen, die bei jedem Windstoß auf dem Rücken liegen. So segensreich wie hier wirkt der Alkohol auch zur Anspornung der Herztätigkeit, zur besseren Verdauung schwerer Kost oder gesundheitsschädlicher Nahrung, die als Notbehelf der Arme oder Schiffbrüchige zur Fristung des Lebens zu nehmen oft genötigt ist. Spirituosen können also sehr gute Heilmittel sein in allen solchen Fällen, sie werden aber gefährliche Gifte, wenn sie im Übermaß genossen werden, also da, wo der Körper nicht imstande ist, den entzogenen Sauerstoff zu ersetzen.

Für Stubenarbeiter, Hirnarbeiter, Herzschwache, Lungenschwache, Greise, Frauen und Kinder sowie in trockenem, heißem Klima, wie z. B. im trockenen Afrika, ist Alkohol der Ruin der Gesundheit, es sei denn, dass die minimalsten Dosen gegeben werden zur Heilung besonderer Leiden.

Gegen Bruch gibt es z. B. überhaupt nur ein Heilmittel, was ihn festigt und vernarbt, das ist Alkohol. Spiritus ist das weit unschädlichere Desinfektionsmittel als die meisten bekannten und wird von alten erfahrenen Chirurgen, besonders von Frauenärzten, angewandt.

Als noch besser möchte ich jedoch Wasserstoffsuperoxyd empfehlen bei Geburten oder Operationen.

6. Diät oder Ernährung durch feste Kost: Fette, Brennstoffe, Eiweiß, Salze, Steine und Metalle

Nächst dem Wasser ist die feste Substanz das Lebensmaterial, welches der Mensch braucht. Diese kann daher als Heilmittel bei Krankheiten dienen.

Zunächst braucht der Mensch feste Substanzen zur Ernährung, und hier unterscheide ich

1. Fette,
2. Brennstoffe,
3. Eiweißbaustoffe,
4. Salze,
5. Metalle.

Das Fett ist ein Schutzmittel gegen Kälte und ein Schutzmittel als Aufsaugungsmaterial der schädlichen Stoffe im Körper. Mit Fett polstert sich der gesunde Körper innerlich und äußerlich aus, doch nicht als Ballast, sondern als Schutzmaterial und Reservekraft gegenüber großen Reizen, Kraftverlusten und Seuchenangriffen. Fett schützt die Organe vor Entzündungen und Reibungen, es ölt sozusagen die ganze Lebensmaschine, Gehirn und Gelenke, Darm und Lunge, Hals und Herz. Alle bedürfen des Fettes, um alt zu werden und gesund zu bleiben.

Dann bedarf der Mensch der Brennstoffe zur Unterhaltung der Wärme und des Stoffwechsels. Diese sind enthalten in Zucker und Stärke in den Körnerfrüchten, in Brot, Kartoffeln usw.

Viele Brennstoffe hinterlassen viele Schlacken, je mehr der Körper damit überfütter wird, umso mehr. Stärkekost, Brot, Kartoffeln, Mehlspeisen kann daher nur der viel essen, der anstrengende Muskelarbeit ausführt und bei dem die Ausscheidungsorgane gut funktionieren.

Durch Überernährung mit Brot- und Stärkekost können Skrophulose, Schwindsucht, Geschwüre, Läuse, Flöhe und Ausschlag entstehen. Außer diesen Materialien ist Eiweiß die Nährsubstanz, die der Mensch zum Aufbau der Organe, besonders der Muskelgewebe, gebraucht. Eiweiß ist enthalten in Eiern, Fisch, magerem Fleisch, Kohl, Käse, Kakao, Mandelbrot (Marzipan) und unter der Hülse fast sämtlicher Körnerfrüchte, besonders des Hafers und der Hülsenfrüchte. Ein Übermaß an Eiweißnahrung, wie es reiche Bauern und Stadtbewohner zu sich nehmen durch übermäßigen Fleischgenuss, führt zur Verdickung des Blutes, zu Herzleiden, Blutüberfüllung des Gehirns, Nervosität, unnatürlichen Geschlechtsreizen, konservativem Geistessinn, Eigennutz, Egoismus, Gefühlsrohheit und schließlich zum frühen Tod. Menschen, welche durch Fleischeiweiß überfüttert sind, unterliegen leicht jeder ansteckenden Seuche und besonders Blutvergiftung, Syphilis, Typhus, Zuckerkrankheit, Cholera, Influenza usw. Daher ist Mäßigkeit auch hier am Platze.

Pflanzeneiweiß ist gesünder, aber schwerer verdaulich. Dass man die Kleie im Mehl behält, ist klug, weil dadurch das Eiweiß bleibt und das Brot gut ausgebacken werden kann. Schrothbrot macht also Fleischgenuss entbehrlich, nicht aber das moderne Feinbrot. Die eiweißhaltigen Hülsenfrüchte müssen mindestens vier Stunden kochen, um verdaulich zu werden. Kohl ist durchweg eiweißhaltig und braucht nur zwei Stunden gekocht zu werden.

Tiereiweiß braucht 20 Prozent Sauerstoff mehr zur Verdauung als Pflanzeneiweiß, daher kommt es, dass Raubtiere und Fleischesser gemeinsam die Neigung zu Gewalttaten, Tücke und zynischen Gemeinheiten haben, dabei große Ausdauer in der Ruhe, aber keine Ausdauer in Arbeit und Bewegung besitzen; mehr zu plötzlichen Gewaltakten als zu friedlicher, planmäßiger Arbeit neigen. Ein in Fleischnahrung schwelgender Seelsorger, ein durch Spirituosen berauschter Prophet ist ein Widerspruch, ein Unding. Das sittlich Schöne kann nur dem Vegetarismus freundschaftlich gesinnt sein, ich meine dem vernünftigen Vegetarismus, der Fleisch, Milch, Eier und Honig nicht verschmäht, wenn es die Lebenshaltung notwendig erfordert.

Sehr wichtig ist es bei der Ernährung, dass man stets für Fett sorgt und die Speisen wechselt, einmal Eiweißnahrung mit Fett, ein andermal Stärkekost mit Fett; als Zuspeise wähle man abwechselnd Obst, Erdfrüchte, Nüsse und Blattgemüse. In den letzteren Arten von Nahrungsmitteln sind die für den Körper so wichtigen Nährsalze enthalten, ohne die kein Mensch gesund bleiben kann.

Salz ist das Element, das das Leben erhält, Munterkeit, Wohlbefinden und Ausdauer verleiht. Die alten Römer besiegten die Welt nicht allein durch Waffen und geistige Überlegenheit, sondern dadurch, dass sie stets Brot und Salz mit sich führten, alle Salzquellen dem Feind abschnitten und sich aneigneten.

Der Mangel an Salz rief Schlaffheit, Müdigkeit, Trägheit, Dummheit und Krankheit hervor, und die Römer nahmen mit Leichtigkeit die Festungen und Länder des Feindes, sie siegten durch ihr Salz.

Ein Übermaß an einseitiger Salznahrung, wie z.B. an Kochsalz, zerstört aber gerade so die Gesundheit wie ein Übermaß an Eiweiß- oder Stärkekost.

Eine ausgezeichnete Nährsalzlehre hat der physiologische Chemiker Julius Hensel entwickelt. Er hat in seinen Werken nachgewiesen, in welcher Zusammensetzung die Salze unserem Körper dienlich sind und welche Salze spezifisch gegen verschiedene Krankheiten heilsam wirken.

Außer Salzen braucht der Körper aber auch andere Mineralien, besonders Kalk (Ca), Mangan (Mn), Kiesel (Si) und Eisen (Fe). Bekanntlich sind unsere Knochen besonders aus Kalk aufgebaut, Haut und Haare aus Kiesel, die roten Blutkörperchen zum Teil aus Eisen, und diese festen mineralischen Stoffe in unserem Körper bewirken die Spannkraft und Lebenskraft desselben. Das Eisen, die mineralische Substanz überhaupt, bildet der magnetische Lebenspol in den Gehirnzentren, in den Knochen besonders nach den Gelenken zu, im Blut, im Herzen, in den Muskeln und Nerven. Es drängt dabei immer nach der Mitte der Bewegungszentren, wie die Röntgenstrahlen zeigen. Im Blutkreislauf befindet sich das Eisen in den roten Blutkörperchen, welche in der Mitte der Blutadern kreisen. Bekanntlich besteht das Blut aus zwei Hauptbestandteilen, a) den roten Blutkörpern, b) der Blutflüssigkeit, dem Blutserum. Das Blutserum fließt an den Wandungen der Gefäße entlang, es umschließt die roten Blutkörperchen. Das Blutserum enthält besonders viele Salze. Es ist das Verdienst des physiologischen Chemikers Julius Hensel, die Art der Mischung des Eisens, der Salze und anderer Mineralien im Blut nachgewiesen zu haben, worin ihm Denis und viele andere Gelehrte beistimmen. Eine richtige Blutmischung will Hensel bewirken bei allen Krankheiten durch die Zufuhr von Eisen, Mangan und Kalk mit seinem vortrefflichen, von ihm selbst erfundenen Tonikum. Die Salzmischung schreibt er in verschiedenen Variationen vor, je nachdem, ob mehr die Nerven, die Knochen oder das Blut aufgebessert werden sollen. Dr. Kles, Dr. Lahmann, Sanitätsrat Dr. Ullersberger und andere große Diätetiker sind Schüler der Hensel'schen Lehren und haben ebenso vorzügliche Erfolge mit einer mineralhaltigen Diät erzielt wie ich. Lahmann weicht von Hensel insofern ab, als Hensel Nährsalze zulässt, die aus Mineralien gewonnen sind, Lahmann hingegen nur solche, die aus Pflanzen gewonnen wurden. Meine Ansicht geht dahin, dass man Eisen und Nährsalze am besten in pflanzlicher Nahrung zu sich nimmt. Wo aber ein schneller Erfolg erzielt werden soll, da muss man zu mineralischen Substanzen greifen, gerade so, wie der Fettleibige durch eine Karlsbader Kur schneller zum Ziele kommt als durch Obstdiät. Die erstere Kur führt viermal so schnell zum Resultat wie die letztere, obwohl die letztere bei langer Dauer auch zum Ziel führt. Die Hensel'schen Salze sind aber vorteilhafter für die Lebensmaschine als die Karlsbader Mineralbrunnen, denn sie wirken nicht nur ableitend und regulierend, sondern auch in hohem Maße ernährend und kräftigend.

Zum Teil ist die Hensel'sche Ansicht richtig, dass durch die moderne Kunstdüngung und falsche Bewirtschaftung des Bodens demselben die Mineralien entzogen worden sind, ohne dass sie wieder ersetzt werden. Dadurch seien auch die Früchte, die darauf wachsen, wegen Mangel an Eisen und Salzen nicht mehr imstande, die Tiere und Menschen richtig zu ernähren, weshalb in manchen Gegenden zu mineralischen Hilfsmitteln gegriffen werden müsse, sowohl zur besseren Fruchtkultur als auch zur besseren Ernährung der Menschen und Tiere. Bevor mir die Hensel'sche Lebenslehre bekannt wurde, war ich davon überzeugt, dass die Metalle, besonders Eisen, darum von so hoher Bedeutung für die Gesundheit des Menschen sind, weil sie anziehend, zusammenziehend, also magnetisch im Körper wirken.

Die Hensel'sche Theorie deckt sich mit der meinigen auch darin, dass, falls Pflanzennahrung unzureichend für die Ernährung wird, man ruhig einen Übergriff zur Fleischnahrung machen soll und ebenso nach der anderen Seite zu Mineralnährstoffen greifen soll, wo Obst- und Pflanzennahrung nicht zum Ziel führen. Ich empfehle, die Pflanzendiät als Hauptnahrung stets zu beachten, Fleisch, Mineralien usw. als Hilfsmittel in der Ernährung zu betrachten, um bei Schwächezuständen und Krankheiten einen schnelleren Erfolg zu erzielen.

Die Röntgen-X-Strahlen beweisen die Theorie, dass alle Mineralien mehr oder weniger magnetisch sein müssen, denn diese Strahlen werden von diesen Substanzen nicht reflektiert, sondern angezogen, absorbiert, und daher bleiben die photographierten Knochen und Eisenteile dunkel, während alle Weichteile des Körpers von den Röntgenstrahlen durchdrungen werden.

7. Moorschlamm-, Sand- und Erdbäder

Aus dem Magnetismus der Mineralien erklärt sich denn auch die vorteilhafte Wirkung der Sand- und Moorbäder, das Schlafen auf Felsgestein und Erdboden, weil die Mineralien den Körper durch ihren Magnetismus auch magnetisch machen, also fester, gesunder, widerstandsfähiger. Erdbäder halten sicher die Mineralien im Körper fest und bewirken eine größere Ansammlung derselben im Blut, in den Muskeln und Knochen. Daher tritt mit Recht der Naturarzt Adolf Just (1859-1936) aus guter Erfahrung so lebhaft für Erdbäder ein. Die hohe Spannkraft, welche nötig ist, um das Fliegen der Vögel zu ermöglichen, wird besonders bewirkt durch die feste Nahrung, welche Vögel zu sich nehmen, bei geringsten Flüssigkeitsmengen und der nötigen Steinhilfsdiät. Die Steine, die sie verschlucken, machen diese Tiere magnetisch stark, spannkräftig und flugfertig.

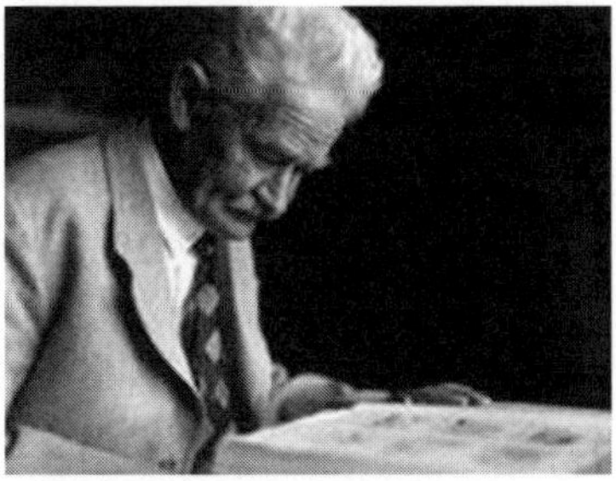

62 Adolf Just (1859-1936), Vertreter der Therapie mit Erdbädern.

Unser Erdball würde nicht fliegen können, hätte er kein Eisen und andere Metalle in seinem inneren Kern.

Ohne Eisen und steinige Substanzen ist kein Mensch zu andauernder selbsttätiger Bewegung fähig.

Hartes Leinen auf der Haut, Metallknöpfe und sonstiger Metallschmuck, auch Eisenwaffen erhöhen den Mut und die Bewegungsausdauer. Wolle auf der Haut, Polstermöbel, weiche Betten bewirken eine Lockerung der Eisen- und Kalkteile im Körper, führen zu frühem Altern, zu Schwäche und Siechtum. Wollkleidung ist nur im feuchten Sumpfklima, auf der See und in scharfwindigen Gegenden der Leinenkleidung vorzuziehen.

8. Die verschiedenen Arten des Magnetismus oder der magnetischen Lebensenergie

Mineralischer oder chemischer Magnetismus – Orthopädie, Massage, Heilgymnastik – Bewegungs- oder physikalischer Magnetismus – Sympathiewirkung der Dinge und Sympathiemittel, Sympathie-Magnetismus – Hypnotismus und Willensmagnetismus – Statuvolanz Religion, Idealismus, Liebe, Kunst und Begeisterung – Nochmals die Sympathiewechselwirkung und die Verkettung der verschiedenen Arten des Magnetismus, vom Willens-, Liebes-, Bewegungs- und Materie-Magnetismus – Glaube und Vertrauen.

Außer dem mineralischen oder chemischen Magnetismus gibt es auch einen physikalischen oder Bewegungsmagnetismus. Daher wirken Massage, Gymnastik, Arbeit und Bewegung auf den Körper magnetisch ein und erhöhen die Lebenskraft. Der mineralische und pysikalische Magnetismus unterstützen sich hierbei gegenseitig. Bewegung erfordert schwere Kost und schwere Kost wieder Bewegung, um verdaut zu werden.

Dasselbe wie vom Menschenkörper kann man auch vom Erdkörper behaupten, die Erde enthält Eisen, weil sie sich bewegt, und weil sie sich bewegt, darum braucht sie zur Bewegungsenergie Erz und Eisen. Den physikalischen Magnetismus kann man auch Arbeitsmagnetismus nennen. Damit ist aber auch die sympathische Wechselwirkung der Dinge erklärt. Die Sympathiekuren sind daher nicht immer Aberglaube, sondern enthalten einen Kern Wahrheit, nämlich den der Sympathie des chemischen und des physikalischen Magnetismus in allen Dingen.

Schließlich gibt es auch noch einen geistigen, den Gedanken- und Willensmagnetismus der Hypnotiseure und Heilmagnetiseure. Mit Handauflegen und Willensstellungen (Hypnotisierung) kann man Krankheitsstoffe im Körper latent machen und festlegen. Durch den suggestiv erzeugten Zustand der Statuvolanz tritt eine Veränderung im Stoffwechsel ein. Kranke Stoffe können unschädlich, gesunde Glieder steif und starr gemacht werden. Ich bin, wegen der Brechung des Willens, kein großer Freund des Hypnotisierens. Nur in drei Fällen verdient die Hypnose Wertschätzung,

a) um Schmerzen zu betäuben,
b) um eingebildeten Kranken zu helfen und schließlich
c) um ungezogene Kinder oder bösartige Menschen zu besserem Betragen zu bewegen.

Der gesunde Volksinstinkt unterschied schon in alten Zeiten zwischen Heilmagnetiseuren oder Helioda-Therapeuten, sie wurden als von Gott gesandte Männer und als Heilige angesehen, während Hypnotisieure und Behexer als böse, als mit dem Teufel im Bund stehende Wundermenschen betrachtet und verbrannt wurden.

Das seelische Prinzip bleibt aber bei seelischen Individuen das Höchste; Kunst, Idealität und eine lebenserfreuende Religiosität wirken als magnetische Leitsterne auf Geist und Körper belebend, stärkend und lebenserhaltend ein. Sie bewirken die höchste Energie, Entsagung und Heroismus, welche ja nur jenen Menschen eigen sind, die diese idealen Güter neben den materiellen pflegen. Wie Freude, idealer Sinn, begeisterungswürdige Vorbilder die Lebensenergie fördern und damit den geistigen Magnetismus, so wirkt dieser gesteigerte Geistesmagnetismus wieder sympathisch fördernd auf den physikalischen Magnetismus, also auf die Körperkraft, ein und dadurch auch auf die Vermehrung der mineralischen Blutbestandteile, vorausgesetzt, dass eine geeignete Nahrung zugeführt wird.

Nicht was der Körper aufnimmt, nicht einmal, was er verdaut, nein, nur das, was er zur Entfaltung der Lebenskräfte braucht, das ernährt ihn richtig und recht. Daher ist bei aller guten und besten Ernährung ohne Bewegung, Luft und Lebensfreude keine Gesundung möglich. Wie üble Gemütsbewegungen, Schrecken, Angst, Kummer, Sorge, die physische Energie vernichten und die mineralischen Substanzen auflösen, davon ein Beispiel.

Am 8. November 1896 brachten Hannover'sche Zeitungen die folgende Notiz:

«Nordhorn. Ein überaus tragisches Geschick hat die Familie des Schlachtermeisters Freye betroffen. Als die Tochter vom Boden Heu holen wollte, fand sie einen bei ihnen in Kost befindlichen Arbeiter erhängt vor; vor Schreck erkrankte sie lebensgefährlich. Ihrem Vater, welcher gerade zu Mittag aß, blieb ein Bissen im Hals stecken, woran er erstickte und die Mutter wurde über all' diese Schicksalsschläge so aufgeregt, dass sie am Abend, vom Schlag getroffen, tot niedersank.»

Wie Lust und Liebe und Hochachtung, Hoffnung und Vertrauen Krankheiten heilen helfen und die Lebenskraft stärken, ist längst bekannt.

Dies beweist überzeugend meine Theorie von der Verkettung der magnetischen Pole, wobei der seelische Magnetpol, also Sympathie, Idealität, Lust und Lebensfreude, die Liebe, der gute, edle, der sittliche Wille in sittlich schöner Form der höchste magnetische Lebenspol und daher das wirksamste Mittel im Bund mit anderen zur Heilung resp. Verhütung von Krankheiten ist.

9. Die Nothilfemethoden

a) Chirurgie

Unstreitig ist die Chirurgie ein Zweig der sonst verderblichen Medizinheilkunst, welche die größte Wertschätzung verdient und darum auch in der Heilwissenschaft der Zukunft, die ich lehre und vertrete, den ersten Platz als Nothilfemethode einnimmt.

Es gibt eben Krankheitsfälle, die nur durch Operationen beseitigt werden können, ich meine nicht Krebs oder Gebärmutterleiden, selbst nicht eine Blutvergiftung, denn diese Krankheiten werden durch einfache, auf die innere Blutbeschaffenheit antiseptisch wirkende und regenerierende Heilmittel weit besser beseitigt, z. B. Krebs und Lupus durch Tees, physiologische Blutsalze, Wasseranwendungen, Röntgen-X-Strahlen, Chromopathie (konzentrierte farbige Lichtstrahlen) und milde Dämpfe.

Gebärmutterleiden werden durch destilliertes Wasser, Thure-Brand-Massage, Wasserstoffsuperoxyd, Blutvergiftungen durch Diät, Wasser und starke physikalische oder chemisch-antiseptische Gegenwirkungen geheilt.

Dahingegen sind von außen her tief eingedrungene Fremdkörper wie Glassplitter, Metallstücke, Holz, Bleikugeln usw. meist nur durch Operationen zu beseitigen.

Ebenfalls sind selbstgebildete Fremdkörper, etwa Fettgewächse, Tumore, Neubildungen, Polypen und skrophulöse Eiterherde, schneller durch eine Operation als durch andere Mittel wegzubringen.

Es lassen sich jedoch alle selbstgebildeten Fremdkörper durch entsprechende Heilmittel auch ohne Operation beseitigen, besonders bei jungen, reaktionsfähigen Individuen, allerdings nur mit Zeit, Geschick und Geduld, drei Dinge, die leider oft Ärzten und Patienten fehlen.

Skrophulose ohne innerer Eiterherd ist z.B. leicht zu beseitigen, desgleichen alle Hautleiden wie Karbunkel und die nahe der Peripherie des Körpers liegenden Übel; einige Berichte derartig Kranker, die von mir geheilt wurden, beweisen dies.

Es gibt jedoch Fälle von Geburtsakten, Quetschungen, Knochenbrüchen, Verwachsungen, die besser und oft lediglich nur durch operative Hilfe behoben werden können. Darum Ehre der Chirurgie, auch ihr gehört die Zukunft.

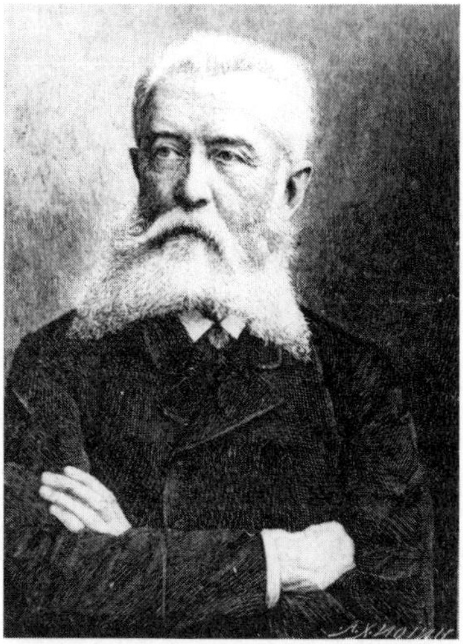

63 Prof. Dr. med. Johann Friedrich August von Esmarch (1823-1908), Chirurg in Kiel. Esmarch verbesserte das Lazarettwesen, die Kriegschirurgie und führte die Samariterschulen in Deutschland ein. Holzstich nach Fotografie, um 1905.

Die Schule des Professors Esmarch (Kiel) verdient ganz besonders Hochschätzung.

b) Antiseptik

Neben der Chirurgie sind zwei Notrichtungen entstanden, die ebenfalls volle Würdigung verdienen, ich meine die Anästhesie (Schmerzbetäubung) und die Antiseptik (Vernichtung von Krankheitskeimen).

Die erstere Richtung möchte ich voll und ganz gelten lassen, die letztere an sich ebenfalls, nur nicht mit der Praxis und den Mitteln der Mediziner. Unendlich viele Frauen fallen bei medizinischer Geburtshilfe den gebräuchlichen antiseptischen Mitteln, etwa hochprozentigem Karbolwasser und Sublimat, zum Opfer.[32]

Bei manchen Operationen tritt der Tod nicht durch die ungünstig verlaufene Operation, sondern durch antiseptische Gifte ein. Reines Quellwasser, destilliertes Wasser, Spiritus und Wasserstoffsuperoxyd, die ich hiermit empfehlen möchte, sind weit bessere und dabei unschädliche antiseptische Mittel.

c) Anästhesie

Die schmerzbetäubenden Mittel sind, vorsichtig und milde angewandt, ebenfalls ein Segen der leidenden Menschheit, in erster Linie das Kokain.

Darum verdient auch diese Methode vollste Anerkennung, auch ihr verbleibt die Zukunft, trotz der gewissenlosen Anwendung, die manche Ärzte mit diesen Mitteln treiben.

Alle diese Dinge sind jedoch keine Heilmittel, denn heilen kann nur die Lebenskraft des Körpers in Verbindung mit naturgemäßen Mitteln.

Die Chirurgie, die Antiseptik und die Schmerzbetäubung sind also lediglich künstliche Nothilfsmittel, um einen Kranken vor dem Tod zu retten, man könnte sie vielleicht indirekte Hilfsheilmittel nennen, denn ein direktes Heilmittel ist kein Medikament.

Ein eigentliches Heilmittel ist und bleibt nur die Helioda und der eigene Magnetismus sowie alle naturgemäßen Mittel, die diese beiden Selbstkräfte im Heilprozess unterstützen.

8. Heilberichte

Im Nachfolgenden will ich einige amtliche Berichte über meine frühere Tätigkeit an verschiedenen Anstalten wiedergeben und daran anschließend die Privatberichte einer Reihe teils sehr schwer Kranker, die, obschon verschiedentlich aufgegeben, Hilfe, Besserung und Genesung fanden.

32 Karbolwasser ist eine wässerige Phenollösung, die ab 1865 als Desinfektionsmittel verwendet wurde. Es wirkt außer desinfizierend auch ätzend, und es ist ein Nerven- und Zellgift. Es wurde während dem Dritten Reich durch KZ-Ärzte verwendet, um durch Injektion Menschen zu töten. Sublimat ist eine Quecksilber(II)-chlorid-Lösung, die desinfizierend wirkt, die aber auch von hoher Giftigkeit ist.

Wo es gewünscht wurde, habe ich die Betreffenden hier nur mit deren Initialen oder deren Wohnort angegeben. Ich spreche allen denen, welche mir ihre Berichte und Bekundungen übermittelt haben, hiermit nochmals meinen besten Dank aus.

Die Veröffentlichung dieser Berichte geschieht im Interesse der Wissenschaft und Wahrheit, denn meine Gegner würden sonst sagen: «Was helfen da alle Redensarten, wo sind die Beweise?» Sie würden es wagen zu behaupten: «Das ist eitel Selbstlob, Einbildung und Überhebung» oder «sie mag ja etwas Wahres für sich haben, diese neue Theorie, aber wo sind die Erfolge?» – Nun gut, dieses Informationsbedürfnis kann befriedigt werden. Tatsachen sind nicht aus der Welt zu schaffen. Somit will ich die reden lassen, welche die Wohltaten meiner Wissenschaft am eigenen Leib erfahren haben.

Zugleich komme ich hiermit dem Wunsche vieler Freunde nach, meine Erfolge zu veröffentlichen, damit diese Methode sich Bahn brechen möge zum Segen der leidenden Menschheit.

1. Amtlich beglaubigte Berichte über die Heilerfolge in den Anstalten, an denen ich als Leiter in der Krankenbehandlung tätig war

Der Besitzer der Naturheilanstalt Aeskulap in Hannover, Hildesheimerstraße 34, beglaubigt:

«Herrn Direktor Huter bestätige ich hiermit, dass derselbe in meiner Naturheilanstalt z. Aeskulap zur Behandlung der Kranken im Naturheilverfahren zugelassen ist und auch dessen Behandlungsweise und sicheres Urteil bei Feststellung der verschiedenen Leiden in jeder Hinsicht befriedigt hat, zumal sich die in der Behandlung des Herrn Huter befundenen Kranken nach kurzer Zeit besserten und der größere Teil derselben in wenigen Wochen trotz schwerer, langjähriger Leiden gesund entlassen werden konnte.

Hannover, den 12. Juli 1895. Ed. Dittmer, Besitzer. Folgt: Amtliche Beglaubigung mit Amtssiegel der Haupt - und Residenzstadt Hannover.»

«Der derzeitige Kontrahent der Direktion auf Kurhaus Eilenriede in Waldhausen, Gemeinde Döhren b. Hannover, beglaubigt:

«In der Heilkunde hat sich Herr Direktor Huter um die Wissenschaft und um die Gesundheit vieler durch außergewöhnliche

Leistungen das größte Verdienst erworben.

Diejenigen, welche sich seiner Behandlung unterwarfen und hier wohnten, sind mit den Erfolgen alle zufrieden gewesen. Meistens kamen dieselben mit den schwersten Krankheiten behaftet wie z. B. Gicht, Rheumatismus, Herz-, Lungen-, Magen-, Nerven- oder Unterleibsleiden und wurden in verhältnismäßig kurzer Zeit erheblich gebessert, die Mehrzahl vollständig geheilt entlassen.

Döhren, den 1. August 1895. Amtlich beglaubigt durch Ortsvorsteher H. Abelmann. Folgt: Amtssiegel der Gemeinde Döhren.»

«Über die Huter'sche Naturheilanstalt in Hannover wird von maßgebender Seite bezeugt:

«Die Patienten, welche bei Herrn Huter Rat und Heilung suchten, wurden gebessert oder geheilt.

Hannover, den 27. März 1897. Beglaubigt: A. Rau, Bezirksvorsteher. Folgt: Amtssiegel des XXI. Distr., 2. Bez. der Haupt- und Residenzstadt Hannover.»

2. Patientenzeugnisse

Krebsleiden

«Seit 16 Jahren hat meine Mutter an einem schweren Krebsleiden gelitten und ist in Behandlung verschiedener Ärzte gewesen. Vor 14 Jahren wurde dieselbe von Dr. med. K. zum ersten Male operiert, ein Jahr später zum zweiten Male. Darauf begab sie sich in Behandlung des Sanitätsrats L. in H. zu H., woselbst ihr die linke Brust abgenommen wurde.

Nach drei Jahren kam das Leiden wieder zum Vorschein. Jetzt nahmen wir Dr. med. B. in Rat. Derselbe nahm nach und nach mehrere leichte Operationen vor, ohne eine dauernde Besserung zu erzielen. In unserer Sorge und Not suchten wir dann bei Dr. med. R. in H. Hilfe; auch in dessen Behandlung wurden mehrere Operationen ausgeführt, ohne dass, wie bisher, eine dauernde Besserung eintrat. Alle Hoffnung war von seiten der Ärzte wie auch der Patientin schließlich geschwunden. Dr. med. W. in H. und Dr. med. B. in S. verordneten schließlich nur noch Salben und Medizin zur Linderung der Schmerzen, denn zu weiteren Operationen war die Lebenskraft der Patientin zu sehr geschwächt, weshalb die letzteren beiden Herren vernünftiger Weise von weiterem Schneiden Abstand nahmen. In unser Schicksal ergeben, schien meiner teuren Mutter ein baldiges Ende die endliche Erlösung ihres traurigen Leidens.

Anfang September dieses Jahres besuchte uns Herr Psychophysiologe Carl Huter aus H. und nahm meine Mutter in Behandlung. Anfänglich hatten wir wenig Glauben, doch die sachlichen Darlegungen des Herrn Huter zeugten von ungewöhnlicher Kenntnis der menschlichen Natur, so dass wir bald Vertrauen fassten. Das Leiden besserte sich sichtlich mehr und mehr. – Heute, nach einer bald sechswöchigen Behandlung des Herrn Carl Huter, können wir zu unserer Freude konstatieren, dass die Besserung derart fortgeschritten ist, dass wir die feste Hoffnung haben, dass die Patientin sicher bald vollständig genesen sein wird, was wir Herrn Huter voll dankbarem Herzen bezeugen, und wir können dessen Rat und Hilfe allen Leidenden warm empfehlen.

Gr. L., den 9. Oktober 1893.
Fräulein L. F.»

Rheumatismus

«Im Interesse aller Kranken und Schwerleidenden fühle ich mich veranlasst, hiermit den Rat und die Hilfe des Psychophysiologen Herrn Carl Huter zu Hannover dringend zu empfehlen. Derselbe hat mich von einem schweren Rheumatismus, von Knochenhaut- und Gelenkentzündung verbunden mit den größten Schmerzen und Lähmungserscheinungen, woran ich seit einem Jahre gelitten habe und alle Hilfe der medizinischen Ärzte vergeblich verwandte, in kurzer Zeit wieder hergestellt, wovon sich jeder bei mir persönlich überzeugen kann.

Hohenhameln, den 14. November 1893. Hochachtungsvoll Fritz Handelmann, Handelsmann.»

Influenza-, Gallenstein- und Leberleiden

«Zeugnis und Empfehlung für Herrn Direktor Huter. Seit drei Jahren litt ich an den Folgen der Influenza, verbunden mit Gallensteinbildung und Leberleiden, dabei hatte ich immer Frost mit einem eigentümlichen Nervenzittern im ganzen Körper, Hände und Füße blieben Tag und Nacht kalt. Ich habe hiergegen alle Ärzte meiner Heimat gebraucht, aber alle ohne Erfolg. Da wurde uns zufällig das neue Heilverfahren des Herrn Huter-Heinde, Dir. zu Kurhaus Eilenriede in Waldhausen vor Hannover, empfohlen; ich entschloss mich kurz zu einer Kur nach dort und unterzog mich einer 14-tägigen Probekur, welche derart günstig anschlug, dass ich die Kur nach 14 Tagen weiter fortsetzte, und in zirka vier Wochen konnte ich gesund nach

Öffentliche Danksagung.

Dem Herrn Direktor Huter-Heinde auf Kurhaus Eilenriede vor Hannover spreche ich hiermit öffentlich meinen Dank aus.

Derselbe hat mich aus einer schweren Krankheit, (akuten Herzrheumatismus mit hohem Fieber) welche nach meiner Ueberzeugung mit dem sicheren Tode geendigt hätte, glänzend errettet. Es waren keine Wunder die Herr H. H. tat wohl aber eine aufopfernde 14 stündige Tätigkeit an meinem Krankenbette mit einem Geschick, Fleiß, Umsicht und kluger individueller Behandlungsweise meiner Krankheit und meines Körpers die mir und meinen Freunden und Angehörigen die unumschränkte Achtung, Liebe und Bewunderung eingeflößt haben.

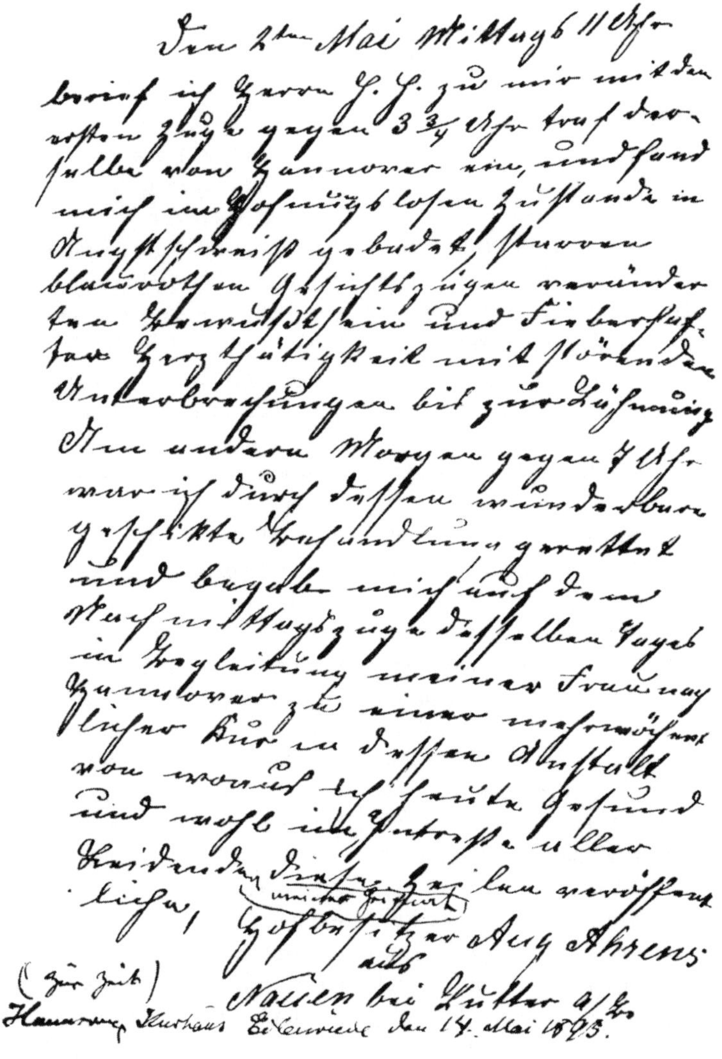

Den 2ten Mai Mittags 11 Uhr
berief ich Herrn H. H. zu mir mit dem
ersten Zuge gegen 3 3/4 Uhr traf der-
selbe von Hannover ein, und fand
mich im hoffnungslosen Zustande in
Krampfschweiß gebadet, starren
blaurothen Gesichtszügen veränder-
ten Herzschlage und fieberhaf-
ter Herzthätigkeit mit störenden
Unterbrechungen bis zur [illegible]
Den andern Morgen gegen 7 Uhr
war ich durch dessen wunderbar
geschickte Behandlung gerettet
und begebe mich auf dem
Nachmittagszuge desselben Tages
in Begleitung meiner Frau nach
Hannover zu einer mehrwöchent-
lichen Kur in dessen Anstalt
von woraus ich heute gesund
und wohl im Interesse aller
Leidenden diese Zeilen veröffent-
liche, [illegible]
Hofbesitzer Aug Ahrens
aus
Nauen bei Lutter a/Bbg
(zur Zeit)
Hannover Kurhaus Eilenriede den 14. Mai 1893.

64 «Öffentliche Danksagung» von Frau Hofbesitzer Aug. Ahrens, Nauen bei Lutter am Barenberg, 14. Mai 1893.

Hause reisen, was ich voll dankbarem Herzen hiermit bezeuge.

W., den 5. November 1894. Frau Chr. P. » Folgt: Beglaubigung und Amtssiegel.»

Neuralgie, Kopfkrämpfe und schweres Nervenleiden

«Ich bin jetzt im 46. Lebensjahre und habe seit 18 Jahren an einem rheumathischen Nervenleiden, verbunden mit schweren periodischen Krämpfen gelitten. Alle Ärzte, so weit ich sie erreichen konnte, habe ich durchgebraucht, ohne wirkliche Hilfe zu bekommen, die Doktoren und Professoren, die ich mit meinem Manne aufgesucht, standen ratlos da, und ein schmerzliches Ende sollte mir bevorstehen, dessen Symptome sich in Herz- und Gehirnkrämpfen mit Nervenziehen und starken Schmerzen in den letzten Jahren immer mehr einstellten. Mein Zustand war hoffnungslos, die Augen waren bis zur Blindheit geschwächt. Monate lang konnte ich weder Bett noch Zimmer verlassen und musste selbst in der heißen Junihitze Tag und Nacht drei wollene Tücher über Kopf und Gesicht tragen wegen des eisigen Frostgefühls, jede Berührung meines Körpers, jeder Lufthauch rief die furchtbarsten Schmerzen und Krämpfe hervor.

Durch Empfehlung kam ich zu dem Herrn Direktor Huter-Heinde, der in unserem Orte einen Vortrag gehalten hatte und von dem erzählt wurde, dass er jeden Krankheitszustand aus Gesicht und Augen feststellen könne. Wir baten den Herrn zu Besuch in unsere Wohnung und ließen uns seinen Rat erteilen, welcher dahin lautete, dass nur durch schnelle Hilfe dem Schlimmsten vorgebeugt werden könne. Ich versuchte dann gleich nach den Verordnungen dieses Herrn eine Hauskur mit seinen diätetischen Heilmitteln, verbunden mit abwechselnden Bädern. Nach 14 Tagen Gebrauch trat auch sichtlich Besserung ein, was mich bewog, mich sofort einer sechswöchigen Kur in der Anstalt des Herrn Huter auf Kurhaus Eilenriede vor Hannover zu unterziehen. Heute, nach Beendigung der Kur, die wie ein Wunder gewirkt hat, bin ich von meinem unseligen Leiden vollständig befreit. Zuerst verlor ich das Frostgefühl mit den Schmerzen, dann minderten sich die Krampfanfälle, aber dafür trat Appetitlosigkeit auf, bis auch diese geschwunden war und ein vollständiges Wohlbehagen Platz griff. Die Krankheit ist wie weggezaubert, ich kann wieder klar sehen, alle Hausarbeit verrichten, ich gehe drei Stunden zu Fuß ohne Ermüdung und fühle mich wie neu geboren. Mit Gottes Hilfe habe ich Herrn Huter-Heinde mein Lebensglück zu verdanken und werde, so lange ich lebe und atmen kann, diesem Manne dankbar bleiben. Ganz besonders will ich allen leidenden Mädchen und Frauen die edle und aufmerksame Behandlung dieses Herrn empfehlen, die ich vordem bei keinem Arzte und in keiner Anstalt gefunden hatte. Wer irgend nur Hilfe kriegen kann, wird sie sicher in der Behandlung von Herrn Huter-Heinde finden.

H., den 12 November 1894.
Frau A. H.»

Blei- und Schwefelvergiftung

«Ich, Wilh. R., bin auf der Frau-Sophienhütte bei L. am H. beschäftigt und wurde in Folge der Schwefel- und Bleitrockendünste in den letzten Jahren meiner Tätigkeit mehrfach von einer schweren Bleikolik verbunden mit starken Kopf- und Leibkrämpfen heimgesucht. Ich wandte mich an die nächsten Ärzte, welche mir vorübergehend Linderung verschafften, eine Ausheilung dieser Krankheit wurde nicht erzielt. Bei einem wiederkehrenden Rückfalle begab ich mich auf den Rat meiner Nachbarn und Familienangehörigen in Behandlung des Herrn Huter in H. und nach mehrwöchiger Kur habe ich meine Krankheit verloren und fühle mich vollständig gesund und hergestellt.

Im Januar 1895, Kurhaus. W. R.»

Frauenleiden

«Ich war seit längerer Zeit sehr leidend und hatte schon in L. die Ärzte gebraucht, was aber nicht geholfen hatte. Da erfuhr ich von Herrn Direktor Huter-Heinde und ließ denselben kommen, welcher auch gleich die richtige Diagnose stellte: ‹Unterleibs- und Verdauungsleiden›. Darauf begab ich mich beim Herrn Direktor in 14-tägige Kur, wo ich mich auch sehr gebessert habe. Da ich nicht länger von Haus fort sein kann, so setze ich die Nachkur zu Hause weiter fort und habe die feste Überzeugung, dass ich nur durch das Heilverfahren des Herrn Direktor Huter meine Gesundheit wieder erlangen werde, wofür ich dem Herrn mein Leben lang danken werde und daher denselben auch anderen Leidenden sehr empfehlen kann.

A. bei Goslar am Harz, den 14. Februar 1895. Frau Hofbesitzer K.»

Herzleiden

«Jeder Herzleidende kann beurteilen, mit welchen Gefühlen ein 20-jähriges Mädchen die stets gleichen Worte der hervorragendsten Ärzte hinnehmen muss: ‹Ich kann Linderung schaffen, aber helfen kann ich ihnen nicht!› – Als ich darauf die letzte Hilfe suchte beim Herrn Direktor Huter in H., überkamen mir dessen trostreichen Worte wie ein Sonnenstrahl aus heiterem Himmel: ‹Sie sind herzleidend, aber eine längere Kur in meiner Anstalt bringt ihnen noch vollständige Heilung.›

Nun bin ich vier Wochen im Kurhause in Behandlung des Herrn Direktor Carl Huter gewesen und verlasse heute Hannover mit dankerfülltem Herzen gesund und wohl. Wo ich kann und Gelegenheit habe, werde ich meinem Lebensretter dankbar bleiben und ihn empfehlen.

H., den 23. Februar 1895.
E. G. aus L. am H.»

Muskelbänderverletzung und Knochenhautentzündung

«Durch Verheben bei schwerer Arbeit waren mir an der linken Schulter die Muskelbänder gerissen, so dass sich unter starker Geschwulst eine Knochenhautentzündung eintwickelte, ich konnte vor Schmerzen den Arm nicht rühren und weder essen noch schlafen. Durch zufälligen Besuch meines Freundes wurde mir Herr Direktor Huter in H. empfohlen und da ich in meiner Heimat tagelang vergeblich Hilfe gesucht hatte, reiste ich nach Hannover. Ich war verwundert als mir dieser Herr ohne örtliche Untersuchung, allein aus den Augen und Gesichtszügen innerhalb weniger Minuten mein Leiden genau feststellte, ich blieb gleich da zur Behandlung und konnte die Nacht darauf schon schlafen, nach 16 Tagen war ich vollständig hergestellt und reise heute gesund in meine Heimat zurück. Dieses zur Empfehlung allen Kranken.

Offleben, Kreis Helmstadt, den 6. März 1895. Jakob Ruhe, Schlachtermeister.»

Kopf- und Unterleibsleiden

«Da ich schon seit langen Jahren von verschiedenen schleichenden Krankheiten geplagt wurde, welche sich in der letzten Zeit recht verschlimmert hatten, wandte ich mich an Herrn Direktor Huter-Heinde in Hannover, derselbe stellte nach kurzer Untersuchung meine Krankheit fest.

Ich begab mich in eine dreiwöchige Kur in dessen Anstalt, mein

Unterleibsleiden wurde ganz geheilt, mein Köper sehr gestärkt und mein Kopfleiden sehr gebessert. Häusliche Pflichten gestatten mir aber nicht, die Kur hier länger fortzusetzen, und ich hoffe durch Befolgung der gegebenen Vorschriften zu Hause auf eine vollständige Genesung.

Für das erreichte Resultat kann ich es nicht unterlassen hiermit öffentlich meinen wärmsten Dank auszusprechen.

L. am H., den 9. März 1895.
Frau D. G.»

Nervenrheumatismus, Hexenschuss und Ischias

«An einem schweren Nervenleiden war ich über drei Jahre krank, so dass ich seit zwei Jahren nicht mehr arbeiten konnte. Ich gebrauchte Dr. S. in B., Dr. V. in H., Dr. H. in L., Dr. A. in G. und war schließlich sieben Wochen in einer Nervenheilanstalt. Alles war vergebens, so dass die Ärzte ratlos dastanden. Ich war der Verzweiflung nahe. Zu meiner Freude lernte ich Direktor Carl Huter vom Kurhaus Eilenriede-Hannover kennen. Schnell entschlossen begab ich mich in dessen Kur, wo ich nun in fünf Wochen so weit geheilt bin, dass ich nach gegebener Vorschrift die Nachkur zu Hause machen will mit der Überzeugung, dass dies zu meiner vollständigen Heilung genügt. Diesem Herrn meinen öffentlichen Dank auszusprechen, halte ich für meine Pflicht im Interesse aller Kranken.

A. am H., den 22. März 1895.
Schneidermeiser H. W.»

Schwere Herzbeutelentzündung

«Öffentliche Danksagung. Dem Herrn Direktor Huter-Heinde auf Kurhaus Eilenriede vor Hannover spreche ich hiermit öffentlich meinen Dank aus.

Derselbe hat mich aus meiner schweren Krankheit, akuter Herzrheumatismus mit hohem Fieber, welche nach meiner Überzeugnug mit dem sicheren Tode geendigt, glänzend errettet.

Es waren keine Wunder, die Herr Huter-Heinde tat, wohl aber eine aufopfernde 14-stündige Tätigkeit an meinem Krankenbett mit einem Geschick, Fleiß und Umsicht, die mir und meinen Angehörigen Achtung und Bewunderung eingeflößt haben.

Den 2. Mai mittags elf Uhr rief ich Herrn Huter-Heinde zu mir, mit dem ersten Zuge gegen 3¾ Uhr traf derselbe von Hannover ein und fand mich in hoffnungslosem Zustande.

Am andern Morgen gegen sieben Uhr war ich durch dessen

wunderbare, geschickte Behandlung gerettet und begab mich auf dem Nachmittagszuge desselben Tages in Begleitung meiner Frau nach Hannover zu einer mehrwöchentlichen Kur in dessen Anstalt, von wo aus ich heute gesund und wohl im Interesse aller Leidenden meiner Heimat diese Zeilen veröffentliche.

Nauen b. Lutter a. B., z. Z. Hannover, zur Zeit Kurhaus Eilenriede, den 14. Mai 1895. Hofbesitzer Aug. Ahrens.»

Schwerste, vorgeschrittene Gicht

«Ich litt seit 15 Jahren an Gelenkrheumatismus, welcher in das schwerste Gichtleiden ausgeartet war. Arme und Beine waren in den Gelenken unbeweglich geworden, die Knochen in und um die Gelenke waren aufgetrieben und verwachsen, ich konnte weder gehen noch essen, alles war steif und lahm und bei der leichtesten Berührung sehr schmerzhaft. In der Osterwoche 1895 begab ich mich in die Anstalt des Herrn Direktor Huter-Heinde zu Hannover und bin innerhalb einer siebenwöchigen Kur erheblich gebessert, so dass ich wieder allein essen kann. Die Knochengeschwulste und Schmerzen sind ganz erheblich zurückgetreten, und ich fühle mich heute kräftig und wohl.

H. bei S. am Harz, den 1. Juni 1895. Frau Hofbesitzer K.»

Hysterie und Gehirnerweichung

«Unterzeichnete litt seit langen Jahren an nervösem Kopfleiden und Unterleibsleiden, was ich durch verschiedene Ärzte behandeln ließ, jedoch halfen mir alle Medikamente nichts, sondern verschlimmerten die Kopfleiden erheblich. Nun lernte ich den Herrn Direktor Huter-Heinde auf Kurhaus Eilenriede Hannover kennen, begab mich zu einer sechswöchigen Kur zu ihm und fühle mich von meinen Unterleibsleiden vollständig und von dem Kopfleiden soweit geheilt, dass ich nach einiger Nachkur zu Hause auch hiervon ganz geheilt bin. Ich spreche hierdurch dem Herrn Direktor Huter-Heinde meinen besten Dank aus.

Lutter a. B., den 12. Juni 1895. Frau Maschinenbesitzer Spandau.»

Lungenleiden

«Im Herbst 1894 entspann sich bei mir ein Lungen- und Kehlkopfleiden, öfteres Frösteln nebst Husten mit Auswurf wurden von der Zeit ab meine täglichen Plagegeister.

Im Spätherbst verschlimmerte sich mein Zustand, im Winter gesellten sich Katarre und große Schwächezustände dazu, so dass ich oft Zimmer und Bett hüten musste, bis ich von dem Mitgliede eines Kriegervereins von Herrn Direktor Huter-Heinde hörte, welcher demselben von einem rheumatischen Nervenleiden, vom Feldzuge 1870-71 herrührend, geholfen hatte.

Bald darauf ließ ich mich von diesem Herrn untersuchen, und mich frappierte dessen zutreffende Diagnose durch Gesichtsausdruckskunde, ohne örtliche Untersuchung und ohne vorherige Kenntnis meiner Person und meines Leidens derart, dass ich sofort eine mehrwöchigen Probekur nach dessen Vorschriften und Heilmitteln zu Hause durchsetzte. Mein Zustand besserte sich mehr und mehr, worauf ich mich auf den Rat des Herrn Direktors Huter-Heinde nach dessen Anstalt in Hannover begab. Nach Verlauf einer sechswöchigen Kur hierselbst bin ich von meinem Lungen- und Kehlkopfleiden vollständig befreit und fühle mich so wohl, dass ich dieses Herrn Huter-Heinde nie vergessen werde, und ich kann dessen außergewöhnliche Tüchtigkeit allen Leidenden sehr empfehlen.

J. bei G., den 16. Juni 1895.
Hofbesitzer Ch. Rehse.»

Gebärmutterkrebs

«Seit acht Jahren litt ich an einem chronischen Unterleibsleiden, wozu sich vor einigen Jahren ein dauernder Lungen- und Magenkatarr zugesellte. Meine Körperkräfte schwanden und stetiges Frostfieber mit Unbehagen trat ein, ich verlor ein Drittel des ursprünglichen Körpergewichtes und schien einer nahen Auflösung entgegenzusehen. Während meiner Leidenszeit habe ich die ersten Ärzte in Braunschweig und in meiner Heimat gebraucht, welche mir wohl etwas Linderung, aber keine Heilung verschaffen konnten. Von Bekannten erfuhren wir von den glücklichen Kuren des Herrn Direktor Huter-Heinde aus Hannover, der andere, schwer leidende, aufgegebene Kranke völlig wieder hergestellt hat. Ich entschloss mich, in die Behandlung in dessen Anstalt in Hannover zu gehen, nachdem mir derselben bei der ersten Untersuchung aus den Augen und Gesichtszügen überraschend und genau meinen Leidenszustand feststellte. Ich begab mich auf den Rat des Herrn Huter-Heinde in eine achtwöchige Kur und kann heute zu meiner größten Freude und Zufriedenheit bekunden, dass ich vollständig hergestellt bin, frei von allen jeglichen Schmerzen, und ich fühle mich so voller Wärme, Kraft und Gesundheit wie in den Jahren vor meiner Krankheit. Nächst Gott verdanke ich diesem Herrn die Erhaltung meines Lebens und meine heutige Gesundheit und empfehle allen leidenden Frauen die ausgezeichnete Behandlung und Heilmethode des Herrn Direktor Huter-Heinde zu Hannover.

Nauen bei Lutter a. B., den 18. Juni 1895. Frau Hofbesitzer Ahrens.»

Gicht- und Gelenkrheumatismus

«Hochgeehrter Herr Direktor! Sie werden entschuldigen und mir wohl nicht übel nehmen, dass ich nicht eher geschrieben habe. Ich habe Ihre Arznei erst richtig aufgebraucht und habe auch erst abgewartet, wie sie mir geholfen. Ich habe schon vier Jahre die Schmerzen in meinen Gliedern gespürt und viele ärztliche Hilfe in Anspruch genommen und muss Ihnen jetzt freundlichst mitteilen, dass ich nachdem noch keine Schmerzen in meinem Körper wieder gespürt. Ich fühle mich so gesund wie vorher. Wenn ich mal wieder in meinen Gliedmaßen was merken sollte, werde ich sofort nach Hannover kommen und mit festem Vertrauen mich Ihrer Hilfe unterwerfen. Ich bin sehr erfreut, dass ich von der Gicht erlöst bin. Mit vielen Grüßen sage ich Ihnen meinen besten Dank.

Bredelem, den 5. Mai 1895. Achtungsvoll Großspänner Wilhelm Wedde, beim Ökonom H. Welge, Bredelem.»

Geschlechtskrankheit

«Im April 1896 erkrankte ich durch Ansteckung an einem eitrigen Ausfluss. Ich begab mich darauf nach einem Spezialisten für Hautkrankheiten, welcher ein Leiden konstatierte und mich zirka fünf Wochen mit Mediakmenten erfolglos behandelte. Mein Leiden verschlimmerte sich, es traten Rachenentzündungen und allgemeine Schwächezustände hinzu, hierauf wandte ich mich an den Naturarzt Herrn Direktor Huter, durch dessen Diätmittel und Behandlung ich innerhalb sechs Wochen vollständig gesund hergestellt bin. Dieses bezeugt der Wahrheit gemäß zur Empfehlung allen ähnlich Leidenden.

Linden bei Hannover, den 20. Juli 1896. Fritz S.»

Chronischer Stockschnupfen

«Seit Jahren litt ich an einem Kopfleiden mit Stockschnupfen verbunden. Ich wandte alle erdenklichen Mittel an, aber vergeblich. Hoffnungslos, voll Schmerzen und Schwermut war ich so tagelang ans Bett gefesselt, bis mich ein Freund auf das Heilverfahren des Herrn Direktors Carl Huter hier aufmersam machte. Durch die Behandlung bin ich nach 3-monatiger Kur vollständig wieder gesund.

Kaufmann C. V. Molkereiprodukte en gros & en détail. Hannover, den 10. Oktober 1895.»

Schweres Magenleiden

«Herrn Naturarzt Huter, Hannover. Ich bestätige Ihnen gern, dass mein langwieriges Magenleiden durch Gebrauch Ihrer Heilmittel wesentlich gebessert wurde. Ich will nicht unterlassen zu bemerken, dass Ihre Heilmittel und Verordnungen bei vielen mir bekannten Personen von außerordentlichem Erfolge begleitet gewesen sind.

Hermann Beins, Tischlermeister. Goslar, den 7. November 1897.»

Rückenmarksschwindsucht

«Im Frühling 1896 erkrankte ich an Kreislaufstörungen und Nervenschwäche mit schweren Symptomen. Schwindel und Kopfschmerz quälten mich täglich, Rücken und Beine nahmen bei jeder Bewegung das Gefühl an, als ob ich mich im Sande vertrete, oben keine Kraft und unten keinen Boden hatte. Ich nahm medizinische Hilfe in Anspruch, ohne Erfolge, dann wandte ich mich der Kneippkur zu, jetzt wurde der Zustand erst recht verschlimmert, so dass ich fortwährend fröstelte und jeden Appetit verlor unter Halsschmerzen und Augenschwäche. Schließlich nahm ich Zuflucht zu dem Heilmagnetiseur Herrn Direktor Huter, Hannover, Seestraße 13, welcher ein Gehirn- und Rückenmarksleiden feststellte. Ich wurde darauf mit Bädern, Massage, Magnetismus und Diätverordnungen behandelt und nach drei Monaten war ich vollständig geheilt.

Emil Brandenburg, Modelltischler. Linden b. Hannover, den 17. November 1896. Ricklingerstraße 24.»

Auszehrung eines Säuglings

«Mein kleiner Sohn im Alter von 16 Wochen magerte in Folge Mangel an Muttermilch immer mehr ab. Trotz bester Pflege und Ernährung mit Hilfe des Soxlethapparates, trat anhaltender Durchfall ein. Bäder und ärztliche Vorschriften führten zu sichtbaren Lähmungen des letzten Restes vorhandener Körperkraft. In meiner Ratlosigkeit eilte ich zu dem vortrefflichen Heilmagnetiseur Herrn Direktor C. Huter, Seestraße 13, hier, welcher das Kind in Behandlung nahm und innerhalb weniger Tage vollständig heilte. Mein Liebling besserte sich so überraschend schnell, dass er von Tag zu Tag jetzt zunimmt und voll Wohlbehagen jeden anlacht. Solcher Erfolg ist die beste Empfehlung.

Hebamme Frixen. Hannover, den 17. November 1897. Kirschenstraße 7a.»

Gehirn- und Brustfellentzündung

«Mein dreijähriger Sohn erkrankte nach mehrtägiger Appetitlosigkeit an starken Fiebern mit Begleiterscheinungen einer Gehirn- und Brustfellentzündung. (Apathischer Zustand mit teilweiser Bewusstlosigkeit und röchelndem Atem, Pulsschlag 150 in der Minute, Temperatur zirka 40 °C.)

Ich eilte zu dem Herrn Direktor Carl Huter, Seestraße 13, hier, welcher mein Kind denselben Abend in Behandlung nahm und nach zweistündiger Magnetisierung verbunden mit Wasseranwendungen verschwand das Fieber, die Lebensgefahr war beseitigt. Nach weiterer viertägiger Behandlung ist mein Liebling vollständig hergestellt. Ich kann es nicht unterlassen, die geradezu geniale ärztliche Behandlung und Umsicht des Herrn Direktor Carl Huter öffentlich lobend auszusprechen. Mein Kind wurde durch die Hilfe dieses Herrn wunderbar gerettet und in kurzer Zeit geheilt.

Ferdinand Helmes. Hannover, den 13. Mai 1896. Seestraße 31/I.»

Lebensgefährliches Karbunkelgeschwür

«Herr Direktor Huter! Mit Vergnügen bestätige ich Ihnen, dass mein neunjähriger Sohn von einem schweren, lebensgefährlichen Muskelgeschwür (Karbunkel) durch Ihre Behandlung innerhalb 14 Tagen vollständig geheilt ist. Da jedes Hausmittel versagte und medizinische Hilfe erfolglos geblieben, bis uns nur die Wahl einer schmerzhaften Operation blieb, nahmen wir Zuflucht zu Ihrer operationslosen Heilmethode. Nach dem fast schmerzlosen Verlauf der Öffnung, Eiterabsonderung und Ausheilung der Wunde blieb kaum eine sichtbare Narbe zurück. Der Knabe ist seitdem gesund wie zuvor, weshalb ich Sie bestens empfehlen werde.

Frau Oehlers Wwe. Hannover, den 13. August 1896. Seestraße 30.»

Neurasthenie und Magenleiden

«Ich war seit mehreren Monaten magenleidend und begab mich, als die Krankheit sich verschlimmerte, in ärztliche Behandlung.

Die lange Kur in einer medizinischen Klinik schwächte mich sehr, ich wurde jedoch keineswegs gebessert.

Schließlich wandte ich mich an Herrn Direktor Carl Huter.

Wenn schon die genaue und sichere Beurteilung der Krankheit sowie die tiefe Einsicht in meine körperliche Konstitution und individuelle Eigenart mich mit großem Zutrauen zu genanntem Herrn erfüllten, so wurde dieses später in vollkommenster Weise gerechtfertigt. Nach kurzer Zeit wurde ich durch Anwendung seiner Mittel und Befolgung der mir erteilten Ratschläge vollständig geheilt.

Es ist mir daher eine angenehme Pflicht, Herrn Direktor Carl Huter als den besten mir bekannten Naturarzt allen Kranken und Leidenden empfehlen zu können.

Rudolf Grote.
Hannover, im Oktober 1895.»

Nervenleiden infolge Rückenbelastung

«Seit Jahren litt ich an Nervosität, wozu sich abwechselnd Schwindel und Kopfschmerz gesellten. Im Frühling 1896 trat unregelmäßiger Schlaf, Unruhe, Beklemmung und Nachtschweiß auf, so dass mein Leiden einen bedenklichen Charakter annahm. Da ich mehrere Jahre Medizin vergeblich angewandt hatte, wandte ich mich an den Heilmagnetiseur Herrn Direktor Huter, Seestraße 13, Hannover, durch dessen Behandlung ich vollständig geheilt wurde.

Albert Meffert, Lithograph.
Hannover, den 20. November 1896.»

3. Von welchen Erfolgen die Hauskuren waren, welche ich verordnete

Die Regelung der Diät und der ganzen Lebensweise, in Verbindung mit häuslichen Wasseranwendungen, Hausmitteln und den vorzüglichen biochemischen Heilmitteln von Julius Hensel bewirkten diese.

Die Hensel'schen Mittel habe ich voll und ganz in meine Heilmethode aufgenommen, gerade so wie ich auch die biochemischen Mittel von Dr. Schüssler (Oldenburg) anerkannt habe. Die Hensel'schen Mittel, welche darum so heilend wirken, weil sie Blut und Nerven ernähren, also eigentlich diätetische Nahrungsmittel sind, wurden bisher sowohl von der Schulmedizin als auch von der Homöopathie und von der offiziellen Naturheilkunde ignoriert. Es sind nur sehr wenige Vertreter der allopathischen Schule, welche Hensel anerkennen, diese aber treten dann auch um so ehrenvoller und anerkennender für Hensel ein. Ich nenne hier vor allen den hochgeschätzten Sanitätsrat Dr. Ullerberger (Straßburg), welcher ein Werk über die Lehren und Heilmittel Hensels (‹Was uns Not tut›) verfasst hat, das sowohl dem großen Forscher als auch seinem Schüler alle Ehre macht.

Prof. Dr. Ernst Kapp, Düsseldorf, schrieb in seiner Kritik über Hensels Hauptwerk: ‹Hensels Buch ist das fünfte Evangelium›. Dr. med. Simmen in St.Imier, Schweiz, schrieb: ‹In Hensel werde ich leben und sterben usw.›

Dr. med. Berthelen in Loschwitz bei Dresden schrieb eine begeisterte Kritik in über ‹Land und Meer›.

Dr. med. Emil Schlegel, Tübingen, schrieb: «Wie Julius Hensel die Ernährungsfrage im Grunde gefasst hat, so hat er sie auch gründlich gelöst, und es treten gegen seine Vorschläge alle anderen Versuche, insbesondere auch die der Kindermehle und anderweitigen Ersatzmittel als unvollkommen zurück.»

Auch in der Naturheilbewegung sind Stimmen für Hensel laut geworden, Clara Munke und Reinhold Gerling wissen wohl den Vater der Nährsalztheorie zu würdigen. Leider ist die Prinzipienreiterei in der offiziellen Naturheilbewegung ein solcher Machtfaktor geworden, dass diese Verballhornisierung zu demselben Ergebnis geführt hat, wenigstens zum Teil, wie in der Schulmedizin, wo es nicht heißt «Fortschritt und offenes Auge für alles», was gut ist, sondern Abkapselung, Vermummung, Opposition, tendenziöser Rückschritt, Stillstand und Bonzentum.

Brief-Auszüge

«Ihr Besuch soll mir sehr angenehm sein. Mein Befinden ist sehr gut, meinen Arm kann ich zu jeder Arbeit gebrauchen.

Offleben, den 29. Juni 1895. Mit freundlichem Gruß Jakob Ruhe.»

«Sie werden entschuldigen, wenn ich ein paar Zeilen an sie richte und um Auskunft bitte. Meine Frau und mein Kind haben Ihre vorgeschriebene Kur jetzt seit 14 Tagen gebraucht, und nun hat sich heute bei meiner Frau ihr Unwohlsein eingestellt. Da wir nun nicht wissen, ob nun das Baden während des Unwohlseins weiter geführt werden kann, so wollen Sie so freundlich sein, und uns so schnell als möglich Nachricht geben, ob meine Frau alles ruhig weiter befolgen darf. Mein Halsleiden hat sich gebessert, und ich brauche noch von den mir verordneten Mitteln.

W., den 23. Februar 1895. Mit freundlichen Gruß Ihr Fr. Wagner.»

«Seien Sie so freundlich und senden Sie mir etwas von Hensels physiologischen Salzen. Auch sage ich Ihnen meinen herzlichsten Dank, denn ich fühle mich jetzt ganz wohl, aber das Salz werde ich noch immer mit nehmen, denn das stärkt furchtbar die Glieder.

L., den 7. März 1895. Achtungsvoll Anna Quante.»

«Die Arzneien sind alle geworden seit einigen Tagen. Von Ihnen verordnete Arzneien waren Hensels physiologische Nervensalze und Tonikum (Limonadenessenz). Ersuche Sie daher um weitere Hilfe umgehend.

An., den 23. Februar 1895. Hochachtungsvoll Aug. Netz.

Ferner bin ich beauftragt von Fräulein Fischer hierselbst, welche an Flechten leidet und weitere Hilfe von Ihnen verlangt. Wir haben größtes Zutrauen zu Ihnen, da doch Ihre Kunstbeweise hier vorliegen und Ihre Empfehlung eine große werden wird, wenn Sie so fortfahren werden.

Besten Gruß,
Familien Netz und Fischer.»

«Da wir das gebraucht haben, was Sie mir geschickt, und guten Erfolg gehabt, und der Appetit schon besser ist, bin ich der Meinung, dass ich jetzt wohl was anderes haben müsse. In der Hoffnung, dass Sie meine Bitte erfüllen werden, verbleibe ich

August Schramm, L., den 5. Februar 1895.»

«Zur Nachricht, dass ich nach Ihrem Gebrauch mich ganz gut befinde und möchte deshalb mal anfragen, ob ich noch immer so weiter brauchen soll. Es hat sich von Tag zu Tag schon gebessert und ich fühle mich ganz wohl.

Achtungsvoll Frau Loos. Hahausen, den 5. Mai 1895.»

«Da wir unsere Kur bis jetzt fortgesetzt haben und unser Befinden ganz gut ist, möchte ich sie bitten von Hensels physiologischem Salz, welches alle geworden ist, noch mal einen Teil zu schicken. Können selbiges unter Nachnahme senden. Frau Ww. Brakebusch ist hier gewesen und hat mich gebeten, ich möchte es Ihnen doch mitschreiben, dass auch ihr Salz alle geworden sei und möchten Sie doch so gut sein, ihr auch noch mal einen Teil schicken.

Es grüßt achtungsvoll Bäckermeister August Brunke. A., den 10. Februar 1895.»

«Ich konnte die Kur nicht gleich nach Ostern antreten. Ich befinde mich jetzt eben etwas besser, habe das Baden wieder angefangen, Diät gelebt und gebraucht, was ich von Ihnen hatte. Konnte Sie nicht eher benachrichtigen, weil ich nicht eher Zeit hatte. Kann noch nicht bestimmen, ob ich nach dort komme.

Mit Gruß Frau Nolte.
Astfeld, den 23. April 1985.»

«Ich ergreife die Feder, um an Sie freundlichst zu schreiben, wegen unserer Kleinen, sie befindet sich nach dem Baden besser. Ich habe immer gewartet, dass Sie mir was zusenden, denn ich habe noch nichts bekommen.

Es grüßt F. Gläsener.
A., den 10. Februar 1895.»

«Meine Frau hat seit vier Wochen die Grippe gehabt, nach dem Einnehmen befindet sie sich besser und kann jetzt die Arbeit zuhause wieder machen.

Mit freundlichem Gruß H. S. und Frau.L., den 28. April 1894.»

«Da ich Ihre Kur 14 Tage durchgemacht habe und ich von dem Salze nichts mehr habe, so erlaube ich mir Sie zu benachrichtigen: Das Befinden nach der Kur ist sehr gut usw.

Mit Gruß Helene Fischer.
A., den 12. Mai 1895.»

«Ich muss Ihnen mitteilen, dass Emmas Medikamente soweit verbraucht sind, nur noch ein paar Tage Pulver. Ich ersuche Sie nun freundlichst, mir doch nochmal etwas zu senden, oder wollen Sie ein anderes Verfahren anwenden, das müssen Sie nun am besten wissen. Übrigens befindet sie sich ganz wohl und es hat den Anschein, dass es sich mit ihrem Gehör etwas gebessert hat.

Hochachtungsvoll W. P.
L., den 17. Februar 1895.»

«Ich möchte Ihnen doch mal einige Zeilen schreiben und möchte Sie bitten, mir doch das Betreffende zu schicken. Vielleicht haben Sie meine Adresse vergessen, ich bin gleich den ersten Abend bei H. gewesen.

Hochachtungsvoll Frau L. Sch.
L., den 17. März 1895.»

«Um Sie zu benachrichtigen, dass meine Mutter sich nach den Kamillendämpfen ganz wohl befunden hat, wir machen es immer noch weiter, sie kann nicht gut mehr ohne die Dämpfe fertig werden. Sie hat noch zweimal einen Anfall von den Krämpfen gehabt. Bitte schicken Sie meiner Mutter doch die Mittel, denn sie sehnt sich danach.

Ganz ergebenst H. K.
L., den 30. März 1895.

Gruß von H., denn sie sagte mir, ich möchte Sie doch benachrichtigen, dass sie es gleich schicken möchten.»

«Ihnen zur Nachricht, dass meine Mutter jetzt besser ist. Sie geht jetzt schon ein bisschen draußen hin, wenn es schöne Luft ist. Das Essen schmeckt und das andere ist in bester Ordnung, bloß sie kann noch nicht weit gehen, es geht langsam um. Darum sehen wir gerne, dass Sie, wenn Sie nach dem Harz reisen, meine Mutter noch einmal besuchen. (Nach sechswöchiger Hauskur auf Befolgung meiner Anweisungen. CH)

Ergebenst H. K., Schlachtermeiser.
L., den 26. April 1895.»

«Ihnen zur Nachricht, dass Sie doch gleich kommen möchten nach L. und holen meine Mutter weg, denn ich kann es nun nicht mehr ansehen, wie sie aushalten muss. Wir haben Sie erwartet und Sie sind doch nicht gekommen. Der Schmerz, den sie im Kreuze hat, wird wohl von den Nieren kommen, es zieht sich immer bis oben in den Kopf. Bester Herr, helfen Sie, kommen Sie so rasch wie möglich. Wenn ihr hier nicht zu helfen ist, so nehmen Sie sie mit. Bitte, wir erwarten Sie jeden Tag, kommen Sie doch gleich. (War wieder in medizinische Behandlung gegangen, daher der starke Rückfall des Leidens. CH)

Ergebenst H. K.
L., den 13. Juni 1895.»

«Ich muss mich an Sie wenden und schreiben, dass mein Mann an der Lunge leidet, und er hat den schlimmen Husten und spuckt auch Schleim aus, und das Essen schmeckt gar nicht. Seien sie doch so gut und schicken sie meinem Mann da was vor, und wenn sie mal wieder nach A. kommen, so bitte ich Sie, meinen Mann doch zu besuchen.

Unsere Adresse ist: W. F. bei Herrn v. M., Rittergut in A.»

«Möchte Sie bitten, mir doch die Sachen zu schicken, da ich von dem Abend an, wo ich bei Ihnen, bei Frau Herre war, nachts wieder solche Rückenschmerzen, die wie Koliken auftraten, dass ich am andern Tage ganz gelb über den Körper war, so dass wir es mit der Angst bekamen und zum hiesigen Arzt schicken mussten. Dieser meinte, es käme von der Leber. Da ich nun einmal mein Zutrauen auf Sie gesetzt habe, so bitte ich nochmals, mit Rat und Hilfe entgegenzukommen.

Mit herzlichem Gruß Frau L.
L., den 2. April 1895.»

«Da ich schon Tee und Salze bekommen habe, bitte ich Sie, doch so bald wie möglich das andere zu schicken.

Frau Christian Schumann.»

«Durch Erfahrung von Frau H. aus L. fühle ich mich geneigt, Ihnen mitzuteilen, dass meine Frau schon seit 16 Jahren an Gelenksgicht leidet und in der Hoffnung ist, bei Ihnen rechte Hilfe zu finden. Sie kann seit vergangenem Sommer auf keinen Fuß mehr treten. Nun bitte ich, Herr Direktor, wenn es Ihnen möglich ist, mal nach hier zu kommen. Sollten Sie geneigt dazu sein, so bitte ich um Nachricht, wann Sie kommen wollen, denn eine Schwester von meiner Frau, die schon lange Jahre an einem anderen Fehler leidet, will auf den Tag nach hier kommen. Wenn Sie kommen, möchten Sie auch bei Frau H. nochmal vorbeikommen.

Hochachtungsvoll Hofbesitzer Chr. K., H., den 20. März 1895.»

«Wir möchten Sie doch dringend bitten, unsere Sachen doch so rasch wie möglich zu schicken, legen Sie doch Frau Sch. ihre Pulver bei meinem mit bei, dann will ich es ihr schon hinbringen.

Mit Gruss Frau H. W. Sch., Frau H. Sch., L., den 23. März 1895.»

«Mit traurigem Herzen ergreife ich die Feder, ein paar Zeilen an Sie zu schreiben. Mein Befinden war im Anfang ganz gut, aber so lange der Tee alle gewesen ist, welchen Sie mitgebracht hatten, von der Zeit an ist es wieder schlimmer geworden. Ich habe mir Tee von Goslar mitbringen lassen, aber der ist nicht viertel so gut, denn er schmeckt nur viertel so bitter als den Sie mitgebracht haben. Es ist nun wieder so schlimm auf meiner Blase und mein Leib ist ganz aufgeblasen. Des Morgens, wenn ich aufstehe, dann ist mir alles auf der Brust zu und wenn ich dann eine Weile aufgewesen bin, dann musss ich immer ausschlagen und husten, denn meine ganzen Glieder tun mir weh, und bin so marode, und es ist mir immer auf meiner Blase, als wenn mir alles wegfallen wollte und solch Stechen und Aufgeblasenheit, ich muss ordentlich jappen. Wollen Sie wohl so freundlich sein und wollen so rasch wie möglich mal kommen, denn meine Mutter lauert auch, und es wäre doch ganz gut, wenn Sie mich jetzt sehen. Bitte, bitte, sehen Sie zu, dass Sie so rasch wie möglich kommen, denn ich setze meine ganze Hoffnung auf Sie. Ich war vor 14 Tagen bei Doktor H. in L. und wollte meinen Krankenschein holen, dass ich mein Geld kriegte, weil ich in der Krankenkasse war. Wie ich nun auf die Stube kam, da sagte er zu mir: ‹Sie sind ja auch wohl nach dem Hannover'schen gewesen?› Ich sagte ja, das wäre ich. Nun wollte er auch wissen, was mir gefehlt hätte, nun wollte er mich mehr fragen. Wo er aber hin wollte, war ich immer schon. Er sagte zu mir: ‹Er hat doch wohl das Rechte gefunden?› Da tat ich aber gar nicht wie wenn ich das hörte und sagte Adieu, Herr Doktor. Da sagte er, aus den Augen könnte er mir keine Krankheit lesen. Da sagte ich, ich hätte nun schon ein viertel Jahr gebraucht und es wäre nicht anders geworden, ich habe hier von dem Hannover'schen Direktor 14 Tage gebraucht, und wie konnte ich laufen. Er war aber so ärgerlich, konnte mir aber nichts vormachen. Nun bitte ich Sie noch einmal, noch einmal so rasch wie möglich zu kommen, dass ich erst wieder zu recht werde.

Viele Grüße Frau B.
L., den 19. Februar 1895.»

«Umgehend benachrichtige ich Sie ergebenst, dass ich Mittwoch mittag in Hannover eintreffen werde.

Mit freundlichem Gruß
Minna Brandes.»

«Teilen sie Herrn Huter mit, dass es unser Vornehmen wäre, meinen Vater nach Hannover zu bringen, wegen der starken Kälte hätten wir immer noch zurück gehalten. Schreiben Sie Herrn Direktor, wenn er Donnerstag zu Ihnen käme, möchte er auch zu uns kommen, damit wir die Sache mit ihm näher besprechen können, um seine Ansichten zu hören.

Mit bestem Gruß E. W.»

«Ich befinde mich jetzt ganz wohl, habe eine ganz andere Gesichtsfarbe und fühle mich recht kräftig und bitte Sie deshalb nochmals um Zusendung des S. und der M. Herzlichen Gruß von meinen Eltern.

Hochachtungsvoll Jul. N.»

«Meinen besten Dank für die Teilnahme für mein schwaches Kind. Ich konnte von der ersten Medizin noch nicht viel gebrauchen, da mein Mann immer dagegen war, der will immer noch bei den Ärzten bleiben, die wir doch bereits schon zehn Jahre ohne besondere Hilfe gebraucht haben. Mein sehnlichster Wunsch ist nun, mein Kind in Ihre Pflege zu bekommen. Herrmann ist Gott sei Dank ein schöneres Teil kräftiger geworden, er hat drei Wochen alle Abende eine Tasse Tee getrunken, welchen ich auf Frau Kirchners Rezept aus der L. Apotheke geholt habe, ich habe ihm auch Umschläge davon aufgemacht.

Wollen Sie mir bitte Ihren Brief an Herrn Fritz Sch. Frau geb. K. schicken. A., den 1. März 1895.»

«Dr. M. in G. staunt über die Aussicht des jungen Herrn Bosse, solch große Fortschritte hat derselbe in der Besserung gemacht.

Mit Gruß Emil W.»

«Gestern abend traf ich mit Herrn und Frau Nolte zusammen, die beklagten sich, dass ihre Heilmittel noch nicht angekommen seien, desgleichen meine Schwester.

Bitte schicken Sie doch den Leuten dasselbe, denn die Sachen von dort abzuholen wäre doch zu weitläufig und käme auch zu teuer.

Wenn Sie die Sachen schicken, so bitte ich darum, für meine Frau die Wurzeln, oder was es sonst für Sachen sind, zu den bitteren Sch. mitzuschicken, da der mitgebrachte alle ist und meine Frau sich gut darnach befand, auch möchte sie gerne eine Flasche Eisenlikör haben.

Wir bitten nun, so bald Ihnen möglich ist, die Sachen uns zuzuschicken. – Wie ich gehört habe, haben es einige Leute schon bereut, dass sie damals Ihre Heilmittel nicht genommen haben. Hiermit will ich schließen.

Mit freundlichem Gruß H. K. und Frau. A., den 3. Februar 1895.»

«Ihre Kiste mit den Heilmitteln haben wir erhalten und auch teilweise abgegeben, nur Langemeiers haben ihre Sachen noch nicht abgeholt, ich habe aber gehofft, dass dieselben sich gut danach befinden. Meine Frau befindet sich bis jetzt ganz gut. Sie haben ihr Teeumschlag verordnet, sie ist nun darüber im Zweifel, ob derselbe warm oder kalt angewendet werden soll, bitte uns darüber zu berichten, auch mit wieviel Wasser der vierte Teil Tee gekocht werden soll. Neulich besuchte uns auch Frau H. aus L., es war für mich eine Lust, die beiden anzuhören, wie die sich unterhielten, wehe dem, welcher durch ein böses Wort über Sie sich hätte ausgelassen. Peinemanns aus L. lassen anfragen, ob Sie es wohl vergessen hätten, die Sachen für ihre Tochter zu schicken, sie befände sich nach dem vorigen Heilmittel ganz gut. Meine Frau lässt anfragen, was Ihre jetzigen Patienten machen und ob Frl. G. noch da ist. Besten Gruß an Frl. G. und Herrn W. Vor allen aber seien Sie herzlich gegrüßt von

H. Kircher und Frau. A., den 24. Februar 1895.»

«Ich kam am Mittwoch abend hier wohl mit meiner Frau an, sie wurde, je näher wir nach L. kamen, immer wohler, jedoch war sie sehr schwach, hat sich nun aber schon sehr gebessert, nun sie auf pünktliche und richtige Diät kommt. Meine Frau dankt Ihnen aber noch vielmals, indem sie sagt, sie hätten sich die größte Mühe gegeben und auch die richtigen Mittel angewendet, wodurch sie sich nun völlig geheilt fühlt. Im voraus besten Dank.

Ergebenst H. Spandau. Lutter am Barenberg, den 16. Juli 1895.»

«Sehr hat es mich gedauert, dass Sie am Sonntag den Zug in Grauhof nicht mehr erlangt haben, die Zeit war zu kurz. Schicke Ihnen hiermit die Adresse: Herrn Assessor St. in B. Auch habe ich Ihnen noch zwei Patienten zukommandiert, 1. Frau R. B., welche ihren Besuch in Burgdorf erwartet, und Fräulein M. F. aus D., welche große Zuneigung zu Ihnen haben und unter kurzem Sie brieflich benachrichtigen werden. Die Adr. habe ich beiden gegeben.

Mit bestem Gruß Ch. Rehse.
J., den 24. Juni 1895.»

«Endlich ein Lichtstrahl im Dunkeln meiner Nacht durch Ihren lieben Brief. Herzlichst innigst danke ich Ihnen für Ihre große Güte und Ihren Edelmut, den Sie Armen erweisen. Freilich, ich wusste, dass Sie ein wahrhaft edler Mensch sind und sich nicht nur auf das Theoretische , sondern auch auf das praktische Christentum stützen. Dächten alle Menschen so edel und selbstlos wie Sie, es stünde besser in der Welt.

Ihr dankbarer ergebener Rudolf Lübbecke. Hamburg-St.-Pauli, den 10. Juni 1895.»

9. Praktische Anleitung zu Hauskuren

1. Packungen und Umschläge

Jede Art von Packungen soll bezwecken, dass der Stoffwechsel angeregt, Haut-, Lungen- und Darmtätigkeit erhöht und die Blutzirkulation beschleunigt wird, ferner sollen sie den Zweck haben, die Krankheitsstoffe aufzulösen, auszuscheiden und den Organismus zu kräftigen.

Die Packungen haben ganz verschiedene Wirkung, je nachdem man sie anwendet, man kann mit denselben den Organismus anregen, beruhigen und kräftigen, auch die Blutzirkulation ganz nach Wunsch regulieren. Die Packungen müssen in gut gelüfteten, erwärmten Zimmern ausgeführt werden, bei Vermeidung jeder Zugluft. Man braucht hierzu Wasser in der vom Arzt angegebenen Temperatur, Leinen- und Flanellbinden resp. Laken und wollene Decken.

Die Leinenbinde wird im temperierten Wasser angefeuchtet und in den meisten Fällen fest ausgewrungen.

Die Flanellbinde resp. wollene Decke muss natürlich breiter sein als die Leinenbinde resp. das Laken, damit erstere von letzterem luftdicht abgeschlossen wird.

Zu bemerken ist noch, dass sich die Enden der Binden auf der Vorderseite des Körpers kreuzen und dort mit Sicherheitsnadeln befestigt werden müssen. Man lege sich vorher alles dazu Gehörige zurecht, damit man bei der Packung möglichst schnell verfahren kann, da im anderen Falle leicht Frost eintreten kann.

Es gibt nun Ganz-, Halb- und Dreiviertelpackungen; ferner Hals-, Brust-, Leib-, Rumpf-, Kreuz-, Zentral-, Arm-, Bein-, Fuß- und Wadenpackungen resp. -umschläge. Auch wird bei vielen Krankheiten eine Packung verbunden mit einer anderen verordnet.

Erwähnen will ich noch die Dampfkruken, die hierbei öfter nötig sind. Es sind dies Steinkruken, welche mit einem warm angefeuchteten Leinentuche umwunden und in einen wollenen Strumpf fest eingehüllt werden.

1. Ganzpackung

Man entfernt aus einer Bettstelle das Deckbett, legt auf das Unterbett eine wollene Decke, die so lang und so weit ist, dass man den Patienten bequem darin einhüllen kann. Der Patient zieht sich bis aufs Hemd aus, unterdessen wird schnell ein nasses Laken auf der Decke ausgebreitet. Nun hat der Patient auch das Hemd ausgezogen und legt sich schnell mit dem Rücken, lang ausgestreckt, die Arme dicht am Körper, auf das Laken. Eine andere Person schlägt das Laken von beiden Seiten über den Körper, sodass es recht glatt liegt; die Beine werden einzeln gepackt; am Hals wird das Laken in glatte Falten gelegt und dann wird die wollene Decke von beiden Seiten darübergelegt, nur mit dem Unterschied, dass mit der wollenen Decke beide Beine zusammen eingepackt werden. Zuletzt kann man den Patienten auch noch mit dem Federbett bedecken.

2. Bettdampfbad oder Ganzpackung mit Dampfkruken

Man verfährt wie bei der Ganzpackung, nur legt man dem Patienten, ehe man ihn in die wollene Decke packt, eine Kruke vor die Füße, zwei Kruken gegen die Knie und zwei Kruken gegen die Hüften. Sind aber nur drei Kruken verordnet, lässt man letztere fort. Damit die Kruken nicht brennen, lege man zwischen diese und den Patienten drei- bis vierfache Flanellstücke.

3. Dreiviertelpackung

Die Dreiviertelpackung unterscheidet sich von der Ganzpackung dadurch, dass der Körper nur zu drei Vierteln eingepackt wird. Kopf, Hals, Brust bis an die Achselhöhlen bleiben frei, doch müssen die Arme unter das Deckbett gesteckt werden, damit sie warm bleiben.

Hierbei werden auch fünf, drei oder eine Kruke angewandt.

Diese Dampfpackung wird auch Bettdampfbad genannt.

Für gewöhnlich soll der Patient nicht länger als zwei Stunden in dieser Packung liegen. Verspürt er aber vorher schon Unbehagen, so muss er sofort davon befreit werden.

4. Halbpackung

Hier reicht das Leinentuch und die wollene Decke von den kurzen Rippen bis über die Füße hinaus. Das Leinentuch muss so lang sein, dass es unten vielleicht ¼ Meter über die Füße geschlagen wird. Es soll noch einmal bemerkt werden, dass die wollene Decke eine Handbreite höher als das Leinentuch liegen muss, damit die Luft fest abgeschlossen wird. Gewöhnlich werden hierbei drei Dampfkruken verordnet. Es braucht der Patient das Hemd nicht auszuziehen, sondern nur hochzunehmen, auch muss er bis an den Hals mit einem Federbett gut zugedeckt sein.

5. Rumpfpackung

Der Rumpf wird von den Achselhöhlen bis zu dem Geschlechtsteil eingepackt.

6. Leibumschlag

Der Leibumschlag soll den Leib von der Magengrube bis zu den Geschlechtsteilen einhüllen. Es wird hierzu am besten ein Hanftuch verwendet, welches 39 cm breit und 1¼ m lang ist. Die Flanellbinde, welche darüber kommt, muss 50 cm breit und 1¼ m lang sein.

7. Brustumschlag

Ist gerade so wie der Leibumschlag, nur reicht er von den Achselhöhlen bis beinahe an den Nabel.

8. Kreuzumschlag

Man nimmt hierzu ein Handtuch, näht in die Mitte rechtwinklig zur Längsseite einen handbreiten, ½ m langen Leinenstreifen an. Gerade so näht man zwei Flanellstreifen, die natürlich breiter sind, zusammen, dann legt man das Handtuch wie beim Leibumschlag um den Unterleib, führt den Leinenstreifen nach unten über die Kreuzgegend hinweg, zwischen den Beinen hindurch, vorn über die Scham wieder nach oben und befestigt ihn unter dem Handtuch. Dann legt man in gleicher Weise die Flanellbinde darüber.

9. Schulterpackung

Am besten gebraucht man eine Serviette, die man der Länge nach dreifach zusammenlegt. Von hinten her legt man sie um Hals und Schultern, so dass sie kreuzweise bis auf die Brustwarzen fällt. Dann legt man einen breiteren Flanellstreifen darüber. Besonders befestigt brauchen diese Streifen nicht zu werden, da die Schulterpackung stets in Verbindung mit dem Brust- oder Rumpf-umschlag angewendet wird und dieser dann so angelegt wird, dass er über die Enden des ersteren hinweggreift.

10. Halsumschlag

Hierzu nimmt man einen Leinenstreifen von 25 cm Breite und 50 cm Länge. Man legt das Leinentuch 2-3-fach zusammen, legt darüber zweifach die Flanellbinde und schließt vorn alles mit einer Sicherheitsnadel.

11. Armpackung

Ein zweifach zusammengelegter, dann noch handbreiter Leinenstreifen wird spiralförmig vom Hand- bis zum Kugelgelenk um den Arm gewickelt, dann darüber ein etwas breiterer Flanellstreifen.

12. Handpackung

Die Handpackung wird ähnlich wie die Armpackung gemacht, die Leinen- und Flanellstreifen werden ganz um die Hand und den Unterarm gewickelt, doch nicht zu fest.

13.Beinpackung

Das Bein vom Knöchel bis zum Fußgelenk wird umwickelt mit 2½ m langen, handbreiten Flanell- und Leinenstreifen.

14. Fußpackung

Man nimmt hierzu am einfachsten einen baumwollenen und einen wollenen Strumpf. Der erstere reicht etwas über die Knöchel, der zweite reicht bis an die Knie. Der baumwollene Strumpf wird angefeuchtet angezogen und der wollene Strumpf darüber gezogen.

15. Wadenpackung

Hierzu braucht man einen Leinenstreifen, welcher 30 cm breit und 75 cm lang ist. Es ist dasselbe Verfahren wie beim Leibumschlag.

16. Huter'scher Zentralumschlag

Eine Art Umschlag, der fast bei den meisten Krankheiten mit guten Erfolgen in meiner Anstalt angewendet wurde. Derselbe geht von der Mitte zwischen Herzgrube und Nabel bis zur Mitte der Oberschenkel rund um den Leib. Verpackung sonst genau so wie bei allen anderen Umschlägen.

Dieser Umschlag war bisher in der Naturheilkunde nicht bekannt und wurde von mir erfunden bei der Behandlung einer vom Schlaganfall hoffnungslos darniederliegenden Frau, wodurch in Verbindung mit den andern Heilmitteln die Patientin gerettet wurde.

Es sei bemerkt, dass alle andern größeren Umschläge und Wasseranwendungen von der Kranken nicht vertragen wurden. Nach dem Zentralumschlag trat sofort ein rapider Umschwung zur Heilung ein.

2. Aufschläge

1. Oberaufschlag

Der Oberaufschlag bedeckte die Vorderseite des Körpers bis zur Scham.

Man nimmt dazu gewöhnlich ein Laken und eine wollene Decke. Man taucht das Laken in Wasser, wringt es aus, faltet es 3-4-mal zusammen und legt es dann auf den Körper. Dann wird die zweifach gefaltete Wolldecke darüber gelegt. Letztere muss das Laken gut bedecken und an den Seiten ohne Falten unter den Körper gesteckt werden. Um den Hals legt man noch extra ein wollenes Tuch.

2. Unteraufschlag

Vom Unteraufschlag wird die Hinterseite des Körpers vom Halse bis zum Gesäß bedeckt.

Man legt auf das Bettgestell die doppelt zusammengelegte Decke, darauf das vierfach zusammengefaltete feuchte Laken, und legt sich dann selbst darauf. Die wollene Decke wird kreuzweise vorn über den Körper geschlagen und dann der Körper bei beiden Aufschlägen mit einem Federbett fest bedeckt. Ein Aufschlag soll nicht länger als 45 Minuten liegen bleiben.

3. Kompressen

Diese unterscheiden sich von den Packungen dadurch, dass sie nicht den Körper umgeben, sondern nur einen Körperteil berühren. Man unterscheidet kühlende, beruhigende, erregende und Dampfkompressen. Die kühlenden Kompressen werden angewandt, um an Organen oder Körperteilen befindliche Entzündungen zu lindern und dadurch eine Zusammenziehung der Blutgefäße in dem entzündeten Organ oder Körperteil zu bewirken. Durch die Einwirkung der Kälte wird der gesteigerte Verbrennungsprozess herabgesetzt. Neben diesem Verfahren wendet man am besten auch gleich ein ableitendes Verfahren an, um das Blut von der entzündeten Stelle wegzuziehen und abzulenken. Die Temperatur muss bei den Kompressen gewöhnlich 19-23 °C betragen. Beruhigend wirken die Kompressen, wo große Schmerzen vorhanden sind, z.B. bei Nervenschmerzen oder Krämpfen, doch muss die Temperatur des Wassers hierzu 28 °C betragen, da kälteres Wasser aufregt und reizt.

Erregende Kompressen kommen da zur Anwendung, wo Krankheitsstoffe erweicht, aufgelöst und ausgeschieden werden sollen, z.B. bei Geschwulsten, Geschwüren, in denen Eiter enthalten ist. Man nimmt hierzu erst ein zweifaches dünnes angefeuchtetes Leinentuch, darüber ein angefeuchtetes grobes Leinentuch und darüber ein Stück Flanell, welches größer und breiter ist als die Leinentücher. Sind letztere trocken geworden, feuchtet man sie wieder an.

Dampfkompressen haben ebenfalls den Zweck, Krankheitsstoffe aufzuweichen und auszuscheiden. Sie wirken schmerzstillend, da durch die feuchte Wärme die Nerven sofort beruhigt und auch von den sie belastenden Krankheitsstoffen befreit werden.

4. Kühle Kompressen

Je nach dem Umfang des Körperteils, welcher bedeckt werden soll, nimmt man ein 4-6-fach zusammengelegtes Leinentuch, legt es auf die betreffende Körperstelle und legt eine Flanellbinde darauf, welche das Leinen gut bedeckt.

5. Dampfkompressen

Hierzu wringt man ein ebensolches Leinentuch, welches in kochendes Wasser getaucht wurde, aus, legt es so heiß wie möglich auf die Körperstelle und bedeckt es mit einer Flanellbinde.

3. Dampfbäder

Die Dampfbäder haben den Zweck, den ganzen Organismus oder nur einzelne Teile anzuregen und im Körper befindliche Krankheitsstoffe aufzuweichen und durch die Poren der Haut auszuscheiden.

Am zweckmäßigsten zu diesen Dampfbädern sind die Dampfkasten. Wo diese nicht vorhanden sind, sind auch einer oder einige Eimer Wasser ausreichend und eine große wollene Decke. Man setzt bestimmte Körperteile oder den ganzen Körper diesen Dämpfen aus.

Um die Dampfentwicklung zu erhöhen, hält man einen glühenden Glättbolzen mit der Spitze, vermittels eines Hakens, in das kochende Wasser. Nach dem Dampfbad wird der Körper mit 25-28 °C abgewaschen, oder noch besser, es wird ein Rumpfbad 28 °C, Abkühlung bis 25 °C, drei Minuten Dauer, hinterher genommen.

Wer keinen Dampfapparat besitzt, für den lasse ich hier eine Beschreibung folgen.

1. Ganzdampfbad

In eine Wanne, welche 30-40 cm hoch und zirka ein Meter breit ist, stellt man einen Rohrstuhl und davor eine Fußbank mit durchlöchertem Sitz.

Der Patient setzt sich auf den Stuhl und stellt die Füße auf die Bank.

Dann wird um den Körper vom Hals an eine wollene Decke geschlagen, welche zu allen Seiten über die Wanne hinausreicht bis auf den Fußboden und hier von Gewichten, Plätteisen (Bügeleisen) etc. festgehalten wird.

Eine zweite Person lüftet etwas auf der Rückseite des Körpers die Decke, gießt einen Eimer kochendes Wasser in die Wanne und nach fünf Minuten noch einen.

Erwähnt könnten hier noch werden das Dreiviertel- und das Halbdampfbad, bei ersterem schließt die Decke auf der Brust ab, bei letzterem auf dem Unterleib.

2. Beindampfbad

Der Patient setzt sich, bis an den Oberkörper entkleidet, auf einen Rohrstuhl und streckt die Beine auf zwei davorstehenden Rohrstühlen aus. Unter jeden der drei Rohrstühle wird nun ein Eimer mit kochendem Wasser gestellt. Damit die Dämpfe nicht entweichen, schlägt man über die Beine hinweg bis auf den Fußboden eine wollene Decke, welche vorn und hinten mit Nadeln zugesteckt wird.

3. Sitzdampfbad

Der Patient setzt sich auf einen Rohrstuhl, entkleidet sich soweit, dass das Gesäß und die Geschlechtsteile frei sind, schlägt vom Oberkörper an bis auf den Boden eine wollene Decke um sich. Unter den Stuhl wird ein Eimer mit kochendem Wasser gestellt.

4. Fußdampfbad

Es wird ein Eimer zur Hälfte mit kochendem Wasser gefüllt, über den Rand desselben legt man zwei feste Holzstäbe. Der Patient setzt die Füße auf die Holzstäbe. Dann wird von den Knien ab rings um den Eimer herum bis auf die Erde eine wollene Decke geschlagen.

5. Kopfdampfbad

Man stellt zwei Stühle mit den Lehnen aneinander. Der Patient setzt sich mit entblößtem Oberkörper auf einen Stuhl, auf den andern wird ein Topf mit kochendem Wasser gesetzt. Der Patient beugt Kopf und Oberkörper über die heißen Dämpfe, indem er sich mit den Händen auf den Stuhl stützt. Eine zweite Person breitet über Kopf und Oberkörper eine Decke, welche bis zum Fußboden reichen muss.

6. Armdampfbad

Der Patient setzt sich auf einen niedrigen Stuhl und legt beide Arme auf die Lehne eines davorstehenden Stuhles. Nun wird unter beide Arme ein Eimer kochendes Wasser gestellt. Dann wird eine Decke über die Arme geschlagen, welche bis zur Erde reicht.

7. Handdampfbad

Die Hände hält man über ein Gefäß mit kochendem Wasser, damit die Dämpfe nicht entweichen, legt man über Hände und Unterarme eine wollene Decke, welche bis zur Erde reicht.

8. Abwaschungen

Die Abwaschungen haben den Zweck, die Hauttätigkeit zu beleben und auf die Nerven erfrischend und kräftigend einzuwirken.

Am besten macht man Abwaschungen gleich morgens nach dem Aufstehen.

Zuerst wäscht man Hals und Brust, reibt sie gleich trocken, dann wäscht man Leib, Rücken, Arme, Beine und Füße. Man nimmt am besten dazu einen nassen und einen trockenen Badehandschuh.

4. Die Hausbäder

Der Zweck der Bäder ist, den ganzen Organismus oder nur einzelne Teile zu kräftigen, die abgelagerten Stoffe aus der Haut auszuscheiden und die Haut zur neuen Tätigkeit anzuregen.

Jedes Bad wirkt verschieden.

Die Temperatur des Wassers und die Dauer des Bades muss jedesmal extra angegeben werden.

1. Vollbad

Dieses wird in einer großen Badewanne genommen, der Körper soll bis zum Hals mit Wasser bedeckt sein.

2. Halbbad

Hierzu nimmt man dieselbe Badewanne. Der Patient setzt sich hinein mit ausgestreckten Beinen. Das Wasser reicht hierbei von den Zehen bis zum Nabel.

3. Rumpfbad

Die Wanne hierzu muss einen Längendurchmesser von einem Meter haben. Der Patient setzt sich mit seinem Rumpf ins Wasser, Hals, Schultern und Arme werden fortwährend bespült, Arme und Beine mit einer wollenen Decke verhüllt.

4. Sitzbad

Der Patient setzt sich ganz entkleidet in eine Wanne, welche einen Durchmesser von ½ m hat. Das Wasser muss bis zum Nabel reichen, Hals, Schultern und Arme werden bespült, Beine und Füße in eine wollene Decke gehüllt. Die Füße können auf eine Holzbank gestellt werden.

5. Fußbad

Die Füße werden in eine Fußbadewanne gesetzt, in der so viel Wasser ist, dass es bis zur halben Waden reicht. Nach dem Bade kühlt man das Wasser bis 22 °C ab und stellt die Füße nochmal hinein, eine halbe Minute, trocknet sie dann ab und zieht die Strümpfe und Schuhe wieder an. Hiernach macht man sich eine halbe Stunde Bewegung.

6. Armbad

In eine große Waschschale wird so viel Wasser getan, dass der Arm ganz davon umgeben ist.

7. Ellenbogenbad

Hierbei wird der Ellenbogen ins Wasser gehalten und der Ober- und Unterarm bis zur Hälfte mitumspült.

8. Gesicht- und Augenbad

Das Gesicht und die geöffneten Augen werden in eine Schüssel, welche halb mit Wasser gefüllt ist, getaucht.

9. Mund- und Rachenbad

Dazu nimmt man ein großes Glas Wasser, welches man mit Zitronensäure untermischt hat. Man nimmt das Wasser schluckweise in den Mund, lässt es bis in den Rachen laufen und speit es dann wieder aus.

10. Nasenbad

Man zieht aus einem kleinem Behälter das Wasser in die Nase hinein bis in den Mund und speit dasselbe dann wieder aus.

5. Einspritzungen und Ausspülungen

1. Klistiere

Hierunter versteht man Einspritzungen, die man mit einem Irrigator oder einer Klistierspritze ausführt.

Der Patient legt sich auf die Seite und zieht die Beine an, führt dann das Mundstück der Klistierspritze in den Mastdarm, schraubt den Hahn auf, damit das Wasser herauskommt und bleibt, nachdem die Spritze wieder herausgenommen ist, ruhig so lange wie möglich liegen.

2. Einspritzungen in Nase, Ohr und Rachenhöhle

werden mit einem Gummiballon ausgeführt. Um den Ballon zu füllen, drückt man ihn zusammen und hält die Spritze in Wasser. Um nun das Wasser wieder in die betreffende Höhle zu spritzen, braucht man nur wieder den Ballon zu drücken.

3. Ausspülungen der Scheide

werden mit Hilfe des Irrigators ausgeführ. Hierzu benutzt man ein gebogenes Mundstück, welches vorn viele Öffnungen hat. Die Patientin hängt den Irrigator einen Meter hoch von der Erde an die Wand, setzt sich davor auf einen Eimer, führt den Irrigator vorsichtig in die Scheide ein und schraubt den Hahn auf, damit das Wasser herausfließt.

6. Güsse

Das Wasser wird aus einer Gießkanne auf einen betreffenden Körperteil oder über den ganzen Körper gegossen.

Man unterscheidet Genick-, Rücken-, Genital-, Schenkel-, Knie-, Augen-, Kopf- und Totalgüsse.

1. Die Güsse vereinigen Massage und Wasseranwendungen zusammen und können deshalb von ganz außergewöhnlicher Wirkung sein. Wassergießungen wurden schon im Altertum angewandt.
2. In der ganzen Natur finden wir die Bedeutung des Gusses für das Wachstum der höheren Lebewesen und der Pflanzen.
   Der Regen befördert das Wachstum und nicht minder Gesundheit und Wachstum der Menschen; es ist kein Guss dem natürlichen Regen zu vergleichen. Sich nackend voll- und durchregnen zu lassen, kann die Quelle der Gesundheit werden, aber nur dann, wenn der Regen nicht zu kalt und die Strahlen nicht zu dick sind.
3. Die Wassergüsse in der Naturheilkunde sollen den natürlichen Regen ersetzten; man hat dies zuerst versucht durch Brauseduschen. Leider hatte man den Weg der Natur nicht eingehalten, sondern den Wasserdruck zu stark oder die Temperatur zu heiß oder zu kalt genommen. Eine Dusche ist erst bekömmlich, wenn sie von der Bluttemperatur nach oben oder nach unten wenig abweicht. Die stärkeren Temperaturen bei den Duschen können nur in ganz besonderen Fällen und nach erfolgter Abhärtung von Erfolg sein, sie bilden eine Ausnahme von der Regel. (Neuralgie, Herzleiden und Schmerzstillung, Nervenbetäubung.)
4. Die Güsse sind eine feine Modifizierung und Nachahmung des natürlichen Regens.
   Wie es einen warmen, einen kalten, einen dünnen und einen dicken Regen gibt, so kann man auch warme, kalte, dünne und dickstrahlige Güsse verabfolgen.
   Man kann durch Verabfol-

gung kunstgerechter Güsse den Regen weit übertreffen.

5. Die Güsse eignen sich ganz besonders zur Heilung chronischer Krankheiten; akute Krankheiten sollen mehr mit Waschungen und Teilbädern behandelt werden, konstitutionelle Krankheiten mehr durch Packungen und Heilgymnastik.
   Diät, Massage, Luft- und Lichtkuren sind bei allen Krankheiten zu verwenden.

6. Ich teile die Güsse nach ihrer mechanischen Wirkung in drei Arten ein,
   1. Topfguss,
   2. Kannenguss,
   3. Schlauchguss unter einer Atmosphäre Druck.
   Der Strahl beim Topfguss soll 2-3 cm, beim Kannenguss 1-2 cm und beim Schlauchguss 1 cm breit sein.
   Letzterer soll eigentlich mit 0,2 cm anfangen und nicht über 0,6 cm hinausgehen.

7. Je stärker der atmosphärische Druck, je kälter das Wasser und je größer der Durchschnitt des Wasserstrahls ist, desto gewaltiger ist der Guss in seiner Wirksamkeit, er wirkt also in mildester Form anregend, belebend, in stärkerer Form erschütternd, in sehr starker Form zerstörend und lebensvernichtend.

8. Die Praxis der Güsse, wie sie heute in den Kneippanstalten geübt wird, ist entschieden verwerflich. Nur der widerstandsfähige Körper kann sie in den glücklichsten Fällen ertragen; aber auch der widerstandsfähigste bricht zusammen, wenn die Güsse zu oft wiederholt werden bei niedriger Temperatur und sehr starkem Druck.
   Auch die Methode der Kneippgüsse, die Technik des Gusses selbst entspricht nicht den physiologischen Lebensgesetzen des Körpers. Kneipp selbst hat bekanntlich von sich gesagt, dass er weder Medizin studiert, noch sich besondere Mühe gegeben habe, sich medizinische Kenntnisse anzueignen.
   Unter medizinischen Kenntnissen versteht man gewöhnlich: 1. Anthropologie oder Menschenkunde (Anatomie, Physiologie und Pathologie), 2. Therapie oder Heilkunde.
   Obiges Wort von Kneipp ist nicht rühmenswert; er hätte als Naturarzt, als welcher er doch viele Jahre unverkennbar praktiziert hat, anthro-

pologische Fächer studieren müssen, der notwendigen Erkenntnis der Wahrheit wegen und des Guten, das sie enthalten; ferner hätte er Medizin studieren müssen, um die Nachteile und Irrtümer derselben kennenzulernen. Er hätte ja dies alles durch gute Fachwerke und sonstige Schriften erreichen können.

9. Eine für den Lebensprozess geeignete Technik des Gießens habe ich auf Abb. 61, S. 221 illustriert.

Die Packungen bezwecken, die im Körper ruhenden Krankheitsstoffe und Stoffwechselreste, welche den größten Teil aller Krankheiten verursachen, zur Ausscheidung zu bringen, nachdem die betreffenden Stoffe bereits durch andere Anwendungen, z.B. Dämpfe, zur ganzen oder teilweisen Lockerung oder Auflösung gebracht wurden.

Die Wirkung kann man sich ähnlich der eines Zugpflasters denken. Der beste Beweis für diese Behauptung besteht in folgendem: Wenn man zur Packung ein peinlich sauber gewaschenes und in reinem Wasser angefeuchtetes Leinentuch verwendet und dasselbe nach Gebrauch wieder in reinem Wasser auswäscht, so wird letzteres in vielen Fällen ganz trübe und schmutzig werden, was nicht der Fall sein könnte, wenn das Leinentuch keine unreinen Stoffe aus dem Körper gezogen haben würde. Die Packungen können auch zuweilen den Zweck der Kühlung einzelner Körperteile oder der Luftfernhaltung, z.B. bei Brandwunden, haben. Jedoch werden in solchen Fällen mehr die Aufschläge verwendet.

7. Reisebäder

Folgende Bäder lassen sich überall, zu Hause wie auf der Reise machen, und doch ist es besser, zu Badekuren eine Naturheilanstalt oder ein Kurbad zu besuchen, das unter der Fachleitung eines tüchtigen Naturheilkundigen steht.

1. Das Reibebad

Man legt über einen Eimer, der dreiviertelvoll mit mildkühlem frischem Wasser gefüllt ist, ein kleines schmales Brett, entblößt sich zur halben Bekleidung, also bis zur Unterkleidung, Hemd, Hose, Strümpfe, setzt sich über den Eimer auf das Brett und spült 5-10 Minuten den äußeren Teil des Geschlechtsorgans mit einem Leinentuch aus dem kühlen Wasser ab. Man hänge sich jedoch, wenn das Zimmer zu kühl ist, eine Wolldecke um, welche man mit einer Sicherheitsnadel unter dem Hals feststeckt und lege unter die Füße Holz, Stroh oder einen Teppich zur Warmhaltung der Beine. Zugluft ist hierbei zu meiden.

2. Das Sitzbad

Man nehme einen hölzernen Wäschekübel, wie solche in jedem Haushalt sich vorfinden, oder, wo dieser fehlt, z. B. auf Reisen, eine große Waschschale, setze sich mehrere Minuten mit dem Gesäß in das bis zur Hälfte mit mildkühlem Wasser gefüllte Gefäß und trockne sich darauf ab, der Leib ist hierbei mit der Hand von oben, eine halbe Handbreite unter der Herzgrube anfangend, nach links herunter, rechts heraus, kreisförmig mit der bloßen Hand oder mit einem feuchten Leinentuch mäßig zu reiben.

3. Das Fußbad

Das Fußbad ist in jedem Gefäß entsprechender Größe zu nehmen, gegen kalte Füße heißwarm, gegen heiße Füße kräftig kalt.

4. Das Handbad

Das Handbad wie das Fußbad.

5. Das Flussbad

Das Flussbad darf nicht täglich genommen werden, sondern nur bei dazwischen eingefügten Ruhepausen, ein Tag oder eine Woche oder ein Monat um den andern, und dann auch nur auf kurze Zeit; aber nie nach vollem Magen, nach Erschöpfung, Gemütserregungen oder körperlicher Überanstrengung.

Flussbäder können eigentlich nur Gesunde ertragen. Sie eignen sich selten oder überhaupt nicht für Kranke.

Aber auch Gesunde haben sich vorzusehen, wenn sie nicht statt einer Stählung der Gesundheit Zerstörung derselben hervorrufen wollen.

10. Belehrendes über Krankendiät (Ergänzung zu Kapitel 7.6)

Die Diät ist das erste, was bei Kranken von einem naturärztlichen Fachmann und tüchtigen Diätetiker vorgeschrieben werden muss. Gewöhnlich sind die Homöopathen auch tüchtige Diätärzte. Der Gesunde beherzige aber folgende Regeln:

Man esse morgens eine halbe oder eine ganze Stunde nach dem Aufstehen gleich einen kräftigen Bissen Brot, Fett und Auflage und trinke dazu sehr wenig, nichts Erregbares und nichts Kaltes. Drei bis vier Stunden mindestens warte man dann bis zum zweiten Frühstück, welches in der Zeit von 10-12 Uhr vormittags genossen, am besten bekommt und einfach aus Brot und kaltem Fleisch oder ab und zu auch aus einem warmen Frühstück bestehen sollte. Man arbeite dann durch bis nachmittags vier Uhr und nehme um fünf Uhr sein Hauptmahl ein und widme sich abends den Zerstreuungen und Unterhaltungen.

Man gehe in der Zeit abends um neun, spätestens um elf Uhr zu Bett und schlafe morgens im Sommer bis fünf, im Winter bis sechs, spätestens sieben Uhr und beginne um sieben resp. acht Uhr mit seiner Arbeit. Diese Einteilung ist für Geist und Körper die gesundeste und praktischste. Für solche Berufe, die diese Zeiteinteilung nicht ermöglichen lassen, z.B. in der Landwirtschaft, bei der Schifffahrt, in gewissen Verkehrs- und Industriezweigen, da beherzige man Folgendes: Zu den Essmahlzeiten genieße man so wenig wie möglich Flüssiges, zu den Trinkmahlzeiten so wenig wie möglich Festes; man suche die größte Abwechslung in der Kost, vermeide aber möglichst das Vielerleiessen zu einer Mahlzeit und nehme nach warmer Mahlzeit die nächstfolgende kalt ein und esse und trinke lieber zu wenig als zu viel, überschlage alle paar Tage eine Mahlzeit mit Fasten.

11. Die hygienische Methode

Dass im Großen und Ganzen viel zu viel mediziniert, operiert, gebadet und auf Krankheiten kuriert wird und dass bei allem diesem Treiben die Gesundheit oft vergessen und verloren geht, ist eine erwiesene Tatsache.

Ich hatte wiederholt Gelegenheit zu sehen – und ich habe dies auch selbst erprobt – wie langjährig chronisch Leidende mit Hilfe einer rationellen Gesundheitspflege gesund wurden und durch eine hygienische Lebensweise gesund blieben, ohne irgendwelche Anwendung von sogenannten Heilkuren, allerdings mit entsprechenden, die Gesundheit fördernden Kräftigungsmitteln, Geduld, Zeit und Belehrung.

Bei anderen, welche schnelle Erfolge in der Beseitigung von Krankheiten wünschten, musste zu rationell und rasch wirkenden Heilmethoden und Heilmitteln gegriffen werden. Bei der Heilung dieser Art Patienten stellten sich aber später leichte Rückfälle ein und die Gesundheit war nach Beseitigung der Krankheit immer angegriffen. Vernachlässigten die Kranken dabei die hygienischen Ratschläge, so trat zu Hause bald wieder das alte Übel auf.

Bei der ersten Art Gesundgewordener, wo Operationen und Heilmittel vermieden wurden, die also lediglich auf dem Weg der Gesundheitsstählung hergestellt waren, hatte sich für dieselben ein doppelter Vorteil gegenüber den anderen herausgestellt: Sie hatten einmal eine größere Kraft für dauernde Gesundheit, und sie hatten eine größere Widerstandsfähigkeit gegen Rückfälle.

Die so genannten Krankenhäuser sind nicht immer die geeigneten Plätze zur vollen Gesundwerdung, im Gegenteil, oft werden beim Heilen von Krankheiten Kraft und Leben geschwächt oder gar zerstört.

Würde man mehr Gesundheitspflege üben und eine dem Individuum angepasste Hygiene beobachten, so würden sich gewiss viele Krankheiten auf diesem Weg unschädlich beseitigen lassen.

Das so genannte Kurhotel- und Badeleben, das zu Übergenuss und gezwungener Lebenshaltung führt, ist aber auch nicht immer die geeignete Institution, um die Gesundheit zu stählen.

Zwischen den Krankenhäusern und Kurbädern besteht die prinzipielle Verschiedenheit, dass in ersteren der Leidende dem Willen der behandelnden Ärzte unterworfen ist, in letzteren jeder Leidende die freie Selbstbestimmung behält. In der Folgewirkung haben aber beide Institutionen oft das Gemeinsame, dass die gesunden Instinkte und natürlichen Lebenskräfte zum Teil geopfert wurden.

Wohlerfahrene Ärzte haben dies längst erkannt und schicken ihre Rekonvaleszenten, d. h. solche, welche zwar von einer Krankheit geheilt wurden, aber noch der speziellen Pflege der Gesundheit bedürfen, in ruhige Sommerfrischen, da es nicht Aufgabe der Krankenhäuser ist, nach Beendigung der charakteristischen Wahrzeichen einer Krankheit die Leute auch noch zur Pflege der Gesundheit zu behalten. Wenn aber solches auf wenige Tage hindurch geschieht, so ist es meist der Humanität des leitenden Arztes zuzuschreiben, eine Verpflichtung dafür liegt nicht vor.

Die meisten Sommerfrischen für Erholungsbedürftige haben sich im Laufe der Jahre zu Luxusbädern umgestaltet, oder aber sie entsprechen nicht im geringsten den einfachsten hygienischen Anforderungen. Obwohl überall beratende Ärzte vorhanden sind, so sind doch nur wenige derselben hinreichend hygienisch geschult; der beste Arzt kann ein guter Krankenheiler und doch ein schlechter Gesundheitsrat sein.

Hygiene und Gesundheitspflege sind eben Spezialfächer, welche gewöhnlich eine ganze wissenschaftliche Arbeitskraft erfordern, sie sind durchaus verschieden von der ärztlichen Heilkunst, denn in der Heilpraxis kommt es darauf an, eine vorhandene Krankheit, z. B. Fieber, Katarr, Karbunkel oder Lungenentzündung schnell zu beseitigen. Ist dies geschehen, so hat der Arzt sich seiner Aufgabe in Ehren entledigt.

Jeder Heilungsvorgang geht aber auf Kosten derjenigen Organe vor sich, welche gesund sind, denn diese enthalten die Reserveheilkraft, die sie bei Erschöpfung erkrankter Organe mit diesen teilen, mithin selbst verlieren; daher wird bei jedem Fieber der ganze Körper in Mitleidenschaft gezogen, und jede überstandene Krankheit hinterlässt merkliche Spuren körperlicher Schwäche und Angegriffenheit.

Will man nun verhüten, dass Rückfälle eintreten oder dass der Körper an schleichendem Siechtum zu Grunde gehen soll, so ist eine Erholungskur unter sachgemäßer Leitung in den meisten Fällen unbedingt erforderlich, denn nicht die Heilung einer Krankheit, sondern die Stählung der Gesundheit bildet die Schutzwehr vor Krankheitsrückfällen und Verfall der Lebenskräfte; aber nicht allein bei Rekonvaleszenten trifft dies zu, sondern auch bei blutarmen, nervenschwachen oder konstitutionell und erblich belasteten Individuen, um sich vor Ausbruch schwerer Krankheiten, vor Auszehrung und Siechtum zu schützen.

Jeder sollte seine Ferien oder sonstige freie Zeit dazu verwenden, seine Gesundheit zu stählen, denn nur so ist er den Anstrengungen seines Berufes und unvorhergesehener Lebensschicksale gewachsen. Die vielen beklagenswerten Fälle, dass Skrophulose in Tuberkulose, Bleichsucht in Schwindsucht, Rheuma in Gicht, Nervosität in Geistesumnachtung ausarten, wären absolut unmöglich, wenn neben den verschiedenen Heilkuren in erster Linie mehr Gesundheitspflege, Elastizität und Steigerung der Körperkräfte geübt würden.

Es ist daher längst ein Bedürfnis geworden, dass Institute ins Leben gerufen werden, welche sich lediglich mit Hygiene und Gesundheitspflege befassen, sogenannte Erholungsheime, wo Rekonvaleszente, Blutarme, Nervenschwache sowie erblich Belastete und Erholungsbedürftige aller Art zur Kräftigung der Gesundheit Aufnahme und Belehrung finden.

Solche Institute zu schaffen, habe ich mir zum Teil mit zur Lebensaufgabe gemacht und die erste solche Mutteranstalt in Detmold, am Fuße des Teutoburger Waldes, gegründet.

12. Die Klassifizierung der Kranken- und der Genesungsheime:

1. Sanatorium,
2. Naturheilanstalt,
3. Operationskrankenhaus,
4. Siechenhaus,

nebst einigen Berichten aus meiner Praxis nach der Übersiedlung von Hannover nach Detmold

Im Frühling 1897 kaufte ich mich in Detmold, am Fuße des Teutoburger Waldes, an und eröffnete zunächst ein Erholungsheim oder Sanatorium, einesteils, um mich von der aufreibenden Praxis zurückzuziehen, anderneils, um zu versuchen, wie weit gewisse Krankheiten lediglich nur auf hygienischem Weg geheilt werden können. Bekanntlich rief ein Jahr früher ein Adolf Just (1859-1936; s. Abb. 62, S. 237) in der Nähe von Harzburg ein ähnliches Institut ins Leben. Adolf Just preist in seinem Werk «Kehrt zur Natur zurück» (1895) diese Methode als die einzige, wodurch alle Leiden des Geistes und der Seele geheilt werden sollen. Nach meinen Erfahrungen ist dies nun vollständig unmöglich; möglich ist aber, dass eine bestimmte Kategorie von Kranken, darunter sogar sehr schwer Leidende, geheilt werden können, nicht aber alle Kranken. Just glaubt auch, ohne Diagnose fertig zu werden und damit wird seine Methode vollständig illusorisch, denn hygienische Kuren haben gerade erst Erfolge auf Grund richtiger Diagnosen. Eine Generalisierung der Behandlung ist für viele Kranke schon darum nicht durchführbar, weil sich ihre ganze Individualität und Krankheit aus individuellen Ursachen entwickelt hat und folglich individuell zu behandeln ist. «Nach der Gesundheit leben» heißt nicht, so leben wie andere oder wie sich Just das Naturleben zurecht gelegt hat, sondern es heißt, nach scinem inneren Wohlbehagen leben, wie das dem eigenen Körper und Geist zuträglich ist, in Verbindung mit der Kultur und Natur des modernen Lebens, in welcher Weise, will ich in folgendem Artikel kurz entwickeln.

Was die Hygiene auch bei konstitutionellen und chronischen Krankheiten zu leisten vermag, darüber zu schreiben, hieße Eulen nach Athen tragen.

Aber die Hygiene vermag nicht alles, und aus diesem Grunde entschloss ich mich, neben dem Sanatorium wieder eine Naturheilanstalt ins Leben zu rufen; ich eröffnete daher im Juli 1897, am Tage des Einzugs Sr. Erlaucht des Grafregenten Ernst zu Lippe-Biesterfeld, meine psychophysiologische Heilanstalt und nahm damit die Heilpraxis wieder auf.

Ich unterscheide nun vier Arten von Leidenden, gleichviel ob diese als krank oder nur als geschwächt und erholungsbedürftig gelten:

1. solche, die lediglich im Sanatorium, also durch hygienische Lebensweise gesund werden;
2. solche, die durch besondere örtliche Behandlung und einschneidende Kurmittel aller zu Gebote stehenden natürlichen Lebenskräftigungsmittel geheilt werden, wie diese meine kombinierte und psychophysiologische Naturheilmethode bietet; schließlich
3. solche, welche nur mit Hilfe von Operationen und narkotischen Mitteln wieder gesunden können und
4. solche, die überhaupt nicht geheilt werden können, also unheilbar sind.

Für die ersteren beiden Arten von Kranken ist nun in meinen beiden Anstalten Fürsorge getroffen.

Die erste Art von Kranken braucht zu ihrer Genesung einen Lehrer, die zweite Art einen Psychophysiologen und Naturarzt, die dritte Art braucht einen Chirurgen und die vierte Art eine barmherzige Schwester; letztere beiden Arten von Kranken werden also in meinen Anstalten nicht aufgenommen, sie werden aber zur Untersuchung zugelassen und nach günstigem Befund auch in Behandlung genommen in der Voraussicht, dass sie ohne Operation und Siechenhaus noch geheilt werden können; die Wohnung und Pension haben solche Kranke sich jedoch selbst zu beschaffen.

Es gibt Fälle, wo es selbst für den geübtesten Diagnostiker nicht leicht ist, auf den ersten Blick zu entscheiden, zu welcher Kategorie von Kranken ein Leidender zu zählen ist; ich hatte sogenannte Unheilbare, die nach meinen ersten beiden Methoden geheilt wurden.

Es müsste aber eigentlich nach diesen vier Kategorien von Kranken auch vier verschiedene Arten von Heilanstalten geben.

In nachfolgenden Originalberichten gebe ich über Heilungen von ziemlich Schwerkranken in meiner Naturheilanstalt in Detmold einige Beweise und werde im dritten Teil dieses Werkes auf die wissenschaftlichen Erklärungen und Kurberichte, wie manche Heilungen erfolgten, zurückkommen.

13. Einige Patientenzeugnisse aus meiner Detmolder Praxis

Nierenleiden

«Herrn Direktor Huter, Inhaber der Naturheilanstalt an der Elisabethstraße in Detmold, bezeuge ich gerne, dass derselbe im Gegensatz zu manchen Ärzten mit besonderem Scharfblick mein schweres Nierenleiden erkannte sowie, dass er es auch verstanden hat, durch seine vorzügliche Heilmethode, ohne viele Medikamente, mich innerhalb einer kurzen Zeit vollständig davon zu befreien.

H. Meyer, Lehrer in Soltau, Provinz Hannover. Detmold, den 22. Juli 1897.»

Chronisches Halsleiden

«Von meinem bösen Husten und Katarr bin ich durch die Behandlung in der Naturheilanstalt des Herrn Direktor Huter, Elisabethstraße 37, Detmold, befreit.

Bielefeld, im September 1897.
Emilie Frenzel.»

Geheiltes Lungenleiden

«Sehr geehrter Herr Huter! Bei Ablauf des Sommerhalbjahres glaube ich nicht unterlassen zu dürfen, Ihnen Mitteilung über den Erfolg meiner bisherigen Kur zu machen. Mein Befinden ist im allgemeinen ein durchaus Zufriedenstellendes. Eine nächtliche Transpiration ist seit den Ferien nur 2-3-mals eingetreten. Der Appetit ist normal. Eine kleine Zunahme des Körpergewichts habe ich erreicht.

Es grüßt Sie hochachtungsvoll Ihr
E., Lehrer, S., Prov. Hannover.»

Leberleiden und Gelbsucht

«Danksagung. Ende Juli 1897 erkrankte ich an schwerer Gelbsucht infolge kalten Trinkens.

Mehrere Wochen wurde ich medizinisch behandelt, Haut und Augen wurden immer gelber, hatte starke Leibschmerzen, keinen Appetit und keinen Schlaf. Darauf wandte ich mich der Naturheilmethode zu. Durch zwölf Behandlungen in der Huter'schen Naturheilanstalt, Elisabethstraße 37, Detmold, und durch entsprechende Verordnungen, die ich zu Hause auszuführen hatte, wurde ich innerhalb vier Wochen ohne Berufsstörung geheilt. Ich spreche hierfür Herrn Dir. Huter öffentlich meinen aufrichtigen Dank aus.

August Brand, Photograph. Hameln a. d. Weser, den 15. September 1897.»

Schlaganfall und Lähmung mit großer Schwäche und Todesgefahr

«Dem Herrn Dir. Huter, Inhaber der Naturheilanstalt hierselbst, sprechen wir unseren Dank aus, dass derselbe unsere Mutter, welche von einem Schlaganfall betroffen, schwer krank darniederlag (rechtsseitige Lähmung) in kurzer Zeit völlig wiederhergestellt hat, dieselbe ist jetzt, Gott sei Dank, im vollen Besitz ihrer Bewegungsfreiheit.

Detmold, 8. Oktober 1897.
Frau Minna Adams, Theodor Jacob.»

Lungenkatarr und Augenentzündung

«Anfang November 1897 litt ich, durch schwere Erkältung, an Influenza und Lungenkatarr und nachfolgender Augenentzündung mit starken Geschwulsten; durch verschiedene Erfolge des Herrn Dir. Huter hier angeregt, begab ich mich bei demselben in Kur, und schon nach genau acht Tagen war ich vollständig wiederhergestellt. Die Anwendungen bestanden in Dampfbädern, Packungen, verschiedenen temperierten Ableitungsbädern kühler Art und Diät. Durch diesen unerwartet schnellen Erfolg kann ich nur allen ähnlich Kranken das Huter-sche Sanatorium bestens empfehlen.

Carl Retzlaff, Bildhauer. Detmold, den 15. November 1897.»

Schweres Augenleiden

«An einem schweren Augenleiden, verbunden mit stetigem Kopfschmerz, war ich erkrankt, ich begab mich, da alle Mittel umsonst waren, in die Behandlung eines Augenarztes. – Statt Besserung verschlimmerte sich das Leiden derart durch giftige Medikamente, dass ich der Erblindung nahe war; die Augen waren so entzündet, dass sie rot aus dem Kopf quollen, dabei hatte sich die Entzündung auf die Schleimhäute der Nase und des Gehirns übertragen, so dass Gesicht und Stirn ganz entstellt waren. – Durch die Schlaflosigkeit und Kopfschmerzen war mein ganzer Körper siech geworden. – In meiner Verzweiflung wandte ich mich an den Inhaber der Naturheilanstalt in Detmold, Elisabethstr. 37, Herrn Dir. Carl Huter; in dessen Behandlung bin ich in wenigen Wochen von meinem Übel vollständig geheilt.

Frau Nolte, Hiddesen b. Detmold, den 4. November 1897.»

Schwere Verletzung durch Pferdehufschlag

«Am Donnerstag, den 30. September, nachmittags gegen drei Uhr, wurde ich von unserem Pferd mit dem Hinterhuf an den Kopf geschlagen, sodass ich besinnungslos zusammenbrach. Nachdem ich das Bewusstsein wieder erlangt hatte, fühlte ich eine starke innere Verletzung. Die Backen und Knochen schmerzten stark, in wenigen Stunden war die ganze linke Gesichts- und Kopfseite bis zur Entstellung angeschwollen. Zunächst wurde mir ein Eisbeutel auf die Verwundung gelegt, doch der Zustand verschlimmerte sich und die Fieberhitze stieg immer mehr, so dass mir die Adern im Gehirn pochten. In dieser meiner größten Not wandte ich mich an das Huter'sche Sanatorium in Detmold, Elisabethstraße 37, wo ich gleich bis in die halbe Nacht mit der kombinierten Naturheilmethode behandelt wurde, worauf sofort Besserung eintrat. Nach 14-tägiger Behandlung und einigen Wochen Nachkur bin ich von dieser schweren Verletzung, zum Erstaunen aller meiner Bekannten, vollständig geheilt, und spreche Herrn Dir. Huter hierfür öffentlich meinen Dank aus.

Hermann Prasse zu Mossenberg, Bäcker bei Fricke, Hornschestraße 14. Detmold, den 3. November 1897.»

Schwere Lungenentzündung

«Mein Sohn Hans, 5 Jahre alt, litt seit 1½ Jahren an chronischem Luftröhrenkatarr, sodass durch den denselben begleitenden Husten nach Ansicht der behandelnden Ärzte zuletzt auch seine Lunge angegriffen war. – Es stellten sich starker Auswurf und zuletzt auch hohes Fieber, Schüttelfrost und große Schwäche ein. – Alle angewandten ärztlichen Mittel blieben wirkungslos, sodass wir fast jede Hoffnung auf Besserung aufgegeben hatten. – Auf Wunsch meiner Frau gaben wir den Patienten in die naturärztliche Behandlung des Herrn Huter, wodurch das hohe, gefahrdrohende Fieber in einigen Stunden dauernd geschwunden war, der Appetit durch die angewandte Diät sich zusehends besserte, Husten und Auswurf in kurzer Zeit gänzlich nachließen, sodass infolgedessen in 14 Tagen vollständige Heilung erfolgte. – Der Knabe ist jetzt so gekräftigt, dass er jede Witterung verträgt, ohne irgendwelche Erkältungen zu bekommen, während wir ihn früher vor jedem Luftzug hüten mussten. – Wir haben somit alle Ursache, Herrn Huter für die überaus schnelle und erfolgreiche Behandlung unseres Kindes dankbar zu sein.

Detmold, 7. Dezember 1897. G. Prümer, Apotheker.»

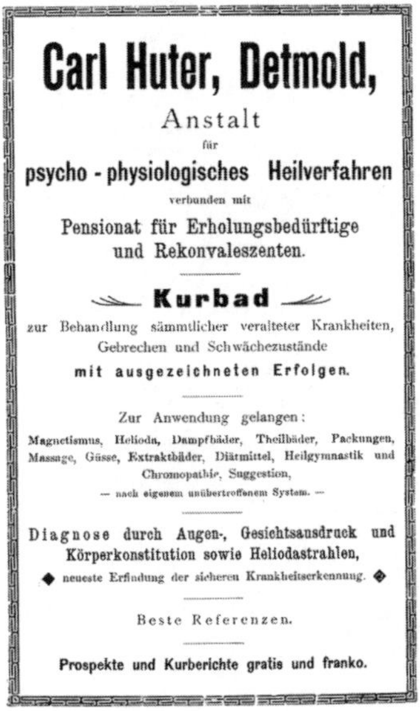

65 Anzeige für Carl Huter's Angebote, entnommen aus dem Anhang zur ersten Auflage 1898 des vorliegenden Werkes.

Gehirntuberkulose, Herzschwäche und allgemeine Erschlaffung

«Schon in meiner Kindheit war ich zu Katarren geneigt und litt oft an heftigem Kopfweh, welches in späteren Jahren immer periodisch wiederkehrte. Bis zum 24. Lebensjahre beachtete ich diesen Zustand wenig, weil ich immer arbeitsfähig war, obwohl schon ein gewisser bleierner Druck auf dem ganzen Organismus lastete. 1893 bemerkte ich zuerst eine Unsicherheit, eine Schwäche des ganzen Körpers, vermochte zeitweilig nicht klar zu denken und war oft zufrieden, wenn ich mich von allem Geräusch zurückziehen konnte und jedermann mich in Ruhe ließ. Bald war ich zu keiner Arbeit recht mehr fähig. Überzeugt von der Nutzlosigkeit des ‹Alle zwei Stunden einen Esslöffel voll› nahm ich keine Medizin, – ich hatte in meinen Kindheitstagen genug davon genossen, angeblich gegen Magenschwäche, Skropheln, Kolik etc. 1894 versuchte ich nach dem Kneippschen Buche ‹Meine Wasserkur›

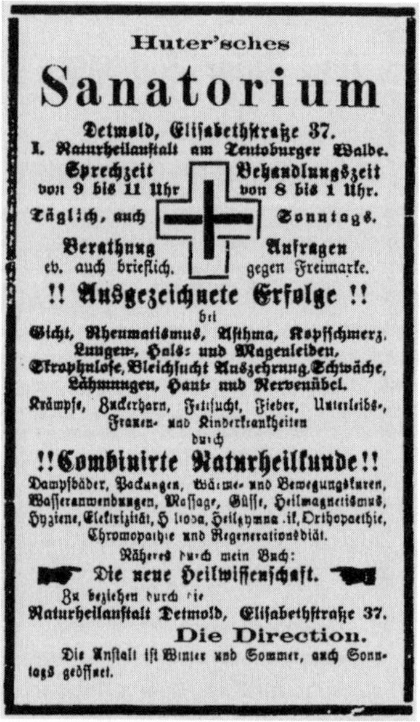

66 Anzeige des Huter'schen Sanatoriums aus den Lippischen Tageszeitungen aus dem Jahre 1898.

Besserung zu erzielen, verspürte jedoch keinen besonderen Nutzen davon, aber auch keinen Schaden. Ein Schulmediziner erklärte mir nach eingehender Untersuchung mit allen möglichen Instrumenten, ich sei wohl etwas schwach gebaut, übrigens aber ganz gesund und könne recht alt werden. Schöner Trost in meinem Elend! Ein Kneipparzt erklärte mir, ich leide ‹nur› an Neurasthenie; er wusste aber sonst meinen Zustand besser zu beurteilen, als der oben erwähnte Mediziner. 1895 ging ich persönlich nach Wörrishofen zum Prälaten Kneipp und bekam daselbst eine Zeitlang Güsse und Halbbäder und befolgte das bei der Kneippkur übliche Barfußgehen. Voll Lebensmut und mit roten Wangen kehrte ich von Wörrishofen zurück und nahm eifrig meinen Beruf wieder auf. Anfangs ging es sehr gut, aber schon nach einem Vierteljahr kehrte das alte Leiden langsam wieder. Oft wohl zwang ich meine Glieder mit Gewalt zur Anspannung, hatte dann aber kurz darauf an desto größerer Mattigkeit zu leiden und Unruhe und Schlaflosigkeit am Abend und die charakteristische bleierne Schwere in Armen und Beinen am Morgen stellten sich jedesmal pünktlich zur gewohnten Stunde ein. Mit Kneipp'schen Wasseranwendungen erzielte ich auch nur momentane Linderung. – In diesem hoffnungslosen Zustand wandte ich mich im Frühherbst 1897 an Herrn Dir. Huter, Inhaber des Huter'schen Sanatoriums, Elisabethstraße 37 zu Detmold. Nach eingehender Untersuchung stellte derselbe schleichende Gehirntuberkulose, Herzschwäche und allgemeine Erschlaffung der Organe fest, ohne organische Zerstörung. Dieses berechtige zu der Hoffnung einer

Ausheilung meines Leidens. Ich begann bei obigem Herrn sofort die Anstaltskur und lebte im Hause streng nach den gegebenen Vorschriften. Nach ca. drei Wochen fühlte ich eine erhebliche Besserung, wozu immer mehr eine Erstarkung der Organe sich gesellte. Nach etwa zwei Monaten war ich vollständig hergestellt und lebe seitdem nach der hygienischen Anweisung des Herrn Dir. Huter, dem ich die fernere Erhaltung und Kräftigung meiner Gesundheit immer mehr verdanke. Im Interesse aller Leidenden gebe ich dieses hiermit zur öffentlichen Kenntnis und spreche Herrn Dir. Huter zugleich meinen wärmsten Dank aus.

Leopoldsthal b. Horn in Lippe,
4. Dezember 1897.
Wilhelm Kirchhof, Tischlermeister.»

Veraltetes Magenleiden

«Seit mehreren Jahren war ich von einem hartnäckigen Magenleiden geplagt, wogegen alle Medikamente, selbst Schweizerpillen und Abführungsmittel, vergeblich angewandt wurden. Das Übel nahm seinen Fortgang. Schwäche und Appetitlosigkeit hinderten mich manchmal an meiner Berufstätigkeit, die Aussicht für meine spätere Gesundheit war trostlos, denn Schlaflosigkeit, Beängstigungen und schwere Träume des Nachts und Melancholie und Hinfälligkeit am Tage wurden die dauernden Leiden. In diesem Zustande begab ich mich in die Huter'sche Naturheilanstalt in Detmold und wurde daselbst in wenigen Monaten von meinem Magenleiden vollständig befreit. Herrn Dir. Huter spreche ich für diese ausgezeichnete Behandlung den ihm gebührenden Dank dafür öffentlich aus.

Niederbegemann. Betzen b. Bega in Lippe, 20. Februar 1898.»

Offene Beinwunden

«Seit längerer Zeit litt ich an einem Beinleiden-Ausschlag usw., was schließlich zu offenen Wunden führte; nach verschiedenen Behandlungen trat nur noch Verschlimmerung ein. Schließlich wandte ich mich an die Huter'sche Naturheilanstalt in Detmold, Elisabethstraße 37, wo ich nach kurzer Zeit gebessert wurde und die Wunden heilten. Dieses zum Danke Herrn Dir. Huter und zur lobenden Empfehlung allen ähnlich Leidenden.

Steinheim, den 1. März 1898.
Frau Lammers.»

Absterben der Fingerglieder

«Von einem schmerzhaften Fingerleiden und jahrelangen Zirkulationsstörungen wurde ich in der Huter'schen Naturheilanstalt, Elisabethstraße 37 zu Detmold, vollständig befreit.

Frau Wedderwille.
Lage, den 31. März 1898.»

Hautleiden

«Seit Jahren litt ich an starkem Hautausschlag und Furunkeln, besonders am Halse, auf dem Rücken und vor der Stirn; durch die Behandlung in der Huter'schen Naturheilanstalt in Detmold, Elisabethstraße 37, wurde ich von diesem Leiden, ohne jede Berufsstörung, innerhalb kurzer Zeit völlig geheilt, wofür ich Herrn Dir. Huter öffentlich meinen Dank hiermit ausspreche.

Detmold, den 20. Februar 1898.
W. Wentzky.»

Angeborenes Herzleiden

«Mein ältester Sohn Heinz, welcher einen angeborenen Herzfehler hat, ist in der Huter'schen Naturheilanstalt zu Detmold behandelt, und kann ich schon nach kurzer Zeit die sichtbaren Erfolge der Behandlung des Herrn Direktor Huter konstatieren.

Schwaghof in Lippe, den 31. März 1898. Frau von Lengerke.»

Magengeschwüre und chronische Magenentzündung

«Von einem schweren Magenleiden wurde ich in kurzer Zeit durch wenige Behandlungen in der Huter'schen Naturheilanstalt zu Detmold vollständig geheilt. Ich empfehle allen ähnlich Leidenden die Behandlung des Herrn Direktor Huter und seine Anstalt aufs wärmste.

Wiesbaden, den 5. April 1898.
Clara Niederheitmann.»

Schlaganfall Lähmung

«Hiermit will ich dankend bestätigen, dass ich von meinem hoffnungslosen Zustande in folge Schlaganfall innerhalb kurzer Zeit in der Huterschen Naturheilanstalt zu Detmold, Elisabethstraße 37, erheblich gebessert bin. Die Schwindelanfälle und Lähmungsbeschwerden traten immer mehr zurück, sodass ich heute ohne jede Stütze und Begleitung mich frei bewegen und stundenlange Spaziergänge machen kann. Der Erfolg wurde durch Diät, Bewegung, Massage und Wasseranwendungen erzielt.

Fr. Berensmeier.
Detmold, den 6. April 1898.»

Kopfleiden

«Von einem schweren, jahrelangen Kopfleiden wurde ich

von Herrn Dir. Huter, Elisabethstr. 37 zu Detmold, in dessen Anstalt vollständig geheilt. Wenn ich mich in meinem Leiden zurückversetze und an die schlaflosen Nächte und periodische Arbeitsunfähigkeit, an die oft wahnsinnigen Schmerzen denke, so kann ich nicht umhin, für die Herstellung meiner Gesundheit Herrn Dir. Huter öffentlich meinen wärmsten Dank auszusprechen.

Aug. Werder, Schlachtermeister.
Detmold, den 7. April 1898.»

Gehörleiden

«Mein 2½-jähriger Sohn, welcher an Blutarmut und Ausschlag, Appetitlosigkeit und Verdauungsstörungen längere Zeit leidend war, bekam einen eitrigen Ausfluss des linken Ohres, so dass in das ganze Ohr innerlich und äußerlich Eiter überging. Nachdem wir die verschiedensten Mittel erfolglos angewendet hatten, holten wir den Rat des Herrn Dir. Huter, Detmold, Elisabethstraße 37, ein, nach dessen wiederholten Verordnungen das Kind innerhalb vier Wochen vollständig geheilt wurde. Bis heute, nachdem über sechs Wochen vergangen sind, dass das Kind gesund wurde, sind noch keine Rückfälle in das alte Leiden wieder eingetreten, weshalb ich Anlass nehme, das Heilverfahren des Herrn Dir. Huter hiermit aufs beste zu empfehlen.

Detmold, den 7. April 1898. A. F., Bäckermeister., Hornschestraße 14.»

Wechselfieber und inneres Siechtum

«Ich litt längere Zeit an einem schweren inneren Leiden, verbunden mit Wechselfieber und großen Schwächezuständen. Nachdem ich an verschiedenen Stellen vergeblich Heilung gesucht hatte, wandte ich mich an Herrn Huters Naturheilanstalt, in welcher ich binnen kurzer Zeit von meinen Leiden befreit wurde, was ich Herrn Huter dankend bescheinige.

Detmold, den 9. April 1898. M.G.»

Unterleibsleiden

«Ich litt seit drei Jahren an einem Unterleibsleiden verbunden mit starken Schmerzen, welches sich trotz medizinischer Behandlung stetig verschlimmerte, so dass ich kaum mehr stehen, noch sitzen konnte. – Ich war vollständig erschöpft und arbeitsunfähig. In diesem schwer leidenden Zustand begab ich mich mit dem letzten Rest von Hoffnung in die Behandlung des Herrn Dir. Huter, Detmold, Elisabethstraße 37, wo ich nach sechswöchiger Behandlung die Schmerzen verlor, ich kann meine Arbeiten verrichten und fühle mich im ganzen Körper kräftig und wohl, was ich hiermit von dankbarem Herzen bezeuge und darum die Huter'sche Anstalt zu Detmold allen Leidenden empfehlen möchte.

Berlebeck b. Detmold Nr. 100, den 13. April 1898. Frau Brinkoch.»

Brechdurchfall, Hautausschlag, Fieber und Auszehrung eines einjährigen Kindes

«Reelkirchen in Lippe, den 6. Januar 1898. Geehrter Herr Direktor Huter! Ich teile Ihnen die Nachricht über meine Tochter Helene mit, und ich sage Ihnen meinen besten Dank, dass sie wieder von ihrer Krankheit erlöst ist, nach meiner Meinung ist sie vollständig wieder hergestellt, ihr ist gut zu Mute, die Verdauungsstörung ist wieder in bester Ordnung, und die Kleine hat sehr guten Appetit.

Achtungsvoll Frau Louise Wälsche.»

Haut- und Blutvergiftung

«Vorigen Herbst zog ich mir durch giftige Gase eine Hautvergiftung zu, die in Blutvergiftung umzuschlagen drohte. Das Gesicht schwoll bis zur Unkenntlichkeit an, desgleichen Brust und Arme. Die Farbe der Haut war kupferrot und wie mit Pusteln besät. Ich konnte vor Schmerzen weder essen noch schlafen und war längere Zeit arbeitsunfähig.– Medizinische Salben erwiesen sich als erfolglos; darauf begab ich mich in die Behandlung des Herrn Dir. Huter, Elisabethstraße 37 hier, und wurde in kurzer Zeit zur Arbeitsfähigkeit wieder hergestellt.

Heinrich Beckadolph, Ziegeleibesitzer. Detmold, den 1. Januar 1898.»

Chronischer Lungenkatarr und unregelmäßiger Schlaf

«Kann hiermit der Wahrheit gemäß bezeugen, dass ich von einem chronischen Lungenkatarr, woran ich seit Jahren, nebst zeitweiliger Schlaflosigkeit, gelitten hatte, durch die Behandlung in der Huter'schen Naturheilanstalt zu Detmold schon in kurzer Kurzeit ganz erheblich gebessert wurde.

Detmold, den 15. April 1898.
E. Deutschländer, Privat-Baumeister.»

14. Das Huter'sche Sanatorium in Detmold, Pensionat und Erholungsheim Elisabethstr. 37/39

Dieses Sanatorium soll keine Heilanstalt und auch kein Kurhotel sein, sondern ein Pensionat und Erholungsheim, wo Hygiene und Diätetik in erster Linie gepflegt werden. Alle hierzu erforderlichen gesundheitsfördernden Mittel finden geeignetenfalls Anwendung: Regenerationsdiät, Licht-, Luft- und Wärmebäder, Gymnastik, Massage, Dampfbäder, kühle Teilwaschungen, temperierte, warme Wasser- und Extraktbäder, Waldtouren, Spiele und gesellige Unterhaltung.

Detmold ist eine der schönsten Residenzen Deutschlands; der eisenhaltige Boden, die vielen Salzlager ringsum, die waldreiche Gegend, durchzogen von Bergen und Bächen, Hügeln und Feldern, geben dem Klima ein seltenes, nervenstärkendes Agens. Die eigenartig elektromagnetische Spannung der Atmosphäre überträgt sich auf alle lebenden Organismen. Die besten historischen Erinnerungen knüpfen sich hier an und machen den Aufenthalt ganz besonders lieb und angenehm; dem Fremden drängt sich unwillkürlich der Gedanke auf: In diesem kraftgebenden und nervenstählenden Klima musste und konnte einstmals ein Hermann mit seinen Cheruskern die römischen Legionen schlagen, wo heute noch wie vordem, den Menschen Mut und Frohsinn, gesundes Blut und Lebenskraft allein schon durch das Klima verliehen werden.

Hier kann und muss auch die gesundheitliche Lebensweise, wie sie im Huter'schen Sanatorium gepflegt wird, jeden Krankheitskeim vernichten und Gesundheit, Kraft und Lebenslust selbst in den schwächsten Körper zaubern.

Mein Sanatorium bietet daher allen denen, die an Erschöpfung, Überanstrengung und Schwächezuständen leiden, besonders nach aufreibender Arbeit, Gemütserregungen oder überstandener schwerer Krankheit ein angenehmes Heim.

Für Unterhaltung und Belehrung wird reichlich Sorge getragen.

Aber auch wer in stiller Zurückgezogenheit eine Reihe schöner Tage verleben oder sich auf Tage vom öffentlichen Leben zurückziehen, seinen Frieden in der wildromantischen Natur des Teutoburger Waldes oder in der herzerquickenden Lektüre der Anstaltsbibliothek seine Harmonie wieder finden will, hier hat er die beste Gelegenheit; dazu steht es jedem frei, sich in Musik und Malen fortzubilden oder sonstige Privatstudien zu treiben. Das Huter'sche Sanatorium zu Detmold kann daher, besonders auch jungen Damen, zur wahren Bildungsquelle werden.

15. Die Huter'sche Naturheilanstalt

Für diejenigen aber, welche eine spezielle Krankheitsbehandlung wünschen, ist Gelegenheit geboten, neben dem Sanatorium durch die neu eingerichtete Naturheilanstalt in kurzer Zeit Hilfe und Heilung zu finden.

Die Naturheilanstalt ist jedoch nur zur Behandlung von Kranken durch naturgemäße Heilmittel eingerichtet, etwa wie Dampfbäder, Massagen, Packungen, Wasseranwendungen, Heilgymnastik, Magnetismus, Chromopathie, Helioda-Therapie, Orthopädie, hygienische und diätetische Hilfspräparate.

Die Kranken, die sich in der Naturheilanstalt behandeln lassen wollen, werden lediglich nur zur Anstaltsbehandlung, nicht aber zur weiteren Verpflegung in Pension genommen, diese müssen anderweitig für Wohnung nebst Pension Sorge tragen, falls sie nicht in oder nahe Detmold wohnhaft sind; auf Wunsch wird diesen Kranken gute Pension mit Wohnung in der Nähe der Anstalt nachgewiesen.

Zur Behandlung in der Naturheilanstalt werden alle chronisch Kranken angenommen, ausgenommen davon sind Epileptiker, Geistesgestörte, Schwerverwundete und solche Kranke, bei denen eine besondere Ansteckungsgefahr vorliegt; diese Kategorien von Leidenden müssen in allgemeinen Krankenhäusern und Spezialanstalten untergebracht werden, können aber durch Angehörige brieflichen oder mündlichen Rat von mir erteilt bekommen, überhaupt habe ich die Einrichtung getroffen, durch Ausführung genauer Krankheitsberichte, denjenigen, welche eine Reise nach hier aus verschiedenen Gründen nicht unternehmen können, brieflich Mitteilung zu machen, somit jedermann, auch den Ärmsten und denen, welche von ansteckenden Krankheiten heimgesucht sind, eine Hauskur nach meinen Vorschriften und Verordnungen zu ermöglichen.

3. Teil

Wissenschaftlich erläuterte Kurberichte

Im Nachfolgenden will ich die Heilung einiger der schwersten Krankheiten behandeln, um die verehrten Leserinnen und Leser meines Werkes in den Geist und in das Wesen meiner Heilpraxis direkt einzuführen.

Zuerst folgt die Behandlung des Abdominaltyphus, eine der gefährlichsten ansteckenden akuten Krankheiten, die es gibt.

Der zweite Kurbericht handelt von der Heilung einer völlig aufgegebenen Patientin, welche durch jahrelange falsche medizinische Behandlung zu Arzneisiechtum und chronischer Auszehrung gebracht worden ist, wogegen sich selbst die mildesten Wasseranwendungen als erfolglos erwiesen hatten.

Der dritte Kurbericht handelt von der Heilung einer vom Schlaganfall betroffenen, schwer danieder liegenden Patientin, welche durch medizinische Behandlung immer mehr dem nahen Tod zugeführt wurde. Sie wurde schließlich durch kluge und energische Maßnahmen der Verwandten noch rechtzeitig in meine Behandlung gebracht und dadurch gerettet.

Ferner will ich zwei der am meisten vorkommenden Krankheiten, Rheumatismus und Gicht, besprechen.

Hieran anschließend will ich ein Preisausschreiben für die beste wissenschaftliche Erklärung über die Heilung eines Gichtkranken veröffentlichen.

Eine weitere Fortsetzung der Kurberichte der verschiedensten Krankheiten hoffe ich in einer zweiten Auflage dieses Werkes durchzuführen.

Zum Schluss dieses Teiles will ich einen Bericht über einen Vortrag mit Untersuchungen sowie diätetischen und hygienischen Vorschriften anfügen.

So wertvoll und lehrreich die Kurberichte und Krankenheilvorschriften so mancher Werke über Naturheilkunde sein mögen, eines vermisste ich bei allen, nämlich die wissenschaftliche Begründung der Wirkungen. Das aber ist gerade die Hauptsache. Der Naturheilfreund muss in den Geist der Sache eindringen und nicht nach toten Schemen handeln. Selbst denken lernen ist wichtiger als die mechanische Nachahmung von Vorschriften.

Die Werke von Bilz und Platen, Böhm und Brockmann, Kuhne und Kneipp, in welchen auf unaufgeklärte Krankenvorschriften die Hauptkraft verwendet wird, sollen durch dieses Werk ergänzt sein durch den Geist der Aufklärung.

Schließlich darf man nicht vergessen, dass nichts über einen tüchtigen Arzt geht und dass in schwierigen Fällen, wie ich das so oft beobachtet habe, die Vorschriften populärer Krankenheilbücher im Stich ließen. Aus diesem Grund sollen die Krankenvorschriften hier nicht die Hauptrolle spielen, sondern die eingehenden Belehrungen. Was aber in diesen Belehrungen nicht gefunden werden kann, das soll man bei einem tüchtigen Naturarzt oder brieflich bei mir oder in meiner Anstalt kennen lernen, nämlich die Art seiner Natur (Naturell und Persönlichkeit) und seines Leidens und die richtige Anwendung der Heilmittel und die Heilung.

1. Die Behandlung des Abdominaltyphus mittels Luft, Wasser, Diät, Helioda und Massage

Ein als wissenschaftliche Abhandlung abgefasster Kurbericht für Ärzte und Laien.

Motto:

Die Gesundheit ist der Güter höchstes nicht, sondern das Leben; der Übel größtes aber ist die Pfuscherei!

1. Krankheits- und Behandlungsgeschichte

Am Sonnabend, den 24. Juli 1897, zur Zeit der Typhusepidemie, machte Herr N. seinen gewohnten Nachmittagsspaziergang. In einer am Weg liegenden Konditorei ließ er sich eine Tasse Kaffee mit etwas süßem Gebäck und zwei Stückchen Kirschtorte verabreichen. Von Unwohlsein war bei ihm keine Spur vorhanden, denn die wohlschmeckende Torte hatte ihn in eine sichtlich angenehme Stimmung gebracht. Das Abendessen zwischen acht und neun Uhr, bestehend aus Bratkartoffeln nebst Salat mit Rindsbraten und zwei Tellern Sago-Biersuppe, mit Zucker und Zimt gewürzt, wurde von Herrn N. mit bestem Appetit eingenommen.

Doch unmittelbar nach demselben bekam Herr N. Atemnot, der Leib schwoll stark an, ein starker Blutandrang nach dem Gehirn rief starren Blick, gespannte, volle, fast erstarrende Gesichtszüge, rote Wangen, die mit aschfahler Bläue wechselten und eingefallene Augen hervor.

Weiter äußerte sich ein starker Druck auf das Herz, dadurch Angst und Unruhe, regloser, aussetzender Puls, durch allgemeine Schwäche Zittern in den Beinen und kalte Extremitäten.

In diesem Zustand traf ich Herrn N. an, als ich zu ihm gerufen wurde.

Zunächst hieß ich denselben, der frischen Luftzufuhr wegen, bei geöffnetem Fenster sich bis auf Hemd und Strümpfe entkleiden, Unterleib, Knie, Oberschenkel, Gesäß, die beiden Seitenteile des Rumpfes bis unter die Arme, dann Rücken, Arme, Hals und Stirn mit Wasser von 28 °C anzufeuchten, welche Manipulationen der Patient mit der hohlen Handfläche selbst ausführte; dann folgte eine Waschung des Gesäßes und der Geschlechtsteile mit größeren und kühleren Wasserqualitäten von 23 °C und zwei Minuten Dauer. Hierauf wurde nochmals der Unterleib, diesmal auch die Magengegend bis zur Herzgrube, die Brust in der Mitte handbreit bis zum Kehlkopf angefeuchtet. Das Wasser, so auf den Körper gebracht, verdunstete schnell und brauchte infolgedessen nicht abgetrocknet zu werden.

Eine Erleichterung der Spannung im Nervensystem trat alsbald ein. Durch ein darauf folgendes Klistier von 30 °C wurde eine geringe Darmausscheidung erzielt, die sich besonders günstig auf die Atmungsorgane und die Herztätigkeit auswirkte. Herr N. konnte wiederholt tief atmen und hatte weniger Herzbeschwerden.

Zur Beseitigung der krampfartigen Herzbeschwerden musste sich der Patient kniend ins Bett setzen. Es wurden ihm darauf Gesäß, Rücken und Oberschenkel durchgeknetet (so genannte Walkmassage), darauf Füße, Beine, Schultern und Arme, schließlich wurde ihm noch eine milde Streichmassage über Brust und Arme gegeben; darauf folgte eine warme Leibpackung mit einer Wärmflasche für die Füße.

Nach einer Stunde wurde noch eine Wadenpackung versucht, welche aber einen neuen Blutdruck aufs Herz und starke Beängstigung hervorrief und darum wieder abgenommen werden musste.

Zwei Wolldecken dienten als Bedeckung; da jedoch der Patient nicht zur erquickenden Wärme kam, so erhielt er auf Wunsch noch eine Federbettdecke.

Allmählich trat eine gute, gleichmäßige Erwärmung ein, nach zwei Stunden gelinder Schweiß, welcher eineinhalb Stunden anhielt. Die Temperatur war 39 °C, der Schlaf war unruhig bis morgens 02.30 Uhr, dann trat das Fieber zurück und der Patient verfiel in einen erquickenden Schlaf.

Am Morgen des zweiten Tages um acht Uhr nahm Herr N. nach meiner Verordnung ein Rumpfbad von 31 °C und fünf Minuten Dauer, Abkühlung bis 25 °C, und ging eine halbe Stunde in den Garten, nahm darauf eine halbe Tasse Kakao zu sich mit wenig Zwieback und ohne Zucker. Er hielt sich danach ziemlich ruhig meistens im Zimmer auf.

Gegen Mittag klagte der Patient über Leibschmerzen und hatte wiederholt Stuhlgang. Hierbei äußerte er sich nach jedem Abortgang auffallend missliebig über die Kloakendünste, die mit pestartigem Gestank in den Abortrohren aufstiegen und ihn während der Zeit, als er sein Bedürfnis verrichtete, derartig affizierten, dass ihn eine Art Betäubung mit schauerndem Ekel erfüllte, welche krankhafte Gehirn- und Darmreizungen verursachten und den Anlass zu einer erneuten typhösen Infektion gaben. Selbstverständlich wurde dieses Übel möglichst bald abgestellt durch entsprechende Desinfektionsmittel.

Nachmittags stellten sich Kopfschmerzen ein, welche sich gegen Abend verschlimmerten, dazu kam noch starker Schüttelfrost, die Temperatur fiel auf 36,5 °C, weshalb ich Herrn N. wieder ins Bett brachte.

Abends sieben Uhr schlug das Fieber in ein hitziges um, die Temperatur stieg bis zehn Uhr auf 39 °C. Dagegen wurden für alle halben Stunden eine kühle Ganzwaschung und alle vollen Stunden ein Reibebad angeordnet. Wohl trat auf diese Ganzwaschungen, wechselnd mit Reibebädern, ein momentanes Herabgehen des Fiebers ein, dasselbe wechselte jedoch immer stetig, bis gegen Morgen 02.15 Uhr die Temperatur 40,3 °C erreicht hatte. Der Patient war sehr unruhig, 120 Pulsschläge in der Minute, die Kopfschmerzen wurden schlimmer, das linke Auge schwoll an und entzündete sich, desgleichen die linke Nasenhöhle. Die Stimme war heiser, die Zunge sehr belegt.

Die Leibschmerzen begannen stärker aufzutreten. Der Patient bezeichnete die Stelle des Dünndarms, wo heftige Schmerzen unter stetigen Darmwindungen und Kollern sich äußerten.

Gegessen hatte er am ersten Tag der Erkrankung nichts weiter als eine Fleischsuppe. Wenn er Fieber hatte, zeigte sich immer starker Durst, wogegen ich Zitronenlimonade (den Saft einer Zitrone auf ¼ Liter Wasser) zu trinken erlaubt hatte.

In diesem besonderen Fall verordnete ich dem Patienten weder Dusche noch Vollbad, weil sich dessen Haut außergewöhnlich schnell abkühlte, die Temperatur schon durch Reibebad und Ganzwaschungen genügend herabgesetzt werden konnte. Da der Patient außerhalb des Bettes gleich fröstelte und mit Schwäche und Zittern in den Gliedern befallen wurde, musste er ganz besonders behandelt werden.

Dann verabfolgte ich wieder einen heißen Leibumschlag mit Wärmflasche für die Füße, Einpacken der Beine in trockene Wolldecken sowie eine leichte Streichmassage. Einhüllen des Kopfes in ein poröses Leinentuch.

Zwecks Heliodisierung, d. h. Übertragung der ausstrahlenden Lebenskraft des gesunden Menschen auf einen kranken, um diesen zu kräftigen resp. zu heilen, ersuchte ich nun die Frau des Herrn N., die Nacht darauf sich lang ausgestreckt an dessen linke Seite zu legen, dabei ihre rechte Hand auf den linken Unterarm ihres Mannes zu legen und von da weiter unvermerkt zur Herz- und Magengegend zu führen und hier ruhen zu lassen.

Dies wurde ausgeführt wie angeordnet; die berechnete Wirkung blieb auch nicht aus; der Kranke kam gegen vier Uhr in Schlaf und schlief fast zwei Stunden lang bei ziemlich normalem Puls und tiefem, schnellem Atem. Am Morgen des dritten Tages gegen sechs Uhr erwachte er, am ganzen Körper wie in Schweiß gebadet. Im Kopf fühlte er sich leichter, das Bewusstsein war klarer geworden. Er verlangte nach viel frischer Luft, das Fenster wurde geöffnet und die Stickluft abgelassen.

Gleich darauf trat starker Durchfall ein, der bis Mittag anhielt. Hiergegen verordnete ich zunächst Zimtlikör, aber das süßliche desselben ekelte ihn zu sehr an. Unmittelbar nachdem das Süßliche geschluckt war, trat in der Magen-, Leber- und Zwölffingerdarmgegend eine Anschwellung, Aufgedunsenheit und Härtung ein. Der Likör wurde sofort entfernt und darauf Rum gegeben; letzterer verursachte jedoch einen üblen Druck aufs Herz sowie eine Art Belastung des Gehirns mit steigender Nervosität. Jetzt versuchte ich den vorzüglichen, taninhaltigen griechischen Rotwein Camarit, doch schien derselbe wegen seiner zu starken Gerbsäure auf das Rückenmark ungünstig zu wirken. In dieser Verlegenheit griff ich schließlich zu Heidelbeertee, d.h. zum Saft von gekochten Heidelbeeren; derselbe bekam dem Kranken sehr gut und schmeckte ihm vortrefflich; er wirkte kräftigend und belebend und linderte die Leibschmerzen.

Interessant war die Äußerung des Patienten, es sei, als wollten sich Geschwüre in seinem Kopf bilden, und die Schleimhaut des Dünndarms müsse nach seinem Gefühl entzündet sein.

Das Fieber hielt sich am dritten Tag auf ca. 39 °C. Fühlte sich der Patient im Bett zu beklommen, so hieß ich ihn, sich aufrecht hinzusetzen, auch wohl bei geschlossenem Fenster und gut warm angekleidet im Nebenzimmer zehn Minuten umherzuwandeln.

Auf höher eintretendes Fieber folgten immer Waschungen, Reibe- und Luftbad.

Bei einem sehr heftigen Fieberanfall versuchte ich auch die Regendusche, musste aber für ferner davon absehen, denn die Wirkung war eine ungünstige gewesen; es trat ein Kollaps ein.

Das Befinden bei einem kühlen Vollbad war momentan gut, das Bad verursachte aber eine zu starke Reaktion, d.h. das Fieber fiel momentan durch die Wärmeentziehung, um nachher umso schneller wieder zu steigen.

Ein etwas günstigeres Resultat wurde beim Halbbad von 19 °C bei drei Minuten Dauer erzielt. Das Fieber fiel hier noch schneller als im Vollbad, ging jedoch nachher nicht so schnell in die Höhe, doch zeigten sich hierbei üble Herzstörungen; hingegen wirkte dasselbe sehr günstig auf das Gehirn, indem dadurch eine sehr gute Ableitung von diesem erzielt wurde.

Dies hielt mich ferner ab, in diesem Fall das Wasser in sehr niedrigen Temperaturen anzuwenden und die Krankheit heilte auch tatsächlich in 14 Tagen aus. Während der ganzen Krankheitsperiode wusste der Patient nicht, dass er wirklich typhös infiziert war, denn ich hatte ihm wie den Seinigen gleich am Anfang der Krankheit eingeredet, dass er sich mit dem Kirschkuchen und dem vielen Süßen den Magen verdorben habe. Indem mir dies geglaubt wurde, verhielt sich der Patient in einer gewissen Sorglosigkeit, die bei dem ganzen Verlauf der Krankheit ein wesentlicher Heilfaktor war.

Anschließend hieran möchte ich nur noch einmal den Verlauf der Krankheit kurz skizzieren.

Die Krankheit selbst war der Abdominal- und Gehirntyphus gewesen, der in vielen Fällen den Tod zur Folge hat, hier aber in kurzer Zeit geheilt wurde.

Der Heilungsprozess nahm im Allgemeinen folgenden Verlauf:

Der Durchfall hielt 4-5 Tage an, blieb aber mäßig nach der ersten Krise.

Am 6. Tag verloren sich die Leibschmerzen, auch stellte sich der Appetit etwas besser ein.

Am 7. Tag verloren sich die Kopfschmerzen.

Am 8. Tag wurde die Temperatur normal.

Am 9. Tag wurde der Kreislauf normal.

Ein ganz besonderes Augenmerk war hier auf die Diät des Kranken zu nehmen.

Suppe und leichte Breie von Reis, Hafergrütze ohne Milch, nur mit wenig Salz, bildeten die ausschließliche Kost desselben und bekamen gut, weil stets nur wenig genossen wurde.

Gegen momentanen Hunger wurde wenig Zwieback sowie die Rinde von Schwarzbrot gegeben, letztere mit der Anweisung, dieselbe fein langsam und gut zu kauen, da dies gerade von großer Wichtigkeit war.

Gegen Schwäche wurde leichter Wein, auch alter Korn, einmal auch Kaffee gegeben.

Vermieden wurde während der Krankheitsperiode und auch einige Zeit nachher alles Süße und Saure; desgleichen erhielt der Patient in den ersten sieben Tagen keine feste Kost und kein Fleisch, weder Kaffee, noch Wasser, noch schwere Spirituosen, letztere Getränke höchstens in ganz kleinen Quantitäten, bei großen Schwächezuständen zur Erregung der Herztätigkeit.

Hingegen wurde täglich eine halbe Tasse bitterer Tee von Wermut und Salbei gegeben, auch der früher erwähnte Heidelbeertee wurde immer gern genommen.

Auf dem Weg der Besserung angelangt, als Rekonvaleszent, durfte Herr N. auch wieder mehr und gewählter essen, wieder ein Glas Bier trinken (nur kein kaltes) und dergleichen mehr.

Nach elf Tagen konnte er wieder ins Freie gehen, die Nase hatte sich gereinigt, und nach weiteren zehn Tagen war auch beim entzündeten Auge Heilung erfolgt; innerhalb drei Wochen war Herr N. so weit hergestellt, dass er wieder seiner gewohnten Beschäftigung nachgehen konnte.

2. Erklärung der Ursachen, Behandlung und Heilung des Typhus bei Herrn N.

Gehen wir die Krankheits- und Behandlungsgeschichte des Herrn N. durch, so finden wir, dass derselbe am Nachmittag des 24. Juli 1897 Kirschkuchen, süßes Gebäck, zum Abendbrot süße Biersuppe, Rindsbraten mit Bratkartoffeln und Salat, also an diesem Tage sehr viel Süßes konsumiert hatte. Bekanntlich wird nun der Zucker im Magen chemisch in Alkohol und Kohlensäure zersetzt. Ferner bewirken Obst und Zucker eine starke Gärung. Schließlich wird durch viel Flüssigkeit der Magen aufgetrieben und außerstande gesetzt die normale mechanische Funktion zu erfüllen. Ein Übermaß von Kohlensäure belastete Magen, Leber, Darm, dann Herz, Lunge und Blut und rief wegen mangelhafter Atmung Verstopfung, wegen schwacher Lungentätigkeit momentane Vergiftungszustände, Krämpfe und akute Krankheitserscheinungen hervor. Da außerdem Alkohol und Fleischeiweiß dem Körper viel Sauerstoff entziehen und zur Verdauung verbrauchen, so wird dem Körper dadurch der Hauptlebensstoff entzogen. Umso mehr musste aber die Überhäufung mit Kohlensäure in Verbindung mit den eingetretenen Verdauungsstörungen akute Krankheiten hervorrufen. Rechnet man hierzu den dritten Übelstand, den der Kloakendünste der Aborte, welche bei der Einatmung selbst geringer Qualität auf die Geruchszentren der unteren Hirnorgane lähmend wirken, in die Lunge eingedrungen sich mit dem Blut verbinden, so ist durch diese Infektion bei einem hochgradig disponierten Körper der Ausbruch des Typhus ganz naturgemäß gegeben.

Die eingetretene Atemnot, geschwollener Leib, Kräfteverfall, kalte Extremitäten und andere

Symptome waren die Folge einer Überhäufung mit Kohlensäure.

Das sofortige Eingreifen mit naturgemäßen Mitteln wurde das siegreiche Kampfmittel gegen diese gefährliche Infektionskrankheit.

Wie das vor sich ging, wollen wir bei den speziellen Einzelvorgängen der Krankheit des Herrn N. untersuchen.

Entkleidung: Hierdurch konnte die Haut die giftigen Gase leichter ausscheiden.

Öffnen des Fensters: Die Zufuhr reiner sauerstoffreicher Luft bewirkte einen schnelleren Stoffwechsel.

Ruhe im Schlafraum bewirkte günstigere psychophysiologische Vorgänge durch ungestörtes Alleinsein.

Planmäßige Waschungen mit Wasser von 28 °C bewirkten elektrische Beeinflussungen der einzelnen Zellengruppen, Ableitung der Blutstauung von den inneren Organen und Zufuhr von Sauerstoff durch die Hautporen.

Bekanntlich wird der Sauerstoff des Wassers zum Teil von der Haut aufgesogen. Die Aufsaugungsorgane sind teils die Hautdrüsen, teils die Peripherienerven. Die Hautdrüsen übertragen den Sauerstoff wahrscheinlich auf elektromagnetischem Wege dem Blut und die Peripherienerven auf gleichem Weg dem Zentralnervensystem.

Die besondere Temperatur von 28 °C ist darum gut gewählt, weil um einige Grade kälteres Wasser die Poren der Haut allzusehr zusammenzieht und die schnelle Reaktion hindert. Eine z. B. mehr als vier Grad wärmere Temperatur würde sich aber zu indifferent zur Blutwärme verhalten und nicht die elektromagnetische Wirkung haben, weniger beleben und weniger die Ausscheidungsorgane anregen.

Das Klistier bewirkte zum Teil Ableitung der Kohlensäure von den Zentralorganen zum Mastdarm und Verbrennung derselben durch den Sauerstoff des Wassers, ferner wurden stauende Gase und Kotmassen aus dem Darm direkt abgeführt.

Die Walkmassage verteilte das Blut richtig, entlastete daher die bedrückten inneren Organe und verhinderte lokale innere Entzündungen.

Die warme Leibpackung in Verbindung mit Wärmflaschen an den Füßen regte die Darmtätigkeit an und verteilte die Wärme günstig.

Beide letztere Verordnungen bewirkten ferner einen normalen Blutkreislauf.

Das Federbett brachte erstens gleichmäßige Wärmestauung im ganzen Körper, zweitens, durch die Trockenheit der Federn, ein Hindrängen der auszuscheidenden Feuchtigkeit nach der Körperperipherie, also nach der Oberhaut, daher der erfolgte Schweißausbruch.

Nach physikalischen Gesetzen besteht in der Natur ein stetiger Ausgleich der Kräfte und der Stoffe, so zieht z. B. ein kalter Gegenstand von einem warmen Körper die Wärme an und ist bestrebt, dieses so lange zu tun, bis er selbst die Wärme des warmen Körpers erreicht hat. Die gleichen Vorgänge spielen sich in trockenen und feuchten, festen und flüßigen, ruhenden und bewegten Körpern und Stoffen ab. Die Wolldecken tun also keineswegs in jedem Fall gleiche oder bessere Dienste als die Federbetten, wenigstens nicht bei Kranken.

Die Wanderung der Feuchtigkeit mit den Giftstoffen nach der Haut ist eine Bewegung der Stoffmassen im Körper, geht diese gewaltsam und schnell vor sich, so tritt selbstredend erhöhte Blutwärme ein und diese äußert sich durch Fieber von 39 °C und mehr.

Durch den Schweißausbruch wurden giftige Gase, übermäßig feuchte Stoffe sowie sonstige schädliche Substanzen aus dem Körper entfernt. Hierauf trat mehr Ruhe im Stoffwechsel und damit Abkühlung der inneren Wärme ein, folglich Sinken des Fiebers und Schlaf.

Am zweiten Tag, acht Uhr früh, Verordnung: Rumpfbad von 31 °C, 5 Minuten Dauer, Abkühlung auf 25 °C, bewirkte Stauung in allzu schnell eingetretenem Stoffwechsel durch die annähernd gleiche Temperatur des Badewassers mit dem Blut. Dies hatte eine Art magnetische Einwirkung auf die ganze Lebenskraft, daher die Erquickung nach dem Fieber der vergangenen Nacht.

Das Rumpfbad bewirkte ferner Belebung des Unterleibes, Entziehung von schlechten Gasen; bekanntlich nimmt Wasser üble Dünste in sich auf; außerdem wurde das Rückenmark angeregt, Herz, Magen, Lunge und Gehirn von den stetig aufsteigenden Gasen entlastet, ebenfalls wurden die Nerven und der Darm angeregt, stauende Stoffmassen wurden erweichend beeinflusst und schließlich wieder dem Körper der Sauerstoff des Wassers durch die Hautporen zugeführt.

Der Darm arbeitete nachmittags stark in Ausscheidungen, wobei in diesem selbst gewaltige chemische Vorgänge sich abspielten, die das Gehirn mit affizierten, und da dasselbe gleichsam wie ein elektromagnetischer Pol an allen Vorgängen im Körper regen Anteil nimmt und frei werdende Gase anzuziehen bestrebt ist, so entstand erst Benommenheit, dann Kopfschmerz, dazu gesellte sich eine neue Infektion durch die Kloakendünste des Aborts, infolgedessen traten auch die gewöhnlichen Folgen wie bei einer sonstigen Vergiftung oder Infektion ein wie Schüttelfrost, Lähmung, Schwäche, Fallen der Körpertemperatur bis auf 36,5 °C.

Verordnung: Bettruhe zwecks Wärmeerhöhung durch Eigenwärmestauung im Federbett.

Abends sieben Uhr: Steigen der Körpertemperatur über normal, bis dieselbe gegen 22 Uhr 39,5 °C erreichte. Verordnung: Alle halben Stunden eine kühle Ganzwaschung mit 23-25 °C Wasser. Hierdurch wurde die übermäßige Wärme entzogen, das Fieber sank und die Lebensgefahr wurde beseitigt.

Alle ganzen Stunden ein Reibebad, das ist Waschung der äußersten Geschlechtsteile, was elektrische Auslösungen im Nervensystem, Belebung und Anregung der Urinausscheidung bewirkte.

Folge: Fallen des Fiebers, Körpertemperatur 37 °C, dabei Schüttelfrost.

Nach einer Stunde nochmaliges stärkeres Fieber, Körpertemperatur 39,5 °C.

Verordnung: Zitronenlimonade, den Saft einer Zitrone auf ¼ Liter frischen, kühlen Wassers.

Folge: Fallen der Körpertemperatur auf 38 °C.

Der chemische Vorgang, den die Zitronensäure hervorruft, ist bisher (um 1898) wenig geklärt, wahrscheinlich ist es aber die ausscheidende Wirkung, welche diese Säure auf Stickstoff, Ammoniak und Phosphor des Körpers ausübt, wodurch eine Änderung und Beruhigung im Stoffwechsel und dadurch auch im Fieber eintritt.

Die Krise morgens 02.15 Uhr. Körpertemperatur 40,3 °C., 120 Pulsschläge in der Minute, Lebensgefahr, hochgradige Kopfschmerzen, Benommenheit im Sensorium, Bewusstsein im Schwinden, Zunge vom bekannten Typhusdreieck belegt, Atem schwer, Stimme heiser, linkes Auge und linke Nasenhöhle entzündet, heftige Leibschmerzen. Kollern und Windungen des Dünndarms.

Hier hätte bei einem beliebig kräftigen Typhuskranken ein

Vollbad von 30 °C, 40 Min. Dauer, welches alle zehn Minuten ein Grad niedriger temperiert, bis zu 25 °C, gegeben werden können. Es wäre zur Wärmeentziehung und Regelung der Temperatur geeignet gewesen, aber in diesem besonderen Fall, wo der Kranke zu Kollaps neigte, hielt ich eine derartig starke Wasseranwendung nicht für ratsam. Wenn die Herzenergie schwach ist, muss man sich hüten, Temperatureinwirkungen anzuwenden, die weit unter oder über der normalen Blutwärme stehen, da dieselben in diesem Fall zu Störungen im Blutkreislauf, ja selbst zur Lebensgefahr führen können.

Schonung der Lebenskraft bei einer langsamen Genesung gilt mir mehr als eine schnelle Heilung auf Kosten des Lebens des Kranken, denn die Erfahrung lehrt, dass im letzteren Fall der Kranke oft nicht an der Krankheit, sondern an dem gewaltigen Heilungsprozess zu Grunde geht. Das Leben ist immer noch wertvoller als die Gesundheit. Erhaltung und Vermehrung der Lebenskraft dürfen bei keiner Behandlung außer acht gelassen werden, ja, ich behaupte, erst den Kranken auf die Erhaltung seines Lebens und in zweiter Linie auf die Heilung seines Leidens zu behandeln, ist einzig und allein der richtige Weg der wahren naturärztlichen Behandlung. Meine Verordnung wurde daher ganz der Individualität des Patienten angepasst, zuerst halbstündiges Luftbad, dann Ganzwaschung 25 °C, Reibebad 23 °C, zehn Minuten, darauf Klistier, 28 °C. Folge: Fallen der Temperatur auf 39 °C.

Alle vier Anwendungen bewirkten hinreichende Wärmeentziehung und Ableitung der aufgeregten Blutmassen von den Zentralorganen zur Haut, zur Körperoberfläche und zu den Ausscheidungsorganen.

Wohl trat auch hier mit der Reaktion wieder Schüttelfrost und Schwäche ein, aber wehe, hätte man in diesem Fall nach der Art mechanischer Krankenbehandlung, wie sie in der Mehrzahl der Krankenhäuser und auch in manchen Kaltwasserheilanstalten üblich ist, eiskalte Duschen oder kalte Dauerbäder verabfolgt, die innere Heilkraft des Patienten wäre dadurch ruiniert worden, und mit der übergroßen Wärmeentziehung wäre ihm auch das Leben ausgeblasen worden. Denn siehe: «Die Gesundheit ist der Güter höchstes nicht, sondern das Leben, der Übel größtes aber ist die Pfuscherei.»

Weitere Verordnung: Bettruhe; der Oberkörper wurde erhöht gelagert, bis über die Schultern mit zwei Wolldecken bedeckt, der Unterkörper bis über die Knie mit einem Federbett.

Nach einer halben Stunde trat starker Stuhl auf. Der Patient fühlte sich erleichtert, der Puls ging lansamer, Temperatur 38,5 ° C.

Da Mattigkeit und Frostgefühl noch nicht schwanden, verordnete ich einen heißen Leibumschlag, Einpacken der Beine in trockene Wolldecken, zwischen die Knie und Füße eingehüllte Wärmflaschen, Schließen der Fenster, leichte Druck- und Streichmassage.

Fenster und Türen wurden geschlossen, um jeden Temperaturreiz der Atmosphäre, der durch Zug entsteht, fernzuhalten.

Durch die leichtere Bedeckung des Oberkörpers konnte dieser genügend Wärme ausstrahlen, es trat hier weniger Blutstauung ein, wodurch Herz, Lunge und Gehirn etwas entlastet wurden.

Durch die stark erhöhte Lage des Oberkörpers wurde das Blut mit weniger mechanischer Kraft zu den oberen Zentralorganen geführt, wodurch wiederum die Reibung der Nerven und Blutgefäße schwächer wurde und weniger fiebererzeugend wirkte.

Durch die gute Bedeckung des Unterleibes, ferner durch die Beilegung der Wärmflaschen zwischen die Knie und an die Füße wurde hier die Wärme gestaut, durch die dadurch geöffneten Ausscheidungsorgane wieder abgeschoben und von der Federbettdecke aufgesogen; dadurch erzielte ich die Regulierung des Blutkreislaufes, die Verteilung der Wärme und die normale Atmung.

Durch die milde Klopf- und Streichmassage wurde die Hauttätigkeit belebt, Blut und Wärme über die ganze Körperperipherie verteilt. Die Haut konnte mehr Blut aufsaugen und mehr Wärme ausscheiden, was wiederum die erkrankten Organe sowie auch die Lebenszentralorgane vom Fieberblut günstig entlastete.

Nachdem der Kopf des Kranken der guten Wärmeverteilung wegen in ein poröses Leinentuch gehüllt war, hatte ich, zwecks Heliodisierung, der Gemahlin des Patienten anheimgegeben, linksseitig ihres Mannes sich so zu legen, dass ihr rechter Arm über dem linken des Kranken lag, und ihre rechte Hand zur Herz- und Magengegend zu führen und daselbst lose ruhen zu lassen.

Die Wirkung war eine ausgezeichnete. Der Kranke schlief

bald darauf ein; er schlief zwei Stunden lang bei normalem Puls und tiefem, starkem Atem.

Morgens, am dritten Tag, sechs Uhr, wachte er, wie im Schweiß gebadet, auf.

In der Brust und im Kopf fühlte er sich leichter, und er bekam daher die feste Überzeugung, sein Bewusstsein nicht mehr zu verlieren, er verlangte frische Luft, das Fenster wurde geöffnet und die verdorbene Zimmerluft abgelassen. Gleich darauf trat starker Durchfall ein, der bis gegen Mittag anhielt, wogegen sich Heidelbeertee sehr gut bewährte, während alle anderen Mittel ungünstige Nebenwirkungen zeigten. Interessant war die Äußerung des Patienten, dass, sobald er etwas alkoholische Getränke zu sich nehme, es ihm sei, als bildeten sich Geschwüre im Dünndarm und an den Hirnhäuten. Diese zutreffende Selbstdiagnose durch die gesteigerte Sensibilität und Feinfühligkeit infolge des wenigen Alkoholgenusses war der beste Beweis, dass hier Typhus vorlag, da bekanntlich wenig Alkohol, besonders bei einem geschwächten Körper, solche, fast hellsehend gesteigerte, Sinnesschärfe hervorruft. Der Höhepunkt der Krankheit war überschritten, das Fieber hielt sich am dritten Tag beständig auf kaum 39 °C. Der Patient konnte aufstehen. Ich ließ ihn ganz nach eigenem innerem Wohlbefinden gehen, stehen, im Bett oder auf der Ottomane ruhen.

Die Diät für eintretenden Durst war warmes Reiswasser, abwechselnd mit kühlem Heidelbeertee, für weiteren Appetit Wassersuppe, etwas dünnbreiigen, in Wasser gekochten Gries, Spinat mit Rührei oder Hafergrütze und Reis.

Festere Kost, Fleisch und Kaffee wurden vermieden, weil sie eine große Reizung des Magens und unüberwindliche Schwierigkeiten für den erkrankten Darm gemacht hätten, wodurch der Heilungsprozess unmöglich geworden wäre.

Die Erhaltung resp. Förderung möglichst sorglos frohe Gemütsstimmung war geboten, weil bei dieser Krankheit das Gehirn schon an sich in üble Mitleidenschaft gezogen wird und jede von außen hinzutretende Gemütsverstimmung herabstimmend oder übermäßig erregend auf die Zentralnerven wirken musste; daher musste die sorglos frohe Gemütsstimmung als wichtiger Heilfaktor möglichst gewahrt bleiben.

Trat bei einem längeren Verweilen außerhalb des Bettes Ermüdung und Frost ein, wurde sofort Bettruhe und Wärme aufgesucht. Trat im Bett durch Stauungen der Eigenwärme Fieber ein, wurde sofort durch Lüften der Bettdecke, Öffnen eines Fensters, durch Ganz- oder Teilwaschungen und Reibebäder Abkühlung bewirkt.

Nach den Theorien hervorragender Militärärzte des napoleonischen Heeres aus den Freiheitskriegen, die Typhus, welche seiner Zeit im Heer grassierte, mit weit kälteren Daueranwendungen mit und ohne Erfolg behandelt hatten, versuchte ich, nachdem die Hauptgefahren beseitigt waren, der Wissenschaft halber, ähnliche Anwendungen. Die erste war eine kühle Regendusche von 25 °C. Folge: Plötzliche Atemnot, Herzbeschwerden, Ohnmachtsschwäche, Blutleere in den Kapillargefäßen, Kollapsgefahr. Die Ursache war gewiss die, dass durch das Zusammenziehen der von den Kreislaufzentralen entfernt liegenden Haut- und Kapillargefäßen das Blut plötzlich zu der Lunge und dem Herzen mechanisch gedrängt wurde, was jene wichtigen Zentralorgane mit Blutmassen überhäufte und gefährlich belastete.

Ähnlich so, wenn auch nicht mit derselben Gefahrerscheinung, wirkte ein Halbbad von 19 °C und drei Minuten Dauer mit Selbstmassage; dieses hatte großes Unbehagen und Herzstörungen zur Folge, zeigte aber eine auffallend gute Wirkung auf das Gehirn, denn nach diesem Halbbad nahm die Augenentzündung eine Rückentwicklung an, das Gehirn wurde freier von Druck und Benommenheit, so dass dieses Halbbad wohl besonders das Blut und lästige Gase vom Zentralnervensystem, von Hals, Gesicht und Sinnesorganen ableitete.

Günstiger auf Herz- und Leitungsnerven wirkte ein Vollbad von 28 °C, zwei Minuten. Das Herabsinken der Körpertemperatur hielt sich nicht so lange wie bei den beiden vorhergehenden Anwendungen unter normal, der Körper reagierte schneller durch Wiedererwärmung, doch stieg das Fieber bald wieder auf über 39 °C. Der Pulsschlag wurde schneller, was wiederum Erschöpfung und erhöhten Stoffwechsel zur Folge hatte.

Dass diese Anwendungen nicht zum erwünschten Ziel der schnellen, dauernden Überwindung des Fiebers führen konnten, war hiermit erwiesen und so sah ich fernerhin davon ab.

Einen Vorteil für die Wissenschaft hatten diese Versuche gebracht, nämlich den Beweis, wie innig die verschiedenen Körperorgane in Zusammenhang und Wechselwirkung stehen und wie die Behandlung des Äußeren des Körpers bis auf seine innersten Zentralorgane fortwirkt, sei es durch Wasser, differente oder indifferente Temperaturen, Licht, Luft, mechanischen Druck der verschiedenen Stoffsubstanzen und Aggregatzustände, wodurch ein kranker Körper geheilt werden kann, vorausgesetzt, dass die Behandlung eine sachgemäß richtige ist.

Dass Krankheiten durch ungünstige Einwirkungen hervorgerufen werden können, ist dadurch ebenfalls erwiesen.

Meine Versuche mit den starken Temperaturdifferenzen, die ich im Glauben an die Autorität der Altmeister in der Wasserheilkunde machte, die von derartigen Kuranwendungen manchen guten Erfolg erzählen, bekehrten mich von dem so genannten Autoritätendusel und lehrten mich zugleich die milderen Wasseranwendungen unter gewissen Umständen als die besten zu schätzen in Verbindung mit Licht- und Luftbad, Massage, Diät und Helioda, und sie überzeugten mich von der Notwendigkeit der individuellen Behandlung eines Kranken, ganz so, wie ich es geübt hatte. Ich kehrte zu meiner eigenen kombinierten, milden Methode zurück und die Krankheit heilte in kurzer Zeit aus.

Unerläutert möchte ich nicht lassen, dass die richtige Diät bei Typhuskranken in hygienischer Hinsicht von größter Bedeutung ist.

Die drei Getränke Reiswasser, Salbei- und Heidelbeertee sind nicht zu unterschätzende Heilmittel, Reiswasser durch die heilsame Wirkung auf die Schleimhäute, Salbeitee durch das Freiwerden der Bitterstoffe desselben im Magen zu Sauerstoff und zu Substanzen, die die Leber-, Nieren- und Gallentätigkeit wunderbar beeinflussen, Heidelbeertee durch die beruhigende, angenehme Wirkung auf das Herz- und Gefäßsystem.

Alle drei Mittel trugen in erster Linie zur Kräftigung der Lebenskraft bei und die milde, allgemeine übrige Behandlung hatte neben der Krankheitsbekämpfung die Schonung der Lebenskraft gewahrt, wodurch die Krankheit von der gestärkten, lebhaften Heilkraft im Körper beherrscht und zur schnellen Heilung gezwungen wurde.

In diesem Fall wurden mit der Krankheit alle belastenden Stoffe aus dem Körper befördert und der

Stoffwechsel angeregt, was eine wahre Verjüngung des Körpers zur Folge hatte.

3. Rekonvaleszenz

Bekanntermaßen ist nach jeder schweren Krankheit der Körper erschöpft und besitzt weniger Widerstandskraft als sonst in gesunden Tagen. Es ist eine häufige Erscheinung, dass Personen, welche ein schweres Leiden überstanden haben, durch unvorsichtige Lebensweise demselben wieder verfallen und dahingerafft oder von einer anderen Krankheit heimgesucht werden oder auch in lebenslängliches Siechtum geraten; es ist daher Pflicht eines jeden Arztes, auch dem Genesenden mit Rat und Tat zur Seite zu stehen.

Hört die eigentliche Pflicht des Arztes nach rein technischen Maximen da auf, wo die Krankheit aufhört, so bleibt doch die menschliche Pflicht bestehen, den aus schwerer Krankheit Geretteten nach Kräften wieder so weit zu bringen, dass der Körper die normale Widerstandskraft erreicht. Diese sekundäre Genesungszeit, die unmittelbar an die primäre anschließt und Rekonvaleszenzzeit genannt wird, verdient die größte Beachtung.

Zur Erläuterung sei erklärt, dass ich als *primäre Genesungszeit* diejenige Periode einer akuten Krankheit nenne, die auf die überstandene Krankheitskrise folgt und in der der Körper zur selbstständigen Heiltendenz übergegangen ist. Hierbei braucht der Kranke nicht fieberfrei zu sein, die *sekundäre Genesungszeit* oder Rekonvaleszenz hingegen ist vollständig fieberfrei. Alle Symptome einer charakteristischen Krankheit sind in der sekundären Genesungszeit verschwunden, der Kranke fühlt sich erleichtert, hat Mut, Humor und Lebenslust, und es stellt sich ein typischer Rekonvaleszentenhunger ein.

Während dieser Zeit ist besonders acht darauf zu geben, dass sich der Kranke nicht den Magen überhäuft oder vor Vergnügen sich nicht zu früh aus dem Hause wagt, wohl gar zum Tanz und ins Theater geht, denn jedes längere Aufsein, Abendluft, Erregung oder gar Schlemmerei kann einen heftigen Rückfall zur Folge haben, und nicht selten büßten solche Wagehälse ihre Tollkühnheit mit dem Leben. Ich verordnete daher meinem Rekonvaleszenten noch eine Woche Stubenarrest und ließ ihn ganz nach Befinden im Zimmer auf- und abgehen, auf dem Sofa sitzend oder liegend ruhen, im letzteren Falle mit Wolldecken bis unter die Arme oder bis über den Unterleib warm eingehüllt.

Die Kurzweil wurde mit turnerischen Freiübungen, Schachspiel und Kartenkunststücken erreicht. Muskelarbeit, andauerndes Lesen oder Schreiben hatte ich verboten. Alles, wonach Herr N. Appetit hatte, musste zuverläßig und schnellstens besorgt und wohlschmeckend zubereitet werden. Doch nur wenig und nicht hastig durfte derselbe essen, dafür aber öfter und gewählter.

Gerade dieser Art leckerer Geschmacksrichtung, die die Rekonvaleszenz begleitet, muss möglichst Rechnung getragen werden, weil der innere Nahrungsinstinkt gerade während dieser Zeit am untrüglichsten ist und selbst am besten das richtige begehrt.

Während der Krankheit wurden außer dem Ballast von Krankheitsstoffen auch viele wertvolle Substanzen ausgeschieden, die wieder schnell ersetzt werden mussten durch geeignete Nahrung.

Dass die eigentliche Lust am Genuss des Wohlgeschmacks so stark ist, ist das günstigste physische Element, das den Neuaufbau zerstörter Zellen oder verletzter Organe so vorzüglich mit fördern hilft. Auch die oft widersinnig erscheinende Speisewahl und die Neigung zu stetem Wechsel und Vielseitigkeit der Gerichte müssen für den Genesenden maßgebend bleiben; denn gerade das, was der Körper braucht, das verlangt er und das darf ihm nicht vorenthalten werden.

Unter diesem Gesichtspunkt wurden die Diät gepflegt und Leib und Seele erfreut.

Nach einer Woche gestattete ich den allmählichen Übergang zur Berufstätigkeit, zu einstündiger Ausfahrt oder kurzen Spaziergängen, und wenige Tage darauf war Herr N. normal gesund arbeitsfähig.

4. Nachtrag

Nach Schluss dieser Kurgeschichte drängt sich unwillkürlich die Frage auf: Wie schützt man sich überhaupt vor typhöser Infektion?

Wie jede Not zum Lehrmeister wird, so soll uns auch jede Krankheit künftige Krankheitsverhütung lehren. Mit richtigen Heilmitteln einzugreifen, ist die Kunst der Heilpraktiker, sich aber vor Krankheiten zu schützen, ist die Kunst, die zu erlernen im eigenen Interesse sich jeder selbst bemühen sollte.

Ich möchte daher Folgendes zur Beherzigung empfehlen:

Nach meinen Theorien und Erfahrungen kann der Abdominaltyphus verschiedene Ursachen haben. Die am häufigsten vorkommenden Ursachen beruhen erstens auf Diätfehlern. Aus einseitiger Kost entstehen Verdauungsstörungen, die wiederum Gefäßerkrankungen zur Folge haben, wodurch die eingenommenen Speisen dem Körper zum Ballast werden und sich zu Fremd- und Krankheitsstoffen umwandeln. Diese Ursache lag im vorliegenden Fall bei der anfänglichen Erkrankung vor und ist hinreichend erklärt worden. Die Lehre daraus ist: Möglichst Abwechslung in den Speisen und außer Mäßigkeit öfteres Entsagen von dem, was man gern genießt. Schließlich, und das ist die Hauptsache, muss man sich vom Irrtum frei machen, der Mensch müsse alltäglich pünktlich so und so viele Mahlzeiten verzehren, ein gewisses Maß von Fleisch, Brot, Kaffee, Wein, Bier oder Kuchen vertilgen, um ein normaler Mensch zu bleiben, denn dieser Wahn ist die Ursache so vieler Krankheiten. Der Mensch bedarf unbedingt in kurzen Zwischenräumen Fastentage, um einesteils das, was er die Tage vorher aufgenommen hat, gründlich zu verdauen und um sich andernteils von allem Ballast zu befreien, was die Ausscheidungsorgane bei entsprechender Bewegung in freier Luft naturgemäß besorgen, vorausgesetzt, dass lockere poröse Kleidung getragen wird.

Das Entsagen im Essen und Trinken, damit meine ich aber nicht das Entsagen von einem wirklichen Bedürfnis, das Überschlagen einer reichen Mahlzeit ist in den meisten Fällen weit vorteilhafter als die törichte Vielfresserei nach hergebrachten Fütterungsmethoden.

Die Geschichte lehrt, dass die größten körperlichen Strapazen von Wenigessern ertragen wurden, und die größten geistigen Errungenschaften haben wir jenen Genies zu verdanken, die durch Not zum Knappanbeißen gezwungen waren.

Hiermit soll keineswegs der Entbehrung und Armut ein Loblied gesungen werden, denn das Nötigste, das dem Menschen ein Bedürfnis ist, muss er unbedingt zum Leben haben. Aber die Tatsache steht fest, dass Vielsüffel und Vielfresser körperlich und geistig impotente Drohnen sind, die sich und ihren Nebenmenschen physisch und moralisch zum Verderben werden.

Es ist daher viel besser, wenn der Reiche dem Armen vom Verdienst und Einkommen abgibt, als wenn er es selbst verzehrt, und es ist auch viel besser, die unteren Beamten und Arbeiter angemessen zu entlöhnen, aber die Gehälter mancher phlegmatischer Berufsmenschen nicht zu sehr zu erhöhen.

Eine zweite Ursache, die Typhus hervorruft, kann andauernd feuchte Witterung sein. Dies erklärt sich so:

Da die sehr feuchte Luft verhältnismäßig mehr von Wasserstoff als Sauerstoff geschwängert ist und der Sauerstoff bekanntermaßen als Brennstoff der Hauptlebenserreger ist, so kann durch langandauerndes Nebel- oder Regenwetter mit bewölktem Himmel, besonders in Ortschaften, die in Talkesseln, an stehenden Gewässern oder dichten Wäldern liegen, eine Typhusepidemie ausbrechen, weil bei den Bewohnern solcher Orte unter diesen feuchten Umständen eine Stauung im Stoffwechsel eintritt. Die magnetische Energie des Individuums, die sich durch Sauerstoff hält, geht durch das Übermaß von Wasserstoff verloren, da letzterer auflösend auf organische Verbindungen wirkt, ferner die Körpertemperatur herabzustimmen bestrebt ist, was wiederum Störungen im Nervensystem und in den Verdauungsorganen zur Folge hat. In diesem Fall schützen der Aufenthalt in trockenen Wohnräumen, Bettdampf und Hautpflege und, man höre und staune, auch geringe Quantitäten Alkohol.

Besonders sind Grog, Glühwein, heiße Milch mit Cognac, weil dieselben den Körper zur Sauerstoffaufnahme anregen, die Nerven beleben, den Stoffwechsel fördern und in warmem, verdünntem Zustand auch die nötigen Wärmemengen abgeben, keine Gifte nach der Darstellung unwissender Schreihälse, sondern ein bedeutsames hygienisches Schutzmittel in manchen derartigen Fällen.

Eine dritte Ursache gibt es, wodurch Typhus entstehen kann und wodurch er nicht die Bewohner größerer Städte und Ortschaften verseucht, sondern nur in einzelnen Straßen und Häusern gleichsam sporadisch auftritt. Die Ursachen sind zum Teil schlechtes Wasser, besonders aber die Kloakendünste schlecht angelegter Gossen und Abortgruben, welche in den Monaten Mai, Juni und Juli durch reiche Erwärmung der oberen Erdschichten in Erregung gebracht werden. Wenn an sich schon diese Kotmassen einen hohen Prozentsatz stinkiger Gase stetig an die Umgebung abgeben, so wird dies doch durch besondere Wärme noch um ein bedeutendes vermehrt, die verdunsteten Kotmassen drängen sich nach den Öffnungen der Abortrohre und steigen in diesen nach oben zu ihrem einzigen Ausweg. Sind solche Gruben oder die oberen Öffnungen derselben nicht hermetisch verschlossen, so verpesten sie die Umgebung in einem solchen Maße, dass daraus schwere Krankheiten und besonders Typhus entstehen können. Diese wirklich giftigen Dunstmassen, welche teils durch die Nase zum Gehirn dringen, rufen dort krankhafte Störungen hervor, in gleichem Maße diejenigen Gase, welche eingeatmet durch die Lungen sofort ins Blut übergehen.

Diese faulen Stinkgase rufen eine Art Nerven- und Blutvergiftung hervor, wodurch in ersterem Falle Lähmungserscheinungen mit Reflexwirkungen im Verdauungsapparat, in letzterem Falle Fieber auftritt, es sind also nicht die Bazillen die ersten Urheber der Krankheit. Die so genannten Bazillen sind gewöhnlich Spaltstoffe aus dem Blut oder direkt von den erkrankten Organen, welche durch die eigentlichen Krankheitserreger, die Störenfriede der Lebenskausalität (meist giftige Gase), erst hervorgerufen werden. Diese Gärungsprodukte, Bazillen, die bei jeder Krankheit vorhanden sind, sind lediglich schädliche Stoffwechselprodukte, derer sich der Körper möglichst schnell entledigen muss. Die Ausscheidungsorgane müssen in ihren Funktionen dabei unterstützt und ein normaler Stoffwechsel muss wieder hergestellt werden. Die Bazillen können allerdings den Typhus übertragen, wie auch andere Bazillen andere Krankheiten übertragen können. Dieselben sind aber keineswegs so gefährlich, wie von der (1898) modernen medizinischen Wissenschaft irrtümlicherweise angenommen wird, sie sind doch nur Verdichtungen feinerer Substanzen und Gase, und zwar derjenigen, die erst die wirklichen Krankheitserreger sind. Ausdünstung, Schweiß und Atem eines Infektionskranken sind weit ansteckender als es die Krankheitsbazillen sind, die durch Kot und Speichel abgehen.

Der beste Schutz hiergegen ist die Desinfektion aller Abfälle und Fortschaffung solcher Massen sowie feste Kloakenverschlüsse, Reinlichkeit, Lüften, öfterer Kleiderwechsel, Hautpflege und ein widerstandsfähiger Körper.

Erstere Mittel kann man zur Abwendung solcher Übel schnell

bei der Hand haben. Der widerstandsfähige Körper wird aber mehr oder weniger angeboren, er kann allerdings nach und nach bis zu einem gewissen Grad durch Abhärtung erzogen werden, wie, das werde ich in einer besonderen Abhandlung niederschreiben.

Gehen wir nochmals zum Schluss die ganze Krankheitsgeschichte des Herrn N. durch, so finden wir, dass dieselbe unter folgenden kurzgefassten Bedingungen einen schnellen und günstigen Verlauf nahm:

1. durch sofortiges Eingreifen gegen jede Verschlimmerung der Krankheit;
2. durch äußere, milde, natürliche Heilmittel, durch welche die eigenen inneren Naturkräfte im Heilungsprozess unterstüzt wurden;
3. durch die größte Aufmerksamkeit, die bei den verschiedenen Anwendungsformen derselben beachtet wurden;
4. durch streng durchgeführte, zweckentsprechende Diät;
5. durch die eigene Sorglosigkeit und das gesammelte Vertrauen des Patienten, neben dem starken Willen gesund zu werden, was bei jeder Krankheit ein Heilfaktor zugleich mit ist;
6. durch die aufmerksame, hingebende Bedienung und Pflege durch die eigenen Angehörigen;
7. durch die richtige, heilkundige Behandlung, welche der individuellen Eigenart der Krankheit angepasst war.

2. Lungen-, Magen- und Leberleiden, Auszehrung und Medizinsiechtum, durch Heliodastrahlen, Balsammassage und Diät geheilt

Frau B. aus L. bei Hannover kam im Frühling des Jahres 1896 in meine Behandlung. Meine Untersuchung ergab, dass ein veraltetes Leberleiden vorhanden war. Die Schrumpfung und Verhärtung des kranken Organs war von außen fühlbar. Außerdem war eine Lungenspitzenverdichtung mit Atemschwäche und fortgeschrittene Auszehrung ersichtlich.

Die Patientin war sehr schwach und abgemagert und klagte über Schmerzen in der rechten Seite, über Kopfweh und Lungenaffektionen, verbunden mit anhaltender Appetitlosigkeit. Der Puls zeigte sich schwach und fadenförmig, Hände, Kopf und Füße waren kalt, Stuhlgang unregelmäßig und seit einiger Zeit weißgrau. Dieses letztere gilt bekanntlich manchen Medizinärzten als diagnostische Sicherheit des nahen Todes eines Leberkranken.

Frau B. erzählte mir, dass sie fünf Jahre lang mediziniert und keine Besserung verspürt habe. Dann hätte sie Schwefelbäder erfolglos angewandt und schließlich die Kneippkur versucht, wodurch sie erst recht heruntergekommen sei. Sie fühle, dass ihre nahe Auflösung bevorstände und möchte wissen, ob sie noch einige Jahre am Leben erhalten werden könne.

Ich konnte der Frau nur wenig Hoffnung machen, versprach ihr aber, wenn sie zu mir Vertrauen hätte und einige Ausdauer, so wolle ich sie in Behandlung nehmen.

Die Behandlung begann Ende April des Jahres 1896.

Zuerst gab ich alle zwei Tage ein Fichtennadelbad, 35 °C, acht Minuten Dauer, und Streichmassage unter Wasser.

Während der zweiten Woche erhielt die Patientin Kastendampfbäder, 44 °C, fünf Minuten Dauer; zum Schluss temperierte Ganzwaschungen, 29 °C. In der dritten Woche erhielt sie Sitzbäder, 33 °C, fünf Minuten Dauer, zum Schluss Abkühlung bis auf 28 °C. In der vierten Woche gab ich Halbbäder, 31 °C, fünf Minuten Dauer, am Schluss heißwarmer Ganzguss, 38 °C, dann lauwarmer Brauseguss, 33 °C und endlich kühler Brauseguss, 25 °C.

Dabei verordnete ich von Anfang an strenge Diät, Weglassen von Schwarzbrot, Kaffee, Spirituosen, Hülsenfrüchten, altem Käse, sauren, salzigen, gesüßten und gewürzten Speisen, Puddings und Kuchen und allem, was in der Pfanne gebraten wird, Pfeffer usw. Dafür verordnete ich, täglich morgens sieben Uhr eine Tasse warme Milch mit einem halben, abgestrichenen Teelöffel von Hensels physiologischem Nährsalz verrührt zu trinken, dazu ein halbes Brötchen eingeweicht zu essen. Drei Stunden später, also gegen zehn Uhr, 100 Gramm geschmortes, mageres Fleisch von Geflügel oder Wiederkäuern (Hammel-, Rinds-, Kalbs-, Lammfleisch) mit wenig Salzkartoffeln, milde zubereitet, in irdenen Töpfen gargekocht. Mittags halb zwei Uhr gedämpftes Blattgemüse, Spinat, Salat, Kohl mit geringem Fettzusatz. Abends sechs Uhr einen Teller voll gekochte Körnerfrüchte, Reis, Gries, Hafergrütze, Polenta, dazu gekochtes Beerenobst oder Rhabarbern ohne Zucker. Abends neun Uhr, eine halbe Stunde vor dem Schlafengehen, ein Glas, 200 Gramm, frisches Wasser mit einem Teelöffel Hensels tonische Limonadenessenz, gut aufgelöst, je nach Wohlgeschmack 5-10 Gramm Zucker dazu.

Das Befinden nach dieser Diät war gut. Die Wasseranwendungen blieben, obwohl sie so vorsichtig gewählt und für den zarten, empfindlichen Körper kaum feiner individualisiert werden konnten, von wenig Erfolg begleitet. Im Gegenteil, es trat inzwischen oft tagelang kaltes Fieber ein, verbunden mit hitzigen Kongestionen nach dem Kopf, gleichviel ob die Bäder von Dampf oder Wasser waren, ob Waschungen oder die denkbar leichtesten Güsse angewandt wurden, so dass die Patientin förmlich von einer Wasserscheu ergriffen wurde, gegen die kein Zureden, auch nicht der eigene gute Wille, etwas machen konnten. Die Patientin bekam schon eine Gänsehaut, wenn sie den Baderaum betrat, auch das Einheizen blieb dagegen fruchtlos. Dies belehrte mich, dass auf dem Weg der Wasserbehandlung nicht fortgefahren werden durfte.

Bei Beibehaltung der gegebenen Diät begann ich nun eine milde Massagekur nebst heliodischen, heilmagnetischen Streichungen; so behandelte ich die ersten 14 Tage den Oberkörper, besonders Unterarm, Hals, Brust und rechte Bauchseite nach eigener Methode.

Hierdurch wurde die Patientin sichtlich gekräftigt. Der Appetit hob sich, der Blutkreislauf wurde geregelt, es trat normaler Stuhl und allgemeine Körperwärme ein.

Jetzt konnten wir die doppelte und zum Teil dreifache Bekleidung, welche der Körper zur Erhaltung und Aufspeicherung der Selbstwärme und Lebenskraft bis dahin benötigt hatte, zu lockern wagen. Das dicke wollene Unterhemd wurde durch ein dünnmaschiges, baumwollenes ersetzt, das zweite Paar Strümpfe weggelassen, ein Unterrock nach dem anderen musste weichen. Nach weiteren 14 Tagen wurde das beengende Korsett durch ein luftigeres ersetzt, dabei nahmen die Kräfte und Formen des Körpers immer vorteilhafter zu.

Die Gedärme, welche anfänglich wie Blechrohre aufgetrieben waren, wurden weich und elastisch. Die Verlagerungen der Leber wurden ausgeglichen, die krankhaften Verhärtungen verschwanden.

Der Pulsschlag und Atem wurde tief und kräftig, das Wohlbefinden hatte sich derart gesteigert, dass die Rekonvaleszentin den weiten Weg von L. und halb zurück, ohne Ermüdung gehen konnte. Bei Beginn der Kur konnte sie sich nicht fünf Minuten auf den Beinen halten, ohne hinfällige Schwäche zu verspüren.

Jetzt traten nur noch von Zeit zu Zeit reagierende Schweißfieber mit beschleunigten Pulsschlägen auf, weshalb ich jeweils eine zweistündige Bettruhe hierfür am Platze hielt. Zur Beseitigung der noch oft wiederkehrenden Kopf- und Gesichtsschmerzen wandte ich in den nachfolgenden 14 Tagen rein magnetische Streichungen des Kopfes und Knetmassage des Unterkörpers an. Hierdurch schwanden auch diese Übel.

Jetzt ging ich zur Allgemeinkräftigung über durch wöchentlich zweimalige Ganzmassagen und täglich zweimalige heilgymnastische Freiübungen.

Zur Diät gestattete ich von jetzt an Korn mit Weißbier oder Rotwein, auch Mandelmilch, Schwarzbutterbrot mit weichen Eiern (4 Minuten) oder gekochten Schinken, Kakao, jungen Käse bei fernerer Vermeidung aller reizenden Ingredienzien bei der Speisenzubereitung, Hülsenfrüchte, Kuchen, sehr fetter Speisen und Pfannenbraten.

Die Krankheit war Mitte August 1896, also nach ca. 15 Wochen, wie weggeblasen. Frau B. ist geheilt und kann wohl und gesund ihrer Beschäftigung nachgehen.

3. Behandlung und Heilung von Gehirnschlag (Schlagfluss) mit rechtsseitiger Lähmung

Am 14. August des Jahres 1897 wurde ich zu einer Kranken gerufen, welche, vom Schlaganfall betroffen, schwer danieder lag.

Frau N., Mitte der sechziger Jahre, wurde am 10. August vom Schlaganfall betroffen. Der hinzugerufene Arzt hatte allerlei Medikamente verschrieben. Erfolg: Verschlimmerung der Schwäche, Verstopfung, Durchfall, Bewusstlosigkeit.

Die Tochter der Patientin, welche das Bilz'sche Buch zu Hause hatte und früher einem Kurs in den praktischen Anwendungen des Naturheilverfahrens bei einem auswärtigen Praktiker beigewohnt hatte, war eine Freundin der neuen Heilrichtung und versuchte auf eigene Faust durch Massage und Leibumschläge nach Bilz eine Besserung zu erzielen. Aber auch hierbei blieb der Erfolg aus.

Nachdem ich die Angehörigen in einer zweistündigen Beratung aufgeklärt hatte, wie erstens die medizinische Behandlung bei dieser Krankheit gewöhnlich zum Tod führt und in solchen Fällen Krankenvorschriften nach Bilz sich als total unbrauchbar erwiesen haben, gewann ich durch die umfassenden Erklärungen das Vertrauen, ohne das kein segensreiches Wirken am Kranken möglich ist.

Zustand: Pulsschlag 95 pro Minute. Kopf heiß. Körper, im Bett liegend, sehr schwach. Sprache geschwunden, rechte Seite, Arm, Hand, Finger, Bein, Gesichtshälfte total gelähmt. Linksseitig sehr schwach. Apathisch, schlaflos, unruhiger Schlummer. Zentralorgane, Herz, Lungen und Verdauungsapparat, sehr geschwächt, unregelmäßig tätig. Gesicht eingefallen, Gesichtsfarbe aschfahl und gelb. Kollapszustand wie vor dem nahen Tod.

Erste Verordnung: Milde Diät, Griesbrei und Wassersuppe mit eingemachten Erdbeeren (Strangmeier-Hiddesen, nur 5 % Zucker). Milde erregende Nerventupfmassage, Teilwaschungen vormittags mit Essigwasser, nachmittags mit einer Mischung von Wasserstoffsuperoxyd H_2O_2, von einem Teil zu drei Teilen mit Wasser, Temperatur 30 °C. Mäßig lüften, Umbetten in erwärmtes Bett. Hände und Füße warm reiben, unter letztere Wärmflasche. Alle Beschwerungen, Wickel, Packungen fort. Nachts warme Beinpackung, 34 °C, Füße frei.

15. August. Zustand: Wenig gebessert.

Zweite Verordnung: Mit der ersten Vorschrift fortfahren. Zehn Minuten heliodisieren, tagsüber dreistündige Armpackung, nachts 30 °C Zentralumschlag, das ist Umschlag von 34 °C mit Heublumentee, von der Mitte des Epigastrums bis Mitte der Oberschenkel.

16. August. Zustand: Kopf nicht mehr heiß, sondern kühl, Arm besser, Körper warm, Gehirntätigkeit lebhaft, Sprache zurück, jedoch nach anhaltendem Sprechen verstummt sie in erneuter Lähmung. Wenig Fieber.

Dritte Verordnung. 15 Minuten heliodisieren. Nachts Wadenpackung, 25 °C. Sonstiges fortfahren. Medikamente streng verboten.

17. August. Zustand: Gehirn sehr rege, heliodisch fühlbar, annähernd normal, Leber und untere Lungenregionen befriedigend. Magen, Lunge, Herz, Darm, rech-

ter Arm schwach. Allgemeinbefinden gebessert.

Vierte Verordnung. Essen, wozu Appetit, doch wenig und nicht schwer Verdauliches, etwas leichter Wein gestattet oder milden Kaffee, wegen starker Neigung dazu. Warme Armpackung fortsetzen. Zentralumschlag mildkühl, 33 °C, zweistündlich abwaschen mit 30 °C, drei Stunden Ruhepause tagsüber, nachts kühle Wadenpackung, 28 °C. Heliodisieren. Morgens und nachmittags je ein Esslöffel Rizinusöl.

18. August. Zustand derselbe, starke Ausleerung stattgefunden.

Fünfte Verordnung: Dieselbe.

19. August. Zustand: Außer Gehirn und Herz bedeutend kräftiger. Magen, Darm, obere Lungenorgane schwach. Beide Arme werden scheinbar lebensvoller.

Sechste Verordnung: Heliodisieren 15 Minuten. Fortsetzung letzter Beratung.

20. August. Zustand: Allgemeines Befinden bedeutend besser, Puls normal. Gehirn gut, Herz gut. Leichte Wärmestauung des ganzen Körpers zu beobachten, Atmung tiefer, Schlaf gegen Morgen sehr gut. Spricht öfter und anhaltender. Geist rege. In rechter Schulter und Ellenbogengelenk leichte Schwäche, doch zeigen die Finger der rechten Hand die ersten Spuren der Beweglichkeit.

Siebente Verordnung: Fortsetzung der Behandlung. Heliodisieren.

21. August. Zustand: Befinden sehr gut, bewegt Finger und Handgelenk selbsttätig.

Sprache gut, Kehlkopf kräftiger, Kopf klar, alle Organe funktionieren normal bis auf rechtes Schultergelenk, das noch gelähmt ist. Keinen Stuhl gehabt.

Achte Verordnung: Zweimal Rizinusöl. Vormittags warme Flanell-, nachmittags warme Feuchtpackungen; heliodisieren.

22. August. Zustand: Weitere Fortschritte der Besserung, Stuhl normal. Harn, Herz, Magen gut, Leber und Darm träge, hart und gedunsen.

Neunte Verordnung: Fruchtsäfte und Tees, ein Gemisch: für 5 Pfg. Bitterklee, für 10 Pfg. Lindenblüte, einen Teelöffel auf eine Tasse, zehn Minuten in warm zugedecktem Topf ziehen lassen und zweimal täglich davon trinken.

23. August. Befinden gut.

Zehnte Verordnung. Fortsetzung der Behandlung.

24. August. Zustand: Hat drei Tage hintereinander genügende Ausleerung gehabt. Patientin bewegt Finger, Handgelenk und den ganzen rechten Arm, auch das

Schultergelenk. Kehlkopf ist jedoch schwächer. Darm schwach, Ausdünstung des Körpers noch stark unangenehm. Lungenkraft bedeutend besser. Herzkraft gut. Gehirn mehr entlastet, aber auch schwächer. Gesichtszüge reiner, doch zeigen sie noch wenig Plastik.

Elfte Verordnung: Milde Streichmassage. Warme Arm- und Schulterpackungen fortsetzen. Täglich dreimal heliodisieren.

25. August. Zustand: Alle Lähmungen sind behoben, alle Organe funktionieren gut. Sämtliche Glieder beweglich. Magen und Darm entwickeln viele Gase. In der Herzgegend reichliche Wärmemengen, Vorderhirn zeigt noch geringe Schwäche, der ganze Körper befindet sich in starker Genesung, daher auf der anderen Seite die Hinfälligkeit und Angegriffenheit bei aufrechter Körperhaltung.

Zwölfte Verordnung: Heliodisierung täglich viermal. Fortsetzung der bisherigen Behandlung.

26. August. Beweglichkeit der Glieder und Gelenke bleibend. Herz, Magen und Lunge zeigen erhöhte Wärmestauung. Gasentwicklung von Darm und Leber verstärkt.

Dreizehnte Verordnung. Alle Umschläge fortlassen, dieselben haben ihren Zweck erfüllt. Die Patientin darf täglich öfter aufrecht im Bett sitzen und einmal aufstehen und erwärmte Kleider anziehen, bald darauf sich wieder ins Bett legen, sobald es ihr unbehaglich wird. Längeres Aufsein streng verboten, da dem Körper sonst zu viel Wärme entzogen wird. Kurzes warmes Rumpfbad empfohlen sowie Beginn der Badekur und veränderte Lebensweise.

27. August. Befinden dasselbe.

Der frühere medizinische Arzt hatte von der neuen Behandlung gehört, es war ihm auch wohl hinterbracht worden, dass ich eine Badekur einzuleiten gedächte, worauf der Mann tags vorher in die Wohnung der Patientin drang und einen Mordsspektakel mit grenzenlosen Schimpfereien und unflätigen Redensarten machte, so dass die Rekonvalenszentin vor Schrecken die ganze Nacht ohne Schlaf zugebracht hatte und äußerst geschwächt war. Glücklicherweise war ein Rückfall der Lähmung nicht eingetreten.

Die Angehörigen waren unschlüssig in ihrem ferneren Tun, ich zog mich zurück mit der Warnung, den Mediziner unter keinen

Umständen zur Behandlung zuzulassen, da derselbe dann wahrscheinlich das wieder verpfuschen würde, was ich gut gemacht hatte. Außerdem kam mir der Gedanke, der Mediziner könnte, sobald er die Patientin jetzt in Behandlung bekommt, dieselbe mit Plan und Absicht zu Tode kurieren; denn das war bei dem noch vorhandenen geschwächten Zustand ein Leichtes durch eine Dosis stärkeren Medizingiftes, das unter medizinischer Autorität als Heilmittel noch als durchgehend betrachtet werden könnte, dieweil ja verschiedene Gifte als Heilmittel gelten und das Maß der Dosis weit gefasst werden kann.

Sicher hätte aber die Meute der feindlichen Gegner dann meine Behandlung als eine falsche ausgegeben, wodurch der Tod verursacht worden sei. Angesichts dieser Vermutungen hielt ich den Angehörigen nochmals vor, sich alles genau einzuprägen, wie ich die Patientin behandelt hatte und wie sie von Tag zu Tag gebessert worden ist bis zu diesem erfreulichen Resultat.

Mit schwerem Herzen und nicht ohne heiße Gebete zu dem Höchsten, der alle Geschicke leitet, mich und die Patientin vor solchem Unheil zu bewahren, verließ ich das Haus.

30. August. An diesem Tag wurde ich vom Ehemann der Patientin gebeten, die Behandlung wieder aufzunehmen, da nach reiflicher Überlegung und nach Beschluss des Familienrats die Entscheidung in der Weiterbehandlung nach den günstigen Resultaten für mich ausgefallen sei und der Medizinarzt werde fortan überhaupt nicht wieder zugelassen.

Hocherfreut über diese Mitteilung nahm ich die Behandlung der Patientin desselben Tages wieder auf.

Zustand: Wie vor 3 Tagen, mit einer deprimierten, zum Nachteil unruhigen Gemütsstimmung, hervorgerufen durch die Aufregungen jenes staatlich approbierten, sich mit Bildung und Titel rühmenden Heilonkels.

Neue erste Verordnung der zweiten Behandlungsperiode: Nachmittags fünf Uhr Rumpfbad, 36 °C, drei Minuten Dauer, Ganzwaschung, 31 °C, abtrocknen, frisches, angewärmtes Hemd anziehen und zu Bett gehen. Befinden danach gut.

31. August. Teilwaschungen.

1. September. Zustand gut. Körper frisch. Krankheitsdunst verringert.

Zweite Verordnung: Rumpfbad, 35 °C., zwei Minuten. Heliodisieren täglich zweimal.

3. September. Zustand: Gut. Rumpfbad, 34 °C, drei Minuten, täglich einmal vormittags elf Uhr.

6. September. Zustand: Sichtbare Zunahme der Kräfte, frischere Gesichtsfarbe, guter Appetit, weitere Verringerung des Krankheitsdunstes. Gasentwicklung gering. Wärme durch den ganzen Körper gut verteilt, nirgends Kälte, nirgends Wärmestauung.

Dritte Verordnung: Rumpfbad, 33 °C, zwei Minuten Ganzwaschungen 30 °C; sofort darauf ins Bett, schnelle Erwärmung durch Selbstwärme, desselben Hemdes, darüber unangewärmte Wolldecke.

Befinden darauf ausgezeichnet, steht auf, verrichtet einige Arbeiten, geht umher, Gehirn- und Geistesschwäche ist jetzt vollständig geschwunden, nur im Hinterkopf leichte Schwächespuren vorhanden, heliodisch wahrnehmbar, darf also noch nicht andauernd gehen und arbeiten, Ruhe und Schonung ist zu beachten.

Bäder 34 °C, drei Minuten, fortsetzen zwei Tage. Ganzwaschungen 30 °C.

9. September. Befinden: Fortschreitende Zunahme der Kräfte.

Vierte Verordnung: Rumpfbad 33 °C, eine Minute; am zweiten Tag 33 °C, zwei Minuten; am dritten Tag 33 °C drei Minuten, ohne kühle Nachwaschung.

13. September. Befinden sehr gut, ist täglich fünf Stunden, von acht bis ein Uhr, auf.

Fünfte Verordnung: 1. Tag 30 °C, eine Minute, 2. Tag 34 °C, vier Minuten, Ganzwaschungen, 30 °C, darauf ins Bett. 3. Tag. 31 °C, eine Minute. 4. Tag so wie am 3. Tag.

18. September. Befinden: Sehr gut.

Sechste Verordnung: 1. Tag Rumpfbad, 35 °C, drei Minuten; 2. Tag Rumpfbad, 30 °C, zwei Minuten. 3. Tag: Rumpfbad, 35 °C, fünf Minuten. 4. Tag: Rumpfbad, 30 °C, zwei Minuten.

Alles essen, wozu Appetit, jedoch jedesmal nur wenig. Etwas länger das Bett verlassen und Hausarbeit verrichten, täglich von elf bis ein Uhr sich in die Sonne setzen im Zimmer, eine halbe Stunde im Garten. Bei Müdigkeit zu Bett gehen.

24. September. Befinden: Erhebliche Kräftigung der Gesundheit. Gesichtsmuskeln zeigen mehr Plastik. Sämtliche Schwächezustände geschwunden, Wärme gut verteilt. Krankheitsgeruch verschwunden. Hautfarbe frisch,

teils weiß, teils rosa gerötet. Auge fast intensiv dunkel (die Farbe der Iris), das Weiße rein und klar, Form des ganzen Augapfels kernig. Ausdruck ruhig und wohlgefällig.

Sechste Verordnung: In gleichem Sinne wie die letzte.

27. September. Befinden sehr gut, jedoch hat sich durch die Wechselbäder Blasenschwäche eingestellt, daher Bettnässen.

Siebente Verordnung: Gegen Bettnässen warme Leibumschläge täglich zweimal dreistündig und täglich zweimal Tee von getrockneten Heidelbeeren trinken. Baden drei Tage aussetzen.

28. September. Zustand: Geringe Besserung der Blasenschwäche, ohne vollständige Beseitigung.

Achte Verordnung: Einen Beutel mit warmer Weizenkleie, täglich wiederholt mehrere Stunden auf die Knie und den Unterleib legen, Waschung des Rückens, der Füße, der Beine bis Mitte der Oberschenkel täglich einmal mit Wasser von 28 °C. Keine Rumpfbäder. Heidelbeerentee täglich dreimal trinken.

4. Oktober. Befinden: Bettnässen geheilt, geistig und körperlich wohl und frisch, Befinden ausgezeichnet; die vollständige Heilung ist eingetreten.

Neunte Verordnung: Abhärtungskur zwecks Stählung der Gesundheit. Allwöchentlich ein Rumpfbad, 30 °C, fünf Minuten.

Diät: Fleisch, Obst, leichte Wurzel-, Körner- und Blattgemüse, Eier, Milch, wenig trinken, wenig Kartoffeln, Brot und Hülsenfrüchte essen. Hensels physiologische Nährpräparate, Salze, Tonikum usw. nehmen. Spaziergänge, Zimmergymnastik, Gartenarbeit, Widerstandsgymnastik in meiner Anstalt machen, ab und zu ein Kastendampfbad von 42 °C nehmen mit darauffolgendem Rumpfbad von 28 °C. Allmählich zu kühlen Teilgießungen übergehen.

8. Oktober. Befinden vorzüglich, verrichtet alle früheren Arbeiten, weder Lähmungen noch Schwächezustände noch Verdauungsbeschwerden sind mehr wahrnehmbar, also geheilt ohne Rückfälle oder üble Nachwirkungen.

Zehnte Verordnung: Fortsetzung der gegebenen Kräftigungskur zur Stählung der Gesundheit.

Dies ist das Resultat meiner Behandlung. Die Angehörigen und die geheilte Frau N. sind seitdem überzeugte Anhänger meiner Methode.

Der Erfolg war jedoch nur möglich durch Beseitigung des

Mediziners gleich am Anfang des Krankheitsstadiums und später gänzlich durch strenge Maßnahmen des Hausrechts, ferner durch volles Vertrauen zu meiner Methode und schließlich durch die geschickte und pünktliche Ausführung meiner Verordnungen seitens der Tochter der Patientin, welche ein besonderes Talent zur Krankenpflege an den Tag legte und durch vorherige Erlernung der Elementaranwendungsformen der Naturheilkunde mit denselben vertraut war.

Man sieht hieran, drei Faktoren müssen zusammenwirken, um einen guten Erfolg zu erzielen:

1. Vertrauen und Hingabe des Patienten und seiner nächsten Angehörigen;
2. eine gute Pflegerin oder mechanische Arbeitskraft, welche in das neue Heilverfahren etwas eingeweiht ist, und
3. das taktvolle Eingreifen mit den richtigen Mitteln zur rechten Zeit seitens durchdachter und nach Plan und Stil gereifter Anwendungsverordnungen eines gewissenhaften, mitfühlenden und befähigten Heilkundigen, der moralisches, philosophisches und praktisches Talent hat, darin liegt das Geheimnis der ärztlichen Kunst. Eigene Erfahrung ist besser als fremde Wissenschaft, der Erfolg besser als Approbationen.

Wie erklärt sich nun der Erfolg der gegebenen Anwendungen?

Ich will hier auf die Hauptpunkte zurückgreifen, welche die schnelle Heiltendenz bewirkten, vorerst aber die medizinischen Misserfolge erklären.

Die Ursachen des Gehirn- oder Nervenschlags können verschiedene sein. Der Gehirnschlag kann hervorgerufen werden durch das Platzen einer Blutader, wodurch die Gehirnmasse zum Teil oder total mit Blut überfüllt wird, was die Lähmung des Gehirns und damit auch mancher Nervenfunktionen zur Folge hat, denn im Gehirn liegen die Zentralen des Nervenlebens.

Werden die Nervenzentralen, welche direkt mit dem Herzen in Verbindung stehen, getroffen, so tritt gewöhnlich bald der Tod ein.

Bei günstigerem Eintreten eines solchen Unglücksfalles sickert nur wenig Blut aus der gesprungenen Ader, das schnell gerinnt und dadurch zur Schutzwehr wird vor weiteren Aderergüssen. Das wenige geronnene Blut wird später, nach Heilung der Organe, aufgesogen. Diese Art von Hirnschlag tritt gewöhnlich auf durch körperliche Überanstrengung oder Überhäufung des Magens mit Alkohol oder sonstigen schweren Speisen bei Personen Ende der vierziger Jahre.

Die andere Art von Hirn- oder besser gesagt Nervenschlag, hat keine innere Blutung bei den Gehirnzentralen, sondern die Vergiftung durch Selbstgifte als Ursache wegen Ärger, Schrecken, Verdauungsstörungen, Zirkulationsstörungen, wodurch die giftigen Gase einen allmählichen festen Druck auf die Nervenzentralen im Gehirn ausüben. Durch diese Pressung wird einesteils die normale Tätigkeit der Zentralen unterbrochen, was Benommenheit, Geistesstörungen, Schwindel und Schwäche zur Folge hat; tritt durch stärkere Anhäufung von solchen Gasen die Pressung stärker auf und finden die Gase an den Schleimhäuten der Organe wenig Widerstand, das heißt, sind diese verweichlicht, erschlafft, verfettet usw., so tritt eine chemische Verbindung der Selbstgifte mit den Organen auf, gegen die sie drücken. Die Folge davon ist die Aufhebung der normalen Tätigkeit der betroffenen Zentralorgane, Lähmung und bei andauernden Fällen der Tod. Die Nervengruppen, welche unter der Botmäßigkeit der betroffenen Hirnzentralen stehen, werden ebenfalls in ihrer Tätigkeit lahm gelegt, daher die Lähmungserscheinungen der Stimme, der Finger, Hände, Arme, Beine oder einer ganzen Körperhälfte.

Mit der Lähmung wichtiger Nervengruppen geht aber stets eine Funktionsstörung des Blutkreislaufs und des Stoffwechsels einher. Wo die Nerven ruhen, da ruht das Leben. Nach und nach werden aber die Nerven von den Zentralen aus mitvergiftet.

Es muss also in erster Hinsicht die Beseitigung der ersten Ursache des Leidens in Angriff genommen werden, also

1. die Fortschaffung der Selbstgifte, welche in Form von Gasen auftreten;
2. muss neue Lebenskraft von außen zugeführt werden durch Helioda;
3. muss die Nerventätigkeit angeregt werden durch Tupfmassage;
4. muss der Stoffwechsel und die Verdauung geregelt werden durch Diät und Leibumschläge;
5. muss die Blutzirkulation durch Druckmassage und Wärmeregulation in die normalen Bahnen zurückgeleitet werden;
6. muss durch Ruhe und ange-

nehme Umgebung jede üble Einwirkung auf den Geist, jedes beklommene oder bedrückende Gefühl fern gehalten werden;

7. muss durch kleine erfreuende Aufmerksamkeiten die innere Lebenskraft des Geistes gestärkt werden, und
8. muss der Patient Freude und Gefallen an dem ihn behandelnden Arzt und seinen Anwendungsmitteln finden, dies letztere ist zu erreichen durch liebevolle, angenehme, ruhige Einwirkung und Suggestion.

Betrachten wir nun die medizinische Methode, wie sie hier ausgeübt worden ist, so liegt es klar auf der Hand, dass dabei die Patientin weder Heilung noch Besserung finden konnte und dem sicheren baldigen Tod verfallen wäre, denn die lähmenden Selbstgifte, die Krankheitsursachen, wurden nicht fortgeschafft; die beabsichtigte Einwirkung mit Medikamenten auf die Zentralorgane des Gehirns und von da auf das übrige Nervensystem vom Magen aus konnte naturgemäß nicht gelingen, weil ja der Stoffwechsel gestört war. Die Medikamente konnten daher nur einen Krieg auf den Magen und von da weiter auf den Darm ausüben, wodurch erst Durchfall und dann hinterher tatsächlich Verstopfung eingetreten war, also zu der vorhandenen Lähmung war eine Verdauungsschwäche hinzu kuriert, richtiger gesagt, hinzu gepfuscht worden; die rohe, abstoßende Behandlung konnte auf den Geist der Patientin in ihren lichten Augenblicken auch keinen freudig belebenden Einfluss ausüben; das Hungern, das geboten war, ließ aber immer mehr die Kräfte schwinden, das Resultat dieser Behandlung war also das denkbar schlechteste.

Die Selbsthilfe durch strikte Befolgung der Vorschriften aus dem Bilz'schen Buch konnte auch keinen Erfolg bringen, weil jeder Mensch und jeder Krankheitsfall besonders behandelt werden muss, ganz nach der Konstitution des Körpers und der Seele sowie nach den Symptomen und Ursachen des Leidens.

Wären alle Krankheitsursachen die gleichen, der ganze krankhafte Symptomenkomplex derselbe, alle Menschen übereinstimmend in Körperbau, Charakterbildung und Blutmischung, dann allerdings ließen sich durch ein Buch wie das Bilz'sche Allgemeinvorschriften zur Behandlung von Krankheiten geben, aber auch dann erst, wenn sie durch Erfahrungen erprobt und durch inhaltliche Erklärungen bewiesen werden.

Es trifft bei diesem Werk aber weder das eine, noch das andere hinreichend zu, und würde man schließlich annehmen, alle diese Bedingungen seien erfüllt, dann fehlte die Hauptsache, welche diese Bedingungen als Voraussetzung haben müssten, nämlich die totale Gleichheit der kranken Individuen, die wie ein roter Backstein dem andern gleichen.

Nach dem Bilz'schen Buch mag man wohl hin und wieder, wo es zufällig der Fall war, einen Erfolg erzielt haben, jedenfalls hat es aber zur Populärmachung der Naturheilmethode viel beigetragen. Einen Arzt kann es aber nie und nimmer ersetzen in allen solchen Fällen, wo es auf wirkliche naturärztliche Hilfe ankommt, daher auch der Misserfolg mit diesen Vorschriften.

Vertreibung der Selbstgifte war das erste Ziel meiner Verordnung, dies wurde erreicht durch Lüftung des Zimmers, damit die stauende Luft abziehen und frische hinzutreten konnte. Die frische Luft wirkte belebend auf Hirn und Lunge und sog die Ausdünstungen in sich auf, wie dieselbe auch den Stoffwechsel anregte; wichtig war es aber auch, dass das Brutnest, das von stinkigen Gasen erfüllte Federbett, durchsonnt und durchlüftet wurde, die Kranke umgebettet und reine, angewärmte Wäsche bekam. Die Befreiung von allen Binden, Beschwerungen und hemmenden Zeugstoffen ließ das Blut besser in die Haut leiten, schließlich wurde während der Waschungen der Körper der stärkenden Luft ausgesetzt und mit Essigwasser ein Teil der Selbstgifte, die die Haut belasteten, wie Ammoniak usw. beseitigt; ferner durch die unschädliche Abführung von belastenden Kotmassen, die eine Mitursache der Selbstgifte waren, schließlich durch den nierenreinigenden Tee, der auch zugleich die Hauttätigkeit anregte, wodurch auch diese die Gase besser herausschaffen konnte.

Durch Einpackung der gelähmten Gliedmassen in Heublumenteeumschläge vollwarmer Temperatur wurden durch die ätherischen Blütensubstanzen die Nerven belebt und gekräftigt, was durch die Wärme unterstützt wurde.

Der Wasserstoff des warmen Wassers konnte ferner den Organismus durchziehen und alle Stoffe zur Lockerung bringen. Dies wurde durch die Wärmestauung hervorgerufen. Durch die dreistündige Packung wurde ein mechanischer Druck ausgeübt, wodurch der Stoffwechsel zur Funktion angespannt wurde, welcher dann zur sofortigen Tätigkeit überging, durch welche die Wasserstoffsuperoxydmischungen milder Temperatur, welche, da sie sauerstoffhaltiger waren als reines Wasser, eine schnelle, milde Abkühlung und Verbrennung der nach der Haut zu gedrängten Stoffe bewirkten.

Wenn früher der Leibumschlag Herzbeklemmung und Unpässlichkeiten hervorrief und eine Stauung der Gase nach oben zu bewirkte, wodurch Lunge, Herz und Hirn belastet blieben, so wurden durch den niedriger gelegten Zentralumschlag Herz und Magen vom mechanischen Druck frei und eine Ablenkung der vergiftenden Stoffmassen nach unten, den Ausscheidungsorganen zu, bewirkt. Daher das Wohlbefinden, die Erleichterung nach dem Zentralwickel, welchen die Patientin gar nicht missen wollte. Den Leibumschlag, der sie unruhig beängstigte und elend machte, konnte sie keine Stunde behalten.

Der Zentralumschlag lag länger als zwölf Stunden. Wenn vorher Hunger verordnet war, so verabreichte ich jetzt leichte Speisen, die kräftigten und nährten, besonders bewirkten die Nährsalze und Eisen enthaltenden Früchte wie Brombeeren, Erdbeeren und Heidelbeeren mit Griesbrei eine wohltätige Hebung der Lebenskräfte. Wenig Kaffee wurde gestattet wegen der nervenerregenden Wirkung desselben und wegen des Appetits darauf. Der Appetit auf etwas, das die Patientin wünschte und erwartete, musste befriedigt werden, denn dadurch wurde Freude hervorgerufen, Freude aber ist auch die Zauberin, welche Gehirn und Geist zum Leben weckt und Apathie und Lähmung behebt. Durch Nerventupfmassage wurden die sensiblen Peripherienerven belebt und dadurch indirekt auch das Geistesleben.

Die ganzen Temperaturen mussten milde sein und übten gerade durch Wärme oder milde Kühle den wohltätigen Einfluss auf den wärmearmen, geschwächten Körper aus. Sehr kalte Umschläge oder Güsse oder Bäder hätten den schnellen Tod herbeigeführt, weil sie den letzten Rest der Wärmekraft dem Körper entzogen hätten. Teilwaschungen, Umbetten, Wäschewechsel, wobei der Körper Wärme abgeben konnte, kühlten denselben, zur Herabstimmung des Fiebers, genügend ab.

Die Wadenpackung bewirkte den Schlaf durch Ablenkung, währenddessen die Zentralpackung nicht lag, so dass eine stetige Entlastung des Gehirns, des Kehlkopfes, der Schultergelenke, Arme, Hände und Finger durchgeführt wurde.

Die Heliodakraft war dann die Hauptlebenskraft, welche der Patientin zugeführt wurde und wodurch sie sich schnell erholte.

Beim Heliodisieren wurde ferner der Zustand der Einzelorgane genau erkannt sowohl nach dem Grad der Erkrankung als auch nach dem der fortschreitenden Besserung, wodurch immer aufs Neue die richtige Verordnung gegeben werden konnte.

Durch die Helioda wurde daher auch genau festgestellt, wann die eigentliche Krankheit geheilt war und wann und wie mit den Bädern begonnen werden konnte sowie mit dem Aufsein und der richtigen Zeitdauer.

Als die Krankheit geheilt war, begann die zweite Behandlungsperiode mit der Hebung der Schwäche durch Rumpfbäder, Bewegung und Wärmeregulation, Diät nach freier Wahl und Geschmack.

Die warmen Rumpfbäder bewirkten Lösungen der krankmachenden Stoffe des Unterleibes sowie Erweiterung der Unterleibsgefäße, da bekanntlich Wärme ausdehnt; ein stärkerer Blutzufluss nach dem Unterleib wurde dadurch bewirkt, wodurch die Verdauungskraft gestärkt und gehoben wurde, zugleich wurde auch durch Wärmezufuhr das Nervenleben belebt, denn Nerven brauchen Wärme; ferner wurden die Blutmassen vom Gehirn und der Lunge abgeleitet, wodurch ein freier Kopf und tiefes Atmen erzielt wurde.

Durch Bewegung wurden Herzkraft und Blutkreislauf gekräftigt und durch das Aufsein an frischer Luft die überschüssige Wärme ausgeleitet. Trat Wärmearmut ein, musste sich die Patientin sofort ins Bett legen, wodurch die Wärmeabgabe verhindert und Wärmestauung bewirkt wurde.

Die allmählich kühleren Temperaturen konnten gegeben werden, je mehr sich der Körper erholt und gekräftigt hatte, die Wechseltemperaturen waren ganz besonders dazu geeignet, die Zellorgane, also das vegetative Leben, zu reger Tätigkeit und Energie anzufachen.

Bei 30 °C und fünf Minuten Dauer schloss die schwere Rekonvaleszenz mit voller Ernährung, normaler Gesundheit und Kraft ab.

Jetzt konnte zur Nach- oder Gesundheitsstählungskur übergegangen werden zwecks Steigerung der Energie des Lebens und Verhütung irgendwelcher Rückfälle.

In ähnlicher Weise behandelte ich einen Wagenfabrikanten und Schmiedemeister, der vom Schlaganfall heimgesucht worden war, mit guten Erfolgen; desgleichen einen Regierungssckretär. Jedoch jeder Fall wurde verschieden in Diät, Wasseranwendung und Massage vorgenommen; besonders wurde die Massage in den letzteren beiden Fällen in ausgiebiger Weise zur Anwendung gebracht.

Eine dritte Art, wodurch Schlaganfall ensteht, will ich nicht unerwähnt lassen, diese Art wurzelt in geschlechtlichen Exzessen; die soeben beschriebenen Fälle hatten jedoch nicht darin ihren Grund.

Durch ein Übermaß im Geschlechtsgenuss kann oft bei jüngeren Personen eine Art Schlag oder Lähmung eintreten; dieses beruht in der Erweichung gewisser Gehirn- oder Rückenmarkszentren, wobei sonst Bewusstsein und Wohlbefinden normal bleiben, es werden also lediglich diejenigen Organe getroffen, welche von den erkrankten Gehirnzentren nicht mehr in Bewegung gesetzt werden können.

In den meisten solchen Fällen werden die Beine des Betreffenden gelähmt. Ich zähle diesen zum paralytischen Schlaganfall. Diese Fälle können, wenn sie sofort behandelt werden, geheilt werden, sind aber, wenn sie chronisch werden, unheilbar. Die Erweichung von Gehirn-, Muskel-, Knochen- und Gefäßorganen sind am Anfang meist heilbar, wie ich auch einen Fall von Gehirnerweichung im Anfangsstadium heilte, worüber in diesem Werk ein Patientenzeugnis abgedruckt ist. Außer diesen drei Arten von Schlaganfällen gibt es noch den Lungenschlag oder die Lungenlähmung, welche verschiedene Ursachen haben können, meist sind sie die Folge einer Lungen- und Rippenfellentzündung, aber auch eines Leber- oder Magenkrebsleidens oder körperlicher wie geistiger Überanstrengungen. Der Herzschlag, der in den letzten Jahren so häufig aufgetreten ist und gewöhnlich Personen in der blühendsten Gesundheit traf, ist mehr ein Unglücksfall als eine Krankheit, jedoch hat derselbe auch seine Ursachen, und ich habe durch Sammlung von Erfahrungen und Beobachtungen bei vom Herzschlag getroffenen Personen eine Reihe von Jahren hindurch Material gesammelt, welches ich in einer Broschüre ‹Wie verhütet man den Herzschlag› veröffentlichen werde.

Ein solches Unglück kann nur durch Vorbeugung, also hygienisch bekämpft werden, denn der vom Herzschlag Betroffene ist gewöhnlich verloren; er könnte beim ersten Auftreten der Symptome mit schnellster Hilfe noch vor dem Tod hinweggerettet werden, da aber der Betreffende wie auch die Umgebung und selbst der Medizin- und Naturarzt heute noch nicht wissen, wie eine Rettung möglich ist, so will ich durch jene Broschüre eine dementsprechende Belehrung geben. Ich hoffe, damit einem sehr wichtigen Bedürfnis zu entsprechen.

4. Behandlung und Heilung eines 67-jährigen Gichtkranken

Herr M., Landwirt, 67 Jahre alt, begab sich auf Anraten eines mit ihm befreundeten Mühlenbesitzers in meine Behandlung.

Krankheitsbild: Schmerzen in den Gelenken sämtlicher Glieder. Rechter Arm, Hand, Finger- und Schultergelenk unbeweglich steif.

Linker Arm, Hand und Schulter, gehemmte Beweglichkeit, Hals und Nacken wenig beweglich.

Knie- und Fußgelenke wenig beweglich, ohne die Hilfe einer zweiten Person und ohne Krücken konnte sich der Patient nicht allein fortbewegen.

Gesicht abgemagert, Herzkraft geschwächt, doch reges Geistesleben, Hoffnung, Vertrauen und Humor vorhanden sowie eine Art geduldiges Ergeben in den Leidenszustand. Der Mann war unverheiratet, er war aber nicht ohne Liebe gewesen in seiner Jugend.

Die Bodenbeschaffenheit seiner Heimat war feucht, sandig, mager und kalkarm. Die Wohnung war groß und auf ebener Erde. Viel Roggenbrot und Schweinefleisch, insbesondere fette Wurst, geräucherter Schinken und Pökelfleisch waren die Hauptnahrung gewesen.

Dies alles erklärt Folgendes: Die ehemalige Liebe hatte dem Mann einen elastischen, regen Geist und Humor erhalten.

Die Bodenbeschaffenheit jener Gegend konnte nicht Früchte erzeugen, die Menschen und Vieh vollkommen ernähren, daher machte die Lebensweise, insbesondere der Genuss von Wurst und Pökelfleisch, den Körper disponiert zur Blutentmischungskrankheit und daher traten in jener Gegend auffallend häufig Gicht, Bleichsucht und Auszehrung auf.

Durch den unverheirateten Zustand hatte der Mann nicht die richtige Pflege bei den oft zugezogenen Erkältungskrankheiten in den späteren Jahren.

Durch die niedrigen und dicht auf dem feuchten Erdboden gelegenen Zimmer wurde im Herbst und Winter, da nie gelüftet wurde, eine Stauung der aus dem Erdboden durch die Dielenfugen aufsteigenden feuchten, miasmatischen Gase hervorgerufen; der Fußboden war kalt und entzog den Beinen die Wärme.

Die verdorbene Zimmerluft, arm an Sauerstoff, verhinderte die Verbrennung und Ausscheidung belastender Stoffe im Körper, der Stoffwechsel wurde gehemmt, daher die Ablagerungen in den Gelenken.

Durch das viele Stillsitzen, wobei die Gelenkblutgefäße gekrümmt waren, wurde gerade an diesen Krümmungen das Blutgefäß gehemmt und in den Gelenken die schlechten Ablagerungen bewirkt. Mangel an Bewegung schwächt die Herzkraft, übermäßige Feuchtigkeit brachten den Sehnenleim zur schmerzhaften Anschwellung (Sehnen- und Glenkrheumatismus).

Das übermäßige Einhüllen des Oberkörpers in dicke, undurchläßige Kleider legte die Lungen- und Hauttätigkeit immer mehr lahm. Die Haushälterin des N. verstand kein gesundheitliches Kochen und keine Krankenpflege, daher die Fortentwicklung der Blutentmischung durch falsche Diät bis der sonst wohlhabende Mann an totaler Steifheit, Arbeitsunfähigkeit und beginnender Auszehrung angelangt war.

Verordnung: Anstaltskur in meiner damaligen Anstalt in Hannover. Dort erhielt der Mann ein hochgelegenes Zimmer zum Schlafen und ein mäßig erwärmtes Wohnzimmer, beide Räume mit Teppichen belegt.

Diät und Behandlung: Morgens früh sieben Uhr eine Tasse warme Milch, worin eine Messerspitze voll Hensels physiologischem Salz aufgelöst wurde, dazu etwas Zwieback. Um neun Uhr Rührei mit Bratkartoffeln.

Um elf Uhr ein Kastendampfbad mit Zimmerapparat, von 31 bis 41 °C, 30 Minuten ansteigend, hinterher Ganzwaschung von 30 °C, zum Schluss Sitzbad, 25 °C, 60 Sekunden.

Darauf Abtrocknung, leichte poröse Baumwollkleidung und

passive Bewegungen der Gelenke und Gliedmassen mit abwechselnden Erschütterungen und Gehversuchen, diese Prozedur dauert 1¼ Stunde. Darauf wurde der Patient ins Bett gepackt, Knie, Füße und Leib mit warmen Sandbeuteln belegt, 1½ Stunde Ruhe.

Darauf Mittagessen, bestehend aus grünem Gemüse (keinen Kohl), Salate, Kresse, Spargeln, Selleriesalat usw. Braten von Wild, Rind oder Geflügel und Griesbrei, keine Suppe, als Getränk ein halbes Glas ungesüßte, milde Zitronenlimonade. Während und nach dem Essen Unterhaltung, Spiel und Musik.

Nachmittags vier Uhr Tee aus einer Mischung von Flieder, Brennnessel, Pfefferminz, Spitzwegerich, Schlehenblüte, Süßholz und Bitterklee, eine Tasse, wenig gesüßt, dazu Weißbrot mit Butter, ohne Auflage. Dann waren eigene Bewegungs- und Gehversuche zu machen.

Abends sieben Uhr Abendessen, bestehend aus Breispeisen, die mehr flüssig als steif waren, dazu wenig bestrichenes Schwarzbrot und ungesüßte eingemachte Früchte, besonders Erdbeeren. Hierauf wurden wieder selbstwollende Gehversuche gemacht.

Abends neun Uhr wurde der Patient in ein angewärmtes Bett gepackt und erhielt einen feuchtwarmen Leibumschlag, sonst lose Trockenpackung, in hellen Flanell- und weißen Wolldecken.

Am zweiten Morgen wurde der Patient vom Bett aus um acht Uhr früh ins Schaukelbad von 35 °C gebracht, abwechselnd geschaukelt und unter Wasser massiert (Schieb- und Stoffwechselmassage an den Gelenken und von den Gelenken ab). Darauf Abkühlung in derselben Schaukelwanne mit Begießungen von 32 °C, dann 30 °C, 28 °C, mit einem Topfgefäß, schnell hintereinander.

Nach Fortsetzung dieser Kur trat nach einer Woche starker Stuhl auf, gute Nieren- und Hauttätigkeit, reichliche Urinausscheidung und Schweißabsonderung. Verdauung und Appetit sowie die eigene Körperwärme hoben sich, das Herz wurde kräftiger, die Gelenke beweglicher, die Schmerzen verminderten sich, und schon nach 14-tägiger Kur konnte der Patient allein, ohne jede Mithilfe, gehen und marschieren wie ein junger Soldat.

Der Mann tanzte vor Freude im Zimmer, als er wieder mit seinen lahm und steif gewesenen Beinen gehen konnte. Die Heilung trat in kurzer Zeit ein, mit Ausnahme einer geringen bleibenden Steifigkeit des einen Schultergelenks.

Der Krankheitsdunst verlor sich immer mehr, in der Verdauung trat täglich zweimal Stuhl ein, selten einmal.

Wenn der Mann vorher sich weder an- noch ausziehen noch gehen konnte, so war er nach der Kur nicht nur fähig, sich selber an- und auszuziehen, zu gehen usw., sondern er konnte auch seiner Beschäftigung wieder nachgehen; Schmerzen waren gar nicht mehr zu spüren.

Der Mann bekam eine hygienische Vorschrift für zu Hause mit (periodische Kuranwendung von Hensels Tonikum und Sanitätsrat Dr. Ullersbergers Nährsalze) und hat sich bis heute verhältnismäßig gut bei Gesundheit erhalten.

Dies ist ein Erfolg, den ich bei Gicht nicht wieder zum zweiten Male erlebt habe, wohl aber behandelte ich viele andere Fälle von Gicht und Rheumatismus mit guten, aber weniger schnellen Erfolgen. Eine Ausnahme ist ein Fall mit Rheumatismus, der in 14 Tagen geheilt wurde (siehe Patientenzeugnis Handelmann, Hohenhameln, Prov. Hannover, Seite 244).

Preisausschreiben für die ersten drei besten Erklärungen dieses Heilvorganges und der Mittelanwendung

Die Erklärung der Wirkungen meiner Behandlung will ich diesmal den verehrten Leserinnen und Lesern überlassen. Ich verspreche den Einsendern der ersten drei als richtig befundenen eingesandten Erklärungen über diesen Fall je fünf Mark, die Veröffentlichung derselben in der zweiten oder dritten Auflage dieses Werkes und einen Prachtband als Geschenk für die Lösung der Aufgaben und Überlassung des Artikels für mein Werk; sollte keine Aufgabe richtig gelöst werden, so werde ich die bestgelöste unter den gleichen Gegenbedingungen prämieren mit Hinzufügung meiner eigenen Erklärung über die Art der Heilwirkung der gegebenen Mittel und Vorschriften.

Zur Prüfung werden außer mir noch zwei Naturärzte, und zwar ein approbierter und ein nicht approbierter, hinzugezogen, deren Namen in der betreffenden Auflage veröffentlicht werden.

Anschließend hieran möchte ich erklären, dass ich bei den verschiedenen Arten Gicht und Rheumatismus vier Hauptkrankheitsgruppen unterscheide, nämlich folgende:

1. diejenige, bei der nur die Muskel- und Hautgewebe rheumatisch erkrankt sind mit Steifheit der Muskeln und der Haut (Muskelrheumatismus);
2. diejenige, bei der nur gewisse Nerven ergriffen sind (Neuralgie, Ischias, Migräne usw.);
3. diejenige, bei der insbesondere Sehnen und Gelenke erkrankt sind (Sehnen- und Gelenkrheumatismus, Gelenkgicht);
4. diejenigen, bei der besonders eine Formveränderung und Entartung der Knochensubstanz stattgefunden hat (Knochengicht).

Jede dieser Krankheitsgruppen kann rein für sich auftreten oder aber auch in Verbindung mit der einen oder anderen Krankheit einer anderen Gruppe. Es tritt Gelenkrheumatismus und Knochengicht oft zusammen auf, ebenfalls Muskel- und Nervenrheumatismus.

5. Bericht über einen Vortrag

«Im Naturheilverein zu Herford trat am Mittwoch, den 23. März 1898, Herr C. Huter, Besitzer des Sanatoriums in Detmold, auf, um die ‹Psychoanthropologie und deren Diagnose für die Zukunft› in einem Vortrage zu erklären. Der Redner, der als Autorität auf diesem Gebiet Professor Dr. Virchow nannte, hat durch angestrengtes 15-jähriges Studium sich die Kenntnisse angeeignet, aus den Kopf- und Gesichtsmuskeln sowie dem Körperbau des Menschen dessen geistige Fähigkeiten und Talente zu nennen und führte nach einem einleitenden Vortrag dieses Experiment verschiedene Male aus, und zwar, so viel die Damen (den Herren fehlte es wohl an Mut, sich der Bekanntmachung ihrer guten Eigenschaften zu unterziehen) eingestanden, ziemlich genau. Herr C. Huter ist von der Zukunft, welche dieser Wissenschaft bevorsteht, fest überzeugt; ist es doch durch dieselbe möglich, ein Kind durch Entdeckung der in ihm schlummernden Fähigkeiten einer Laufbahn zuzuführen, resp. es den Beruf ergreifen zu lassen, für den es besonders veranlagt ist und in welchem es sein Fortkommen finden kann. Mithin würde die Kenntnis solcher Wissenschaft manche Eltern wie auch die Kinder selbst vor unangenehmen Missgriffen betreffs des zu erwählenden Berufs bewahren. Herr Huter ist gern bereit, bei einigermaßen genügender Beteiligung einen Lehrkursus in dieser Psychoanthropologie hier einzurichten und Meldungen werden von dem Vorstande des Naturheilvereins entgegen genommen.»

6. Einige Diät- und Therapievorschriften und einige Begutachtungen

Vorschrift
für einen Herzleidenden

a. Diät:

Morgens 7 Uhr: ¼ Liter Milch und ein Stückchen trockenes Weizenschrotbrot.

Morgens 9 Uhr: Belegtes Butterbrot.

Mittags 1 Uhr: 200 g Fleisch, 200 g Gemüse und 100 g Obst, keine Suppe und keine Kartoffeln. Jeden zweiten Tag mittags ½ Teller Suppe, 100 g Kartoffeln, 100 g Fleisch und 100 g Gemüse.

Nachmittags 4 Uhr: ¼ Liter Wasser, worin ½ Zitrone ausgepresst ist, ohne Zucker, nichts dazu essen.

Abends 6.30 Uhr Abendessen: Einen flachen Teller voll Brei von Gries, Spinat, Hafergrütze oder Reis, zu einem Drittel mit Obst vermischt, nichts dazu weiter essen oder trinken.

Abends 9 Uhr. ½ Weinglas Wasser trinken, 9.30 Uhr zu Bette gehen.

b. Sonstige Lebensweise:

Morgens 6.30 Uhr: Aufstehen, im Sommer eine Stunde früher. In kühlem Zimmer schlafen und am Tage möglichst die Ofenwärme meiden und sich etwas anstrengend bewegen. Im Ofen muss stets ein Topf mit Wasser zum Verdunsten stehen. Auch sind die Zimmer öfters mit kühlem Wasser zu besprengen. Bei Sonnenschein im Garten spazieren gehen. Nachts kein Unterzeug am Körper behalten. Alle Verordnungen energisch durchsetzen in der festen Zuversicht, dass bei ausdauernder Kur Besserung, vielleicht völlige Heilung erzielt wird; daher Zuversicht und Selbstbewusstsein.

c. Wasseranwendungen
und Massage:

Jeden Morgen 10.30 Uhr: Ein Rumpfbad, 34 °C, fünf Minuten Abkühlung, 30 °C, eine Minute. Diese Verordnung wird später öfter geändert.

Jeden Abend vor Schlafengehen eine kühle Wadenpackung machen, dieselbe Morgens beim Aufstehen abnehmen, die Beine von Mitte der Oberschenkel bis zu den Füßen mit kühlem 28 °C Wasser abwaschen, hinterher warm abreiben und im Zimmer auf und abgehen. Jede Woche ein Dampfbad und ein Halbbad und sonstige Behandlungen in der Anstalt.

Jede Woche zweimal muss der Körper, besonders der Leib, massiert werden.

Strenge Diätvorschrift für eine an Vollblütigkeit und Fettsucht leidende Patientin

Morgens 7 Uhr: Aufstehen, Gesicht, Hals, Kopf und Füße, Gesäß und Geschlechtsorgane äußerlich waschen mit 25 °C Wasser. In der warmen Stube. Eine Stunde darauf gehen, teils im kühlen Zimmer, teils im Hause, teils im Garten.

8.30 Uhr Frühstück: 100-150 g Fleisch oder zwei Rühreier mit sehr wenig Backkartoffeln, dazu ½ Tasse Kaffee oder Kakao und eine halbe Scheibe Schwarzbrot.

11 Uhr: Einen Apfel essen, hellfarbige Sorte.

13.30 Uhr: 125 g Gemüse mit 2-3 Kartoffeln, nichts weiter dazu.

Nachmittags nichts genießen als eine Feige und ein Schluck Wasser.

Abends 6.30 Uhr: ½ Untertasse Obstbrei mit einem Zwieback.

Abends 9 Uhr: ½ Glas Wasser, 9.30 Uhr zu Bett gehen.

Herr Tischlermeister B. in G.

Diagnose:

Verstopfung der Peripherie, chemisch-pathologische Veränderung des Magens, der Leber und des Zwölffingerdarms; ferner Anlage zu Magenkrebs, Neurasthenie (Überreizung der Gehirnnerven, nervöses Naturell) und Gehirnneurosen, jedoch nicht zu Irrsinn disponiert.

14. August 1895 (auf Wunsch unter Nachnahme Folgendes):

Diätvorschrift:

Morgens früh: In eine Tasse laukühle Milch eine Messerspitze physiologisches Salz rühren bis es aufgelöst ist und trinken, dazu gerösteten Zwieback oder Semmel. Jeden zweiten Tag eine Tasse beigefügten Hensels Kakao (Knabe und Würk-Leipzig) ohne Salz.

Zweites Frühstück: 1½ Lot gehacktes Schweinefleisch, dazu ½ Butterbrot und von beiliegender Flasche Bitter-Likör 1 Teelöffel voll mit einem Likörglase gutem, aber wenig alkoholhaltigem Kornbranntwein vermischt, trinken.

Mittagessen: Kein Gänse- oder Schweinefleisch. Nur Rinds-,

Hammel-, Geflügel- oder Fischfleisch, außer Karpfen, mit stets grünem Gemüse, dazu sehr wenig, wenn möglich kein Brot und keine Kartoffeln, jedoch viel geschmortes Obst essen. Bei Durst nur verschlagenes Wasser trinken, Biertrinken vorläufig meiden.

Nachmittags: Kaffee meiden, dafür früh zwischen 6 und 7 Uhr Abendessen, Breispeise von Hafergrütze mit Zwetschgen, Griesbrei mit Kronsbeeren, Rührei mit Heidelbeeren usw. 1½ Stunde darauf eine Tasse vorgeschriebenen Kräutertee, mit Butter bestrichenen Zwieback.

Abends: Bei Licht wenig lesen und schreiben, spätestens um 11 Uhr zu Bett gehen.

Vor dem Schlafengehen um den Leib einen warmen Umschlag legen von nassem Leinentuch, in Heublumen getränkt, darüber trockenes Wolltuch wickeln. Nachtsüber liegen lassen und morgens früh abnehmen und den Körper an der Stelle, wo der Umschlag gelegen hat, kühl abwaschen.

Bäder: Jeden Sonntag früh ein Fichtennadelbad nehmen, Temperatur 36 °C, Dauer 15 Minuten, hinterher mit reinem 27 °C Wasser abwaschen.

Meine Ansicht über den Krankheitszustand eines von Medizinern als unheilbar erkannten Epileptikers

1. Belastung der Gehirnhaut des vorderen Gehirnlappens wie auch der Schleimhäute der Nase, des weichen Gaumens und der Rachenhöhle.
2. Folgeerscheinung: Schwindelanfälle und Nervenzucken im Halse; nach meiner Ansicht nicht unheilbare Epilepsie, sondern nach Verlauf von drei bis vier Jahren, jeden Winter zwei Monate Kur und hygienische Lebensweise, hoffe ich dieses Leiden günstig auszuheilen.

Charakteristik über J. G.

Objektive Beobachtung, feinspürendes Forschertalent. Nase gut und kräftig entwickelt, obwohl nicht ganz gerade, so doch psychologisch höchst wertvoll geformt.

Großer Ausführungstrieb, ohne Rücksicht auf kleinliche Nebendinge, historische Sitten oder Mode.

Großer Wahrheitsdrang.

Viel Wohlwollen, wenig Neigung zum Wunderglauben und Mangel an idealem Konstruktionssinn.

Mangel an Witz, doch Reichtum an Humor bis zur Satire hinüberspielend.

Haare blond, Backenknochen gut entwickelt, Statur mittelgroß, germanischer Typus.

Augen milde, graublau in der Farbe und mäßig groß. Der ganze Eindruck ist unbedeutend, doch apart, fast wie halb verwildert in Ausdruck und Kleidung.

Großes moralisches Gefühl.

Genialer Wahrheitsforscher in allen realen, doch nicht in idealen Dingen, Mangel an metaphysischem Tiefsinn, Reichtum an realer Beurteilungsgabe, Vergleichung und Folgerung. Leidenschaftliche Liebe für Architektur und Natur, für Wahrheit und Gerechtigkeit.

Hervorragend begabt für Architektur, Hochbau, Außenarchitektur, weniger für Konstruktion, gar nicht geeignet zum Ingenieur.

Hervorragend begabt zum Naturheiler, Naturprediger und am genialsten mit juristischem Scharfsinn ausgestattet, welcher gepaart ist mit starkem Gerechtigkeitsgefühl, den natürlichen Verhältnissen, den individuellen Eigenarten Rechnung tragend.

G. wäre der genialste Richter und Gesetzgeber unserer Zeit geworden, doch nicht zum Regierungsfache hätte er sich geeignet, da bei ihm ein Mangel vorhanden ist für historische Würdigung, Pietät und Konsequenz der Durchführung historischer Ergebnisse.

Also begabt ist G. zum Juristen, Naturprediger und Architekten; weniger geeignet ist derselbe zum Dichter, Ingenieur, Regierungsbeamten, als metaphysischer Philosoph, obwohl von allen diesen Fächern bei ihm Fähigkeiten teilweise vorhanden sind.

In dem Bezeichneten ist G. groß als Mensch für seine Zeit nach Wissen, Wollen und Schaffen hervorragend.

Beurteilt im Oktober 1896.
C. Huter

4. Teil

Neues und Nützliches

Von den verschiedenen Neuerungen, welche ich in der Massage eingeführt habe, will ich hier nur eine besprechen, welche der einfachen Ausführung wegen und der vorzüglichen Erfolge in meiner Praxis so überaus beliebt wurde, nämlich die Balsammassage, und anschließend hieran die Schmerzstillung durch Handgriffe, wie sie von jedermann leicht und praktisch ausgeführt werden können.

1. Die allgemeine Balsammassage

a. Die örtliche Balsammassage des Kopfes

Diese besteht aus folgenden Manipulationen:

1. streichen der Stirn mit beiden Daumen, von der Mitte nach außen.
2. streichen des Randes unterhalb der Augenbrauen mit beiden Daumen, von der Nase nach außen.
3. streichen des Randes unter den unteren Augenlidern, mit beiden Daumen.
4. streichen des oberen Teils der Nase, am Nasenrücken beginnend, den Wangen zu, mit beiden Daumen.
5. streichen des oberen Teils der Nase, an der Nasenwurzel beginnend, nach abwärts den Wangen zu, mit beiden Daumen.
6. streichen über die Oberlippen, von der Nase beginnend, mit beiden Daumen, quer hinüber dem Ohr zu.
7. streichen der Oberlippe, von oben nach unten und darauf von der Mitte nach beiden Seiten, mit beiden Daumen nach oben und außen auslaufend.
8. streichen der Unterlippe bis zum Kinn hinunter und ebenso hinauf, dann von der Mitte nach beiden Seiten (im Bogen).

9. streichen der Wangen, von oben nach unten, mit dem flachangelegten Zeigefinger.
10. um das Kinn mit beiden Daumen kreisen.
11. Vorderhals mit beiden Daumen abwärts streichen, ohne den Kehlkopf und die an der Seite des Halses liegenden Schlagadern zu berühren.
12. Ohren ziemlich stark mit Daumen und Zeigefinger greifen.
13. Kopf mit den flachen Händen, von der Stirn beginnend, nach hinten hinunter streichen.
14. Wangen mit beiden Händen, flach aufgelegt, von oben nach unten streichen.

Die Spezialmassage des Kopfes wird angewendet bei Kopfleiden und Gesichtsschmerzen. Weinessig wird nicht verwendet, ebenso ist das Einfetten der Hände überflüssig, weil die Gesichtshaut fetter als die Haut der übrigen Körperteile ist.

b. Die örtliche Balsammassage der Ohren

Der Masseur legt die Finger der einen Hand hinter das Ohr des Patienten und streicht mit dem Zeigefinger der anderen Hand die Windungen des Ohres entlang, und zwar von oben nach unten, danach wird das Ohr mit Daumen und Zeigefinger gefasst, je einmal oben, unten und auf beiden Seiten, in der Mitte, und leicht und vorsichtig bewegt. Nachdem beide Ohren (oder je nach dem Sitz des Leidens auch nur eins) in dieser Weise vorgenommen sind, streicht man die Kopfnickermuskeln mit dem Daumen nach unten zu, um die Krankheitsstoffe vom Ohr ab nach unten zu schicken.

Vorstehend beschriebene Massage wird bei Ohrenleidenden angewendet.

2. Die Balsammassage am ganzen Körper

Diese besteht der Reihenfolge nach aus folgenden einzelnen Manipulationen:

1. hinlegen des Patienten auf den Rücken und Bedecken der Beine mit Wolldecken.
2. bestreichen von Brust und Leib mit Weinessig und Abtupfen mit einem Tuch.
3. einfetten der Hände mit Mandelöl, je nach Bedarf.
4. Hals bis zur Schulter mit flachen Händen streichen, bei Kopfleiden besonders kräftig abwärts. Der Kehlkopf erträgt keinen starken Druck.
5. streichen der Brust mit den flachen Händen, von der Mit-

te bis unter die Arme, also seitwärts streichen.
6. Patient die Beine anziehen lassen.
7. Magen und Milzgegend mit den Fingern abwärts streichen.
8. Leber griffweise massieren, obern Leberteil einmal leicht kreisen, untern Leberteil ebenso, jedoch stärker.
9. Zwölffingerdarm, von rechts nach links mit dem Daumen schieben.
10. Dünndarm kreisen mit zwei Fingern, von rechts nach links.
11. großen Darm ebenso und schließlich mit dem Mittelfinger.
12. Blasengegend leicht drücken mit den Fingerspitzen, ebenso den Blinddarm.
13. vom Nabel seitwärts bis über die Hüften (den Dickdarm) mit den flachen Händen streichen.
14. die Weichen mit den Daumen leicht streichen.
15. Brust bedecken, den rechten Arm mit Essig einreiben und abtupfen.
16. Schultergelenke kreisen mit flacher Hand.
17. innere Oberarmmuskeln länglich oval kreisen mit flacher Hand.
18. Oberarme auswärts ebenso.
19. Ellenbogen mit flacher Hand streichen.
20. Unterarme lang kreisförmig streichen mit beiden Händen, die beiden Daumen dabei auf die innere Armfläche des Menschen, die übrigen Finger nach außen anlegend.
21. Hand reiben, mit beiden Daumen auseinander streichen, Finger nach abwärts streichen, etwas klatschen.
22. linken Arm wie den rechten behandeln.
23. Arme bedecken, Beine entblößen, rechtes Bein mit Essig bestreichen, abtupfen.
24. Oberschenkel länglich kreisen, indem die beiden Daumen vorn, die anderen Finger hinten angelegt werden.
25. Kniescheibe kreisen.
26. Unterschenkel wie Oberschenkel. Schienbein jedoch schonen.
27. Knöchel beiderseits kreisen mit den Fingern.
28. Füße seitwärts auseinander mit beiden Daumen und Zehen abwärts streichen, klatschen.
29. Patient auf den Bauch legen, Beine bedecken, Rücken mit Essig einreiben und abtupfen.
30. Hals abwärts streichen.

31. Schulterblätter kreisen mit den flachen Händen und zu beiden Seiten des Rückgrats herunter- und heraufstreichen (dies übt zugleich einen Einfluss auf die Aorta vom Rücken her aus.)
32. Sägemuskeln, von vorn nach hinten ziehend, streichen mit beiden Händen.
33. Hüften von vorn nach hinten mit beiden Händen ziehen und die Gegend des Mastdarms mit den Daumen bestreichen.
34. Rücken greifen mit großen Griffen.
35. Rücken klatschen mit flacher Hand.
36. Rücken hacken, d.i. Hochkanthandschlagen.

Zwischen Frauen und Männern ist in der Art der Ausführung insofern ein Unterschied zu machen, dass bei Männern mehr mit der ganzen Hand, bei Frauen mehr mit den Fingern massiert wird. Die Brüste sind bei Frauen zart zu kreisen.

Die Gebärmuttergegend ist nur leicht mit den Daumen zu streichen; die Eierstöcke, zu beiden Seiten der Gebärmutter liegend, können einen etwas stärkeren Druck ertragen. Das Bestreichen mit Weinessig hat den Zweck, einen großen Teil des Ammoniaks (NH_3), ein Gift, welches vom Körper durch Haut und Darm, weniger durch die Nieren ausgeschieden wird, unschädlich zu machen oder zu zerstören.

Würde man das Bestreichen mit Weinessig unterlassen, so würde ein großer Teil des Ammoniaks durch das Massieren in den Körper zurückgedrängt werden.

Der Essig erzeugt aber nebenbei noch Elektrizität auf der Haut, und sogar die inneren Organe nehmen etwas von der Säure auf.

Die Verwendung von Öl und Fett bezweckt, dass die Hände des Masseurs leichter über den Körper gleiten, die Hauptsache aber ist das Fett und besonders das Mandelöl, welches ein vozügliches Nähr- und Heilmittel für die Haut und Nerven bildet.

Zu erwähnen ist noch, dass die Balsammassage die ungefährlichste ist und bei vielen Krankheiten und Schwächezuständen von jedermann mit Erfolg angewendet werden kann.

3. Die Schmerzstillung durch Handgriffe

Diese Methode ist schon uralt, und ich habe Ähnliches in meiner schmerzstillenden Massage ausgeführt.

Jedes Tier, welches starke Schmerzen hat, sucht diese Stellen zu drücken, zu reiben oder zu lecken. Der Mensch, der an irgendeiner Körperstelle starken Schmerz empfindet, greift ganz unwillkürlich nach dieser Stelle, sucht sie zu dehnen, mit den Fingern zu kreisen oder direkt zu umfassen.

Wie schon früher erwähnt, sind die Griffe der Hebammen alter Schule nichts anderes gewesen als Schmerzlinderungsmittel bei den Geburten.

Neuerdings hat ein Schweizer, Dr. med. Otto Nägeli (1843-1922) in Ermatingen, einen Teil dieser fast vergessenen Handgriffe wieder zu Ehren gebracht, und er nennt diese Methode mit Recht ein Stück wahrer Naturheilmethode.

Wenn ich schon die schmerzstillenden Mittel der Medizin in vorsichtiger Anwendung vollgültig anerkenne, so ist mir jede Schmerzstillung ohne diese Mittel umso willkommener und angenehmer, wenn sie natürlich ist. Daher habe ich die Veröffentlichung der Dr. Nägeli'schen Arbeit ‹Therapie von Neuralgien und Neurosen durch Handgriffe›, 1894, mit Freuden begrüßt, und nicht minder hat sich Reinhold Gerling (1863-1930) ein Verdienst erworben durch die Populärmachung dieser Methode in seiner Broschüre ‹Sofortige Schmerzstillung durch Handgriffe zur Erlernung durch Jedermann›. Wenn mir schon die Schmerzstillung durch Handgriffe längst bekannt war, so muss ich doch der Nägeli'schen Methode, was technische Einfachheit und Ausführung anbetrifft, eine gewisse Originalität zuerkennen, daher nehme ich auch gar keinen Abstand, Dr. Nägeli als Bahnbrecher einer neuen Schmerzstillungsmethode zu erklären. Im Interesse der Leidenden, die durch diese Methode Linderung finden können, und zu Ehren des Erfinders lasse ich die verschiedenen Anweisungen zu diesen Handgriffen hier folgen.

1. Der Kopfstützgriff

Der Patient setzt sich auf einen Stuhl, rücklings vor den Behandelnden. Die Handflächen werden seitlich an den Hals, die beiden Daumen stützend unter den Hinterkopf in den Nacken gelegt. Nun wird beiderseits mit Zeige- und Mittelfinger der Unterkiefer gehoben, wodurch der Hals gestreckt wird. Die Hände sollen hierbei so gekrümmt sein, dass der Patient durch seitlichen Händedruck wie auch durch die ganze Hebemanipulation gar keine Beschwerden merkt.

Der Patient muss sich dem Behandelnden ganz überlassen und darf keinen steifen Nacken machen.

Durch diese Streckung des Halses, die 1½ bis 2 Minuten andauern muss, wird das Blut leichter vom Kopf durch die günstiger gebeugten Venen abfließen können, wodurch Blutandrang, Benommenheit, Überreizung des vorderen Hirnlappens durch viel Lesen, Denken, Rechnen oder Beobachten gelindert werden können. Selbst andauernde Kopfschmerzen oder Fieber lassen sich auf solche Weise bei öfterer Wiederholung beseitigen. Wichtig hierbei ist, dass der Patient tief atmet und sich vollständig ruhig verhält, ferner, dass der Behandelnde den Griff geschickt und ausdauernd bis zu möglichst vollen zwei Minuten durchführt, ohne die Drosselblutader seitlich am Hals zu drücken, denn sonst würde der Erfolg ausbleiben.

2. Der Kopfstreckgriff

Handelt es sich um schwerere Fälle, so wird der Kopf, außer nach oben gestreckt, nach hinten sanft zurückgebogen. Die Wirkung des Kopfstützgriffes wird dadurch noch bedeutend erhöht. Diesen Griff bezeichnet Nägeli als Kopfstreckgriff.

3. Der Kopfnickgriff

Der Kopfnickgriff wird bewirkt bei ganz gleichem Griff, nur mit dem Unterschied, dass der Kopf nicht nach hinten, sondern sanft nach vorn gebeugt wird, jedoch, was die Hauptsache ist, mit gestrecktem, also gehobenem Hals.

Der Behandelnde findet eine Erleichterung bei diesem Griff, wenn er seine beiden Arme stützend auf die Schultern des Patienten legt. Dieser Griff darf nicht über 1½ Minuten dauern, kann dagegen nach zehn Minuten wiederholt werden. Durch diesen Griff wird, im Gegensatz zu den vorhergehenden, nicht das venöse schmerzerzeugende Blut vom Kopfe abgeleitet, sondern gesundes arterielles, sauerstoffreiches Blut zum Kopf und besonders zum Vorderhirn zugeleitet. Dieser Griff ist daher ganz besonders solchen Patienten wohltuend, die an Blutleere, Blutarmut, Ohnmachten und Schwindelanfällen durch Blutleere im Kopf leiden.

4. Der Zungenbeingriff

Der Zungenbeingriff ist das wirksamste Mittel gegen Brechreiz und Erbrechen. Der Behandelnde stellt sich vor den Kranken, legt die Hände derart seitlich an den Kopf desselben, dass die

Finger den aufsteigenden Ast des Unterkiefers berühren, während der Zeigefinger sich in die Ohrmuschel einhakt.

Mit der Innenfläche beider Daumenspitzen fährt der Behandelnde nun, leicht tastend, suchend, zu beiden Seiten des Kehlkopfes nach oben, bis er in der Falte, wo Hals und Kinn zusammentreffen, auf die Zungenbeinhörner stößt. Die Daumenspitzen werden nun parallel unter diese beiden Knöchelchen rechts und links gelegt und sanft gehoben. Der Druck hat jedoch nur nach oben zu erfolgen und hat höchstens 1½ Minute zu dauern. Der Patient hat sich ruhig zu verhalten und soll tief und langsam gute Luft einatmen.

Der Behandelnde hat hierbei ruhig und sicher den Griff auszuführen, was einige Übung erfordert. Es ist daher besser, wenn besonders dieser Griff von einem heilkundigen Fachmann ausgeführt wird.

5. Der Keuchhustengriff

Der Keuchhustengriff wird angewendet zur Beseitigung des Stickkrampfes bei Keuch- oder Stickhusten, um dem Leidenden eine momentane Linderung zu verschaffen bei den Stickanfällen. Dieser Griff darf daher nicht als Heil-, sondern nur als Linderungsmittel aufgefasst werden. Er wird ausgeführt, indem der Behandelnde die linke Hand auf die Stirn des kranken Kindes legt, das sich in stehender oder aufrecht sitzender Stellung befinden muss. Mit der rechten Hand legt derselbe ihm den Daumen in den offen stehenden Mund auf die Zunge, die Finger unter das Kinn und drückt so die Zunge und damit die Schlundorgane nach unten und nach vorn, wodurch eine Art Verschiebung der Schlundschleimhäute und örtliche Nervendehnung sowie Veränderung der Form der Kehlkopfmündung bewirkt werden. Dieser Griff muss stets rücksichtsvoll, schnell und sicher ausgeführt werden, um das Kind nicht zu erschrecken; auch sind mit dem Daumen nicht nur die Schneidezähne, sondern auch die Unterkieferknochen zu greifen. Dieser Griff ist stets, wenn richtig ausgeführt, von sicheren Erfolgen begleitet.

4. Nervendehnungen

1. Die Stirnhautdehnung

Die Stirnhautdehnung wird vom Behandelnden stehend ausgeführt, während der Patient sitzt. Der Kopf des Patienten wird mit beiden Händen umspannt, so dass die vier Fingerspitzen in der Mitte der Stirn über der Nasenwurzel einander gegenüber liegen. Die Daumen nehmen am Hinterkopf ihren Halt. Nun wird die Haut seitlich bis zu den Schläfen fest und sanft angezogen, wobei die Finger bei den Schläfengrenzen abgleiten; diese Dehnung wird öfter wiederholt und hat jedesmal eine halbe Minute zu dauern.

Selbstverständlich ist das Kratzen mit den Nägeln hierbei zu vermeiden.

Erhöht wird das Wohlbefinden der örtlichen Leidensstelle des Patienten dadurch, dass zwischen den Fingern eine Hautfalte gebildet wird in der Querlage der Stirn des Kranken und in Längslage der Finger des Behandelnden.

Bei Stirnhautschmerz ist dies ein probates Mittel.

In ähnlicher Weise sind auch die Griffe bei den Gesichtsschmerzen zu vollziehen. Das Gleiche wurde schon geboten in meiner Gesichtsmassage mit nur einfacheren und graziöseren Griffen bei den Streichungen der Stirn- und Gesichtsmuskeln.

2. Der Magengriff

Der Magengriff kann bei Magenschmerzen aller Art, mit Ausnahme solcher, die von Geschwüren, Magen- oder Leberkrebs herrühren, angewandt werden. Die Dehnung geschieht am besten, wenn der Patient eine erhöhte Stellung auf einer Fußbank, einer Kiste oder einem Stuhl einnimmt, worauf der Behandelnde sich hinter den Kranken stellt und beide Hände in der Mitte über dem Magen, mit den Fingerspitzen zusammenstoßend, anlegt und mit sanftem, festem Druck seitwärts nach hinten zu streicht.

Bei Spannung des Magens, Aufgetriebenheit durch Gase, nervösen Verdauungsstörungen usw. ist diese Dehnung von besten Erfolgen begleitet.

Wichtig ist hierbei, dass der Oberkörper des Patienten völlig entkleidet ist, damit keine störenden Kleidungsstücke im Weg sind.

Ferner ist zu beobachten, dass der zu Behandelnde aufrecht, fest und gerade steht und der Heilkundige die Fingerspitzen mitten im Epigastrium, also über dem Nabel einsetzt und so die Herzgrube mit mäßig starkem Druck seitlich ausdehnt.

3. Der Zeltgriff

Dieser ist eine Art Kunstgriff, welcher da anzuwenden ist, wo Magenkrampf oder Überempfindlichkeit der Haut durch Schmerzen schon eingetreten sind. Der Behandelnde legt beide Hände mit den Innenflächen, die Finger dabei gestreckt, dicht aufeinander, Finger gegen Finger, Daumen gegen Daumen, und nun werden die Hände in der Mittellinie des schmerzhaften Organes hochkant, also mit den Kleinfingerseiten fest angelegt, während nun die linke Hand, fest drückend, in dieser Ruhelage verbleibt, wird die Kleinfingerseite der rechten Hand, stark drückend, nach rechts gedrängt. Die Daumen bleiben hierbei fest aufeinander liegen und unterstützen die Spannung der zu drückenden Krankheitsflächen von oben her nach Bedarf. Die beiden Hände bleiben 2-3 Minuten zeltartig aufgestellt und werden schließlich sanft abgezogen.

Der Magenkrampf weicht durch die Manipulation gewöhnlich schon nach den ersten Griffen.

3. Der Ischiasgriff

Dieser Griff wird vertikal an der schmerzenden Stelle des Körpers vorgenommen, während bei allen anderen Hautschmerzen, Muskelrheumatismus und fliegender Hitze die Streichungen in horizontaler Richtung zu vollziehen sind. Jeder Griff, der den Effekt nicht hervorbringt, ist falsch. Manche Griffe, z. B. bei den weiblichen Brüsten und anderen Organen, sind kreisend oder sternförmig von der Schmerzzentrale aus zu vollziehen.

4. Der Kniekehlengriff

Derselbe wird bewerkstelligt, indem man die vier Finger der einen Hand fest in die Kniekehle einsetzt und die Haut nach oben dehnt; zur Nachhilfe kann man mit der anderen Hand die Wadenmuskeln in entgegengesetzter Richtung nach unten streichen, dies ist das beste Mittel gegen Wadenkrampf.

5. Der kombinierte Griff

Der kombinierte Griff ist die Vereinigung mehrerer Griffe, Dehnungen, Ansätze und Streichungen, die je nach Lage und Bau des erkrankten Organes auszuführen sind. Eine Beschreibung aller Einzelfälle lässt sich schwerlich finden, es kommt hier wie bei allen anderen auf den Kunstgriff an, welcher wirkt und hervorgeht aus dem sicheren Gefühl und dem Scharfblick des Behandelnden, gepaart mit Gewandtheit, Kühnheit und Vorsicht.

5. Etwas über den Spiritismus

Es würde eine Lücke in diesem Werk bedeuten, würde ich nicht auch auf das Reich der Mystik, das doch unstreitig für die Zukunft die größte Bedeutung hat, nicht mit einem kurzen treffenden Artikel eingehen; ich wähle hier das Thema, das den Spiritismus berührt:

Der magnetische Tiefschlaf

Der magnetische Tiefschlaf oder die spiritistische Medialität ist ein Schlafzustand, der hervorgerufen werden kann von einem Magnetiseur durch einfaches Bestreichen. Der Bestrichene fällt zunächst in eine Art Halbschlaf, in dem der Geist nicht mehr aktiv, sondern nur noch passiv tätig ist. Der Puls schlägt ruhig, die Atmung ist langsam und nach und nach wird durch längeres Bestreichen ein Tiefschlaf erreicht; die normale Körperwärme verliert sich hierbei, die Haut ist feuchtkalt, der Puls ist nicht mehr fühlbar, das Herz kaum hörbar, die Atmung ebenfalls nicht vernehmbar. Die Gesichtsfarbe ist bleich, die Züge sind eingefallen, der Schlafende gleicht einem soeben Gestorbenen.

In diesem Zustand, in dem Geist und Körper sich in eine höchstmögliche passive Ruhe begeben haben, treten die seltsamsten Erscheinungen auf. Stimmen werden hörbar, Hände und Arme sichtbar, Stühle, Schränke und Tische bewegen sich und schließlich kommen ganze Gestalten, verweilen wenige Minuten, verschwinden, kommen wieder, sprechen, schließlich stellt es sich heraus, dass es oftmals bekannte Personen sind, die längst verstorben sind, die hier auf so rätselhafte Weise in natürliche Erscheinung treten.

Die Geistermanifestationen nennt man Materialisationen, sind sie nicht figürlich, so heißt man sie physikalische Manifestationen. Physikalische Manifestationen sind überall da, wo fremde Kraftwirkungen auftreten. Es kommt aber auch vor, dass durch den Mund des Schlafenden lange Reden in fremden Sprachen gehalten werden, die derselbe niemals gelernt hat. Durch den Schlafenden werden Gebärden und Handlungen offenbar, die man am Schlafenden gar nicht kennt und die auf die Einwirkung eines anderen persönlichen Wesens schließen lassen; diese Erscheinungen nennt man Transfigurationen.

In diesem Tiefschlaf ist der Mensch ein spiritistisches Medium, denn es wirken auf ihn und durch ihn übernatürliche Wesen einer anderen Welt.

Ich selbst habe fünf Jahre lang den Spriritismus erforscht und viele echte, auch wenige unechte Medien kennengelernt und habe daher ein hinreichendes Urteil.

Die Veranlagung zum Tiefschlaf haben so genannte sensitive Personen, gleichviel welchen Standes oder Alters; es ist nicht jeder dazu befähigt.

Medien, die für Geld öffentliche Schaustellungen geben, sind zweifelhafter Natur.

Die echten Medien halten sich verborgen. Man trifft sie nur in engen Familienkreisen an, wo nur Vertrauten und Eingeweihten der Zutritt gewährt wird.

Wer die mediumistische Anlage in sich fühlt, tut am besten, sich im engsten Freundes- oder Familienzirkel durch Sitzungen ausbilden zu lassen und jede Öffentlichkeit zu meiden.

Die ganze Sache gehört auch mehr in das Gebiet der wissenschaftlichen Forschung. Dankbar ist das Vergnügen, Medium zu sein in keinem Falle, denn die Gesundheit leidet darunter und dazu kommt ein solcher Mensch in einen höchst wunderlichen Ruf, wenn es bekannt wird, außerdem erfährt er selbst von alledem nichts, nur die Umgebung hat etwas von den geistigen Mitteilungen des Mediums. Näheres darüber kann jeder aus der spiritistischen Literatur erfahren, z.B. in Dr. Georg von Langsdorff, ‹Wie schafft man spiritistische Zirkel?› (Leipzig, Oswald Mutze).

Einen gewaltigen Vorteil bringt jedoch der Tiefschlafende für die Umgebung und Forschung, nämlich den Beweis der Unsterblichkeit der Seele, durch die auftretenden Manifestationen.

Alle Argumente, Zweifel, Andersdeutungen über diese Vorgänge können nur von total Unerfahrenen gemacht werden, für den Kenner stehen diese Tatsachen und mit ihnen die Überzeugung vom Leben nach dem Tod so fest wie die Tatsache, dass sich die Erde um die Sonne dreht.

In den Tiefschlaf kann also der Sensitive von einem Magnetiseur gebracht werden, er kann sich aber auch selbst hineinbringen, eine Kunst, die heute noch indische Priester beherrschen, und er kann auch von vornherein durch geistige Beeinflussung überirdischer Wesen in diesen Zustand versetzt werden.

Dieser magnetische Tiefschlaf ist nicht zu verwechseln mit dem hypnotischen Schlaf, auch nicht mit dem Hellsehen der Somnambulen oder mit den Visionen und Manifestationen im wachen Zustand vollständig normaler gesunder Menschen, denn alle diese verschiedenen Arten von mystischen Schlafzuständen und Erscheinungen unterscheiden sich streng voneinander durch die vorbedingenden Ursachen und Merkmale, selbst der Wahrtraum und das Nachtwandeln sind besondere Erscheinungsarten im Bereiche der Mystik des menschlichen Seelenlebens.

Wer aber alle diese Erscheinungen zusammenfassen wollte mit dem Begriff Halluzinationen, der irrt sich gewaltig, denn Halluzinationen sind lediglich Sinnestäuschungen, optische Täuschungen, Gehörs- und Empfindungstäuschungen usw., ein Fach, das von Zauberkünstlern und Taschenspielern handwerksmäßig genutzt wird, um ein wundersüchtiges Publikum irrezuführen zum Schalk und Spaß gegen klingende Münze.

Das ganze Heer von antispiritistischen Vorführungen beruht auf Täuschung des Publikums, das allerdings gern getäuscht sein will, um den Wunsch zu befriedigen, dass der ganze Spiritismus Schwindel sei und nun durch den Antispiritismus aufgedeckt würde. Die Antispiritisten machen ihre Geschäfte, und das Volk glaubt, was es wünscht, nämlich durch seine Unwissenheit und Ohnmacht auf mystischem Gebiet sich nun selbst loben und preisen zu können, ein überlegenes Wissen über jene zu haben, die noch an übernatürliche Dinge glauben. Das Ei wird klüger als die Henne – und darum wird es faul und kann nicht ausgebrütet werden, und Würmer und Ungeziefer leben von der Verwesung der heiligsten Wahrheiten im Volksherzen, dieweil es zu wenig Jünger der Wahrheit und Helden der Tat, Männer Gottes und des Geistes gibt, die die Volksseele erleuchten und die Wahrheit an den Tag bringen. Und wehe dem, der solches wagen wollte! Es würde ihm öffentlich so ergehen wie dem Märtyrer seiner Ehre und jener göttlichen Wahrheit, die im Spiritismus steckt. Näheres hierüber in meinen Unterrichtsbriefen «Der neue Mensch und die neue Welt.»

Folgende Zeitungsnotiz möge zur vorläufigen Einführung dienen:

«Im Halbdunkel einer neuen Weltanschauung. Der durch den Spiritistenprozess bekannt gewordene Freiherr von Ehrhardt zu Düsseldorf wird, wie uns aus zuverläßiger Quelle mitgeteilt wird, kommenden Herbst d. J. auf seiner Vortragstournée auch den hiesigen Platz besuchen und seine Erfahrungen über den Spiritismus in einem Vortrag erläutern.

Im wissenschaftlichen Lager hatte man zu dem Spiritismus ursprünglich eine ablehnende Stellung eingenommen, man hielt ihn einfach für Schwindel. Dies war vor ungefähr 20 Jahren, als Professor Zöllner in Leipzig mit dem berühmten Medium Slade seine Experimente anstellte und zu dem Resultate der vierten Raumdimension gelangte.

Zöllner wurde verspottet und Slade als geschickter Taschenspieler, ob mit Recht oder Unrecht, blieb unaufgeklärt, aus Deutschland ausgewiesen.

Eine Flut von Schriften für und gegen den Spiritismus erschien, und bald darauf trat eine Anzahl Antispiritisten in verschiedenen deutschen Städten auf, um dem Spiritismus durch ihre Vorführungen den Garaus zu machen. Man amüsierte sich und lachte, und die, welche nichts davon verstanden, lachten mit. Ernste Forscher dachten anders, sie gingen ans Werk und untersuchten, und siehe da, man stieß auf Resultate, die sich mit den bisherigen Anschauungen über Chemie und Physik nicht im Einklang befanden. Die Tatsachen waren nicht wegzuleugnen. Schwache Geister schreckten vor ihnen zurück und vermieden ferner, solche Experimente zu machen und diese Probleme zu lösen.

Den starken Geistern waren die neuen Rätsel ein Reiz und Ansporn zu weiteren Forschungen.

Heute ist man an dem Hauptpunkt angelangt, dass ein Kern Wahrheit an der Sache ist, nur ist man sich noch nicht klar darüber, ob die wunderbaren Erscheinungen, die beobachtet wurden, Offenbarungen einer höheren intelligenten Welt sind, oder ob es die Kraft der eigenen Psyche ist, oder ob es eine neue Variation der Elektrizität resp. des Magnetismus oder gar eine total neue Naturkraft ist. So viel aber ist sicher, man steht vor unbekannten Kräften und Tatsachen, die uns zu ganz neuen Gesichtspunkten führen werden.»

Man sieht, auch in der Wissenschaft gibt es keinen Stillstand, und wenn es so viele Teufel gäbe, wie Ziegel auf den Dächern sind, – auch sie könnten den ewigen Fortschritt nicht aufhalten.

6. Die Grenzen der Heilkunst

Herr W. hatte ein krankes Bein, nahm meine Hilfe in Anspruch, ließ sich aber bald darauf von einem Mediziner bereden und ging auf dessen Rat, obwohl das Bein bald geheilt war, in die Universitätsklinik in G. Dort wurde er operiert und schließlich des Beines entledigt. Der Mann kam wie der Lahrer Hinkende Bote in seine Heimat wieder zurück und meinte, dies sei eine kürzere Methode als die langweilige Naturheilkunde.

Der Mann hatte recht, es ist eben alles Geschmacksache, auch das, ob man sich mit Ausdauer und Geduld ein krankes Glied durch die Naturheilkunde kurieren oder ob man es sich kurzer Hand absäbeln lässt; es heißt ja auch: «Ärgert dich ein Glied, so wirf es von dir!» Jedenfalls hat sich der biedere Landbewohner über seinen Flunk schon lange im Stillen geärgert, – und deswegen übt er diese Rache. –

Ein Gichtkranker war an Arm und Schultern, Knien und Fußgelenken gelähmt und steif. Er kam zu mir und wurde zuerst allgemein behandelt, so dass eine erhebliche Blutverbesserung eintrat, zweitens wurden der Oberkörper behandelt und geheilt, als dann drittens die Knie und Füße behandelt werden sollten, ging der Mann aus der Kur hinweg und meinte, er wolle erst mal aussetzen, schließlich ließ er sich bewegen, die Kur weiterzuführen; als er annähernd geheilt war und wieder gehen konnte, packte ihn abermals die Ungeduld, er beendete die Kur nicht.

Ich redete ihm zu, mäßig zu leben, früh aufzustehen, trocken und sonnig zu wohnen und viel umherzugehen.

Der Mann tat nicht, was ihm empfohlen. Statt spazieren zu gehen kneippte er, trank Kognak und Bier, statt früh aufzustehen lag er bis am Mittag in den Federn und dergleichen mehr.

Als der Mann wieder lahme Beine hatte, meinte er, geholfen hätte ihm die Kur nur oben, aber nicht unten, denn da sei die Gicht bald wiedergekehrt.

Der Mann irrte sich, geholfen hatte die Kur durchweg gründlich, erst oben, dann unten, nur im obersten Stockwerk hatte sie nicht geholfen. Wo der moralische Wille wohnt, da war er krank geblieben, und diese Schwäche zog wieder ein neues Siechtum nach sich. Manche Leute glauben, wenn verschiedene Organe leidend sind, könnte alles zugleich behandelt werden, dies ist falsch, denn erst kann nur das eine und dann das andere behandelt werden, dazu gehören aber Zeit und Geduld. –

Das fünfjährige Töchterchen des Herrn H. lag an Lungen- und Rippenfellentzündung schwer darnieder. Das Kind war in Behandlung des ersten Arztes am Ort, der es mit kalten Umschlägen und Medikamenten behandelte. Die Frau eines Apothekers, deren Kind ich von einem ähnlichen schweren Leiden kuriert hatte, empfahl mich bei den Leuten, nachdem sie gehört hatten, dass nach 14-tägigen schweren Fiebern noch keine Besserung eingetreten sei. Ich wurde darauf zu Rate gezogen und gab meine Verordnungen mit der Bedingung, dass das Kind drei Tage ausschließlich nach meinen Anweisungen und ohne Medizin behandelt werden müsse. Hierauf könnte ich entscheiden, ob das Kind durch die Naturheilmethode jetzt noch zu retten sei oder nicht. Schon am zweiten Tage trat das Fieber zurück und am dritten Tage war eine fast indifferente Temperatur erreicht. Der Pulsschlag war von 140 auf 93 zurückgegangen, doch eines blieb bei dieser Krankheit unüberwindbar, nämlich die Atembeschwerden, 80 Atemzüge in fliegendem Tempo in der Minute. Noch einen Tag beobachtete ich diesen Zustand, dann zog ich mich von der Behandlung zurück mit dem festen Bewusstsein, dass hier die Naturheilkunde das Leben nicht mehr erhalten könne; ich empfahl den Eltern, das Kind in der Behandlung des sonst tüchtigen Medizinarztes zu belassen, welcher sich sowieso schon so sehr über die ausgezeichnete Besserung desselben gefreut und die baldige Wiederherstellung prophezeit hatte.

Der Herr Medikus hatte keine Ahnung davon, dass ich das Kind behandelte, währenddessen seine Verordnungen und Medikamente ausgesetzt wurden, und dass dieser Erfolg der Besserung nicht wegen seiner Medikamente eintrat.

Acht Tage darauf, nachdem ich die Behandlung aufgegeben hatte, starb das Kind. Ich will hier nicht erörtern, ob das Kind durch die 14-tägige falsche Behandlung des Mediziners oder ausschließlich durch die Schwere seines Leidens gestorben ist.

Jedenfalls hätte die Naturheilmethode, wäre sie von vornherein angewandt worden, ihre Wirkung nicht verfehlt, besonders wenn die Brust gleich am Anfang statt kalt, warm eingepackt worden wäre und auf den Unterkörper eine kühle, ableitende Behandlung erfolgt wäre. Durch die kalten Umschläge wird bei Rippenfellentzündung schon darum keine Besserung erzielt werden können, weil der Stoffwechsel in der Leimsubstanz, also desjenigen chemischen Materials, durch das die Elastizität der Atmung und des Brustkorbes möglich gemacht wird, sofort aufhören muss, wodurch eine Entartung dieser leimartigen Gewebe erfolgt; in der Folge gerinnt das Blut in den kleinen Kapillargefäßen, und dadurch wird der Patient dem Tod überliefert. Bei warmen Umschlägen und Luftabschluss am Anfang der Krankheit tritt eine Stauung der Wärme in den Lungengeweben ein, welche dieselben elastisch erhalten, den Stoffwechsel erhöhen und die Krankheitsstoffe zur Ausscheidung bringen. Die Regulierung der Fiebertemperatur des Blutes und die Ableitung der Entzündung von den kranken Organen hat man in der Hand durch kühles, ableitendes Verfahren der übrigen Körperorgane, jedoch nicht der äußersten Extremitäten, der Hände und Füße, denn diese müssen in einem solchen Fall, genau wie die Krankheitszentrale, mit Wärme behandelt werden. Kurz, was durch verkehrte Anwendung mit angeblichen Naturheilmitteln von manchem Mediziner gründlich verpfuscht ist, das lässt sich oft mit dem besten Willen mit der neuen Heilkunst nicht wieder gutmachen, hier ist die Grenze ihres Könnens gesteckt.

7. Die Diagnosen von drei Medizinern an einer durch Naturheilkunde geheilten Patientin.

Mit welcher Naivität manche Menschen die Heilkunde betrachten, davon ein Beispiel:

Fräulein X. war durch Wohlleben und Pomadigkeit gichtkrank geworden, das Stubenhocken hatte auch Blutarmut mit Bleichsucht hervorgerufen.

Ihre Mutter brachte sie in meine Behandlung. Binnen zwei bis drei Monaten war sie völlig geheilt. Die Gelenke, die vorher teils steif, schmerzhaft und nicht ohne innere Reibung und Widerstand von Fremdstoffen bewegt werden konnten, waren jetzt völlig elastisch und beweglich. Mittels Naturheilbäder, Diät, Massage, Luft- und Bewegungskuren erreichte ich dieses Resultat.

Die vorherige Medizinbehandlung war völlig erfolglos gewesen.

Es blieb nur noch ein leichter Schmerz in der Nähe des rechten Handgelenkes zurück, es war dies eine unbedeutende Sehnenanschwellung, wie sie junge Damen mitunter beim Klavierspielen bekommen. Dieses hielt ich für keine besondere Krankheit, ich hoffte daher, durch die verordnete Ruhe die Heilung herbeizuführen.

Einige Wochen nach der Kur suchte ich die Dame wieder auf und erkundigte mich nach dem Verlauf der Heilung der Sehnenanschwellung und musste nun zu meinem Erstaunen hören, dass die Mutter nachträglich drei medizinische Kapazitäten konsultiert und außerdem eine Röntgenstrahldurchleuchtung der Gelenke vorgenommen hatte.

Da in den Gelenken keine gichtischen Ablagerungen mehr zu finden waren, weil sie geheilt waren, redeten die Mediziner nun den Damen ein, es sei gar keine Gicht gewesen. Sie kurierten nun mit gefährlichen Salben auf die Sehne los, als bestünde eine gefährliche Krankheit, und alle drei Ärzte hatten an der reichen Patientin noch lange eine gute Erwerbsquelle.

Solche Klugheit von Seiten der Mediziner ginge über das Glaubhafte hinaus, wenn die Tatsache nicht verbürgt wäre.

Wirken solche Elemente zusammen, nämlich die Dummheit und die Raffiniertheit, dann findet die Naturheilkunde unüberwindliche Klippen.

8. Über das erwartete Können hinaus

Im Nachstehenden will ich einige Beispiele aus meiner diagnostischen und heilkundlichen Praxis anführen, welche bestätigen, dass sowohl die physiognomische Menschenkenntnis wie auch die sich daraus ergebende Diagnose und Heilkunde oft über Erwarten Großes leisten können.

Einige Beispiele aus meinen Untersuchungen und Vorträgen:

Auf meiner Reise im Jahre 1897 kam ich auch nach Vienenburg, eine Hauptstation vor Harzburg, mit großer Industrie und einem Kaliwerk. Ich hielt dort in einem der ersten Lokale einen Vortrag, welcher gut besucht war. Unter denjenigen, die sich zur Untersuchung gemeldet hatten, diagnostizierte ich bei einem Herrn chronischen Luftröhrenkatarrh und Disposition der Lunge zu Erkältungskrankheiten, in der Reihe der Charakterzüge als ausgeprägtesten die Begabung für Anatomie und einige andere Fächer. Nach Schluss des Vortrages reichte mir der Herr die Hand und stellte sich dem Publikum vor als Dr. med. Ludewig aus Harzburg, bestätigte meine Aussagen und auch das, dass wir uns völlig fremd waren.

Aus wissenschaftlichem Interesse, sagte Dr. Ludewig, sei er mir nachgereist, um sich von der Tatsache zu überzeugen, dass diese neue Kunst einen wissenschaftlichen Wert besitze; er müsste dieses nun voll und ganz bestätigen, er sprach sich, auf die Einzelheiten eingehend, des weiteren anerkennend aus und reichte mir zum Abschied dankend die Hand.

Meine Kunst war über das von diesem wirklichen Wahrheitsforscher erwartete Können glänzend hinausgekommen und anerkannt worden. –

Gelegentlich eines Vortrages in Goslar wurde ich von dem hervorragenden Psychiater Dr. F. Servaes, Leitender Arzt der dortigen Nervenheilanstalt, zu einem Vortrag im engeren Privatzirkel seines Sanatoriums geladen.

Der Erfolg war, wie der Herr in seinem Anerkennungsschreiben (dasselbe befindet sich unter den Berichten über Untersuchungen und Vorträge; s. S. 119) bestätigt hat. –

Im selben Jahr kam ich nach Bad Pyrmont, hielt dort im Hotel zur Krone einen Vortrag über das gleiche Thema. Unter den Anwesenden fanden sich zwei sogenannte Fachleute, die mir vorher völlig unbekannt waren.

Der Porträt- und Historienmaler Niemann, dem ich ein schweres Halsleiden und Talent für Geschichte, Formen und Farben konstatierte; der Herr bestätigte dies nachträglich vor dem Publikum.

Dem anderen Herrn hatte ich hervorragendes Talent für Biochemie und ärztliche Forschung sowie wissenschaftliche Schriftstellerei zuerkannt, er entpuppte sich als Dr. Wilhelm Schüssler (Oldenburg), der Entdecker für biochemische Homöopathie und namhafter Schriftsteller auf diesem Gebiete. (S. Abb. 4, S. 21.)

Beide Herren sprachen ihre Bestätigung öffentlich vor dem Publikum aus. Sie hatten eine Kunst entdeckt, die über ihre vorherige Anschauung hinausgeht und die einen wissenschaftlichen Wert besitzt, der noch gar nicht abzusehen ist, wie die Herren meinten. –

In Lutter am Barenberg hielt ich einen Vortrag, an dem neben anderen ein Amtsbaumeister, der erste Lehrer, der Bahnhofsvorsteher und ein Steinbruchbesitzer zur Untersuchung vortraten. Alle bestätigten die Urteile. Interessant war die Feststellung eines chronischen Leber- und Magenleidens beim Bahnhofsvorsteher, ferner die Feststellung einer eigenen Art von Herzleiden beim Steinbergwerkbesitzer. Letzterer meinte, er sei zwei Jahre lang bemüht gewesen, bei den ersten Ärzten und Professoren sein Leiden feststellen zu lassen; nachdem die widersprechendsten Diagnosen festgestellt worden seien und schließlich ein Professor ein Magenleiden konstatiert hatte, sei er zu Professor und Geheimrat Dr. Theodor Billroth (1829-1894) in Wien gereist, der dann nach genauer Untersuchung feststellte, was ich ihm oben gesagt habe. Durch meine neue Diagnose war in zwei Minuten gefunden, was die Durchschnittsärzte in zwei Jahren nicht fanden und was die größte medizinische Kapazität des 19. Jahrhunderts allerdings in fast zwei Stunden fand. Die neue Kunst hatte alles Dagewesene übertroffen.

Tausende hatte es den Mann gekostet, die Ursache seines Leidens zu finden, ich fand es in wenigen Minuten. Ein Erfolg, der über die vermeintliche Möglichkeit geht. Die Fälle sind zahllos, bei denen ich die überraschendsten Diagnosen aus dem Gesichtsausdruck feststellte. –

Eins aber darf man nicht vergessen, nämlich das: **So lange Menschen irren können, so lange wird auch ein Irrtum mit dieser Wissenschaft nicht unmöglich sein.**

Ich behaupte, dass solches dann aber nicht an der Echtheit dieser Kunst liegt, denn diese ist objektiv an sich unfehlbar, da sie sich strikte an die absolute Gesetzlichkeit der Natur, des Formenbaues der Kraft und der Lebensäußerung hält.

Aber unsere Sinne sind nicht immer in einer gleichmäßig günstigen Verfassung, es kann vorkommen, dass körperliche Erschlaffung, Unpässlichkeiten, unangenehme Eindrücke, Zerstreutheit usw. den Scharfblick schwächen oder trüben, dann allerdings kann man auch irren und zwar aus subjektivem Unvermögen. Die objektive Möglichkeit und Leistungsfähigkeit dieser Wissenschaft bleibt aber in ihrer ganzen Majestät des souveränen Könnens bestehen.

Wenn ich mich zu Beurteilungen anschicke, so spannen sich alle Nerven und Muskeln im Körper, so dass ich diese Spannung selbst noch in den Zehen und Füßen verspüre, ein Beweis, welche Anspannung solche Beurteilungen aus der Physiognomie erfordern. Wer aber meint, auch subjektiv irren dürfte man nie, der überschätzt die menschliche Kraft. –

Gelegentlich eines Vortrages in Soltau, Prov. Hannover, besuchte der in dortiger Gegend berühmt gewordene Arzt Dr. med. Schönebeck meinen Vortrag, und zwar nicht ohne Misstrauen. Er schickte unter denen, die sich zur Untersuchung meldeten, einen Rückenmarksleidenden zu mir, bei welchem ich Nerven-, Muskel- und Magenschwäche konstatierte; befriedigt über diese und andere Resultate seines Patienten und anderer ihm bekannter Personen, war aus dem Saulus ein Paulus geworden.

Der Herr Doktor lud mich, zwecks Anknüpfung näherer Bekanntschaft, desselben Abends noch zu einem Glas Wein ein und am nächsten Morgen musste ich eine Untersuchung seiner Familienmitglieder vornehmen.

Dr. Schönebeck inszenierte diese Feuerprobe, um sich von der Leistungsfähigkeit meiner neuen Entdeckung zu überzeugen.

Nicht Unvermögen aus sich selbst, sondern das Interesse für die Wissenschaft bewog den Mann hierzu. Er selbst war ein guter Diagnostiker, er war von der Allopathie zur Homöopathie übergegangen und ein Freund der Naturheilmethode.

Das Resultat meiner Untersuchungen fiel über sein Erwarten günstig aus.

Ich wünschte dem deutschen Vaterland, dass es viele solcher Ärzte hätte oder dass doch alle Ärzte von dem gleichen wissenschaftlichen Forschungsdrang beseelt würden, dann stünde es gut mit den Fortschritten der Naturheilkunde. Dr. Schönebeck zahlte ein nobles Honorar. Als ich einen Teil davon zurückgeben wollte, wurde dasselbe nicht angenommen mit den Worten: «Alle Achtung vor ihrer Wissenschaft, das haben Sie ehrlich verdient.»

Wie viele brave Herzen auch unter dem allopathischen Doktorhut schlagen, davon ein Beispiel:

Fräulein Ullrich, älteste und einzige Tochter des Dr. med. Ullrich in U., war mehrere Jahre leidend. Sie ließ mich ohne Wissen ihres Herrn Vater, aber im Einverständnis mit ihrer Mutter, rufen. Nachdem die Untersuchung und Beratung beendet war, erschien der Herr Vater, reichte mir freundlich die Hand und meinte: «Nun, was sagen Sie zu meiner Tochter? Meine Mittel sind erschöpft, ich will ihr gern den Willen lassen, wenn sie glaubt anderweitig Hilfe zu finden. Die Gesundheit ist doch der Zweck aller Heilkunst. Und ich weiß, es gibt verschiedene Wege dahin. Ich hörte viel von Ihnen, sie interessieren mich.»

Das verehrte Fräulein hat meine Untersuchung bestätigt, begab sich darauf mit dem Einverständnis ihrer Eltern in eine Naturheilanstalt, die ich ihr empfohlen hatte. Meine Praxis hatte ich damals abgegeben und war längere Zeit ohne eigene Anstalt, weshalb ich die Zeit zu Vortragsreisen benutzte. Obwohl ich jedes angebotene Honorar abschlug, wurde mir meine Mühe reichlich belohnt, und ich musste das mir Dargebotene annehmen, um mir die gute Stimmung zu erhalten durch Befriedigung des Dankbarkeitsgefühls, das mir so reichlich zum Ausdruck gebracht wurde.

Das war von dem alten Herrn gewiss eine brave Tat, solche Selbstüberwindung zu üben, wie sie dem wahren Arzt so schön ansteht. Es kann die Achtung vor einem Arzt und seine Ehre gewiss nur steigen, wenn er seine Augen offen hält für alle neuen Bewegungen auf wissenschaftlichem Gebiet, kommen sie woher sie wollen, von der Hochschule oder von Autodidakten, wenn sich die Sache selbst nur bewährt hat.

Wenn es erst mal dahingekommen ist, dass die allopathischen, homöopathischen und Naturärzte allesamt die Selbstüberwindung üben, nicht gegeneinander, sondern nebeneinander zu arbeiten, nicht falsche, standes- oder fachgemäße Prinzipienreiterei zu treiben, sondern vorurteilslose, freie Forschung, gegenseitige Aussprache, gegenseitige Unterweisung zu üben, ja, dann wäre eine herrliche Zeit angebrochen, dann stünden alle Ärzte im Dienste der Gesundheit, also da, wo sie hingehören. Heute betrachten sich die Anhänger der verschiedenen Richtungen oft gegenseitig so, als ob jeder des andern Raubtier wäre, der eine ist des andern Bösemann, und der Kranke hat unter diesem Zustand am meisten zu leiden, ihm erscheint mancher Arzt wie eine Art Knecht Ruprecht mit der Fitzelrute durch das Aufoktroyieren der Heilmethode, die er vertritt, und dadurch dass er dem gebrochenen Kranken neue Schläge versetzt, wenn er es wagt, eine andere Methode zu ergreifen, von welcher er sich Hoffnung verspricht. Darum Ehre jenem Arzt in U.

Ja, die ritterliche Selbstüberwindung überschreitet die Grenzen alles Kleinlichen und Unwürdigen, sie ist der Prüfstein des wahren Arztes und Menschenfreundes in sittlicher Richtung. –

Frau von L. hatte zwei Söhne von grundverschiedenem Charakter. Sie ließ beide auf ihren Gesundheitszustand und Charakter untersuchen, seitdem wusste sie beide richtig zu erziehen und gesundheitlich zu behandeln, ja selbst für den zukünftigen Beruf vorzubereiten. Die neue Wissenschaft überschreitet die Grenzen der Heilkunst, sie greift in das Gebiet der Erziehung weit hinüber. –

Im «Altdeutschen Hause» der alten Bischofsstadt Hildesheim hatte der Besitzer B. eine Kollekte auf dem Stammtisch aufgestellt zwecks Sammlung von freiwilligen Gaben zu einem Turmbau. Der Geldbehälter war ohne den Schlüssel desjenigen vom Bausammelfond, der den Schlüssel verwahrte, nicht zu öffenen. Trotzdem war der Inhalt von annähernd 20 Mark in einer Nacht, von Sonnabend zum Sonntag gestohlen worden. Als am Sonntag früh der Kassenwart vom Bausammelfond-Komitee, welcher schon am Sonnabend kontrolliert hatte, den Inhalt holen wollte, war der Kasten leer. Das gab für den Wirt und dessen Frau eine peinliche Situation. Der Wirt ließ sein ganzes Personal rufen, aber jeder leugnete, und es gab üble Auftritte. Ich war zugegen und beobachtete im Stillen beim Glas Bier den ganzen Hergang, voll Teilnahme für diejenigen, welche unschuldig verdächtigt wurden. Im Interesse der Gerechtigkeit und Wahrheit sagte ich dem Wirt: «Ich will, wenn Sie mir das Versprechen geben, dass der Betreffende keine Freiheitsstrafe, sondern nur eine körperliche Züchtigung oder einen strengen Verweis erhält, den Täter sofort ausfindig machen, sobald Sie nochmals die genauen Umstände erzählen und sämtliche Leute ihres Hauses vorführen lassen.» Der Wirt versprach dies. Aus den Gesichtszügen und Augen erkannte ich dabei sofort den Täter, welcher anfänglich leugnete und dann gestand. Er musste das Geld herausgeben und erhielt seine Strafe. Er wurde dadurch gebessert, nachdem ich ihm klargelegt hatte, ich könne das alles in seinem Gesicht sehen. Hierdurch wurde er vor einem Rückfall bewahrt, behielt seine Ehre und blieb auf gutem Weg. Die neue Wissenschaft erzog einen Verirrten zum Guten.

Was Polizei, Justiz und Strafgesetz nicht gelingt, die neue Wissenschaft erreichte es; sie geht über jene hinaus, wie, das ist auch eine Kunst. –

Im letzten Winter kam ein Fürst von auswärts in meine Wohnung, der von der neuen Beurteilungskunst gehört hatte. Er stellte sich als Baron vor, verschwieg seinen Namen, sein Herkommen und seine Stellung; er wollte sich nur von meiner Wissenschaft überzeugen, und bat um Beurteilung seiner Persönlichkeit. Ich stellte aus dem Gesichtstypus einen hohen, uralten Adel fest. Große Willenskraft, Reisesinn, Orientierungsgabe, Frömmigkeit, großer Sinn für Mystik, Barmherzigkeit und Interesse für Bekehrung verbrecherischer Individuen; sonst Liebe zur Einfachheit, schlichter Nahrung und eine gute Gesundheit. Der Herr Baron drückte mir darauf die Hand und sprach: «O, Sie Arzt und Menschenkenner von Gottes Gnaden!» Er nannte jetzt seinen Namen, erzählte kurz seine Lebensgeschichte, woraus sich die Bestätigung meines Urteils ergab. Der Durchlauchtigste Herr war Ritter des Johanniterordens, beschäftigte sich mit Vorliebe mit den Fächern, die ich genannt hatte, versprach bei seiner Verabschiedung, für mich etwas zu tun, damit diese Wissenschaft zur Anerkennung gelange. Der hohe Herr hat sein Wort gehalten. Bald darauf wurde ich zu einem Vortrag bei Sr. Erlaucht dem Landesregenten befohlen. Ich trug in zwei Vorträgen, durch beweisführende Beurteilungen unterstützt, meine Wissenschaft vor, das Neue derselben überraschte und die Urteile wurden anerkannt. –

Im Nachfolgenden will ich einige Beispiele in Bildern und Beschreibung vorführen, wie durch die neue Heilkunst, die sich aus der neuen Wissenschaft ergibt, Heilerfolge erzielt wurden, die selbst über mein eigenes vermeintliches Können hinausgegangen sind.

Gelegentlich eines Vortrages in Uelzen, Prov. Hannover, wurde ich am Tag nach demselben zu einem dortigen Amtsgerichtsrat gerufen, dessen 5-jähriger Sohn längere Zeit an schwerer Lungentzündung krank darniederlag. Der Mann, welcher sich von der Qualität meines Könnens im Vortrag überzeugt hatte, bat nun zuerst um meinen Rat, ob das Kind wohl Lebenskraft genug hätte, mit welchen Mitteln ihm eventuell zu helfen sei, die dortigen Ärzte hätten das Kind aufgegeben, und seine Anwendungen auf Einholung verschiedener Ratschläge von Kuhne in Leipzig hätten auch keinen Erfolg gehabt. Ich sah mir das Kind an: Puls 120, Fieber über 40 °. Ich sagte nun hierauf, dass ich, ohne eine Verantwortung zu übernehmen, einen Versuch machen wolle. Der Herr Amtsgerichtsrat erwiderte: «Ich nehme jede Verantwortung auf mich, versuchen Sie, ob Sie mir das Kind retten können!» Ich behandelte nun das Kind von Mittag zu Mitternacht bis gegen Morgen, ich hoffte und zweifelte, das Fieber stieg und fiel. Nach Fortlassung des von Kuhne verordneten rohen, geschabten Apfelobstes wirkten die Wasseranwendungen durchgreifender, das Fieber hielt sich längere Zeit unter 40 °, durch das Heliodisieren wurde es nachhaltig unter 39 ° gebracht, zuweilen bis auf 38 ° und weniger. Durch Einwirkung blauer und roter Lichtstrahlen suchte ich einesteils der Erschöpfung vorzubeugen, anderenteils das Fieber auf einer niedrigeren Temperatur, unter 38½ °, stabil zu halten. Gegen vier Uhr morgens konstatierte ich, dass das Kind, wenn sich das Fieber bis zum anderen Morgen früh zehn Uhr in und unter dieser Temperatur vorherrschend halte, auch wenn es vorübergehend bis 40 ° steige, dass dann das Kind gerettet sei.

Ich sah dies nämlich an den Formen der Gesichtszüge. Mit diesem Resultat zufrieden, begab ich mich zu Bett; des andern Morgens um neun Uhr erhob ich mich von meiner Ruhestätte, wo mir nach kurzem der Vater des Kindes günstige Mitteilungen über das Befinden desselben machte. Gegen Mittag verließ ich den Ort, nachdem ich meine Verordnungen hinterlassen hatte, mit der festen Versicherung, dass das Kind gerettet sei.

Gegen Mittag des anderen Tages erhielt ich aber schon eine Depesche, dass Gefahr durch hohes Fieber eingetreten sei und ich sofort per Schnellzug kommen möchte. Ich war abgehalten, wäre aber sicher abgereist, wenn ich nicht gewusst hätte, dass das Kind doch durchkommen würde. Ich ließ in aller Ruhe abtelegraphieren: «Verhindert». Ich schrieb aber gleichzeitig eine Karte, wenn es wirklich nötig sei, käme ich noch. Am anderen Tag erhielt ich folgenden Bescheid:

«Ihrer Hilfe bedarf ich vorläufig nicht mehr. Das Fieber war wieder nochmals über 40 ° gestiegen. Unruhe und Schwächezustände traten ein, auch Durchfall.

Jetzt ist es fieberfrei mit Untertemperatur, hat vorige Nacht gut geschlafen. Mit freundlichem Gruß Ihr ergebener Schl. Uelzen, 2. Februar 1898.»

Den Erfolg, den ich bei Beginn der Behandlung nicht mehr erwartet hatte, war eingetreten durch das Ablesen des inneren Krankheitszustandes aus den Gesichtszügen, wodurch ich unwillkürlich immer das Richtige in der Verordnung traf, welches half.

So etwas lässt sich eben nicht lehren, es ist und bleibt eine Kunst, gestützt auf metaphysische und physiognomische Feinfühligkeit, die einem unbewusst das eingibt in einer Art, die sich hier nicht beschreiben lässt. –

Herr M. schrieb am 19. September 1896 folgenden Brief:

«Werter Herr! Im Auftrage des Herrn J. R. hier erlaube ich mir, mich mit einem Briefe an Sie zu wenden. Seit längerer Zeit bin ich schon von einem bösen Leiden heimgesucht und lasse mein Befinden nachstehend folgen. Ende August vorigen Jahres spürte ich in der Speiseröhre, dicht über dem Magen beim Brotessen einen leisen Druck, dieser Druck wurde nach und nach stärker und musste im Oktober ärztliche Hilfe in Anspruch nehmen, da wurde mir gesagt, ich hätte Speiseröhrenverengung und wurde mit Magensonden von oben bis in den Magen sondiert, aber stets ohne Erfolg. Von Anfang Februar schritt das Leiden so vorwärts, dass ich Ende des Monats weder Mehlsuppe noch Milch auf richtigem Weg dem Magen zuführen konnte, und musste mich am 5. März einer Magenoperation unterziehen, ebenfalls ohne Erfolge, die Speiseröhre ist zu und ich muss mich schon ein halbes Jahr künstlich ernähren. Seit der Operation und der künstlichen Ernährung habe ich körperlich sehr nachgelassen. Husten, Kopf- oder Brustschmerzen oder dicke Füße habe ich nicht, der Stuhlgang ist regelmäßig und unverändert, auch habe ich an der Stelle, wo die Speiseröhre zu ist, keine Schmerzen, wo mir aber der Magen operiert ist, habe ich immer Empfindung, auch bekomme ich häufig, wenn ich esse, eine innerliche Angst. Nun, werter Herr, bitte ich meinen Brief sorgfältig zu prüfen und wenn Sie Mittel für meine Krankheit haben, mir solche zu übersenden. Eine Reise zur Untersuchung nach dort würde mir zu viel werden. Das Honorar für Ihre werten Bemühungen werde ich bei Zusendung Ihrer werten Rech-

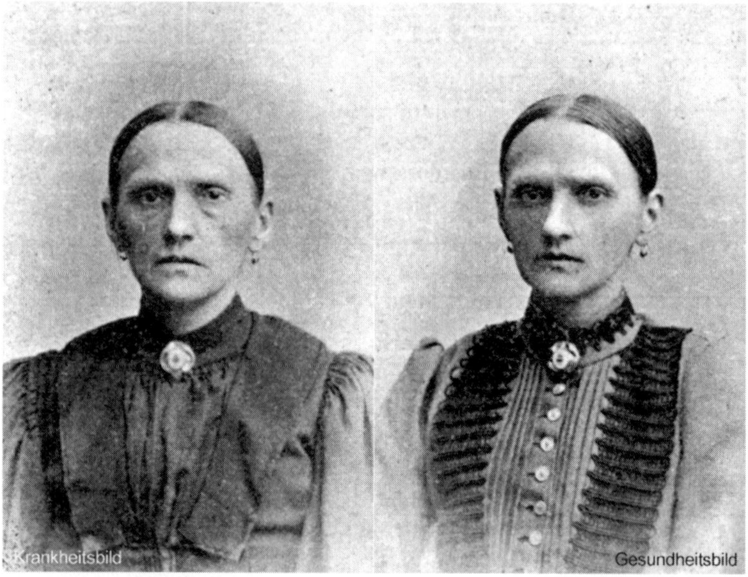

67 + 68 Frau Hofbesitzer Aug. Ahrens

nung prompt besorgen. Hochachtungsvoll C. M. O., den 1. Oktober 1897.»

Hierauf erfolgte eine Anweisung zur Hauskur, worauf mir folgendes Schreiben zuging.

«Werter Herr! Ihre werte Anweisung habe ich empfangen und teile Ihnen folgendes mit: Donnerstag habe ich das letzte Bad genommen und Freitag früh die erste Packung, ich befinde mich ganz wohl danach, mehr hoffentlich aber im nächsten Brief. Auch wollen Sie gern wissen, wie die künstliche Ernährung angelegt ist, von der Magengegend aus ist mir der Operationsschnitt gemacht, in demselben ist nur ein Gummischlauch bis in den Magen hinein gelegt, derselbe steht 10 bis 15 Zentimeter nach außen, darauf kommt ein Trichter und die Speisen werden da hinein getan, dieselben müssen aber recht fein und flüßig sein, dann zieht es langsam nach dem Magen. An Speisen ist mir seitens der Ärzte nichts verboten und sind dieselben folgende: Früh morgens trinke ich Mehlsuppe mit Ei abgequirlt, zum Frühstück ein dünnes Butterbrot mit feinem, gewiegtem, rohem Fleisch oder weich gekochtem Ei,

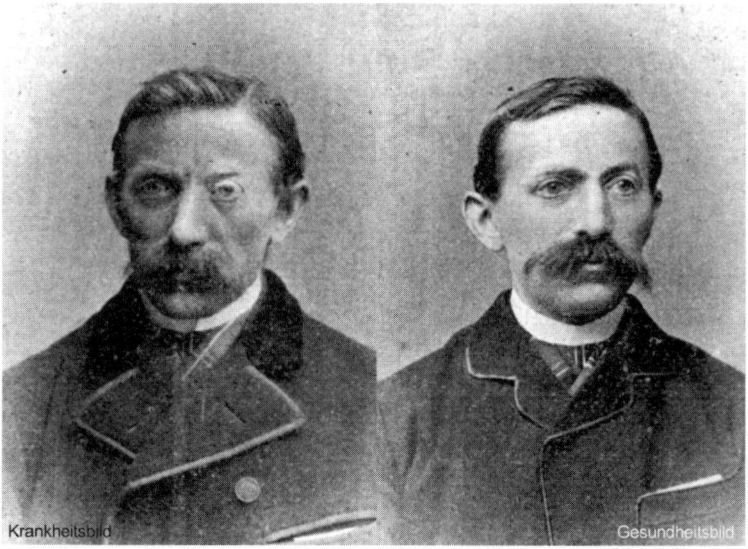

69 + 70

mittags esse ich dünne Suppe, meistens von jungem Geflügel, nachmittags ein dünnes Butterbrot, eine Tasse Kaffee dazu, aber mehr Milch, abends einen Teller Hafergrütze oder Weinsuppe; das wären meine täglichen Mahlzeiten. Achtungsvoll C. M.»

Die weiteren Anweisungen wurden dem Patienten übermittelt, hierauf ging folgender Bericht ein:

«O., den 6. Oktober 1897. Werther Herr! Ihr wertes Schreiben vom 3. dieses Monats habe ich erhalten und teile darauf folgendes mit: Erstens wollen Sie gern wissen, ob ich gar nicht schlucken, oder ob alles in der Speiseröhre hängen bleibt. – Die Speiseröhre war so eng geschlossen, dass nicht ein Tropfen Wasser durchging und alles wieder nach oben kam, Dienstag vor acht Tagen, nach dem ersten Bade, habe ich zum ersten Male das Schlucken wieder versucht und zu meiner großen Freude drei kleine Schluck Bier dem Magen zuführen können, seitdem versuche ich jeden Tag an Getränken und auch an weichen Speisen auf richtigem Wege dem Magen zu-

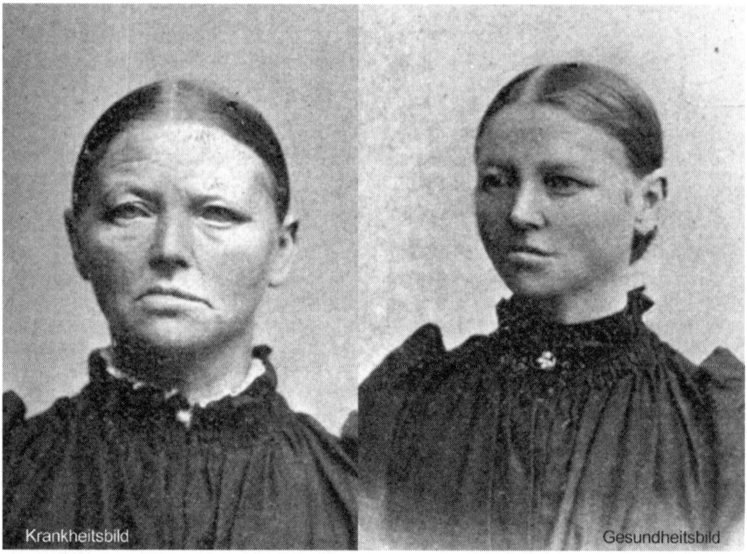

71 + 72

zuführen, und es ist bisher so bei kleinen Mengen gegangen.

Nun wollen Sie wissen, ob ich vielleicht auf den Kopf gefallen bin, stark erschreckt wurde, Kummer oder Gemütsaufregung gehabt habe. Die drei ersten Fälle sind mir unbekannt, aber Gemütsaufregungen kommen öfter vor. Ferner wollten Sie noch wissen, ob ich verheiratet bin; zwanzig Jahre bin ich verheiratet, alt 47 Jahre 10 Monate. Meine Figur ist folgende: Ich bin groß, war stets gut genährt und gesetzt, aber nicht fett, Bruch habe ich nicht und mein Hals ist normal, mein Beruf ist Sattlereihandwerk, dies sind die Fragen auf Ihre brieflichen Anfragen.

Hochachtend C. M.»

Aus dem Vorstehenden ersieht man:

1. Die Schulmedizin konnte absolut nicht helfen, weshalb zu der furchtbaren Operation geschritten wurde, durch die dem Mann auch noch wenig gedient war.
2. Der Mann war schon vorher auf meine Methode aufmerksam gemacht worden, und es war ihm von seinem Freund dringend geraten worden,

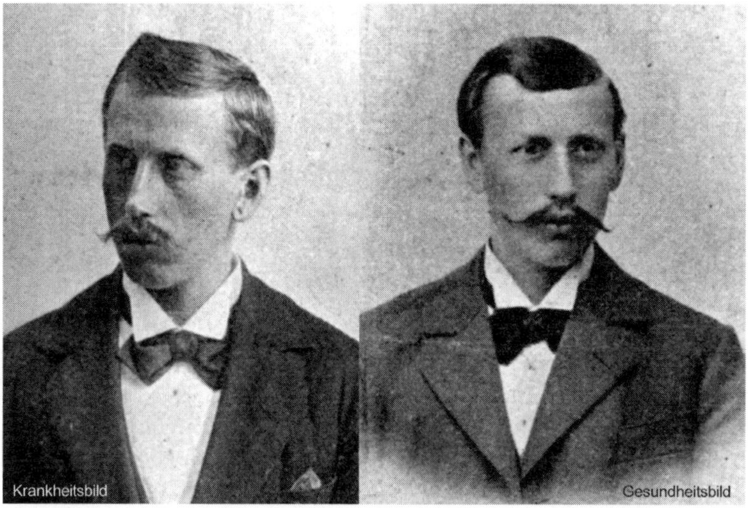

73 + 74

sich nicht operieren zu lassen, bevor er meine Kur versucht hätte. Die Ärzte seiner Heimat rieten ihm natürlich davon ab, sie hielten die Heilung der Luftröhrenverengung überhaupt nicht für möglich, und der Patient glaubte auch, was Medizinärzte nicht heilen können, das könne ein anderer erst recht nicht heilen.

3. Auch der von mir für unmöglich gehaltenen Heilprozesses eines scheinbar unheilbaren Leidens durch meine Methode, welche, wenn schon vor der Operation begonnen, diese überflüssig gemacht hätte, war möglich.

Die Bilder Abb. 67 bis 74 stellen je linksseitig den betreffenden Patienten vor und rechtsseitig nach der Kur dar; mögen sie ebenfalls davon überzeugen, wie das, was von Medizinärzten und einem Teil des Publikums für unmöglich gehalten wurde, zur Wahrheit geworden ist, nämlich den glänzenden Sieg meiner Heilmethode über die medizinische, homöopathische und minderen Naturheilrichtungen, die heute noch paradieren. Frau Hofbesitzer Aug. A. zu Nauen bei Lutter am Barenberg (s. Bericht S. 253f und Abb. 67 und 68, S. 368), acht Jahre an Unterleibskrebs medizinisch und anderweitig vergeblich behandelt, konnte keine Kaltwasserkur und Feuchtigkeit vertragen; von einem Professor und Frauenspezialisten verschiedentlich operiert, verlor die Frau von 220 bis zu 115 Pfund in dieser Zeit an Körpergewicht und stand vor ihrer Auflösung. Sie trat im April 1895 in meine Behandlung und konnte nach neunwöchiger Kur geheilt entlassen werden. Durch Fortsetzung der Kurvorschrift zu Hause und alljährlich kurzer Kräftigungskur in meiner Anstalt erhielt ich die Frau gesund und wiederstandsfähig; sie verrichtet wieder sämtliche Arbeiten und hat von Jahr zu Jahr an Kraft und Körpergewicht wieder zugenommen.

Herr Schlachtermeister und Restaurateur J. R. aus O., Kr. Helmstedt, Herzogtum Braunschweig (Abb. 69 und 70, S. 369), litt an einem schweren chronischen Lungen- und Magenleiden, wozu sich eine schmerzhafte Knochenhautentzündung gesellte. R. trat im Februar 1895 in meine Behandlung und konnte nach wenigen Wochen geheilt entlassen werden, befolgte meine Vorschriften und blieb wohl und gesund bis auf den heutigen Tag.

Frau N. aus Hiddesen (Abb. 71 und 72, S. 370) war längere Zeit schwer augenleidend, durch medizinische Behandlung eines Augenarztes verschlimmerte sich der Zustand so, dass die Augen aus dem Kopf quollen und der Kopf aufgetrieben war, das Gesicht war total entstellt. Die furchtbarsten Schmerzen, Schlaflosigkeit, Lichtscheue und periodische Blindheit wurden die weiteren Plagen, wahrscheinlich lag ein Fehlgriff des die Frau behandelnden Augenarztes durch medizinische Vergiftung vor, denn noch nie sah ich ein Augenleiden mit solch' furchtbarem Symptom; ich schreckte zurück, als ich die Frau zum ersten Mal zu Gesicht bekam, so entsetzlich waren Augen und Nase und der ganze Kopf, selbst Hals und Mund entstellt; unzweifelhaft lag eine Vergiftung vor.

Die unglückliche Frau wurde in kurzer Zeit in meiner Behandlung geheilt. (Siehe Patientenbericht S. 285f.) Bevor ich sie in totale Behandlung nahm, ließ ich eine vierwöchige Probekur zu Hause vorhergehen, da ich an einer Wiederherstellung selbst gezweifelt hatte.

Der Erfolg war über Erwarten und das ganze Krankheitsbild hatte sich erheblich gebessert, hierauf nahm ich in meiner Anstalt die Totalbehandlung vor, und als ich die Heilung sicher voraussah, da erst ließ ich das erste Krankheitsbild anfertigen, das Bild zeigt also die Krankheit nicht an ihrem tiefsten Stand, sondern schon nach vorgeschrittener Besserung. Nach der Heilung wurde die zweite Aufnahme gemacht, welche Augen, Kopf und Gesichtszüge in der normalen Gesundheit wiedergeben.

Photograph B. aus Hameln a. d. Weser, jetzt etabliert in Lage i. Lippe, zwei Stationen von Detmold (Abb. 73 und 74, S. 371), erkrankte infolge Trinkens von kaltem Bier in den heißen Julitagen des Jahres 1897 an einem schweren Magen- und Leberleiden; medizinische Hilfe war vergeblich, es trat Gelbsucht hinzu, und zwar in einem Maße, welches das Schlimmste befürchten ließ. Wechselfieber, Appetitlosigkeit, Schlaflosigkeit, Leibschmerzen plagten den jungen Mann Tag und Nacht. In dieser Not begab er sich in meine Behandlung. Ich bat um Aufnahme des Krankheitsbildes, was er mir gewährte.

In vier Wochen war Herr B. vollständig hergestellt und ist seitdem immer kräftiger und gesunder geworden. Das zweite Bild rechts zeigt die Gesichtsfarbe und Gesichtszüge wieder bei voller Gesundheit.

Man sieht, der Heilberuf ist mehr eine Kunst als eine Wissenschaft, diese Kunst ist auch eine Wissenschaft, aber eine andere als diejenige, welche an Hochschulen gelehrt wird.

9. Die Verbreitung meiner Wissenschaft durch mündlichen und brieflichen Unterricht, durch Vorträge und Schriften

Angesichts dieser Tatsachen und einzig in ihrer Art dastehenden Erfolge, war es wohl die schönste Aufgabe, die ich mir stellen konnte, diese Heilkunde weiterzulehren, darin zu unterrichten und aufzuklären, damit ich später, wenn dermaleinst meine Kräfte erschöpft sind, die freudige Genugtuung mit ins Grab nehmen kann, nicht nur reformierend gewirkt zu haben, sondern auch herangebildete Nachfolger und Schüler zu hinterlassen. In meiner Anstalt nehme ich jetzt Ärzte, Masseure und Krankenpflegerinnen zur Fortbildung auf.

Einige Originalberichte über das Resultat solcher populärer Unterrichtskurse

«Nach Beendigung des ersten Unterrichtskurses drängt es uns, Ihnen, lieber Herr Huter, unsere ganz besondere Anerkennung und unsern Dank für das darin Gebotene auszusprechen.

Ihre neue Weltanschauung, speziell die Raum- und Stofftheorie, insbesondere die einheitliche Auffassung der materiellen und spirituellen Welt und zum Schluss der grundlegende Teil von der Physiognomik des menschlichen Körpers haben uns im hohen Maße interessiert.

Hannover, 13. März 1897.
Friedrich Grimpe,
Otto Storch,
Friedrich Weibke,
Georg Waldmann,
Rich. Latwesen,
Wilhelm Kellermann,
Carl Kurmeyer,
Herm. Lammers.»

«Für die wissenschaftlichen Lehrstunden in der neuen genialen Weltanschauung und praktischen Menschenkenntnis des Herrn Carl Huter, die uns von demselben in so geistreicher Weise erteilt wurden, fühlen wir uns zu herzlichem Dank verpflichtet. Wir empfehlen jedem, dem es daran gelegen ist, sich eine sichere Kenntnis auf dem Gebiete der Körper-, Seelen- und Gesichtsausdruckskunde, Gesundheits- und Schönheitspflege anzueignen, den Besuch dieser höchst interessanten und fürs praktische Leben so außerordentlich wichtigen Vortragsstunden aufs wärmste.

In Dankbarkeit und Hochachtung die Schüler und Schülerinnen des Herrn Carl Huter, Direktor und Lehrer des Psychoanthropologischen Instituts.

Im Auftrage der Teilnehmer und Teilnehmerinnen:

Otto Storch, Korrespondent der Firma König & Eberhardt, Hannover,

F. Grimpe, Geschäftsinhaber der Gold- und Juwelenhandlung, Hannover, Osterstraße,

Lina Günter, Porträtmalerin, Hannover.»

«Herr Direktor Huter aus Detmold erteilte am 2., 3. und 4. Mai im hiesigen Orte in je zwei Stunden Unterricht in der Gesichtsausdruckskunde und praktischen Menschenkenntnis. Die Unterzeichneten bezeugen hiermit dem genannten Herrn nicht nur seine erstaunliche und geradezu verblüffende Sicherheit in der Beurteilung körperlicher und geistiger Zustände ihm gänzlich unbekannter Personen, sondern erkennen auch dankbar an, dass er durch seinen lehrreichen Unterrricht für die praktische Menschenbeurteilung sehr schätzenswerte Gesichtspunkte geboten hat.

Soltau, 27. Mai 1897.
Die Teilnehmer des Unterrichtskursus, i. A: D. Brümmerkoff.»
Magistratlich beglaubigt, folgt:
Amtssiegel der Stadt Soltau.

Erkenntnis zweier Schüler, welche sich in meiner Anstalt als Masseure in der von mir neu begründeten Technik und Lehre von der Massage ausgebildet haben

«Wir Unterzeichneten haben bei Herrn Direktor Carl Huter zu Detmold längere Zeit praktischen und ca. 60 Stunden theoretischen Unterricht über Anatomie, Physiologie und über das Wesen und die Anwendungsformen der Naturheilkunde genossen und können bestätigen, dass wir unsere Kenntnisse dadurch bedeutend erweitert haben.

Die von Herrn Dir. Huter selbst begründeten Theorien und neuen technischen Vervollkommnungen, wodurch sich dessen System vor allen Systemen der Naturheilkunde auszeichnet, bewährten sich überall durch die sichtlichen Erfolge der Behandlung vieler Schwerkranker.

Mit besonderem Fleiß und Geschick hat uns unser Lehrer in seiner eigenen Methode unterrichtet, so dass wir in kurzer Zeit die beiden Fächer Wasseranwendungen und Massage erlernten.

Die verschiedenen Aufsätze versprechen wir als Manuskript zu behandeln und der Schule des Herrn Dir. Huter in unserem zukünftigen Berufe mit weiterem Studium und gewissenhafter Befolgung der Lehren unseres Meisters alle Ehre zu machen.

Detmold, den 1. März 1898.
Gottlob Hoffmann,
W. Kirchhof. »

Die Unterschriften der Herren Gottlob Hoffmann aus Stuttgart, z.Z. hier, und Wilhelm Kirchhof aus Leopoldstal, z.Z. hier, werden beglaubigt. Detmold, den 2. März 1898. Der Magistrat: I. A. Bröker

Vorträge für Vereine

Vorträge für Vereine halte ich, soweit es mir die Zeit erlaubt, gegen mäßiges Honorar und ich lasse hier eine Reihe Themen zur Auswahl folgen:

Vortragsprogramm

Menschenkenntnis und Diagnose

auf Grund der neuen Huter'schen Lebenslehre, Gesichts- und Körperausdruckskunde (Philosophie, Psychologie, Physiologie, Psychoanthropologie und Physiognomik)

Theoretischer Teil

1. Die Grundwissenschaft aller Wissenschaften der Vergangenheit, Gegenwart und Zukunft.
2. Erklärung der verschiedenen Körperformen, der Gesichts- und Schädelbildung, Farbe und Erscheinung der Individualität.
3. Die Bedeutung und Nutzanwendung dieser Formenlehre auf das tägliche Leben, bei der Erziehung, Berufswahl, Krankheitsdiagnosen etc. etc.

Praktischer Teil

Im Anschluss an obigen Vortrag stelle ich fest aus Augen, Haaren, Gesicht und Körperkonstitution jeder Person, welche sich dazu bereit erklärt,

1. den Gesundheits- evtl. den Krankheitszustand;
2. die Grade der physischen Anlagen und Bedürfnisse zu Ruhe, Schlaf, Bewegung, fester resp. flüssiger Nahrung etc.
3. den Charakter und die Grade der geistigen Fähigkeiten und Neigungen, Gedächtnis, Beobachtungsgabe, Vorstellungsvermögen, Denkkraft, moralische Qualität, Arbeitstrieb, Vervollkommnungssinn, Unternehmungsgeist, Mut, Stolz, Vorsicht, Gewaltsinn, Liebe, Geselligkeit und Familiensinn usw.

und zwar unter Aufsicht einer Prüfungskommission, welche ich aus den verehrten Anwesenden zu wählen bitte, unter Berücksichtigung der ersten Vertrauenspersonen der Gesellschaft.

Populärwissenschaftliche Vorträge mehr belehrender Art

Wo ein tiefergehendes Interesse für diese Wissenschaft vorhanden ist, würde es sich empfehlen, einen Zyklus von drei bis sieben Vorträgen zu arrangieren, wo alle Theoreme durch physikalische und psychologische Experimente sowie durch Zeichnungen,

Büsten und andere zweckentsprechende Gegenstände anschaulich erklärt werden.

Reihenfolge der Themata:

1. Individuum und Universum, die Lösung aller Lebensrätsel durch die neue Weltanschauung von Raum, Stoff, Kraft, Form und Geist.
2. Aristokratie und Demokratie in der Weltordnung. Die natürliche Bestimmung der Menschen zu verschiedener Lebensart, Beruf, Beschäftigung usw., nach ihrem angeborenen Naturell, Temperament, Körperkonstitution und Fähigkeiten.
3. Das Leben nach dem Tod. Die elektromagnetische Lebenskraft. Das Gesetz der Polarität als Grundlage der individuellen Fortdauer nach dem Tode. Hellsehen, Fernwirkungen, Spiritismus.
4. Die Huter'sche Welt- und Lebenslehre in Anwendung bei der Augen-, Gesichts- und Körperausdruckskunde zwecks untrüglicher Feststellung der verschiedenen Krankheiten, Anlagen, Fähigkeiten und Charaktereigenschaften.
5. Der Kampf zwischen Medizin und Naturheilmethode und die Diagnose und Heilwissenschaft der Zukunft.
6. Der zukünftige Staat und das zukünftige Recht. Nach welchen Gesetzen der menschlichen Individualität wird sich die zukünftige Gesellschaft entwickeln und gestalten, vom Standpunkt der psychoanthropologischen Forschung.
7. Die Religionen der Zukunft und die sittliche Bedeutung der Schönheitsideale der klassischen Künste.
8. Die Welt des Lichts und der Farben, mit besonderer Berücksichtigung und experimenteller Vorführung der Röntgenstrahlen.
9. Die alten Cherusker, der stärkste deutsche Volksstamm, seine Geschichte, Poesie und Sprache, Sitten, Rechte und Landesgebiet.
10. Die Haardiagnose des Schäfers Ast, die Kneipp'sche Wasserkur, die Vorläufer der neuen Heilwissenschaft.
11. Suggestion, Hypnose, Wahrträume und die mystischen Schlafarten.

12. Biochemie, Mechanik und Elektromagnetismus und die Wunder der Herztätigkeit, des Blutkreislaufs, von ganz neuen Gesichtspunkten aus erklärt, an Bildern und Zeichnungen erläutert.
13. Die Entdeckung der Helioda und magnetischen Energie als treibende Lebenskräfte.
14. Die Schmerzstillung durch Handgriffe und die Balsammassage, mit Demonstrationen.
15. Naturheilkunde, Psychologie, Physiologie, Kallisophie und die Bedeutung der Kallisophischen Gesellschaften.
16. Autorität und Autodidakten.
17. Wie heilt man Lähmung und wie beugt man dem Schlaganfall vor?
18. Die Heilung von Gicht und Rheumatismus.
19. Die Entstehung und Heilung von Syphilis und verwandter Leiden.
20. Die Heilung von Lungen- und Rippenfellentzündung.
21. Wie heilt man Scharlach und Diphtheritis?
22. Wie heilt man Cholera und Typhus?
23. Die instinktive Sympathie und Antipathie, oder Segen und Fluch in der sozialen Gemeinschaft.
24. Der individuelle Eigenwert und die Selbstbestimmung.
25. Die Ideale in der Weltgeschichte und die Ideale der Zukunft.

10. Rückblick

Bevor ich das Werk schließe, kann ich es nicht unterlassen, nochmals darauf hinzuweisen, welche Umstände und Beweggründe mich geleitet haben, dass das Werk nach Form und Inhalt, so wie es vorliegt, entstanden ist.

Es war ursprünglich meine Absicht, eine volkstümliche Broschüre von zehn Bogen herauszugeben als Vorläufer eines umfangreichen Werkes von ca. 1'200 Seiten. Nach dem Druck der ersten Bogen entschloss ich mich, gleich von vornherein dem lesenden Publikum mehr zu bieten, worauf ich ein Werk von 20 Bogen plante; bei der weiteren Herstellung ergab sich aber, dass auch noch nicht in 20 Bogen das Nötigste zusammengefasst werden konnte. Der darauf beabsichtigte Umfang von 600 Seiten konnte aber nicht schnell genug ausgeführt werden, weshalb ich das Werk mit etwas über 400 Seiten abschloss. Ich konnte hierin das Wichtigste und Wertvollste zusammenfassen, soweit es für das Volk und nicht für gelehrte Kreise bestimmt ist, und hoffe dadurch jedermann, der dieses Werk lesen wird, zufrieden gestellt zu haben.

Mancher mag den Stil bald zu scharf, bald zu hausbacken finden, aber auch hier muss ich bitten, zu berücksichtigen, dass ohne eine gewisse Schneidigkeit keine Reformarbeit vollzogen werden kann; will man neu aufbauen, so muss man das Alte, wenigstens so weit es faul geworden ist, mit vollster Konsequenz beseitigen; daher die rückhaltlose Kritik gegenüber den verdorbenen Systemen der alten Heilschule. Was nun die hausbackene Sprache an einigen Stellen anbetrifft, so kann man sich in das Herz des Volkes nicht besser hineinreden, als wenn man so spricht, wie es das Reden und Redenhören gewöhnt ist.

Stellen mit abgerundetem, klassischem Stil finden sich für denjenigen Sprachbedürftigen, welcher Konzentration der Gedanken in schwungvoller Rede wünscht, zur Genüge in diesem Werk vor.

Was nun die systematische Aufstellung anbetrifft, so ist das Geschmacksache, jedenfalls ist das Ganze neu und eigenartig aufgebaut und entbehrt nicht der malerischen Abwechslung. Jeder Schriftsteller hat seine Eigenart in Rhythmus, Stil und System; außerdem soll in diesem Werk nicht die Schriftstellerkunst, sondern die Heilkunst zum Ausdruck kommen.

Um mir aber nachfühlen zu können, in welchem Maß ich die Fehlgriffe der alten Heilschule, die einem unbefangenen Beobachter mehr als dies, und zwar als Verbrechen, erscheinen müssen, die unter dem Deckmantel der Wissenschaft noch hier und da paradieren, zu sittlicher Entrüstung gebracht wurde, will ich hier der freundlichen Leserin und dem aufmerksamen Leser noch einige Einblicke gewähren, und ich bin gewiss, sie werden voll und ganz, auch im härtesten Kampf gegen die Irrtümer der medizinischen Wissenschaft und Praxis auf meiner Seite stehen.

Ich behaupte jedoch nicht, dass in den nachfolgenden Berichten Verbrechen enthalten sind nach unseren juristischen Rechtsbegriffen; ich bezeichne sie daher als Irrtümer, zu deren Beseitigung ich sowohl die sittliche Kraft des

Volkes mit mir eins weiß wie auch die der besten Juristen, und die, welche mir zu der geplanten Rechtsreform noch manchen Beitrag liefern werden. Näheres in der druckfertigen Broschüre «Ein Weckruf an die verbündeten Regierungen und an die deutschen Volksvertreter im Reichstage».

Nachfolgender Artikel ist ein Auszug aus dem Aufsatz des hygienischen Schriftstellers Reinhold Gerling in Berlin, erschienen in der Märznummer der Zeitschrift «Der Naturarzt», März 1898, Herausgeber W. Möller, Berlin. Dieser Artikel wurde mir zu Benutzung freundlichst zur Verfügung gestellt. Die Verantwortung dafür übernimmt der verehrte Mitkämpfer, Reinhold Gerling, vollumfänglich; die Beweise liegen ja zu seinen Händen in den betreffenden Berichten medizinischer Fachschriften.

Das Ende der Kurierfreiheit

«Es wirft doch ein scharfes Schlaglicht auf die ‹Heilmittel gegen Frauenleiden› und auf die Sicherheit des Publikums, wenn, wie Binz (Berl. klin. Wchschr. 1895. Nr. 3.) berichtet, eine Frau, bei der durch Irrtum des Arztes anstatt 3,0 Chinin, 3,0 Morphium zum Klistier verwendet werden, sofort an Vergiftung stirbt und der Arzt hinterher freigesprochen wird.

Gegen Schlaflosigkeit wurde verordnet: Rep. Chlorali hydrat. 15,0, Tinct. Opii 15, Aq. destillat, 60,0. M.D.S. Abends den dritten Teil als Klistier zu geben. Der Arzt hatte hinter Tinct. Opii 15 das bekannte gtt vergessen. Der Apotheker nahm 15 Gramm. Der Kranke starb daran. (Die ärztliche Praxis, 1898 Nr. 1, S. 7)

Einer Dame wurden 6 gr. Chloralhydrat verschrieben mit der Signatur: «In zwei Portionen vor dem Schlafengehen zu nehmen», wobei mündlich die Anweisung gegeben worden war, dass ein größerer Zwischenraum zwischen der Einnahme der beiden Portionen liegen sollte. Die Pfleger der Patientin reichten die 6 gr. in einer halben Stunde. Am Morgen fand man die Kranke daran gestorben. (Berl. klin. Wchschr., 1897, Nr. 48)

Neulich hat ein Arzt einem Kinde gegen Muskellähmungen nach Diphtheritis 0,01 Strychninsulfat unter die Haut gespritzt. Unter furchtbaren Streckkrämpfen war gar bald das Kind eine Leiche. (Ärztl. Praxis, 1898, Nr. 1)

Man sollte nun glauben, dass derartige Erfahrungen zur Vorsicht veranlassen oder der Anwendung so gefährlicher Mittel überhaupt entgegenwirken. Aber die auf den Universitäten empfangenen Suggestionen sind so stark, das Selbstdenken so selten, dass keine Schädigung des Patienten den Glauben an einmal in Aufnahme gekommenes Mittel zu erschüttern vermag.

Sticker («Münchner medizinische Wochenschrift», 1895, Nr. 28) und Otto Betz («Memorabilien», 26. Jahrgang, Heft 3) teilen verschiedene Fälle mit, bei welchen Frauen durch Chromosäure-Einführung in die Scheide vergiftet wurden. Für die schuldigen Ärzte fand sich kein Richter, sondern es genügt, wenn den Kollegen mitgeteilt wird: «Nach solchen Erfahrungen scheint die Chromosäure, die sich so großer Beliebtheit als Kaustikum erfreut, denn doch zu verdienen, dass ihrer giftigen Eigenschaften wegen vor ihr gewarnt wird.» (Wiener med. Presse, 1895, Nr. 30)

Langfeldt (Der ärztliche Praktiker, 1894, Nr. 33 und 36) stellte 1894 neun Fälle von Lysolvergiftungen fest und nachdem Brennecke schon 1879 (Berliner klinische Wochenschrift, 1879, Nr. 31), Geh. Rat Mäurer 1794 (Ärztl Zentral-Anzeiger, 1894, Nr. 40) derartige Fälle mitgeteilt, nachdem ferner von L. Ranvallot (Schmidt's Jahrbuch, 1893, Nr. 10, S. 63) noch acht Fälle berichtet wurden, sollte man doch erwarten, dass die Anwendung des Mittels unterbleibt. – Gott bewahre! Nur in einer der unten erwähnten Zeitschriften (Der ärztliche Praktiker, 1895, Nr. 1) wird gesagt: «Es sei erstaunlich, dass dieses Mittel so viele und gar so begeisterte Anhänger zähle.» – Bieten sonach die staatliche Approbation und der Doktorhut dem Publikum keineswegs eine Gewähr für die Zuverläßigkeit des Arztes, so ist sie noch viel weniger als ein Gradmesser heilkünstlerischer Tüchtigkeit zu betrachten. Unzählige Beispiele und Gerichstverhandlungen beweisen dies. Ging doch erst im Dezember v. J. durch alle Blätter die Nachricht, ein Dr. Max Schleiß in Löwenfeld habe bei einer Geburt (Querlage) die Mutter erst zwei Stunden entsetzlich gequält, sodann dem lebenden Kinde den Arm abgeschnitten. Ein zweiter Arzt vollendete die Entbindung in zehn Minuten. Das Kind starb und Herrn Dr. Sch. wurden nicht weniger als drei Fälle nachgewiesen, in denen er sich ähnlich benommen hatte. – Dass es sich hier indessen keineswegs um einen vereinzelt stehenden Fall handelt, sondern dass vielmehr gerade bei der Geburtshilfe von den approbierten Ärzten mehr geschadet wird als genützt, beweisen die Aussprüche hervorragender Kliniker. So sagt Prof. Credé (Archiv für Gynäkologie, 1888, Band 32, S. 105): «Die Ursache von Erkrankungen und Todesfällen (im Wochenbett) liegt ganz woanders, nämlich in der unglücklichen Vieltuerei der Ärzte selbst.» Prof. Schatz meint, «dass die meisten Fälle von Wochenbettfieber bei Frauen sich ereigneten, die ärztliche Hilfe verlangt hätten» und Prof. Bennecke sagt gar, «dass die meisten Wochenbettfieber-Epidemien nicht von den Hebammen, sondern von den Ärzten ausgehen». (Archiv für Gynäkologie, 1885, S. 164) Dasselbe Urteil fällen Prof. Winkel und Battlehner.

Noch schlimmer sieht es aus auf allen übrigen Gebieten der wissenschaftlichen Heilkunde. Erst im November v. J. wurde der Arzt in Wörrstadt (Kreis Alzey) zu 2'000 Mk. Geldstrafe verurteilt, weil er einen Patienten um den Gebrauch seines Armes gebracht hatte. Ebenso musste Dr. G.A.W. Hack aus Leimen 500 Mk. zahlen, weil durch sein Verschulden das Kind des Maurers Krait in St. Igen völlig erblindet war. Die aus neuester Zeit ausgeführten und Hunderte anderer bekannt gewordener Fälle bestätigen die Richtigkeit des von Prof. Kobert (Kobert, Lehrbuch der Intoxikationen, 1893, S. 81) ausgesprochenen Satzes: «Leider müssen wir eingestehen, dass die Zahl der von uns durch unrichtig dosierte oder unpassende Arzneien getöteten Menschen eine sehr große ist.»

Und wie verhält es sich denn mit der Würde und der Wahrung des Ansehens des ärztlichen Standes? Man macht uns oft den Vorwurf der Herabsetzung der Ärzte in der öffentlichen Achtung. Wir meinen, dass der Stand von seinen eigenen Vertretern mehr als herabgewürdigt wird. Noch niemals haben wir in einer naturheilkundlichen Schrift so gewöhnliche, ja gemeine Wendungen und Ausdrücke gefunden, wie in medizinischen, und die ‹Festschrift zur 25-jährigen Sitzungsfeier des Deutschen Ärztevereins-Bundes›, welche auf dem vorjährigen Eisenacher Ärztetage zur Verteilung gelangte, hat in dieser Hinsicht das Menschenmöglichste geleistet. Eine derart den Anstand verletzende Schrift wäre von Laien-Praktikern oder Mitgliedern der Naturheilvereine mit Scham und Empörung zurückgewiesen worden, während sie von der Blüte der deutschen Ärzteschaft als

Geisteswürze begrüßt wurde. Der Vorsitzende des Eisenachener Naturheilvereins, Herr Böhning, hat es denn auch an einer geistvollen und treffenden Abfertigung nicht fehlen lassen. - Ein anderer ‹Ärztetag› hat ja vor mehreren Jahren eine Berühmtheit erlangt durch die verbrauchten Alkoholmengen: 13'000 Flaschen Wein und 2'000 Flaschen Kognak!

Dass auch keineswegs die Eigenschaft eines Medizinalbeamten dem Publikum volle Sicherheit gegen Unfähigkeit oder gegen Verstöße gewährt, ist durch zahlreiche Gerichtsverhandlungen hinlänglich erwiesen; erst in neuester Zeit bestätigten dies die Gerichtsverhandlungen in Aachen (Mariaberg), Charlottenburg (Dr. Edel), Berlin (Dr. Mittenzweig), in Höchst a. M. (Dr. Beinhauer) u.a.m. Ebenso wenig ist der berühmte Name und die wissenschaftliche oder soziale Rangstellung ein Schutzmittel für das Publikum, oft sogar leider nur ein Deckmantel für die sittlichen Schwächen des Trägers. Es liegt mir fern, hier auf das Privatleben bekannter oder unbekannter medizinischer Größen eingehen zu wollen, wie dies ärztlicherseits so gern geschieht, wenn es sich um die Be- oder Verurteilung eines Laienpraktikers handelt, wir haben es hier nur mit den Berufsobliegenheiten zu tun. Oft aber sind es gerade so genannte Autoritäten, die das Beispiel geben für wissenschaftliche Metzeleien und Quälereien scheußlichster Art. Schon jetzt, unter dem Zeichen der Kurierfreiheit, fand sich kein Staatsanwalt für oft geradezu haarsträubende Scheußlichkeiten, wie soll es erst werden, wenn kein Laie mehr hinter die Kulissen blicken und die oft grauenvollen Vorgänge ans Licht bringen darf!?

Mit Recht wird heute die Vivisektion energisch bekämpft und es ist auch ärztlicherseits zugegeben worden, dass dieselbe vielfach in wissenschaftliche Spielerei ausartet und wesentliche Einschränkungen erfahren könnte. Noch schlimmer aber ist es, wenn die wissenschaftliche Eitelkeit und Experimentierwut auch den Menschen, den Körper des armen Kranken nicht verschont.

Es mögen hier nur einige Fälle aus neuerer Zeit flüchtig erwähnt werden, welche die Entrüstung jedes nicht gänzlich gefühlsrohen Menschen hervorrufen müssen. Wer sich für Einzelheiten interessiert, mag in den angegebenen Quellen nachlesen. Das Empörendste aber ist, dass auch die Experimente an kranken Menschen oftmals nichts sind als wissenschaftliche Spielereien.

Geh. Rat Prof. F. Ahlfeld in Gießen (später Marburg), hat mit armen Wöchnerinnen der Entbindungsanstalt die unglaublichsten Experimente gemacht. Er steckte den Wöchnerinnen u. a. seine Taschenuhr in einen gewissen Körperteil und probierte, ob man das Ticken durch den Bauch hindurch hören könne. (Berichte und Arbeiten aus der geburtshilf. Klinik zu Gießen, 1881-1882, Seite 66-68 u. 82.)

Geh. Rat Prof. von Bergmann-Berlin und Prof. E. Hahn-Berlin haben mit Erfolg armen Patienten das Krankheitsgift des Krebses eingeimpft, um zu sehen, ob auf diese Weise eine Übertragung der unheilbaren Krankheit auf gesunde Organe mögliche sei. (Deutsche medizinische Wochenschrift, 1889, Seite 504)

Friedinger, Direktor des Findelhauses in Wien, ebenso Siegmund und Robert, machten an mehr als 100 Menschen den Versuch, Syphilis durch Impfung zu übertragen und hatten einen Erfolg von über 60 Prozent. (v. Zedtwitz, Vivisektionsgaukler, S. 10 u. 11)

Dr. Wertheim-Wien hat den echten Tripper bei gesunden Männern künstlich erzeugt (Archiv f. Gynäkologie, 1891, Band 40, S. 351) und Dr. Moll-Berlin berichtet mit Entrüstung, dass ähnliche Experimente sogar in der Berliner Charité gemacht worden seien. (Gutachten v. Dr. A. Moll in «Bed. d. hypn. Sugg», Berlin, 1894, S. 78) Das Tripper-Experiment hatte mit gleichem Erfolg vorher schon Prof. Bumm (Universität Basel) gemacht. (Fränkel, Grundriss d. Bakterienheilk., S 451)

Prof. Petters-Prag und Dr. Kranz-München machten zusammen 21 Versuche, die Syphilis auf Dienstmädchen zu übertragen, indem sie die Milch von Syphilitischen den armen Opfern einspritzten. Die Versuche wurden in der Klinik des Professors von Lindwurm-München gemacht, obwohl die Herren es längst wussten, dass Milch die Syphilis überträgt. (Vierteljahrsschrift f. Dermatologie u. Syphilis, 1875, S. 255)

Ich habe ein Recht, hier von einer frivolen Spielerei zu sprechen, da der Nachweis der Übertragungsfähigkeit bereits von Gilbert (1859), Bärensprung (1859), Lindwurm (1860), Herba (1861), Rosner (1862), Caspary (1875) u.a.m. geführt worden war.

Dr. Schelb-Straßburg erregte die Wehentätigkeit mittels des

elektrischen Schröpfkopfes, worauf er dann den Eihautstich machte, um einen künstlichen Abort herbeizuführen. (Ausf. d. künstl. Abort. Zentralbl. f. Gynäkol., 1893, S. 128.) Prof. Kleinwächter-Czernowitz bezeichnet dies als eine «operative Spielerei.» (Real. Encyklop. d. ges. Heilk., 1894, Band 1, S. 116)

Dr. Runge-Dorpat (jetzt Prof. in Göttingen) hielt eine Patientin «mit Gewalt» in der Klinik zu Dorpat zurück und erzählt ungeniert, dass sie in Folge Anwendung von Gewalt gestorben ist. (Arch. f. Gynäkologie, Band 33, 1888, S. 859)

Dr. O. Oppenheimer-Frankfurt a. M. zapfte mit Einwilligung des Chefarztes des Hospitals ‹Zum heiligen Geist› in Frankfurt 109 kranken Dienstmädchen Blut ab, um die Untersuchungsresultate «wissenschaftlich» zu verwenden. (Deutsche medizinische Wochschrift, 1889, S. 859)

Dr. Menge, an der Universitäts-Frauenklinik zu Leipzig, hat den Staphylococcus progenes, ein Bakterium, welches giftige Eitergeschwüre erzeugt, in die Scheide von Frauen eingeführt, um zu probieren, ob dadurch Geschwüre entstehen.

Der lebensgefährliche Versuch wurde an 35 Frauen, bei denen vorher der Bauchschnitt vollzogen worden war, nicht weniger als 80 Mal gemacht. (Deutsche med. Wchschr., 1894, Nr. 46-48, S. 876)

Dr. B. Krönig, ebenfalls an der Leipziger Universitätsklinik, stellte dieselben Versuche bei 39 Schwangeren an. Der Eiter war von einer Leiche entnommen worden, bei einigen Versuchen stammte er ‹aus dem Wochenfluss einer an Kindbettfieber Leidenden› und weiter ‹aus einer vereiterten Blutdrüse›. (Ebenda, 1894, Nr. 43, S. 819.)

Dr. Menge machte später die oben erwähnten ‹Versuche› auch noch bei drei neugeborenen Mädchen ‹sofort nach der Geburt›, weshalb die Kinder auch nicht gebadet werden durften, obwohl dies bei Neugeborenen von hoher Wichtigkeit ist.

Prof. Lichtheim, an der Universität in Königsberg, machte ein Einspritzungsexperiment mit Tuberkulin an 31 neugeborenen Kindern. Er selbst hielt dieses Experiment für sehr gefährlich, – aber er machte es dennoch.

Prof. Schreiber, Universität Königsberg, ging sogar soweit, einem Knaben, der ‹eine kleine Untat› begangen hatte, zur Strafe eine Tuberkulineinspritzung zu machen, welcher mehrtägiges

Fieber folgte. (Horbach, Menschen als Versuchstiere, 1896)

Dr. Schimmelbusch, Universitätsklinik Halle a. S., machte ein sehr schmerzhaftes Eiterexperiment an zwei Todkranken. Wie gefährlich solche Experimente sind, erhellt daraus, dass Herr Dr. Sch. dabei durch Unachtsamkeit Eiter in eine kleine Hautwunde brachte und infolge dessen an Blutvergiftung starb.

Dr. Dürr, Arzt am Henriettenstift und der Blindenanstalt in Hannover, nahm bei 318 Schülern ein Lähmungsexperiment der Augen mit Homatropin vor und beeinträchtigte dadurch die Anpassungsfähigkeit der Augen. (Dr. C. Dürr, San. Rat, Die Ensteh. der Kurzsichtigkeit, S. 33, Braunschweig, Verl. v. J. H. Meyer)

Die scheußlichen Experimente an 14 Waisenknaben mit Blatterngift, ferner die Herzexperimente der Professoren Ziemssen, Penzold, Filehne, ferner das Tuberkulinexperiment an 44 Rekruten in Würzburg etc. sind durch die Veröffentlichungen des Dr. B. Koch (Dr. Koch, Ärztl. Versuche an leb. Menschen, Verl. von M. Voigt, Leipzig) weiteren Kreisen bekannt geworden. Auch das verwerfliche Experiment Professor Epsteins, der drei Kindern Spulwurmeier in Kotkulturen zu essen gab und massenhaft Spulwürmer erzeugte, die er nicht gänzlich wieder abtreiben konnte, ist bekannt. (Verh. über d. Vers. v. Naturforsch. u. Aerzten, 1891, Abth. Sitzungen S. 323)»

Es ist selbstverständlich nicht möglich, allen Dingen, die sich hinter den Mauern der Spitäler und Universitätskliniken abspielen, auf die Spur zu kommen, aber die vorstehenden Andeutungen geben davon ungefähr ein Bild.

Wie soll es erst werden, wenn jeder Gegner durch die Aufhebung der Kurierfreiheit mundtot gemacht wird; nehmen doch schon jetzt die Ärzte ein gewisses Züchtigungsrecht für sich in Anspruch gegenüber ihren Patienten. Prof. Straßmann-Berlin (Ärztl. Sachverst. Ztg., Nr. 1, 1898) erklärt unter Berufung auf Oppenheim, «dass der Arzt sicherlich, da ja der Patient sich zu ihm in ein gewisses Gewaltsverhältnis versetzt, innerhalb mäßiger Grenzen ein Recht zur Disziplinierung seines Patienten habe.»

Zeigen sonach schon die kurzen Ausführungen dieses Artikels, dass die Aufhebung der Kurierfreiheit nur einem herrschsüchtigen Teil der Ärzteschaft Rechte gibt auf Kosten der Gesamtheit, so wird die seiner Zeit den in Frage kommenden Instanzen und besonders den Abgeordneten vorzulegende Denkschrift klarlegen, dass die Aufhebung der Kurierfreiheit geradezu eine Gefahr für das Deutsche Volk bedeutet.

Wer ist ein Kurpfuscher?

Kurpfuscher ist der, welcher eine Tätigkeit bei Kranken ausübt, über die er sich keine Rechenschaft ablegen kann, bei vorherrschend schlechten Erfolgen.

Kurpfuscher können also sowohl Approbierte als auch Laien sein. Falsche Methoden und Mittel gibt es in der Schulmedizin, wie wir gesehen haben, erschreckend viele.

Da nun den gewerblich tätigen approbierten Medizinern weit mehr Gelegenheit zur Krankenbehandlung gegeben ist als den Laien, und weil es auch weit mehr Durchschnittsmenschen gibt, für welche die Approbationen nötig sind, als geniale Autodidakten, so ist mit großer Wahrscheinlichkeit anzunehmen, dass das Hauptkontingent der Kurpfuscher die approbierten Mediziner stellen. Eine Statistik fehlt jedoch hierüber gänzlich, dürfte aber nächstens von der Naturheilbewegung eingeführt werden.

Wer verdient das volle Vertrauen als Arzt?

Nicht derjenige ist ein Kurpfuscher, der nicht approbiert ist, denn wenn auch die Gewerbeordnung für die Mediziner eine Prüfung verlangt, so kann doch in entsprechenden Fällen davon abgesehen werden, denn nur die Erfolge machen den Arzt. Einen solchen Fall haben wir beim Prinzen Ludwig Ferdinand von Bayern, welchem unter Entbindung einer Prüfung die Approbation als Arzt erteilt wurde vom Reichskanzler, laut einer Notiz des «Fränkischen Kurier» vom 23. Juli 1887. Wie dieser Fall beweist, ist die Hoffnung vorhanden, dass die Zukunft noch mehr derartige Ausnahmefälle schaffen wird zum Nutzen der leidenden Menschheit!

Über die Preiskunst der Naturheilärzte

Ein Naturarzt, der keine Anstalt hat, kann außer dem Hause seine Wege nicht unter 1½ bis 2 Mark machen, im Hause sich nicht unter 1 bis 1½ Mark sprechen lassen, wenn er auf diesen Beruf seine Existenz baut, es sei denn, dass derselbe ein Privatvermögen zuzusetzen hat. Ebenfalls lässt es sich nicht möglich machen für einen Anstaltsleiter, unter 3 bis 5 Mark aus dem Hause fortzugehen. Auch die Doppelbehandlung mit Bädern, Massage usw. lässt sich in einer Naturheilanstalt nicht unter 1 bis 2 Mark ausführen, aus folgenden Gründen:

Der Besuch bei einem Medizinarzt währt häufig nur wenige Minuten und das Rezept ist geschrieben. Der Naturarzt braucht zur Aufstellung einer Diätvorschrift 10 bis 15 Minuten und mehr, zur weiteren Behandlung mit Bädern, Güssen, Massage und Packungen oft eine halbe bis eine ganze Stunde. Der Medizinarzt kann schneller ein Rezept schreiben als der Naturarzt eine Massage applizieren; ersteres lässt sich in einer Minute, letzteres oft erst in einer Stunde ausführen. Mit dem Honorar kann daher der Naturarzt, was Billigkeit der Einzelbehandlung anbetrifft, nicht mit den billigsten Medizinärzten konkurrieren. Der Mediziner kann auf diese Weise täglich 50 bis 100 Patienten behandeln, der Naturarzt 5 bis 10, im höchsten Falle 20. Aber, frage ich, hat denn der Naturarzt überhaupt 10 bis 20 Patienten täglich? – Vielleicht in einer Großstadt, aber nicht in einem kleinen Ort, wo die Naturheilkunde noch ziemlich unbekannt ist; da kommen die Leute mit Zittern und Zagen zu dem neuen Wundermann, und wehe, wenn die erste Behandlung nicht hilft, dann taugt natürlich die ganze Naturheilkunde nichts und die Medizin wird weiter geschluckt, der Heilbeflissene dagegen ist seine Patienten wieder los. Einige Patienten haben Ausdauer, und darum ist bei ihnen auch ein baldiger Heilerfolg zu verzeichnen. Was diese Art Patienten dann durch Empfehlung nützen, haben jene schon längst durch Verleumdung verdorben. Außerdem arbeiten die Mediziner zum großen Teil gegen das Aufkommen eines Naturarztes, eines Naturheilbades oder einer Naturheilanstalt. Der Naturheilkundige hat also immer nur eine beschränkte Zahl von Patienten, und dies sind gewöhnlich solche, die mit schweren Krankheiten behaftet sind und die andererseits mit Operationen, Medizin und Homöopathie oft vergeblich behandelt wurden. Diese Patienten brauchen eine ganz besondere Aufmerksamkeit, Heilkunst und Pflege, die mit viel Mühe, Nachdenken und Kopfzerbrechen verbunden sein kann. Gelingt ihre Heilung, sind es immer wieder neue Unheilbare, die zum Naturarzt wandern. Außer dem Hause ist es dasselbe. Zu den gewöhnlichen Leiden wird der Hausarzt geholt; erst, wenn dieser ohne Erfolg arbeitet, dann beliebt man, einen Naturarzt oder Magnethopathen zu Rate zu ziehen. Man sieht hieran, die Vertreter der neuen Heilrichtung haben einen schweren Stand, sowohl was den Erwerb als auch was das tatsächliche Können anbetrifft. Wenige und Schwerkranke ist die Losung, und helfen muss der Naturarzt in jedem Fall. Und hat er geholfen, dann anerkennt man diese ehrliche Leistung kaum einer pfuscherhaften medizinischen als gleichwertig.

Es ist wahrhaft viel leichter und einträglicher, Wunderdoktor oder wissenschaftlicher Medizinarzt zu sein als ein wissenschaftlicher oder autodaktischer Naturarzt.

Stellt man sich auf den Standpunk des Publikums und fragt wie dieses: «Was ist das Billigste und Beste?», so fällt das Resultat für das leidende Publikum am günstigsten aus bei der Inanspruchnahme eines Naturarztes, selbst in dem Fall, wenn derselbe scheinbar höhere Preise hat; denn durchschnittlich wird von einem Naturarzt eine akute Krankheit in 8–14 Tagen geheilt, eine chronische in ebenso viel Wochen.

Durch einen Medizinarzt wird eine akute Krankheit gewöhnlich in 8–30 Wochen, man kann nicht sagen geheilt, sondern hingeschleppt, bis der Körper sich selbst hilft; eine chronische Krankheit wird in 3–5 Jahren geheilt oder nie, je nachdem sich der Körper selbst regeneriert oder überhaupt nicht. Der Medizinarzt hat an einem Patienten durchweg 10-mal länger und dadurch auch ein höheres Einkommen. Rechnet man nun noch die Apothekerwaren wie Bandagen, Luxusbäder usw. hinzu, so erhöht sich der Preis für die Behandlung des Patienten nicht nur um das Zehn-, ja um das Hundert- und Tausendfache. Millionen verschlucken die Apotheken und wieder Millionen die medizinisch empfohlenen Luxusbäder, die, wenn sie dem Kranken nicht helfen, doch ganz nette Prozente abwerfen.

Der Wunderdoktor und Quacksalber, der meist nur gegen milde Gaben oder, wie eine Kartenschlägerin, Stück für Stück für 50 Pfg. arbeitet, hat durchweg ein höheres Einkommen als der Naturarzt und Magnetopath und braucht sich obendrein auch keine Kopfschmerzen zu machen. Auch das Volk, das in Scharen zu ihm hinströmt, und sei es auch nur durch die Hintertür, erwartet weiter nichts von dem Wunderdoktor, als dass es seinen Wunderglauben befriedigen kann.

Eine Naturheilanstalt oder ein Naturheilbad ist stets mit einer größeren Kapitalanlage verbunden und für den Unternehmer kein geringes Risiko; dieselbe kann niemals auf eine Stufe gestellt werden mit einer Volksbadeanstalt, denn bei dieser braucht es keine wissenschaftliche Leitung und keinen geschulten Masseur; Reinigungsbäder kann jeder Hausknecht verabfolgen. Zur Leitung einer Naturheilanstalt gehören Umsicht, Intelligenz und Fachkenntnisse, alles Dinge, die mehr verwertet werden müssen, da, wo sie nicht vorhanden sind.

Gegenüber den Luxusbädern und Sommerfrischen bietet eine Naturheilanstalt weit mehr in Bezug auf Gesundheitspflege und Krankenheilung als jene.

Die Pensionen bewegen sich in Sommerfrischen zwischen 3½ und 5 Mark pro Tag, ohne Arzt und Kurtaxe, ohne Bäder und heilkundige Pflege; Unsummen werden dort verschwendet, Ärzte und Hoteliers in solchen Bädern werden oft zu Millionären.

Der Erfolg für die Kranken ist aber gegenüber den in Naturheilanstalten Behandelten weit zurück. Die Preise in den Naturheilanstalten bewegen sich durchschnittlich zwischen 5 und 10 Mark pro Tag, mit ärztlicher Behandlung, Bädern, Pflege, Zimmermiete und voller Pension. Alles in allem also nicht teurer als in den Sommerfrischen, wo für das Weine trinken und sonstige Vergnügungen weit mehr verwendet wird als für die Behandlungen in den Naturheilanstalten. In den Luxusbädern kosten die Bäder oft allein, ohne ärztliche Behandlung, Stück für Stück 1, 2, 3 und 4 Mark, also bei Doppelbädern, wie sie in den Naturheilanstalten verabfolgt werden, stets mehr, nie unter 2 bis 3 Mark, mit ärztlicher Behandlung nie unter 5 bis 6 Mark. Also die Behandlung mit Bädern allein kommt in diesen Orten schon höher als die ganze Pension mit der Gesamtbehandlung und Bäder inbegriffen. In den Naturheilanstalten ist alles dieses schon von 5 Mark an zu haben.

Selbst in kleinen Bädern, die gar nicht zu Luxusbädern gerechnet werden können und die man kaum dem Namen nach kennt, wie Eilsen, Meinberg usw. kostet der Tag schon 6 und 10 Mark, die Bäder zirka 3 bis 6 Mark. Nach diesen Vergleichen wird man einsehen, dass die Naturheilanstalten bei den billigsten Preisen am meisten bieten; aber darüber hinaus können sie nicht gehen, alles hat eben eine Grenze, um für einen gewissen Preis eine reelle Leistung zu gewähren.

Unter diesen angegebenen Preisen kann – wenigstens so lange die neue Heilmethode noch nicht populär ist, – kein Naturarzt, kein Magnetopath und keine Naturheilanstalt und kein physikalisches Sanatorium existierten, dieses sind die ein für allemal gezogenen Grenzen.

Die Krankenkassen und die Naturheilärzte

Mit jedem Tag wächst die Zahl der Anhänger der arzneilosen Heilweise, und die notwendige Folge davon, die Zahl der Krankenkassenmitglieder, die Pillen und Medizin schlucken, wird immer weniger. Ja, in Kreisen der Ärzte und Professoren gibt es immer mehr Stimmen, die die medikamentöse Behandlung verwerfen und den naturgemäßen Heilmitteln das Wort reden.

Professor Hofmann äußert sich folgendermaßen: «Wir dürfen mit allem Rechte annehmen, dass die Heilmittel, welche die gestörte Gesundheit herstellen können, weder mannigfaltig noch zahlreich sein sollen. Wir dürfen das nicht nur annehmen, sondern ich behaupte, dass das eine Wahrheit sei, und man darf es als böses Geschick der Heilkunde oder als Missbrauch hinstellen, dass der Wust von Medikamenten und Elixieren, wie sie in den Schriften der alten und modernen Ärzte sich vorfinden, keinen anderen Zweck hatte, als die Heilkunst recht zu erschweren, sie unsicher und trügerisch zu machen; die Heilmittel, mittels derer der Arzt, die Bestrebungen der Natur unterstützend, Erfolge erzielen, den Kranken heilen, sich selbst Ehren schaffen kann, sind gewiss nicht zahlreich.»

Und an anderer Stelle: «Die beste Medizin ist, keine zu nehmen.»

Dr. med. Hufschmidt sagt noch deutlicher: «Viele Ärzte verschreiben ein Rezept und denken dabei: ut aliquid fiat (damit etwas geschehe). Sie wissen ganz genau, dass dieses Rezept zur Heilung der Krankheit nicht beiträgt, sie verschreiben es aber dennoch, damit der Kranke glauben soll, es werde ihm Hilfe gebracht. Es ist also dieses ut aliquid fiat einmal ein Unrecht, begangen an dem Geldbeutel des Kranken, und zweitens ein Missbrauch des dem Arzte entgegengebrachten Vertrauens.»

Die Mitglieder von Krankenkassen, die der Naturheilkunde anhängen, befinden sich heute in direktem Nachteil gegenüber den medizingläubigen Mitgliedern, namentlich die Orts- und Fabrikkrankenkassen sind es, welche durch Majoritätsbeschlüsse die ersteren Mitglieder dazu verdammen, entweder ihr Heil bei einem allopathischen Arzt zu suchen oder für eigenes Geld sich vom Naturarzt behandeln zu lassen. Die Mehrzahl der freien Hilfskassen hat bereits Naturärzte mit den gleichen Rechten zur Behandlung zugelassen. Zunächst wird in solchen Fällen, wo die Mitglieder die Anstellung eines Naturarztes wünschen, dem Antragsteller entgegengehalten, die Naturheilkunde sei zu teuer. Vor uns liegt gerade ein Bericht der Zentral-Schuhmacher-Krankenkasse, worin ein Fall zur Sprache kommt, wo ein Arzt einem Kranken binnen acht Tagen acht Flaschen Champagner, sieben Flaschen Bordeaux und 500 Gramm Kognak verordnete, außerdem war eine große Menge Kognak in der Medizin enthalten. In acht Tagen starb der Kranke. Das württembergische Ministerium gab ein Gutachten dahin ab, dass der Arzt die Grenzen des Zuläßigen erheblich überschritten habe. Ein Vorgehen gegen den Arzt lehnte das Ministerium ab, stellte der Kasse aber anheim, diese unnötigen Ausgaben von demselben einzuklagen.

Der Arzt verzichtete ohne jede weitere Antwort auf sein Honorar, jedoch die Kosten der Medikamente, welche in diesen acht Tagen 93 Mark betrugen, zahlte die Kasse.

Noch drastischer ist ein Fall einer Magdeburger Krankenkasse, wo eine Arbeiterin, die an Lungenentzündung litt, also einer Krankheit, die bei naturheilkundiger Behandlung nach einigen Umschlägen heilt, in einem Zeitraum von fünf Wochen für 262,05 Mark Apothekerwaren, darunter 33 Flaschen Champagner, verordnet wurden. Dr. Landmann, eine Autorität auf statistischem Gebiet der Krankenkassen, weist nach, dass die naturheilkundliche Behandlung eine Ersparnis von 30–45 Prozent gegenüber allopathischer Behandlung bedeute.

Äußerst lehrreich ist der Bericht der großen Orts-Krankenkasse zu Barmen, die ca. 20’000 Mitglieder zählt. Die Kasse hat durch eine peinliche Prüfung der Rezepte der angestellten Ärzte durch den schon erwähnten Dr. Landmann in einem Jahr über 8’000 Mark an Arznei weniger gebraucht. Die Ausgabe für Arznei ist in einem Zeitraum von fünf Jahren über eine Mark pro Mitglied herabgegangen. Trotz dieser Ersparnis ist die Krankheitsdauer im Durchschnitt von 24,7 Tagen auf 20,1 Tage in sieben Jahren regelmäßig herabgegangen. Die Kosten pro Krankheitsfall sind in demselben Zeitraum aber von 7,90 auf 6,00 Mark gesunken. Hierdurch ist klar erwiesen, dass eine Ersparnis an Arznei nicht etwa die Krankheitsdauer verlängert, sondern im Gegenteil wesentlich verkürzt.

Über die Gold- und Silberarbeiter-Krankenkasse kann Schreiber dieses berichten, dass, seitdem seit zwei Jahren ein Naturarzt, Dr. med. Kircheisen, als Kassenarzt angestellt ist, die Ausgaben pro Mitglied gesunken sind und der Gesundheitszustand ein stabiler geworden ist.

Eine ebenso interessante wie lehrreiche Statistik über eine Hannover'sche Fabrik-Krankenkasse veröffentlicht Dr. med. Kantorowicz in Nr. 11–95 und 4–96 des «Naturarzt». Danach sind, nachdem genannter Herr als Vertreter der arzneilosen Heilweise bei der Kasse zugelassen war, die Ausgaben pro Mitglied von 19,59 im Jahre 1893 auf 9,87 im Jahre 1895 herabgegangen. Noch beachtenswerter sind die einzelnen Positionen, siehe die vorstehende Aufstellung.

Man vergleiche, während die Arzneimittel auf einen Sechstel zurückgingen, stiegen die Bäder, die als Heilmittel verordnet wurden, um das 4-fache. Die Krankenhausbehandlung verschwand fast ganz, sie sank auf einen Elftel, während das Krankengeld pro Mitglied ebenfalls auf die Hälfte sank.

Die arzneilos behandelten Kranken hatten erstens eine kürzere Krankheitsdauer, wurden also dem gewerblichen Leben schneller wieder zurückgegeben; zweitens wurden sie den Familien erhalten dadurch, dass die Behandlung im Hause stattfand; drittens vergifteten sie ihren Körper nicht mit Arzneien etc. und viertens wurden sie durch die naturgemäßen Heilmittel gestärkt und in der Gesundheit gefestigt, so dass sie für die Zukunft weniger leicht Krankheiten ausgesetzt sind. Mit einem Wort, die arzneilose Krankenbehandlung ist für die Kasse nicht teurer, sondern pro Mitglied um fast zwei Drittel billiger als die arzneiliche Methode. Wie bei der eben angeführten Krankenkasse pro 1'000 Mitglieder 537 Mark gespart wurden, so könnten Millionen im Deutschen Reich gespart werden, wenn die Heilmittel anstatt aus der Apotheke aus dem billigen unerschöpflichen Heilschatz der Natur, wenn anstatt allerlei grüner und roter Pillen und Tränkchen Licht, Luft, Wasser, Diät und Bewegung angewandt würde.

Die besten Ärzte von der Welt,
Trotz aller Neider, aller Hasser,
Das sind, im Bunde treugesellt:
Diät, Bewegung, Licht, Luft, Wasser.

(Aus der Monatsschrift «Reformblätter» von Max König, Hannover, Mai 1898, Nr. 4)

Statistisches über die Kosten des Arznei- und Wasserheilverfahrens

Von Dr. med. J. Heinss, Spezialarzt für physikalische Heilmethode, München, Zeitschrift «Kurberichte», Nr. 9, 1898. Verlag Demme-Leipzig:

«Dank der löblichen Gewohnheit des Redakteurs unserer Sanitätszeitung, in jedem Quartal eine wirklich ins Detail gehende Statistik über die Einnahmen und Ausgaben für die Einzelversicherten zu veröffentlichen, bin ich heute in der Lage, die Kosten des Wasserheilverfahrens, soweit ich es anzuwenden hatte, den Kosten des Heilverfahrens der übrigen 52 Sanitätsverbandsärzte gegenüber zu stellen.

Meine Wasserrezepte kosten im vierten Quartal 1897 für 20 Behandelte (im ganzen trafen 528 Kranke auf 53 Ärzte, somit 10 Kranke auf einen Arzt) 27 M. 4 Pf., also per Patient 1 M. 37 Pf. (wobei zwei sehr schwere, chronische Fälle allein 11 M. 45 Pf. Bäderunkosten verursachten); die übrigen 508 Patienten erforderten eine Ausgabe von 1543 M. 28 Pf., d.h. per Patient 3 M. 4 Pf. Die Wasserbehandlung war also 2 1/3 Mal billiger. Noch viel günstiger gestaltet sich das eben abgelaufene erste Quartal 1898. Meine Bäderrezepte betragen bei 29 Patienten 19 M. 40 Pf., d.h. also 67 Pf. per Patient. Bleiben die Verhältnisse der Arzneiausgaben etc. die gleichen wie im verflossenen Quartal, so dürfte in diesem ersten Quartal 1898 also das Wasserheilverfahren 4 Mal billiger sein! Da außerdem die Sanitätsverbandsärzte größtenteils Kassenärzte der Münchner Ortskrankenkassen sind, so dürften ähnliche Verhältnisse auch bei diesen zutreffen. Sobald mein zur Zeit auch hierüber gesammeltes Material vervollständigt ist, gedenke ich auch diese Statistik zu veröffentlichen. Zu bedenken ist noch, dass das Wasserheilverfahren, besonders in unserem Bier-Athen, von den meisten nur als ultimum refugium (letzte Zuflucht) betrachtet wird, – nach der im Jahre 1897 von mir über die behandelten Familienmitglieder des Sanitätsverbandes geführte Statistik kamen 86 Prozent chronische, größtenteils zuvor medizinisch behandelte Krankheitsfälle, 14 Prozent akute Fälle in Behandlung, die Mehrzahl der akuten (frischen) Fälle fällt der Medizinbehandlung zu. Wer gerecht urteilt, müsste es als selbstverständlich betrachten, dass die Kosten der Wasserbehandlung, weil hier mehr chronische (veraltete) Fälle vorkommen, höher sind. Namentlich, wenn sich die Zahl chronischer Fälle verhältnismäßig erhöht, kann dies auch zugegeben werden. Dass es aber nicht immer so zu sein braucht, dass die Wasserheilmethode auch einmal zwei- bis viermal billiger sein kann als die medizinische, dies glaube ich statistisch bewiesen zu haben. Die Angelegenheit ist nicht nur für Fachblätter, sondern für Krankenkassen und, da dieselben für die Arbeiter hauptsächlich in Betracht kommen, für diese von hohem Interesse.» –

Vorstehende Artikel dürften aufs schlagendste die immer wieder auftauchende Ansicht widerlegen, die physikalische Heilweise sei teurer als die Medizinbehandlung.

Ein Mann, ein Wort

Die falschen und die wahren Freunde und die eigenen Fehler und Feinde in der Naturheilbewegung, welche der wahren Heilwissenschaft der Zukunft den Weg versperren.

Es wird nun wohl mancher fragen: Wozu sind denn die Naturheilvereine da, unterstützen diese denn nicht die Naturärzte und ihre Anstalten; es gibt doch Vereine, die 50, 100, ja über 1'000 Mitglieder zählen? –

Die Naturheilvereine, lieber Leser und liebe Leserin, die haben es sich freilich zur Aufgabe gemacht, die Naturheilmethode zu verbreiten, aber nicht im Interesse der Naturärzte und ihrer Anstalten, sondern im Interesse ihrer Mitglieder.

In den Naturheilvereinen werden Vorträge gehalten, Unterrichtskurse veranstaltet, Fachschriften gelesen und Naturheilbücher angekauft zu dem Zweck, dass jedes Mitglied Anstalten und Ärzte möglichst entbehren und selbst sein eigener Arzt werden kann.

Gegen diese Bestrebungen lässt sich an sich gar nichts einwenden, wenn sie nur nicht ihre Kehrseiten hätten. Hier fällt zuerst ins Gewicht, dass es häufig vorkommt, dass egoistische Personen als Vorstände der Vereine fungieren, entweder um materielle Vorteile geschäftlicher Natur zu finden oder um ihre Selbstsucht und Eitelkeit zu befriedigen.

Solche selbstsüchtige Elemente, welche die Naturheilkunde kaum vom Hörensagen kennen, oder doch ihre ganze Weisheit in Bilz oder Kneipp studiert haben, denken oft mehr zu verstehen als der Heilpraktiker; hat letzterer noch einen Vereinsvorsitz inne, so wird er herausgedrängt oder gar herausgeekelt aus dem Verein, wie solches an einigen Orten vorgekommen sein soll; die Folge davon ist die, dass die autodidaktischen Naturheilkundigen nun von ihren so genannten Freunden aufs ärgste herabgesetzt und geschädigt werden; es wird ein wissenschaftlich gebildeter Arzt gerufen, ein Mediziner, welcher zur Naturheilkunde übergegangen ist; anfänglich schmeichelt man ihm, empfiehlt ihn und es geht so leidlich, aber bald werden auch diesem Vorschriften gemacht, die er nicht erfüllen kann; entweder soll er gegen seine eigene Überzeugung kurieren oder doch nach der Pfeife eines unwissenden Vereinsmeiers tanzen und entweder gratis oder gar keine Vorträge halten, noch dazu mit oder ohne Fremdwörter, im Sinne von Kneipp oder von Kuhne oder wohl gar streng nach den Vorschriften von Bilz, die dieser zum Teil nicht selbst erdacht hat. Kurz, allerlei Schwierigkeiten werden dem Mann gemacht. Kommt nun ein anderer und gründet eine Anstalt, so wird ein Preisdruck ausgeübt, indem erst von dem einen und dann von dem andern ein Vergünstigungspreis für Bäder und Behandlung herausgelockt wird. Aber auch selbst die billigsten Preise werden den Naturheilvereinsmitgliedern von ihren Vorständen häufig als noch zu teuer befunden, besonders darum, um Misstrauen zu säen, damit der Naturarzt etwa nicht in den Vorstand gewählt wird, er könnte ja sonst vielleicht etwas Vorteil davon haben.

Um aber die Autorität, besonders eines Heilkundigen, ganz zu untergraben, wird nachgesucht, ob er nicht hier und da einen Misserfolg gehabt oder einen Fehlgriff gemacht hat, und wird nichts gefunden, so wird irgendetwas zum Kritisieren an seiner Persönlichkeit oder seinem Bildungsgang gesucht. Die Tüchtigkeit in seinem Fach, die Erfolge, das Streben und auch die wissenschaftliche Überlegenheit erwähnt man gar nicht mehr, man behandelt ihn einfach gegen allen Anstand, und so kann es kommen, dass ein Naturheilverein der ärgste Feind eines Naturheilkundigen wird und diesem die übrigens schon schwierige Stellung noch unhaltbarer macht. Dass solches nicht zum Segen der Vereinsmitglieder wirkt, ist doch klar; dies ist eine betrübliche Erscheinung, die sich schon oft bewahrheitet hat. Darum sind Naturheilvereine, in denen kein Naturarzt oder Naturheilkundiger mit im Vorstand ist, keine Naturheilvereine, wie sie zu wünschen sind, denn die Isolierung des Fachkundigen, des Tüchtigsten, der seine Kraft in den Dienst der ganzen Bewegung gestellt hat, wirft kein gutes Licht auf die Klugheit und Taktik derjenigen, welche den Besten beiseite schieben. Ehre, wem Ehre gebührt!

Eine schlimme Erscheinung ist es, dass es in den Naturheilvereinen Mitglieder gibt, welche in denselben sind, nur um bei den Mitgliedern Geschäfte zu machen, dort das große Wort führen, selbst aber heimlich mit einem oder einigen Medizinern unter einer Decke stecken, um den Verein durch allerei Quertreibereien in der Entwicklung zu hemmen oder gar zu sprengen. Ihre erste Aufgabe besteht aber darin, den Naturarzt oder Heilkundigen zu schädigen und zu ruinieren oder doch dessen Feinden durch allerlei Schleichmittel und Provokationen Material in die Hände zu arbeiten, wodurch jene Mediziner die Tätigkeit eines Naturheilkundigen lahm zu legen versuchen, sei es durch entstellte Zeitungsartikel, Stadtklatsch oder noch schlimmere Vernichtungsmittel.

Wer hat wohl mehr Gelegenheit, sich mit Heilkunde zu beschäftigen als der Praktiker selbst, und wer kann wohl mehr der großen Sache nützen als dieser; können nicht alle anderen von ihm lernen? Es scheuen sich doch selbst die Medizinärzte nicht, von den Autodidakten zu lernen!

Ein anderes Übel besteht in manchen Naturheilvereinen, das ist das tendenziöse Festhalten an überwundenen Anschauungen; der eine Vereinsvorstand will nur die Lehre von Prießnitz, der andere die von Kuhne, ein dritter die des Vegetariers Baltzer und ein vierter nur Kneipp gelten lassen; mancher kämpft für, mancher gegen Fleischessen, mancher für die psychischen Fächer des Magnetismus, der Hypnose, der Suggestion usw., viele sind wieder dagegen; der eine ist für das Tragen von Leinen, der andere nur für Wolle, der dritte wieder für Baumwolle; wieder einer tritt für die Massage, ein anderer gegen dieselbe ein, kurz, es herrscht in diesen Kreisen oft eine Unwissenheit und Zerfahrenheit, die ganz unglaublich ist. Das hindert sie aber nicht, gegen jede Neuerung zu agitieren und einen Heilkundigen, der zufällig eine andere Meinung vertritt, zu unterdrücken. Diese und viele andere Missstände sind es, von der die Naturheilbewegung befreit werden muss. Soll aus diesen Kreisen wirklich die Heilwissenschaft der Zukunft aufblühen, so muss man die Prinzipienreiterei fallen lassen, die Einseitigkeiten vermeiden und den Autodidakten unter die Arme greifen, besonders aber die technisch tüchtigen Heilpraktiker und ihre Anstalten unterstützen durch Rat und Tat.

Hoffentlich trägt mein Werk dazu bei, dass manches anders und besser werde, es wäre sonst vorteilhafter, die tüchtigen Kräfte auf diesem Gebiet widmeten sich einer schöneren Sache als den Reibereien mit den Naturheilvorständen; es wäre dann besser, sie gründeten neue Vereine, in denen sie den Vorsitz führen und die neue Richtung der psychophysiologischen Forschung der Naturheilbewegung vertreten, wie ich sie hier entwickelt und wiederholt erläutert und verfochten habe.

Jene Art von unfähigen und seltsamen Naturheilkundigen, die, statt sich ernstlich fortzubilden und sich in ihrem Fach zu vertiefen, andere Prinzipien verfolgen, wie z. B. jener, der nebenbei Lebensversicherungsinspektor war und in den Naturheilvereinen seine Unteragenten hatte, mit denen er sein Revier resp. die Vortragsgruppe abgraste, verdienen mit Recht, was der Hauptverein seines Ortes ausführte, nämlich Ausschluss aus der Bewegung.

Die Anwendungsformen der Naturheilkunde lernen und nachher lehren kann jeder, damit ist er aber noch lange nicht Naturarzt. Der Naturarzt soll mehr, er soll in den Geist der Sache eindringen und dazu braucht er seine ganze Kraft und sittliches Können.

Eine neue Bewegung in den Kallisophischen Gesellschaften

Eine Kallisophische Gesellschaft ist eine Vereinigung von ehrenwerten Männern und Frauen, welche sich der Reform der Heilkunde, der Rechtspflege, der wirtschaftlichen und sozialen Frage, der Ethik, der Kunst und des Kunstgewerbes sowie der Unterstützung und Fortentwicklung der Wissenschaft sich widmet. Ihr Maßstab oder vielmehr ihr ideales Ziel, das sie leitet, ist die Schönheit. ‹Kalli› heißt schön, ‹sophie› Lehre, also Kallisophie ist die Schönheitslehre; dieselbe soll die ganze Kultur- und Menschheitsentwicklung in sich zusammenfassen.

Die Kunst auf allen Gebieten soll über die Wissenschaft gestellt werden, also auch die Heilkunst über die Heilwissenschaft, und nicht, wie es heutzutage der Fall ist, dass die Wissenschaft und Schule die Kunst beherrscht und ihr diktiert. Hieraus ergibt sich aber, dass, da alle Reformen und Neuerungen, alles Geniale von Autodidakten ausgeht, dass die Kallisophischen Gesellschaften alle Autodidakten, Erfinder, Selbstforscher und Künstler, die etwas können, erwiesen durch ihre Taten, als die Vorläufer und Apostel einer besseren Lehre, Technik und Anschauung als die alte war, anerkennen. Dass aber eine neue Richtung nicht willkürlich oder unbewusst in etwaige Rückschritte verfällt, davor schützt das ideale Prinzip der Schönheit oder, was dasselbe ist, das Prinzip der Vervollkommnung.

Das geniale Gefühl mit der Lust und Liebe zur Tat, das aber noch nicht zur vollen Klarheit und zum Wissen durchgedrungen ist, schreitet jeder Erkenntnis voran, dieses kann aber weder anerlernt, noch anerzogen werden, es sind eben angeborene Gaben des Geistes.

Das Genie soll unser Führer sein und nicht der mittelmäßige Doktor oder Professor, dem oft nur Gunst und Geld und ein leidliches Gedächtnis zu seinem Wissen verhalfen, nicht um der Wissenschaft zu dienen, sondern um fette Pfründen mit Machtstellungen zu erobern, und der mit diesen die Geister beherrscht.

Der Erfinder soll über den Gelehrten stehen, der Heilkünstler, welcher heilt, über dem Heilwissenschaftler, der nicht heilt. Darum: die Natur und der talentierte Mensch sollen unsere Lehrmeister sein, in deren Dienste sollen sich die Gelehrten stellen. Dies ist der einzige Weg einer fortschreitenden Entwicklung und andere Wege des Fortschrittes gibt es nicht. Dass alles sich so langsam, so schwerfällig fortbewegt, dass oft die Narrheit thront, wo Weisheit herrschen sollte, dass oft Krieg und Unheil, statt Frieden und Glück, Elend und Siechtum, statt Auskommen und Gesundheit vorhanden ist, das liegt daran, dass viele Schulgelehrte, die Erzfeinde jener Genialität, als sugge-

rierende Autoritäten herrschen und Fürsten und Völker ihre kleinlichen, veralteten und häufig verkehrten Meinungen diktieren. Ideen regieren die Welt, und je nachdem wie diese Ideen sind, wird auch gelehrt, geheilt, Recht gesprochen, gewirtschaftet und regiert.

Die Suggestion der Schul- und Schriftgelehrten, das erkannte schon der große Religionsstifter vor 2'000 Jahren, das ist die größte Macht der Welt, die dadurch den Völkern zum Verderben werden kann, weil sie das Genie, den gottbegnadeten Mann aus dem Volk, verkennt und jede Besserung und Reform hemmt, im Dunkel der eigenen Selbstverfinsterung.

Dass aber ein Fortschritt schön ist, philosophisch schön, sittlich schön usw., dafür soll die Kallisophie oder die Schönheitslehre mit dem Maßstab der Schönheit bürgen, was ich in einem besonderen Werke «Die neue Welt und der neue Mensch» noch näher entwickeln werde. Diese Ausführungen werden aber vorläufig genügen, schon jetzt mit den Gründungen Kallisophischer Gesellschaften vorzugehen. Aus jedem Kreis mögen sich Leute zusammenscharen, Männer und Frauen, die tatkräftig und edel genug sind, diese Richtung zu verfolgen; dann erst können die Kallisophischen Gesellschaften an die Seite der Naturheilvereine treten sowie an die Seite aller Reformvereine, um mitzukämpfen für eine Wiedergeburt der Menschheit, aus Nacht und Finsternis zum Licht. Dann erst werden sich die Natur- und sonstigen Reformvereine veranlasst sehen, ihren Blick zu erweitern auch auf andere naheliegende Dinge.

Ein neuer Geisteshauch wird durch die Lande wehen, der die Völker frei macht von Geistesbann und Not.

Wer wollte da nicht mithelfen? Wer kann sich da indifferent verhalten? – Kein Edler, kein Gerechtigkeitsliebender, kein Wahrheitssucher, kein Künstler von Gottes Gnaden und keiner, der den Wert dieser guten Sachen erkannt hat. Mag jeder in seinem Turn- oder Gesangverein, Fach- oder Gewerkverein, Bürger- oder Gewerbeverein, Naturheil- oder Vegetarierverein, Künstler- oder psychologischen Verein ruhig bleiben und dort Mitkämpfer oder neue Anhänger für die Kallisophischen Gesellschaften anwerben, denn das hindert nicht, die Kallisophischen Vereine zu gründen, im Gegenteil, diese Taktik kann sie nur fördern und indirekt auch wieder jene Vereine günstig beeinflussen. Die Kallisophischen Gesellschaften sollen es sich sogar mit zur Aufgabe machen, später in Kontakt mit jedem Fachverein zu treten, der in schönem fortschrittlichem Sinne wirkt.

Ich lasse hier das Gedicht ‹An Raffael›[33] folgen, das die tiefgründige Vorstellung von Schönheit, wie ich sie auffasse, wiedergibt.

An Raffael

Du göttlicher Maler, o sprich,
Wie malst du in Farben und Strich'
Die Menschen so himmlisch und gut,
Ihre Leiber voll Leben und Blut?

Wie harmonisch die Welt und wie fein –
Sieht dein Auge das Böse zu klein?
Alles Edle so groß und schön,
Das Leben selbst schön im Vergeh'n?

Oder ist es die Wahrheit ohn' Schein,
Die aus dem Bösen im sel'gen Verein
Alles Gute sich schafft und gebiert –
Das Böse nur den Toren verführt?

Verjüngt und verschönt sich die Welt,
Selbst, wenn sie im Tode verfällt;
Erlöst sich von selbst die Natur,
Oder folgt sie eines Höheren Spur?

Oder wirkt stets das Größte durch sie,
Nicht fragend, warum nicht und wie,
Aus dem Dunkel des Daseins zum Licht
Und verkündet die Schönheit und spricht:

Nur aus Liebe, aus Lust will zum Glück
Durch Übel, durch Kampf und Geschick
Die Palme der Gottheit erringen
Was lebt – nur im Streben verbringen!

Es gibt ja kein Ende und Ziel,
Ob ein, oder klein, oder viel,
Die Ruh' brächt' die Welt zum Verfall –
Ewig lebt, was da ist in dem All'.

Das All auch das Kleine durchdringt
Und auch dieses zum Höheren bringt,
Was da leidet, was krank ist und wund,
Dem schlägt die erlösende Stund'.

Doch helfe sich selber, wer kann
Zu dem Höheren und Höchsten hinan,
Oder leide mit hinkender Pein,
Denn, nur Fortschritt ist göttliches Sein!

Die Schönheit, ihr Maß und ihr Ziel
Durch Einheit in allem Gefühl,
Ausstrahlend in Form und Gesicht
Das ewige und göttliche Licht.

O, Raffael, größter Prophet,
Seit der Weise dich fortan versteht
Ward dem Weisen die Kunst Religion,
Deine Schönheit, der göttliche Sohn.

Wer vorstehendes Gedicht beim Anhören oder Durchlesen noch nicht verstanden hat, der möge es immer und immer wieder lesen, bis ihm der Sinn des Ganzen klar geworden ist, denn dann hat er die neue Kallisophische Weltanschauung erfasst. Ausführliche Darlegung im druckfertigen Werk «Im Halbdunkel einer neuen Weltanschauung».

Zur Abfassung der Statuten und sonstigen Vereinssatzungen ist der Verfasser gern mit Rat und Hilfe unentgeltlich bereit soweit es seine Zeit erlaubt, jedoch gegen Erstattung der Portoauslagen. Wahrscheinlich wird auch eine Zeitschrift für Kallisophie demnächst ins Leben gerufen werden, sobald sich eine Anzahl Vereine oder Privatpersonen

33 Dieses Gedicht ist enthalten in der 1899 erschienenen Gedichtsammlung «Die Glocken aus dem Cheruskerwald», Neuauflage 1999 im Carl-Huter-Verlag Zürich.

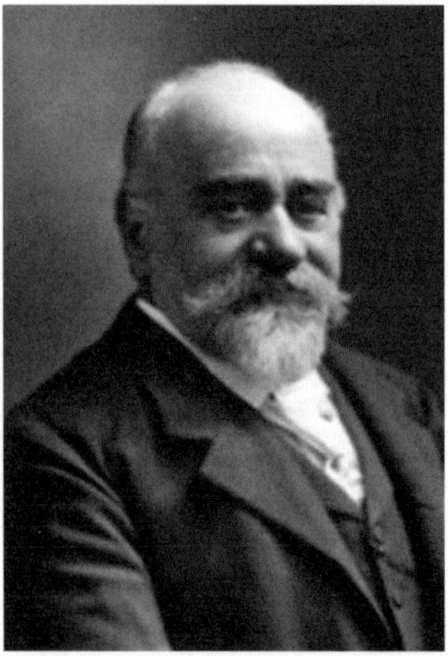

75 Prof. Dr. med. Wilhelm Winternitz (1834-1917) wurde zu einem Anhänger der Wasserheilkunde, insbesondere der Richtung des Analphabeten Vincenz Prießnitz. Er wandte sich von den medizinischen Autoritäten zum analphabetischen Autodidakten Prießnitz.

als Abonnenten angemeldet haben; das Blatt könnte monatlich erscheinen, vielleicht zum Jahresabonnementspreise von 3 bis 4 Mark.

Ich schließ hiermit mit dem Wunsch, bald allgemein verstanden zu werden.

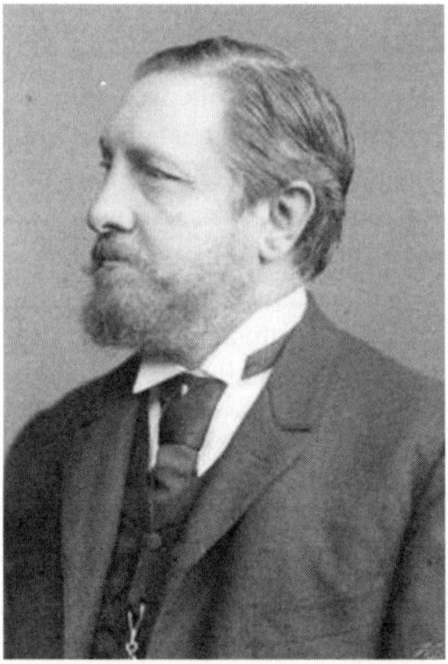

76 Prof. Dr. med. Ernst von Leyden (1832-1910) befasste sich besonders mit der Pathologie von Herz und Lungen, mit Diätetik und sozialhygienischen Fragen. Er erwarb sich besondere Verdienste bei der Tuberkulose- und Krebsbekämpfung.

11. Schlusswort

Wenn ich nun die Lauheit und Einseitigkeit mancher Naturheilvereine und ihre Leitung sehr missbillige, so habe ich auf der anderen Seite auch viele vortreffliche Vereine dieser Richtung mit tatkräftigen Männern kennengelernt, die mit Aufopferung aller ihrer Kräfte reformstrebend vorgehen, ich nenne hier nur den Impfzwanggegnerverein in Dresden, die alten Naturheilvereine in Berlin, Leipzig, Dresden, Bremen, Braunschweig und Hannover, und ich könnte noch viele andere aufzählen. Dieses söhnt mich mit der Naturheilbewegung aus und lässt die Hoffnung in mir aufkommen, dass aus der Mitte der lauen Vereine Männer in den Vorstand gewählt werden, die für die umfassendsten Reformen auf diesem Gebiet ihre ganze Kraft einsetzten. Ich erwarte ferner, dass jeder Autodidakt auf dem Gebiet der Naturheilkunde mit ganzem Fleiß und der Anspannung aller Geisteskräfte sich fortzubilden bestrebt ist, um seinem Stand und seinem Beruf alle Ehre zu machen, und ich bin gewiss, die Mehrzahl derselben wird dieses erfüllen, sind es doch achtbare Männer der verschiedenen Berufszweige, die mehr aus Liebe zur Sache als aus anderen Gründen diesen opferfordernden Beruf erfasst haben. Auch die Herren Mediziner, welche den Sumpfboden ihrer Schule verlassen, aber die fruchtbaren Erfahrungen mitgebracht haben und auch das wirklich Gute, das der alten Heilschule anhängt, die anthropologischen Fächer, die Chirurgie usw. als wertvolle Grundlagen für die neue Heilwissenschaft weiter kultivieren, ihnen sage ich ganz besonders meinen Dank und meine Anerkennung, mussten sie doch einen Teil ihrer für schweres Geld errungenen Überzeugung wieder frei geben und sich zu dem eigenen gesunden Urteil durchringen, und das alles nicht ohne inneren Kampf, äußere Unannehmlichkeiten und Verluste. Diesen Medizinern wende ich ganz besonders, als Mitkämpfer für die Sache, meine Sympathie zu, sie kamen von der Schule zum Selbststudium, von den Autoritäten zu den Autodidakten.

Diejenigen Professoren und Medizinärzte aber, welche noch heute ihren verkehrten Standpunkt verfechten, ihnen rufe ich zu: «O, heilige Einfalt, wann wirst du gescheit, vielleicht wenn Hus verbrannt ist?» – Nun gut, der Hus (s. Abb. 78 mit Bildlegende), der bildlich heute die moderne Naturheilbewegung darstellt, er mag vergehen und begraben werden durch die geplanten Vernichtungsgesetze. Aus der Naturheilbewegung werden aber Leute hervorgehen, die im Verein mit den ersten Kapazitäten aufbauen auf den Wegen, die ich in diesem Werk vorgezeichnet habe; das beweisen die Professoren Wilhelm Winternitz in Wien (s. Abb. 75), Geheimrat Ernst von Leyden in Berlin (s, Abb. 76) und andere, die mit Tat und Schrift der neuen Heilkunde die Bahn frei machen, und dazu sollen die magnetischen und psychologischen Vereine, die Kallisophischen Gesellschaften mithelfen, und zwar in erweiterten rechtlichen und sozialen Bestrebungen, wie sie in den Naturheilvereinen noch nicht zur Geltung kommen. Darum frisch auf zur Tat, es gilt das Kleinod der Menschheit zu erringen, die Gesundheit.

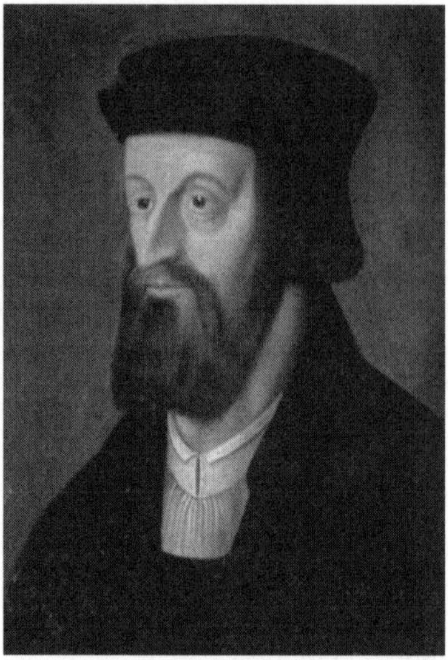

77 Jan Hus (1369-1415) wurde als Ketzer während dem Konstanzer-Konzil auf dem Scheiterhaufen zusammen mit seinen Büchern verbrannt. .Er lehnte sich u. a. auf gegen die Korruption in der Kirche und den Ablasshandel, er lehrte, allein Christus sei Oberhaupt der Kirche. Er wollte zudem die Autorität des individuellen Gewissens stärken. Porträt aus dem 16. Jahrhundert.

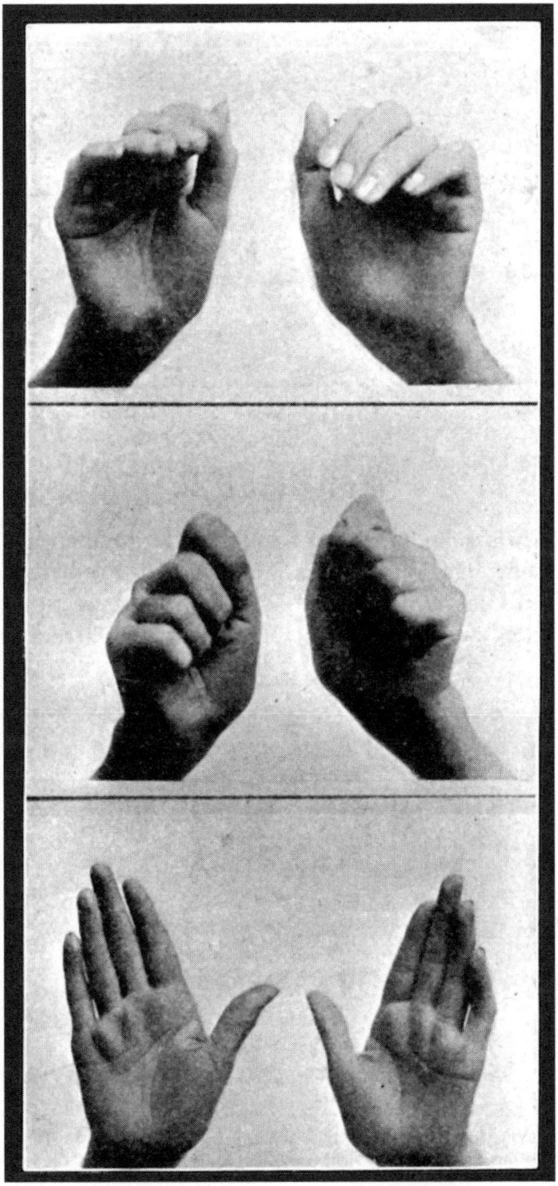

78 Gichthände vor und nach der Kur. Nach einer acht Wochen dauernden Kur konnten die Hände geschlossen werden, nach einer neun Wochen dauernden Kur konnten beide Hände gestreckt werden. Solche ausgezeichnete Erfolge bei Gichtleidenden wurden wiederholt durch Hydropathie, Massage, Heilgymnastik und Diät in meiner Behandlung erzielt.

Friedrich II.

«Ich wünsche, ein edles, kühnes, freidenkendes Volk zu beherrschen, ein Volk, das Macht und Freiheit hätte, zu denken und zu handeln, zu schreiben und zu sprechen, zu siegen oder zu sterben.»

Namen, Orte und Daten

Namen

Orte

Daten

Bildquellen

KalosDesign	1-4, 12, 15, 16, 18-20, 28-30, 32-52, 60-78
akg-images	5-11, 13, 14, 17, 21-25, 27, 31, 54, 56-59
Blickwinkel	53
Stadtarchiv Hannover	26, 55

Verzeichnis der gedruckten Werke von Carl Huter

1. Buchpublikationen

1894 Aus Poesie und Liebe

1896 Individuum und Universum

1897 Medizin, Wasserkur, Diät und Diagnose

1897 Der Wert von Ruhe und Schlaf

1898 Die neueste Heilwissenschaft

1898 Die Landeshuter von Hilgenhaine

1898 Meine Stellung zur Schulmedizin

1898 Gicht, Rheumatismus, Influenza und Erkältungskrankheiten und ihre erfolgreiche Behandlung

1899 Die Glocken aus dem Cheruskerwald

1903 Die innere Erschließung einer höheren, geistigen Welt

1903 Der Gebildete auf der Höhe

1904 Magnetismus, Od und Helioda

1904-1906 Menschenkenntnis durch Körper-, Lebens-, Seelen- und Gesichtsausdruckskunde auf neuen wissenschaftlichen Grundlagen, 5 Bände

1907 Die Neue Ethik

1907 Die Naturelllehre

1908 Liebe, Ehe, Familie und Gesellschaft der Zukunft

1908 Die neue Weltanschauung

1909 Das Empfindungsvermögen der Materie

1909 Katechismus der Huter'schen Wissenschaft

1909 Leitfaden zu meinem System der wissenschaftlichen Psychophysiognomik

1910 Führer durch das Carl-Huter-Museum Leipzig

1910 Huter und Haeckel – Der Kampf zwischen zwei Weltanschauungen

1910 Grundlegende Entdeckungen für die wissenschaftliche Psychophysiognomik

1911 Illustriertes Handbuch der praktischen Menschenkenntnis

2. Kürzere Abhandlungen und Zeitschriftenartikel (eine Auswahl)

1899 Die Religion, Philosophie und Kunst der Zukunft

1899 Der Zweck und die Bedeutung der idealen bildenden Kunst im Sinne der Psychophysiognomik

1899 Die Schwarzen und die Roten

1900 Die Gefühlsphysiognomik als geheimnisvolle Schöpferkraft jeder alten und neuen Gesellschaftsordnung

1900 Unsere Stellung zur medizinischen Wissenschaft, zur Ärztefrage und zur Naturheilbewegung

1900 Neu entdeckte Wissenschaften und die gebildeten Stände

1900 Die Physiognomik, Bibelworte, Auferstehung, Spiritualismus und Pastor Weingart von Osnabrück

1900 Die Verleumdungsseuche

1900 Spiritismus, Materialismus und Kallisophie auf ihre Realität und Idealität geprüft

1900 Hypnotismus, Magnetismus und Helioda

1900 Götterdämmerung im modernen Völkerleben und Deutschlands neue Ideale

1900 Was wir wollen!

1900 Unser gutes Recht und die moderne Judikatur

1900 Sozialaristokratie, die Partei der Zukunft

1901 1901: An der Wende des Jahrhunderts

1901 25 Grundthesen meiner neuen Weltanschauung

1901 Mein Glaube in drei Artikeln

1901 Meine ethischen Selbstgebote

1901 Aufruf zur Sammlung aller guten Reformbestrebungen und ihrer Vertreter in unsern Vereinen

1901 Zunftärzte, ehrbare Heiltalente und gemeine Kurpfuscher

1901 Der Zukunftsstaat und die neue Hochwartpartei

1902 Schulmoralisten, Staatsjuristen und freie Künstler

1902 Hohe Politik

1902 Der Naturmensch Nagel und Professor Jolly

1902 Die Magie der Farben und Zahlen. Ein neu entdecktes Weltgesetz.

1902 Neue politische Strömungen

1902 Liebe und Ehe

1902 Die Heliodastrahlen, ihre chemischen, physiologischen und psychischen Wirkungen

1902 Die Düsseldorfer Kunst-, Industrie- und Gewerbeausstellung

1902 Verschiedene Richter

1903 Schulweisheit und Spiritismus. Richter und Gerechtigkeit im Prozess des Blumenmediums Anna Rothe

1903 Die Leute sagen es!

1903 Vorurteilsfreie Wissenschaft

1903 Der Huterische Bund, ein moderner wissenschaftlicher Weltverein. Befürwortung aller vernünftigen Reformen auf psychophysiognomischer Grundlage (Der Gebildete auf der Höhe)

1909 Das Heiligkeitsgefühl und das Ideale

1909 Das Gebet der Seele

1909 Moderne Volkspropheten, ihre Irrtümer und Entgleisungen

1910 Das Lebens- und Formengeheimnis im Weltall

1910 Der Sieg unserer Weltanschauung in uns und um uns

1910 Die Religion der Liebe und Schönheit

1910 Meine Weltanschauung und die 16 Weltursachen

1911 Weltanschauung, Religion, Kultur und Charakter von den Urzeiten bis in die Gegenwart

3. Vortragsberichte und Arbeiten, die aus dem Unterricht bei Carl Huter hervorgingen (eine Auswahl)

1893 Leib und Seele
Dr. Adolf Brodbeck

1900 Die Huter'sche Psychophysiognomik und ihre Beziehung zur Krankenbehandlung
Dr. med. Georg Reinhardt

1903 Neue Bahnen zum Zwecke der Unierung der Medizin
Maria E. Reinert

1903 Carl Huter, seine neue Seelen- und Lebensausdruckskunde und die Lehre von der ethischen Schönheit
Maria E. Reinert

1904 Vortrags-, Presse- und Privatberichte über die neue Huter'sche Peripherie-Diagnose

1905 Huterischer Bund

1907 Carl Huter's Helioda
Dr. phil. Gottlieb Brandt

1908 Die Lösung der Lebensrätsel
Dr. phil. B. Corvey

1909 Auf welche Personen können Verbrecher Einflüsse ausüben?
Irma Fleischhacker

1910 Carl Huter und seine Wissenschaft
Irma Fleischhacker

1910 Liebes-, Ehe- und Sittenreform nach der neuen Ethik von Carl Huter dargelegt von führenden Mitgliedern der Studienvereine des Huterischen Weltbundes

1911 Aus eigener Kraft. Von Pinsel und Palette zur Naturwissenschaft und Philosophie, Psychophysiognomik und Kallisophie
Irma Fleischhacker (Hrsg.)

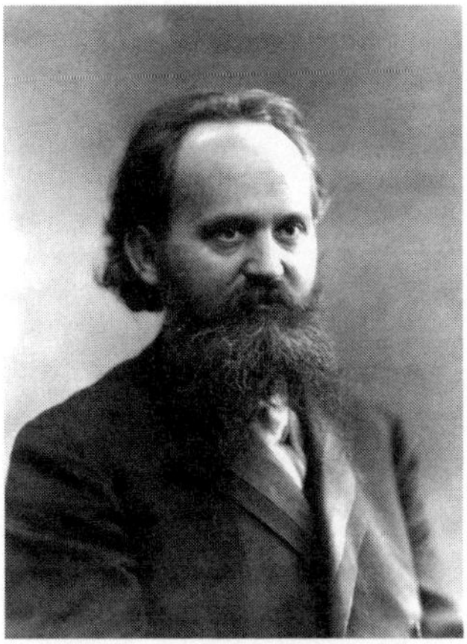

Tabellarische Biografie von Carl Huter (1861-1912)

Begründer der Psychophysiognomik, der kallisophischen Heilwissenschaft, der Neuen Ethik und der Kallisophie

1861	Am 9. Oktober 1861 wird **Carl** Heinrich Conrad **Huter** (CH) in Heinde bei Hildesheim als Sohn des Wasserbaumeisters Heinrich Huter und der Johanne, geb. Laffert, geboren. Heinde gehört heute als Ortsteil zur Stadt Bad Salzdetfurth.
1866-1868	Entdeckung der primären und polaren Naturelltypen an den Bewohnern seines Heimatdorfes Heinde.
1868	Am 10. März 1868 verstirbt CH's Vater. Nach Ostern kommt CH in die Schule in Heinde.
1868	Während CH's jüngste Schwester Emilie bei der Mutter in Heinde bleibt, kommt Auguste zu den Großeltern Laffert nach Listringen, und CH kommt im Herbst 1868 zu Onkel Friehe in Oedelum bei Schellerten, der dort eine kleine Landwirtschaft betreibt.
1868-1876	CH wird in Oedelum durch den Lehrer Almeling ganz besonders gefördert, denn CH soll nach dessen Meinung und nach Meinung des Pastors das Gymnasium in Hildesheim besuchen. Diese beiden geben ihm, da ihnen seine besondere Begabung auffällt, während Jahren einen Privatunterricht, der ihm eine weit über die Volksschule hinausgehende Bildungsgrundlage gibt. Die Pflegeeltern bringen für seine wissenschaftlichen Neigungen kein Verständnis auf. Die Mutter besuchte ihn in dieser Zeit ein- oder zweimal.

1876	Konfirmation am 23. April 1876. Nach der Konfirmation, an Pfingsten 1876, verlässt CH seine Pflegeeltern, die ihn überhaupt nicht verstehen, und geht zu seiner Mutter nach Heinde, wo er sich einige Wochen erholen kann.
1876	Am 6. August 1876 Beginn der Lehre bei Karl Seeger in Hildesheim, einem Porträt-, Dekorations- und Porzellanmaler, nachdem sich sein Wunsch, das Gymnasium in Hildesheim zu besuchen, aus materiellen Gründen zerschlagen hat.
1880	Abschluss der Lehrzeit mit Auszeichung. Auch während der Lehrzeit wurde CH mehrmals ausgezeichnet.
1881-1884	Studien v. a. in Berlin, Dresden und Leipzig u. a. bei Prof. Dr. med. Bernhard Cyriax. CH war eine Zeitlang Anhänger der materialistischen Philosophie Ludwig Büchners. Naturwissenschaftliche, philosophische und psychologische Studien, außerdem weitere Ausbildung zum Porträtmaler. Tätigkeit an Oper und Theater in Leipzig. 1884 für ein Jahr Mitglied der «Gesellschaft für harmonische Philosophie». Studien mit spiritistischen Medien. CH hatte bisher vier Wandlungen durchgemacht. Zuerst war er von seinem evangelisch-lutherischen Kirchenglauben seiner Heimat zur materialistischen Weltanschauung gekommen, von dieser gelangte er in Dresden zur Schönheitsphilosophie (Kallisophie) und in Leipzig gelangte er zum Spiritualismus.
1882	Entwurf des großen Naturellschemas zur Berechnung der Harmonie zwischen zwei, drei und mehr Menschen. Die Keimblatttheorie als Grundlage der Naturelllehre.
1883	Der Begriff «**Kallisophie**» für die **ethische Schönheitslehre** wird geprägt.
1884	Als 23-Jähriger fasst er den Entschluss, dem damaligen taschenspielerischen Antispiritismus entgegenzutreten. Er veranstaltet in Norddeutschland Vorträge unter dem Pseudonym Lirani Cherubini. Nachdem er jedoch einsieht, dass er die allgemeine antispiritistische Entwicklungstendenz trotz seiner Erfolge nicht aufhalten kann, kehrt er in seine Heimat zurück, nach Heinde.

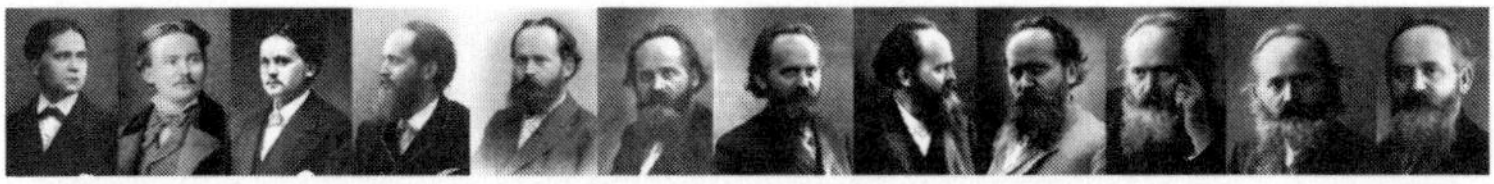

1885-1888	Übersiedlung nach Hildesheim im Herbst 1885, wo er als Porträtmaler und Kunstgewerbler tätig wird und außerdem rastlos am Ausbau seiner Wissenschaften arbeitete. Die praktische Seite der Psychophysiognomik war weit entwickelt, doch waren manche wissenschaftlichen Fragen noch zu klären. Erste Skizzen für einen Irisausdruckskanon. Bis im Oktober 1886 wohnt er im Haus der Witwe Propfe, dann zieht er um in eine Dachwohnung bei einem Schlossermeister. So wie zuvor schon in Berlin muss er auch hier die Not, Hunger, Kälte und Elend erleiden. Vor allem im Winter ist es schwer, ausreichend Aufträge zu erhalten. Nach und nach erringt er sich aber doch eine kleine Existenz. Die Spuren seines Wirkens in dieser Hildesheimer Zeit sind noch heute da und dort vorhanden beispielsweise in den Kirchen von Wehrstedt und Hackenstedt.
1888	Im Frühling 1888 macht er eine Reise nach Braunschweig, die ihn eine folgenreiche Begegnung erleben lässt. An der Station Derneburg steigt ein Mädchen in den Zug, dessen Erscheinung ihn fesselt: «Vom ersten Augenblick an, als ich Gesicht und Gestalt dieses Mädchens sah, war ich überrascht von der seltenen Schönheit; und mein ganzes Streben und Suchen nach einem weiblichen Wesen, das meinen idealen Wünschen entsprach, schien Leben und Gestalt angenommen zu haben.» Es ist eine Bauerntochter aus Bockenem, Minna Probst, die er in der Folge näher kennenlernt.
1889-1892	Minna Probst verlobt sich jedoch 1889 mit einem Kandidaten der Theologie, Heinrich Stoffregen von Bad Salzdetfurth. Nachdem sie sich verheiratet hat, erkrankt CH an einem schweren Halsleiden. Das Halsleiden verschleppt sich. Schließlich wird Halskrebs diagnostiziert. Er verkauft sein in Hildesheim mühsam aufgebautes Geschäft und siedelt zuerst nach Wolfenbüttel, dann nach Braunschweig über, wo er einige künstlerische Aufträge hat. Die Ärzte können den Fortgang des Leidens nicht hindern. In dieser Zeit macht er zudem auch noch eine Cholera-Erkrankung durch.

1889	CH prägt 1889 den Begriff «Psychophysiognomik» für den naturwissenschaftlich fundierten Teil seiner physiognomischen Lehre. Er rückt damit ab von den zuvor verwendeten Begriffen «Psycho-Anthropologie» und «Anthropologie». Er ist mit dem Entwicklungsgang, der in der akademischen Anthropologie eingeschlagen wird, nicht einverstanden, insbesondere lehnt er die akademische Rassenlehre mit ihren rassistischen Begleittendenzen und die daraus erfolgende Popularisierung derselben ab. Die von der akademischen Anthropologie, die vor allem von Medizinprofessoren angeführt wurde, gelehrte Tendenz führte geradeswegs in die im Dritten Reich praktizierten selbstherrlichen und rassisch begründeten Diskriminationen und Vernichtungsprogramme. Indem sich CH gegen die anthropologischen Lehren der führenden Mediziner wie Prof. Dr. Rudolf Virchow oder Prof. Dr. Wilhelm von Waldeyer und vielen anderen abgrenzte, handelte er sich erhebliche Nachteile ein. Seine Lehren kollidierten mit den Ansichten der Persönlichkeiten, die in den damaligen Wissenschaften wie Autokraten herrschten, und dem ihnen ergebenst folgenden Bildungsbürgertum. Erste Untersuchungen über die Helioda.
1892	Im Herbst 1892 Umzug zusammen mit der Wirtschafterin und Pflegerin Auguste Neander nach Bremen zu einem Onkel, um bei dem Spezialisten Dr. med. Schäffer in Behandlung zu gehen. CH wird mehrfach operiert, aber nicht geheilt. CH lernt in der weiteren Folge die Kuhne-Kur kennen, die ihm Besserung, aber auch keine Heilung bringt. CH studiert und probiert anschließend die unterschiedlichsten Naturheilmethoden. Verlobung mit Auguste Neander, die später wieder aufgelöst wird.
1893	Im April 1893 siedelte CH nach Hannover um. Er mietete eine möblierte Wohnung zuerst Ecke Schiffgraben/Sophienstraße 7, dann Mitte Sommer 1893 Egidienstraße 3/II. Er wurde von Prof. Dr. Carl Schuchhardt (Direktor des Kestner-Museums), Dr. Adolf Brodbeck (Initiant des ersten Weltreligionsparlaments in Chicago Ill.) u.a. gefördert. 1893 erscheint das Gedichtbändchen «Aus Poesie und Liebe».

1893	Da ihm weder die Medizin noch die Naturheilmethoden zur Heilung seines Leidens verhelfen können, sucht er sich selbst durch sein eigenes Heilsystem, an dessen Grundlegung er arbeitet, zu helfen. Außerdem allgemein naturwissenschaftliche und naturphilosophische Studien.
1893	CH formuliert das psychophysiognomische Grundgesetz. Als Wiedergabe eines Lehrvortrages von CH über das psychophysiognomische Grundgesetz veröffentlicht Dr. Adolf Brodbeck die Broschüre «Leib und Seele».
1893	Im Herbst 1893 nimmt er seine seit 1884 ausgeübte Vortragstätigkeit wieder auf. Er schreibt viele Gedichte und poetische Aufsätze. Er arbeitet außerdem an den wissenschaftlichen Grundlagen der Psychophysiognomik und der Kallisophie. Erste Kontakte mit der späteren Gattin Henny Pieper.
1894	Vortragsreisen, vor allem in verschiedene Orte am Harz. Verlobung mit Henny Pieper, die jedoch bald wieder auf gelöst wurde. Im Anschluss an einen Vortrag in Langelsheim wurde CH von einem jungen Druckereibesitzer Mende und einer kranken Frau H. gedrängt, dieselbe nach seinem Heilsystem zu behandeln. Es wurde dies zu einem Wendepunkt in CH's Leben. «Es war nie meine Absicht gewesen, eine gewerbsmäßige Heilpraxis zu betreiben. Sehr schwere innere Kämpfe hat es mich gekostet, bis ich mich endlich dazu verstehen konnte.»
1895	Im Frühjahr 1895 meldeten sich zahlreiche schwerstkranke Kurgäste und er erzielte solche Heilerfolge, dass eine Volksbewegung zwischen Lutter am Barenberg und dem Harz entstand. Wo Erfolge sind, da sind auch Neider. Es wurden ihm eine ganze Reihe Strafprozesse angehängt wegen gewerbepolizeilicher Sachen. Fast alle dieser angestrebten Strafprozesse verliefen im Sand. In einem Fall wurde CH zu einer Geldbuße verurteilt, weil er ein allgemein erhältliches Nahrungsergänzungsmittel einer abgelegen wohnenden kranken Person besorgte und per Post zustellte. Mit solchen Schikanen versuchten die ansäßigen Ärzte CH das Leben schwer zu machen.

1895	Im August 1895 Reise nach Bad Eilsen bei Bückeburg, um die frühere Verlobte Henny Pieper (geb. 12.12.1876) zu treffen. Im Herbst 1895 wieder Vortragsreise in verschiedene Harzorte. Arbeit an gewissen Teilen des 1898 unter dem Titel «Die neueste Heilwissenschaft» erscheinenden Buches. Im Dezember 1895 Reise mit Henny Pieper von Hameln über Hannover und Amsterdam nach London, um dort gegen den Willen des Vormundes der verwaisten Henny P. zu heiraten.
1896	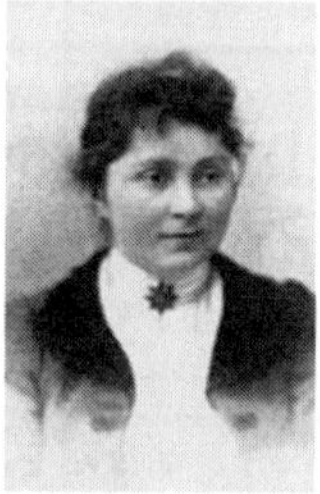 Am 4. Januar 1896 Trauung mit Henny Pieper auf dem Londoner Zivilstandsamt und in der Londoner Paulus-Kirche. Nach der Rückkehr nach Hannover zuerst in möbliertem Zimmer. Vortragsreisen, jedoch nur sehr geringe Einnahmen. Schließlich bürgt eine jüdische Dame dem frisch verheirateten Paar für eine kleine Summe Geld. An Ostern 1896 mieten sie an der Seestraße 25/II eine kleine Wohnung. Hier verfasst CH die Schrift «Individuum und Universum. Die Philosophie des realen und idealen Seins im Weltgeschehen und im Persönlichkeitsbewusstsein». In dieser wie in vielen anderen Schriften nimmt CH u. a. Stellung gegen Diskrimination, Rassismus und Antisemitismus.
1897	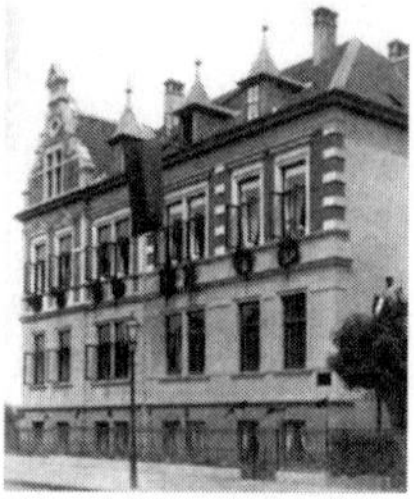 Kauf eines Hauses in Detmold, Elisabethstraße 37. Einzug am 1. April 1897. Am 17. Juli 1897 Eröffnung der eigenen Kuranstalt. Beginn der Auseinandersetzungen sowohl mit dem Naturheilverein als auch mit einigen Ärzten (Dr. med. Justus Petri, Dr. med. Ulrich Volkhausen, Dr. med. Friedrich Carius). Gründung des Carl-Huter-Verlages für die größeren Werke, 1903 Gründung des Arminius-Verlages für die kleineren Schriften, Broschüren und Zeitschriften.

1897	Es erscheinen die Schriften «Medizin, Wasserkur, Diät und Diagnose» sowie «Der Wert von Ruhe und Schlaf».
1898	Im Frühjahr Vorträge am Detmolder Hof. Danach Beginn der teils öffentlichen Auseinandersetzungen mit den Detmolder Ärzten, insbesondere mit Dr. med. Justus Petri, Dr. Friedrich Carius und Dr. Ulrich Volkhausen sowie mit dem Naturheilverein.
1898	Es erscheinen die Schriften «Meine Stellung zur Schulmedizin» und «Gicht, Rheumatismus, Influenza und Erkältungskrankheiten und ihre erfolgreiche Behandlung».
1898	Im Juli 1898 erscheint das Werk «Die neueste Heilwissenschaft», Neuauflage 2008 unter dem Titel «Die kallisophische Heilwissenschaft».
1898	Im Herbst 1898 erscheint der Band «Die Landeshuter von Hilgenhaine». Es handelt sich vordergründig um eine Studie über die frühen Bewohner der Region Heinde-Hildesheim, ist aber tatsächlich eine Kritik am Kaiserreich und an Kaiser Wilhelm II. Eine direkte grundsätzliche Kritik an Kaiser und Kaiserreich war damals nicht möglich. U. a. wegen dem Majestätsbeleidigungsparaphen wurden deswegen jährlich mehrere Tausend Personen zu mehr oder weniger langen, bis fünf Jahre dauernden Haftstrafen verurteilt. Die Studie enthält auch Empfehlungen, wie der deutsche Staat und seine Politik am besten zu gestalten sei.
1899	Der Gedichtband «Die Glocken aus dem Cheruskerwald» erscheint. Im Anhang desselben die Abhandlung «Der Zweck und die Bedeutung der idealen bildenden Kunst im Sinne der Psychophysiognomik».
1899	Gründung der Zeitschrift «Die Hochwart», erste Ausgabe im Oktober 1899. In dieser Zeitschrift nimmt Carl Huter zu psychologischen, medizinischen, juristischen und politischen Fragen Stellung. Sie erscheint bis 1910 und erreicht eine höchste Verkaufsauflage von etwa 600 Exemplaren im Jahre 1906. In dieser Zeitschrift werden auch Angelegenheiten der Vereine behandelt, die sich seit 1884 zur Pflege der Huter'schen Lehren bildeten.

1899	Es erscheint «Die Religion, Philosophie und Kunst der Zukunft».
1899	Die Helioda in ihrem Wesen klar erkannt und beschrieben. Man kann dieses Jahr als das der Entdeckung der Helioda bzw. der wissenschaftlichen Begründung der Lehre vom Empfindungsvermögen der Materie bezeichnen. Die Aufarbeitung der Fragen im Zusammenhang mit der Helioda gehört zu den bedeutendsten wissenschaftlichen Leistungen, ist vielleicht die bedeutendste in der Menschheitsgeschichte.
ab 1899	Vortragsreisen in viele Städte Deutschlands, u. a. nach Frankfurt am Main, Wiesbaden, Karlsruhe, Stuttgart, München, Düsseldorf, Mühlheim an der Ruhr, Hamburg.
1900	Es erschien eine Vielzahl von Zeitschriftenartikeln, u. a. «Die Gefühlsphysiognomik als geheimnisvolle Schöpferkraft jeder alten und neuen Gesellschaftsordnung», «Unsere Stellung zur medizinischen Wissenschaft, zur Ärztefrage und zur Naturheilbewegung», «Neu entdeckte Wissenschaften und die gebildeten Stände». Von besonderer Bedeutung ist die längere Abhandlung «Götterdämmerung im modernen Völkerleben und Deutschlands neue Ideale».
1901	Vortragsreisen. Im Juni 1901 in Detmold Kongress, der zu einer Zentralorganisation des «Huterischen Bundes» führte.
1902	Auch 1902 sind neben den an verschiedenen Orten durchgeführten Vortragszyklen vor allem die folgenden Zeitschriftenabhandlungen hervorzuheben: «Schulmoralisten, Staatsjuristen und freie Künstler», «Hohe Politik», «Der Naturmensch Nagel und Professor Jolly», «Die Magie der Farben und Zahlen. Ein neu entdecktes Weltgesetz.», «Neue politische Strömungen» und «Die Heliodastrahlen, ihre chemischen, physiologischen und psychischen Wirkungen».
1903	CH verfasst «Die innere Erschließung einer höheren, geistigen Welt». Es erscheint «Der Gebildete auf der Höhe», eine Darstellung der wichtigsten geistigen Strömungen mit CH's Stellungnahme zu denselben.

1903	Durch Vermittlung von Sophie Christ von Stuttgart erhält CH ein Darlehen, das ihm ermöglicht, sein Hauptwerk «Menschenkenntnis» abzuschließen und im eigenen Verlag als Manuskript herauszugeben. 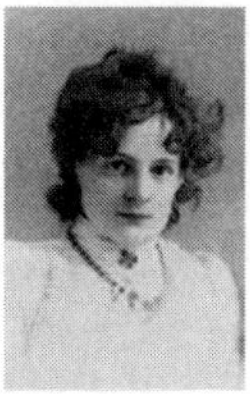
1904-1906	«Menschenkenntnis durch Körper-, Lebens-, Seelen- und Gesichts-Ausdruckskunde auf neuen wissenschaftlichen Grundlagen» erscheint in fünf Bänden von 1904 bis 1906. Dieses eigenartige Werk, das in fünf Lehrbriefe mit je zehn bzw. zwölf Lektionen gegliedert ist, ist die grundlegende Arbeit Huters für ein neues Welt-, Natur-, Lebens- und Menschenverständnis. Es ist ein Lehrwerk, deshalb die eigenartige Gliederung. CH nimmt gewissermaßen den Leser an der Hand und führt ihn durch seine geistige Welt. Der Mensch wird in diesem Werk in den Mittelpunkt der Betrachtung gestellt; alle Bereiche der Naturwissenschaft und Psychologie, der Religions- und Geisteswissenschaften werden herangezogen, wo dies sinnvoll ist. Huter hat in diesem Werk nicht nur die Psychophysiog-nomik und ihre wissenschaftliche Begründung dargelegt, er hat mehr als 200 Entdeckungen in verschiedenen Wissenschaftsbereichen und wesentliche ethische und philosophische Darlegungen gemacht.
1906	Höchststand der Mitglieder im Huterischen Bunde von annähernd 600. Als «Die Neue Ethik» 1906 erscheint, fallen sogleich mehr als die Hälfte ab. Wenig später fällt von den verbliebenen Mitgliedern, als Folge gegnerischer Machenschaften, nochmals die Hälfte ab.
1906-1910	Vorträge zwischen Hamburg und Konstanz sowie zwischen Dresden und Frankfurt am Main.
1907	Ab 1907 hat CH einige Publikationen verfasst, die allgemeinverständlich einzelne Themen der Psychophysiognomik und vor allem die Kallisophie bearbeiten. 1907 erschien «Die Naturelllehre als Grundlage der praktischen Menschenkenntnis».
1908	CH trennt sich von seiner Familie in Detmold. Er mietet für seine Vorhaben geeignete Räume in Leipzig.

1908	Es erscheinen die zu Stellungnahmen führenden Werke «Liebe, Ehe, Familie und Gesellschaft der Zukunft» sowie «Die neue Weltanschauung».
1909	Es erscheinen die Abhandlungen «Das Heiligkeitsgefühl und das Ideale», «Moderne Volkspropheten, ihre Irrtümer und Entgleisungen» sowie die Bücher «Leitfaden zu meinem System der Psychophysiognomik» und «Das Empfindungsvermögen der Materie».
1909	Ab 14. August 1909 Eröffnung von drei «Carl-Huter-Instituten» in Leipzig, unmittelbar neben dem Künstlerhaus und bei der Synagoge. (1) Freie deutsche Hochschule für psychologische Forschung und vergleichende Natur- und Religionswissenschaften. (2) Psychologisches Untersuchungsinstitut für biologische, psychologische, psychophysiognomische, grafologische und psychometrische Feststellungen und Gutachten. (3) Psychologisches Museum (Eröffnung am 18.9.1910) mit kunstwissenschaftlicher, naturgeschichtlicher und psychologischer Abteilung. Ab Juli 1909 war Irma Fleischhacker als Assistentin in diesen Institutionen tätig.

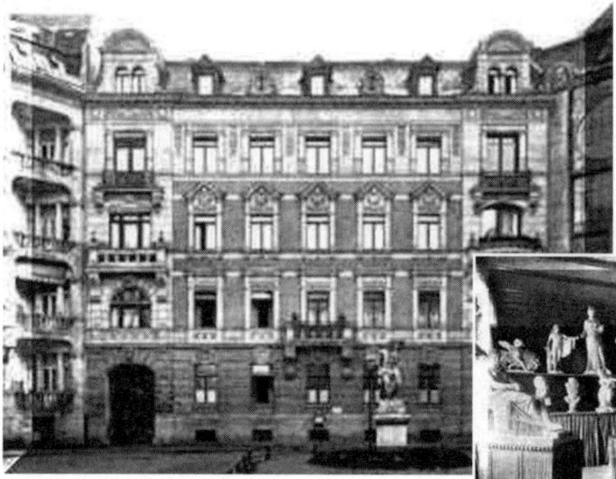

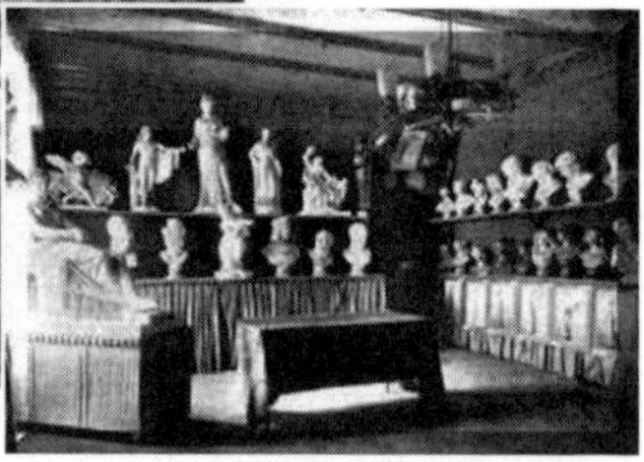

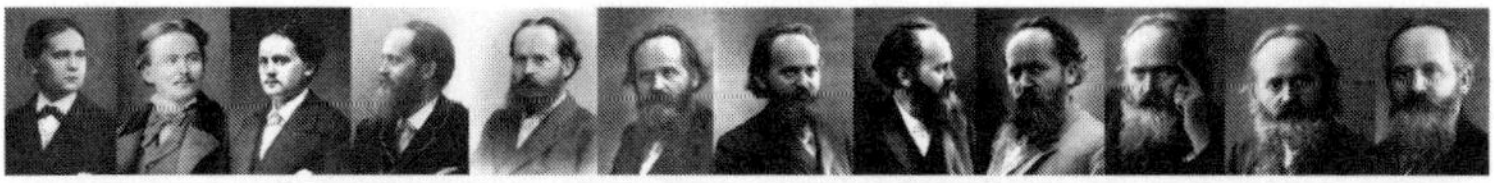

1910	Es erscheinen «Huter und Haeckel. Der Kampf zwischen zwei Weltanschauungen» und «Grundlegende Entdeckungen zur Psychophysiognomik und Kallisophie» sowie der «Führer durch das Carl-Huter-Museum Leipzig».
1910	Es erscheinen die Abhandlungen «Das Lebens- und Formengeheimnis im Weltall», «Der Sieg unserer Weltanschauung in uns und um uns», «Die Religion der Liebe und Schönheit» und «Meine Weltanschauung und die 16 Weltursachen».
1911	Es erscheint die Abhandlung «Weltanschauung, Religion, Kultur und Charakter von den Urzeiten bis in die Gegenwart».
1911	Im Januar 1911 erscheinen das «Illustrierte Handbuch der Menschenkenntnis» und «Aus eigener Kraft. Von Pinsel und Palette zur Naturwissenschaft, Philosophie, Psychophysiognomik und Kallisophie».
1911	Ende Juni 1911 müssen die Huter'schen Institute in Leipzig aus materiellen Gründen geschlossen werden. Von den beiden letztgenannten Werken können lediglich wenige Exemplare verkauft werden.
1912	Am 4. Dezember 1912 stirbt Carl Huter an Herzversagen, nachdem er schwere Schicksalsschläge durchzustehen hatte. Er wird am 7. Dezember 1912 in Dresden auf dem Tolkewitzer Johannis-Friedhof beigesetzt.

Das Lebensmotto von Carl Huter:

Der Wahrheit, der Tugend
und dem Menschenglück das ganze Sein!